LE CORPS ACCORDÉ

Andréine Bel a suivi un double cursus de formation à la danse et à l'art du soin manuel.

» Danse classique, danse « libre » auprès de François Malkovsky, enfin Kathak sous la direction de Pandit Birju Maharaj en Inde.
» Initiée par Itsuo Tsuda au *seitai* japonais, elle devient aussi rebouteux en 1980.
» Par la suite, elle mène une carrière de danseuse-chorégraphe et de formatrice d'artistes de scène, intervenant notamment à *London School of Contemporary Dance* et *National School of Drama* de New Delhi.
» Dans la même période, elle interroge et développe sa pratique du *seitai* et du reboutage en portant attention à l'écoute des sensations internes et de « l'involontaire ». Elle crée le *yukidō*, une pratique qu'elle désigne comme « soin domestique ».
» Andréine exerce aujourd'hui dans le Var et partage son expérience en animant des stages de formation au *yukidō*. Son travail de recherche sur les bases du soin manuel se concrétise par la publication d'ouvrages à l'adresse de professionnels et du grand public.

AUTRES PUBLICATIONS DE L'AUTEUR

Santé autonome — La puissance du vivant

Ce livre est une ode à la puissance du vivant, à la vie quotidienne comme à celle des grands événements de l'existence.
Éd. Le Tilt, 2016, 104 pages. ISBN 978-2955134832
www.yukido.fr/sante-autonome

Site internet Yukido et newsletter

www.yukido.fr

Andréine Bel

Le Corps accordé

POUR UNE APPROCHE RAISONNÉE
DE LA SANTÉ ET DU SOIN DE SOI

TROISIÈME ÉDITION (2022)

Éditions Le Tilt

www.leti.lt

À Tansen Bel

Cet ouvrage est aussi disponible en version numérique :
ISBN : 978-2-9551348-2-5 (MOBI)
ISBN : 978-2-9551348-1-8 (EPUB)
Diffusion : www.yukido.fr/#livres

ISBN : 978-2-9551348-0-1
ISTC : A10-2014-00000003-7
Dépôt légal : janvier 2015
Éditions Le Tilt - www.leti.lt
Imprimé par IngramSpark (v15)
Copyright © 2014 Andréine Bel
ISNI : 000000448982226
Conception graphique : Tansen BEL - www.thegoldennoise.com
Tous droits réservés
Citations autorisées avec mention de titre/auteur/ISBN

Sommaire

1   **Avant-propos**

PREMIÈRE PARTIE :
APPRENDRE DE « L'INVOLONTAIRE »

1 · SEITAI ET REBOUTAGE

14 **Le Noguchi seitai**
UNE MÉTHODE SAVANTE : LE SEITAI SŌHŌ
LE SEITAI NON TECHNIQUE : KATSUGEN UNDŌ ET KATSUGEN SŌHŌ
DÉMOCRATISATION
UN ÉCRIVAIN-CONFÉRENCIER
20 **Le reboutage**
21 **Le yukidō**
22 **L'influence du regard**
CODES ET RITUELS
LE DON
LE KI
ENJEUX
DU MAGNÉTISME AU KI
41 **La posture**
POSITION PHYSIQUE
DISPOSITION PSYCHIQUE
ÉTAT DU MOMENT
POSTURE DE L'ACCOMPAGNÉ
RESPIRATION
CONCENTRATION
ANTICIPATION
PLAIDOYER POUR UN CENTI-MAÎTRE

2 · MAIN ET CORPS

60 **La santé et ses efforts**
62 **Paramètres du toucher**
NOMMER LES SENSATIONS
SITUER LES SENSATIONS

LA SENSATION INTERNE DE LA MAIN

LES PARAMÈTRES DES SENSATIONS INTERNES

LES FLUX INTERNES

68   **Qualités du toucher**

LE TOUCHER ÉLARGI

LE TOUCHER DE LA SENSATION INTERNE

LES IMPRESSIONS SENSORIELLES D'ACCOMPAGNEMENT

71   **La manifestation sensorielle des besoins**

LES SENS ET BESOINS PREMIERS

LA DYNAMIQUE SPONTANÉE DU CORPS

LE CORPS ET L'ESPRIT

LA SANTÉ «TRAVAILLE»

3 · L'INVOLONTAIRE

85   **Une intuition du vital**

MOUVEMENTS INTERNES AUTONOMES

MOUVEMENTS INVOLONTAIRES EXTÉRIORISÉS

LE VITALISME

89   **Voie et voix de l'involontaire**

FACE AU HANDICAP

QUE SIGNIFIE «ACCOMPAGNER»?

ACCOMPAGNER L'INVOLONTAIRE

94   **La pratique du katsugen undō**

UNE CONTRADICTION INTERNE?

DES CONTRE-INDICATIONS?

LES CARACTÉRISTIQUES DU MOUVEMENT RÉGÉNÉRATEUR

LES EXERCICES DE PRÉPARATION ONT-ILS UNE UTILITÉ?

COMMENT DISTINGUER L'AUTHENTIQUE DU SIMULÉ?

UN FOND SONORE EST-IL SOUHAITABLE?

LA PRATIQUE EN GROUPE APPORTE-T-ELLE QUELQUE CHOSE?

ET LA TRANSE?

105   **La technique du seitai sōhō**

LA SUGGESTION

LES TAIHEKI

LES TAISŌ

109   **La non-technique du katsugen sōhō**

EXERCER SA VIGILANCE

FAIRE BOUGER LES LIGNES

4 · FACE AU VÉCU

119 **Douleur et souffrance**
CIBLER L'ORIGINE PLUTÔT QUE LA CAUSE
FAIRE LA PART DES CHOSES
RÉAGIR AUX RÉACTIONS
UNE TOLÉRANCE « ÉCLAIRÉE »
LE SENTI ET LE RESSENTI
LA DOULEUR COMME REPÈRE
LA DOULEUR COMME LIMITE

128 **Le rapport au symptôme**
LE REPÈRE DES SENSATIONS
LE REPÈRE MÉDICAL
L'EFFET PLACEBO
UN DIALOGUE SILENCIEUX

5 · SÉMANTIQUE

141 **Huit distinctions sémantiques**
DISTINGUER INVOLONTAIRE ET ANORMAL
DISTINGUER NORMAL ET SOCIALEMENT ACCEPTÉ
DISTINGUER RÉACTION CORPORELLE ET ANORMALITÉ
DISTINGUER SIGNE AVANT-COUREUR ET COMPLICATION
DISTINGUER EFFET ET CAUSE
DISTINGUER DÉCLENCHEUR ET CAUSE
DISTINGUER EFFET RECHERCHÉ ET BUT THÉRAPEUTIQUE
DISCERNER BIEN-ÊTRE ET CONFORT

149 **Prévenir ou guérir**
151 **Pour quelle hygiène de vie ?**
152 **Bonadie versus maladie**
PATHOLOGIE VERSUS PHYSIOLOGIE
TERRITOIRES
FRONTIÈRES
UNE QUESTION POLITIQUE

6 - MATÉRIAUX ET OUTILS

163   **La pensée domestique**

       LE MENTAL

       LA MÉMOIRE

       LA PENSÉE

       L'IRRATIONNEL

       LE RATIONNEL

       LE SPONTANÉ

       L'INSTINCT

       L'INTUITION

       L'ANALYSE

       LA CONSCIENCE

       L'INTELLECT

       L'ATTENTION (DONNÉE)

       L'INTENTION

       LA CONCENTRATION

       L'IMAGINATION

       ÉMOTIONS ET SENTIMENTS

       LA SENSATION

194   **L'involontaire et l'inconscient**

       INTERACTIONS ET COMPLÉMENTARITÉ

       LE CORPS PLEIN SANS ORGANES

       SANS CONNAISSANCE, SANS TECHNIQUE ET SANS BUT

DEUXIÈME PARTIE :
MA PRATIQUE DU YUKIDŌ

7 - UN SAVOIR DOMESTIQUE

209 **Le sens de la main**

219 **Ki do ma**

220 **Les repères du senti**
LE SILENCE DES SENSATIONS TACTILES INTERNES
LES GARDE-FOUS

224 **Apprentissage et auto-apprentissage**
MISE EN PRATIQUE ET TRANSMISSION
L'INFRA-TECHNIQUE

230 **Une approche coopérative**
AUTO-APPRENTISSAGE COOPÉRATIF
ÉDUCATION DE L'ESPRIT DE DISCERNEMENT
AUTO-ÉVALUATION AU SEIN DE L'APPRENTISSAGE
ÉVALUATION PAR L'ACCOMPAGNÉ
MICROPOLITIQUE DES GROUPES

8 - SE DÉSENGOURDIR

240 **Engourdissements endogènes**
PROBLÉMATIQUE DES ENGOURDISSEMENTS

250 **Les stratégies de l'organisme**

253 **Les efforts autonomes du corps**
SENSIBILISATION-DÉTENTE
HYPERSENSIBILITÉ
ÉVACUATION

9 - SE TENDRE

263 **Forces en présence**
LES TENSIONS PERSISTANTES
LES TENSIONS BÉNIGNES
SE TENDRE POUR SE DÉTENDRE

LE BESOIN DES TENSIONS

LE BESOIN DE REPOS

273   **Formes voisines**

CONTRACTION

CRISPATIONS

CONTRACTURES

CRAMPES

LE STRESS

277   **Un autre rapport aux tensions**

FORÇAGE ET RÉAPPROPRIATION

10 · PRESSIONS ET DÉPRESSION

284   **Pressions révélantes ou apaisantes**

284   **Les pressions du plein**

LES GLISSÉS

MANIFESTATION DES PRESSIONS DU PLEIN

ÉTENDUE ET DESSIN DES PRESSIONS DU PLEIN

TROUBLE ET SIDÉRATION

289   **Les pressions du vide**

L'ASPIRATION DU VIDE

LE CREUX

LES LIGNES EN CREUX

293   **Le mouvement de dépression**

APPROCHES DE LA DÉPRESSION

RÉHABILITER LA SENSATION

11 · ACCOMPAGNEMENT ET

AUTO-ACCOMPAGNEMENT

300   **Du soin savant au soin domestique**

EN SEITAI

L'EXEMPLE DU BAIN

POUVOIR OU VOULOIR

AUTO-ACCOMPAGNEMENT VERSUS AUTOMÉD CATION

UNE QUESTION D'ÉQUILIBRE

304 **À disposition immédiate**
LA MAIN, DE SOI À SOI
CE QUI COMPLÈTE LE TOUCHER
ACCOMPAGNEMENT OU INTERVENTION
EXERCICE RESPIRATOIRE

316 **Le mystère des températures**
LE SEC ET L'HUMIDE
L'ALTERNANCE DES TEMPÉRATURES
LA NORMALISATION DES TEMPÉRATURES
LA MIGRAINE
FOULURE, BOSSE, TRAUMATISMES ET GLACE
UNE COMBINAISON REDOUTABLE

331 **Des panacées ?**
L'ARGILE
LE SEITAI

337 **Les différents taisō**

338 **Éveil des sensations, éveil des muscles**
L'ÉVEIL DES SENSATIONS
L'ÉVEIL DES MUSCLES
L'ÉVEIL DES MARCHES
L'ÉVEIL DE LA DANSE
L'INNÉ ET L'ACQUIS

12 - VERS LE PROTO-TOUCHER

363 **Le proto-regard**
LE TOUCHER DE LA TOTALITÉ
L'ACCOMPAGNEMENT DES BÉBÉS
LA FIN DE L'IMPATIENCE
LA PEUR DES SENSATIONS

371 **La peur apprivoisée**
L'INTOLÉRANCE ALIMENTAIRE
TICS ET TOC
LE TEMPS DU COMMENCEMENT

391 **Une culture de la santé**

TROISIÈME PARTIE :
SOURCES ET CONFLUENCES DU SEITAI

399   **Réécrire l'histoire**

402   **Haruchika Noguchi**

        TROIS ANNÉES NON RÉPERTORIÉES

        LE CONTEXTE DE L'ÉPOQUE

411   **L'origine du seitai**

        LE TERME « SEITAI »

        LES MAÎTRES DE NOGUCHI

        DU YUKI AU SEITAI SŌHŌ

424   **Héritage**

        LES LIVRES DE NOGUCHI

        AKIKO NOGUCHI

        UN ENTRETIEN AVEC NOGUCHI

429   **Références**

441   **Index**

449   **Glossaire**

Avant-propos

C'est en décembre 1971, à Gstaad, que j'ai rencontré Itsuo Tsuda[1] et le *seitai*[2].

J'avais dix-neuf ans et mon conjoint Bernard, vingt-deux. Madeleine Tartière accueillait un stage de macrobiotique, dans ce magnifique village du canton de Berne en Suisse, pour le passage au Nouvel An. Comment expliquer la présence du *seitai* dans ce cadre ?

Tsuda avait dès le premier jour annoncé qu'il ne connaissait rien à la cuisine macrobiotique... Il était seulement venu, sur invitation de son amie, faire découvrir le *seitai* aux stagiaires qui le souhaitaient. Peut-être étions-nous tous prêts : notre séjour vira « en un tournemain » en pratique du *mouvement régénérateur*.

Tsuda venait d'être chargé par Haruchika Noguchi de faire connaître hors du Japon le *seitai* (coordination physique) en général et le *katsugen undō* (*mouvement régénérateur*) en particulier. Il avait choisi la France, dont il parlait couramment la langue. Il adorait ce pays où il avait étudié dans sa jeunesse la sociologie avec Marcel Mauss et la sinologie avec Marcel Granet. Son esprit d'indépendance lui faisait apprécier, je pense, cette gageure de transmettre une pratique, un savoir et des questionnements dans une autre culture que la sienne. Pendant la semaine de notre séjour, il fut ainsi question de *seitai*, uniquement de *seitai* et, depuis, cette « question » reste vivace en moi.

Nous avons envisagé un temps d'aller vivre à Tokyo pour suivre l'enseignement de Maître Noguchi. Devant nos essais et projets, Itsuo Tsuda restait impassible, laissant chacun cheminer à sa façon.

{1} Tout au long de cet ouvrage, les termes japonais sont transcrits en notation romanisée Hepburn modifiée. Les prénoms précèdent les noms de famille comme de coutume en Europe. Voir : fr.wikipedia.org/wiki/Wikipedia:Transcription_du_japonais

{2} Prononcer [seytay]. Les expressions en italiques renvoient au glossaire en fin de volume.

Nous habitions Bourges quand nous avons démarré avec quelques amis une pratique hebdomadaire du *mouvement régénérateur*. Nous montions de temps en temps à Paris, au dojo rue des Épinettes, puis plus tard rue des Petites écuries.

Participation aux stages, rencontres et correspondance nous ont aidé à voir clair dans nos motivations pour former un groupe. Nous sommes les « Louise », « Robert » et « Paul » des lettres adressées à Itsuo Tsuda en 1979 et qu'il a publiées dans « Le Triangle instable » (1980, p. 75-82).

Notre enthousiasme et notre jeunesse eurent besoin de remises en question assez fréquentes pour que notre compréhension du *mouvement régénérateur* ne soit pas influencée par des approches à première vue similaires alors qu'elles s'en démarquent sur bien des points. La bio-énergie de Reich, le yoga tantrique, le « cri primal », le rebirth… ont tous en commun de solliciter les mouvements involontaires et l'inconscient, mais pas de la même façon qu'en *seitai*, ni pour les mêmes raisons. Situer, concevoir et respecter les différences entre ces approches a été pour nous une préoccupation majeure.

En 1980, Tsuda vint à Vasselay près de Bourges animer un stage de trois jours dans notre petit groupe. Notre détermination à explorer le *mouvement régénérateur* s'en trouva renforcée.

J e suis devenue rebouteux à cette même époque. Si quelque chose n'allait pas dans ma famille maternelle au Puy-en-Velay, nous allions voir Étienne Chambonnet. Quand il ouvrait sa porte pour nous accueillir, ses mains savaient déjà où étaient l'entorse, le nerf démis, la vertèbre douloureuse, ou s'il s'agissait de migraine… Puis, tout en causant de choses et d'autres, le temps de s'asseoir, le *reboutage* avait fait son œuvre, et nous nous disions au revoir après avoir laissé quelques « sous ». Il n'y avait ni rituel ni prière, mais parfois une pommade au suif avec des simples (herbes médicinales).

Ses mains d'agriculteur, à la paume épaisse et aux doigts effilés, étaient de l'eau douce. Aucune douleur pendant le *reboutage*, et ceci pour la plupart des « déplacements » corporels. Nous repartions comme nous étions venus, avec l'impression que rien n'avait changé. Puis le soir, la douleur s'activait, parfois une poussée de fièvre ou une diarrhée, et le lendemain ou le surlendemain, le plus gros était passé. Il ne faisait jamais craquer les vertèbres.

À ma question : comment savez-vous quel geste faire et comment le faire, sa réponse fut simple : « Les mains le sentent ! ». Cette phrase est restée gravée en moi, je peux dire qu'elle a conditionné tout mon apprentissage.

Chambonnet n'ayant pas de petits-enfants, je fus choisie par lui pour « recevoir le don ». Je développerai de façon critique cette notion du *don*, ses facettes et ce qu'il implique ou pas.

Bien que ma recherche ait été nourrie par une pratique assidue du *seitai*, sa mise en perspective avec le *reboutage* a été décisive pour moi. Dans cet ouvrage, je développe au fil du texte certaines proximités ou différences entre les deux approches telles qu'elles m'ont été transmises, et qui convergent dans ma pratique : le *yukidō*. Un autre livre me sera nécessaire pour parler des rebouteux, de la variabilité de leur pratique et du regard qu'ils portent sur elle, ou encore de la connaissance qu'ils ont de son histoire, de l'époque médiévale à nos jours.

Dans ma vie, j'ai vu quelquefois des rebouteux et des magnétiseurs, plus rarement des médecins. Institutrice de son métier, Michèle Dérieu, ma mère, prenait soin de moi et ne consultait que pour avoir un diagnostic. Elle échangeait régulièrement des informations avec son amie et collègue Marcelle Lavieille, de Parigny près de Roanne, autodidacte dans l'art du soin à la maison, chez qui famille, amis et voisins trouvaient havre de paix et conseils judicieux.

Ma mère utilisait l'argile, le chlorure de magnésium, les sels biochimiques[3], et surtout ses mains qui apaisaient à peu près n'importe quelle douleur. Sa compréhension de la santé s'est formée, me disait-elle, avec la lecture assidue de ce petit ouvrage : « Comment guérir avec les sels biochimiques » (Lernout 1961). Il a été pour elle une source d'inspiration. À force de le consulter, elle en comprenait la trame basée sur les échanges des cellules avec leur milieu, ainsi que le lien qui pouvait se tisser entre le « terrain » et les plus petits signaux donnés par le corps. Cette attention aux sensations les plus subtiles comme aux symptômes les plus graves donnait à ses yeux, me semble-t-il, une cohérence délicate au vivant.

Les observations de Louis-Claude Vincent (1906-1988) confirmaient selon ma mère l'importance de l'équilibre du « terrain biologique ». Elles suggéraient que l'eau et le type de nourriture que l'on consomme ont une incidence directe sur les ressources de l'organisme.

Dans les notions de terrain exposées par Lernout comme par Vincent, la molécule d'eau joue un rôle primordial. On la retrouve aujourd'hui au cœur des échanges intra et extracellulaires dans les travaux de Denis le Bihan, l'inventeur de l'IRM de diffusion (2012, p. 155-172).

Le fait que ma mère ait rencontré le Professeur Henri Baruk (1887-1999) a beaucoup compté dans son approche de la santé comme un tout. Ce psychiatre célèbre pour ses prises de position contre les électrochocs, la lobotomie, les

---

{3} Les sels biochimiques sont les douze remèdes tissulaires de Schüssler pour un traitement du « terrain ». Ces sels minéraux assurent les échanges de la cellule avec son milieu et visent à maintenir l'équilibre hydro-électrique de l'organisme, entre les deux secteurs, extra et intracellulaires (Lernout 1961).

abus de prescription de psychotropes — mais aussi la psychanalyse freudienne — faisait un lien entre les troubles mentaux et la condition physique de ses patients, à travers la physiopathologie et la psychiatrie biologique.

Je peux dire que ma mère m'a montré un premier exemple de ce que je conçois aujourd'hui comme l'élaboration d'un *savoir domestique*, et pas seulement pour le soin de soi. Lorsque je lis «l'éthique» de Spinoza et «Ainsi parlait Zarathoustra» de Nietzsche – qu'elle me recommandait de lire à quinze ans ! – je découvre des aspects qu'elle a intégrés dans les actes d'un quotidien domestique enrichi de musique et de peinture, à l'origine de mes recherches concernant la santé et la danse.

André Pouzalgue, mon père, avait mis au point une série d'exercices respiratoires pour régénérer les poumons et développer la cage thoracique, persuadé que la santé demandait d'abord une bonne assimilation de l'air. De fait, il a joui d'une forme excellente toute son existence malgré les épreuves subies. Les circonstances de la vie n'ont pas permis que nous partagions un quotidien. L'engagement de ma demi-sœur aînée Jeannine auprès de la Croix-Rouge monégasque, celui à contrecœur de Pierre comme soldat en Indochine, et surtout la maladie de Denise, la cadette, dont la majeure partie de la vie s'est déroulée en hôpital psychiatrique, tous ces événements ont été déterminants dans mon rapport à l'autonomie, la médecine et la recherche.

Je pratiquais la danse intensément. Bernard menait avec des collègues des travaux scientifiques sur la musique. Nous nous sommes envolés vers l'Inde pour deux séjours (de 1980 à 1985 et 1994 à 1998). Nous avons pu nous abreuver aux sources de la créativité artistique, avec Pandit Birju Maharaj pour la danse kathak et de nombreux maîtres de musique qui, ancrés dans leur tradition, avaient à cœur de la faire évoluer.

Les cours de Jean Naudou, professeur de langues et civilisation indienne à la faculté d'Aix-en-Provence, ont été un révélateur pour moi. Les références à Abhinavagupta et au shivaïsme cachemirien sont fondamentales pour une articulation de la théorie avec la pratique artistique en Inde. Elles m'ont nourrie pour la danse comme la poésie.

Pendant mon apprentissage de danse en Inde, j'ai eu tout le loisir d'observer la relation maître-disciple : ce qu'elle apporte de confiance en soi, mais aussi de sentiment d'appartenance où la dévotion et l'abnégation restent des conditions premières. Cinq disciples de Birju Maharaj s'étaient distingués pendant deux décennies. Ils faisaient de nous, les autres apprentis «kathakas», de simples élèves. Ceci me rendait une part de liberté, avec la possibilité d'exercer mon esprit critique, sans lequel je n'aurais pu envisager de m'immerger pendant plus de treize ans dans cet enseignement.

De son côté, Tsuda refusait le titre de « maître » et considérait l'apprentissage du *seitai* comme une lente maturation intérieure où l'enseignant devait intervenir le moins possible : chacun était renvoyé à son propre mode de fonctionnement.

Nous avons appris le décès d'Itsuo Tsuda en 1984 alors que nous étions à New Delhi. Mme Tsuda, elle aussi expert *seitai*, a pris la relève, ainsi que certains élèves. Aujourd'hui, le *seitai* – tel que Tsuda l'abordait – est transmis à travers la pratique du *mouvement régénérateur* dans des dizaines de dojos établis ou de groupes informels, en France et en Europe.

Faire pratiquer le *mouvement régénérateur* n'était pas envisageable en Inde. Cela n'intéressait clairement personne parmi nos amis proches, et nous n'avons pas insisté. Bernard et moi pratiquions individuellement ou à deux, au fur et à mesure de nos besoins.

Lors de notre second séjour en Inde (1994-1998), j'ai commencé à développer ce que j'ai plus tard appelé *yukidō*, sujet de cet ouvrage. Ma santé défaillante à cette époque m'a conduite à entreprendre une recherche empirique sur le soin de soi.

C'est lorsque mes mains se sont sensibilisées au point de pouvoir me soigner que j'ai pu *accompagner* autrui. Je développerai tout au long de cet ouvrage mon cheminement vers les notions d'autonomie, d'*auto-apprentissage coopératif* et de transmission. Elles sont au centre de ma pratique.

De retour en France, la nécessité s'est faite sentir de partager par écrit les axes de ma recherche. J'ai diffusé des petits fascicules parlant d'« accompagnement de la santé » et de « santé autonome ». Cela m'a permis d'articuler les grandes lignes, avancées et questionnements de ce que j'appelle *l'involontaire* et son *accompagnement*.

À une époque où le « corps augmenté » est en passe de devenir la norme de notre espèce, une réhabilitation de *l'involontaire* signe le retour de l'humain face aux rêves transhumanistes et post-humanistes qui essaient de le régimenter.

J'ai créé et animé la liste internet « Santé autonome », un espace d'échanges, de témoignages et de réflexion critique, entre 2002 et 2007. Conjointement à ce travail d'écriture, des ateliers d'*auto-apprentissage coopératif* pour le *seitai*, la *danse forum* et la *danse recherche* se sont mis en place à Venelles, Lambesc puis Aix-en-Provence (www.leti.lt). Chacun à la manière d'un minuscule laboratoire informel mais régulier, où l'on réfléchit à l'adéquation entre le sujet et la façon de l'aborder.

J' ai été peu à peu amenée à situer ce que j'élabore par rapport au *seitai* et aux arts du soin contemporains. Les retours critiques de quelques amis chers, de pratiquants ou sympathisants du *seitai*, divers praticiens de santé ainsi que des artistes, m'ont aidée à préciser et articuler ma pensée. C'est ainsi que s'est élaboré peu à peu le *yukidō*.

Je dois ainsi beaucoup à Deshratn Asthana, ami et chercheur en médecine. Nos discussions passionnantes depuis les années 1980 ont enrichi ma réflexion sur les équilibres internes au corps et la santé en général.

Mallory Fromm (1998 ; 2003) a pallié mon ignorance de la langue japonaise en m'apportant son aide précieuse et inconditionnelle. Son aptitude intellectuelle alliée à un long apprentissage du *Noguchi seitai* au Japon, sa connaissance de la langue japonaise moderne et classique, et son désir de partage m'ont permis d'approcher l'histoire du *seitai* et la biographie de Haruchika Noguchi sous un angle nouveau (voir « Sources et confluences du seitai »).

Je voudrais aussi remercier Agathe Chenaux-Répond, amie intime d'Akiko Noguchi, qui m'a consacré assez de temps, en octobre 2014, pour confirmer en quoi l'épouse de Noguchi, son caractère affirmé et son dévouement à la Seitai Kyōkai (Association Seitai) ont été importants pour l'histoire de cette discipline.

Q uestionner l'image lisse et officielle du *seitai* n'a pas été sans mal, tant les informations publiées sont succinctes, même pour un anglophone. Mais le jeu en valait la chandelle : le *seitai* y a trouvé des racines, et avec elles, un nouveau potentiel de développement. Le contexte foisonnant de l'époque, allié au génie de Noguchi pour rassembler et synthétiser, font de la « création » de cette technique une avancée significative. Le *seitai* y gagne en crédibilité.

M a recherche interroge les ressources propres à l'organisme sous l'angle de la perception et la compréhension des *sensations internes* qui œuvrent à notre santé. Elle envisage la notion d'*accompagnement* autonome, par soi ou par un tiers, avec les contradictions apparentes dues à la juxtaposition des deux termes.

De manière globale, elle décrit ce que je peux concevoir comme une approche raisonnée de la santé et du soin de soi, à partir de l'observation des mécanismes spontanés de régénération-préservation et de leurs limites.

Une pratique de *soin domestique,* fait « comme » à la maison, ne peut s'envisager sans faire émerger une *pensée domestique*, et par là même un questionnement anthropologique. Marcel Mauss et Claude Lévi-Strauss, et plus récemment Tobie Nathan ont défini les contours et relations entre une *pensée sauvage* (réhabilitée) et une *pensée savante* (relativisée). C'est dans l'espace reliant ces deux pensées que je situe, comme en creux, la possibilité d'une *pensée domestique* concernant l'art du soin. Le *yukidō* puise dans ses racines que sont le *seitai* et le *reboutage*, mais avec un regard critique, à l'aune de notre contemporanéité et avec des outils conceptuels que je développe dans cet ouvrage.

J'ai commencé à proprement parler la rédaction de cet ouvrage en 2007. C'est alors que la complexité de la formulation de cette approche singulière du soin m'est apparue. La seule exigence de me relire en sachant que chaque mot, une fois imprimé, l'est pour toujours, vient buter contre ma pensée et mes hypothèses, tâtonnements ou remises en cause…

Cette entreprise a été pour moi un apprentissage redoutable et passionnant de l'écriture. Je voudrais à cet égard remercier Yvonne Beaud, metteur en scène et amie de toujours, qui m'a appris à synchroniser l'œil, l'oreille et les cordes vocales pour réussir à coucher sur le papier ce que mon cerveau élaborait dans le vide.

L'*accompagnement* est affaire de mouvement. Je le conçois relié à la danse et à l'art. Dans nos ateliers, danse et *yukidō* se sont beaucoup apporté mutuellement : les va-et-vient entre ces différents champs de réflexion m'ont nourrie, faisant émerger aujourd'hui ce titre du « Corps accordé ».

En marge, et comme en écho, je reproduis quelques extraits[4] provenant de notre recherche en danse et *danse forum*. Ces écrits que je reproduis ici sont faits des mots de chacun des participants, mots papillons que j'ai pris dans mon filet pendant nos ateliers. Nous y questionnons le rapport du danseur à ses sensations, le concept de nécessité du geste comme guide, son intuition et sa spontanéité, l'entre-deux…

Il était temps que cet espace expérimental ouvrît ses portes et fenêtres sur l'extérieur pour s'y frotter et faciliter un ensemencement réciproque. Ce livre s'adresse à tous : médecins, patients, praticiens du *seitai*, rebouteux, thérapeutes, parents, philosophes ou simples explorateurs de sentiers inconnus, sans oublier les danseurs.

{4} Textes extraits de www.leti.lt/wordpress/category/danseforum/ et
      www.leti.lt/wordpress/category/danserecherche/

La première partie de cet ouvrage est consacrée aux outils et concepts qui ont nourri ma recherche, la seconde, à la mise en pratique du *yukidō*. Je pourrais décrire ainsi les douze chapitres :

Le premier c'est la marmite
Deux ingrédients à mettre dedans
Trois condiments et quelques piments.
Les quatre autres sont là pour goûter
Les deux derniers pour déguster…

En troisième et dernière partie, le lecteur intéressé par l'histoire trouvera dans « Sources et confluences du seitai » les éléments fondateurs et peu connus d'une pratique qui probablement remonte à plusieurs siècles, en provenance de la Chine.

Bien que la construction soit linéaire, il est possible d'en aborder la lecture à partir de n'importe quel chapitre, voire de sauter des passages ou des chapitres entiers, en s'aidant du glossaire.

Il me reste à remercier tous les amis qui ont participé, par leur dialogue avec moi, à faire de cet ouvrage ce qu'il est : un point de départ. Le point étant, comme le dirait l'un d'entre eux qui se reconnaîtra, à la fois la somme de toutes les directions possibles et le lieu inaccessible par excellence, que personne n'a jamais réussi à « saisir »…

Andréine Bel

andreine.bel@yukido.fr
www.facebook.com/soins.et.sante/
www.yukido.fr
www.leti.lt

PREMIÈRE PARTIE

APPRENDRE
DE « L'INVOLONTAIRE »

De tout temps et en tout lieu, lorsqu'une personne reçoit un coup, elle porte spontanément sa main là où elle a mal. Si le dos la fait souffrir, elle se penche un peu en avant et frictionne ou appuie sur l'endroit douloureux. Cela fait du bien. Pour son enfant, elle fait glisser sa main sur le front trop chaud, masse le dos tendu, réchauffe le ventre crampé en le frottant doucement. Elle le fait sans y penser.

Lorsqu'on sent le froid gagner, on se couvre la tête ou les mains, on met les pieds au chaud. On évite ainsi de « prendre froid ». Lorsqu'on est fatigué, on se plonge dans un bon bain chaud. Cela détend. Exaspéré, on se tape la tête contre un mur, mais pas à n'importe quel endroit ni n'importe comment : au point de tension cérébrale, situé à la racine des cheveux et dans le prolongement du nez, plusieurs fois et doucement. Désespéré, on enserre la tête dans ses mains, ou bien on frappe, doigts repliés, différentes régions de la cage thoracique. Sans bien s'en rendre compte, on agit sur des points déterminants : la pression conjuguée sur les pommettes et les pariétaux décompresse les temps, la stimulation du sternum et des plexus brachiaux soulage le cœur et libère la respiration… On ne peut pas parler de thérapie pour ces actes de la vie domestique, et pourtant ils préservent notre bien-être, notre intégrité et notre santé, ou nous aident à les retrouver, sans que nous sachions pourquoi ni comment.

Cet ouvrage envisage le prolongement de ces gestes instinctifs et culturels à la fois, vers un *accompagnement* conscient de la faculté involontaire de se réajuster et rééquilibrer en se confrontant à son vécu et son environnement. La question de l'adaptation est posée : à quoi s'adapter, comment, pourquoi, jusqu'où ?

La source d'une *pensée domestique* se trouve dans l'observation et l'expérience du quotidien. En ce qui concerne la santé, cette pensée construit un savoir qui ne prétend pas fournir des recettes de vie saine. Il explore plutôt la spécificité des sensations et celle, largement ignorée, des mécanismes involontaires qui permettent aux êtres vivants de réagir spontanément aux sollicitations de leur milieu.

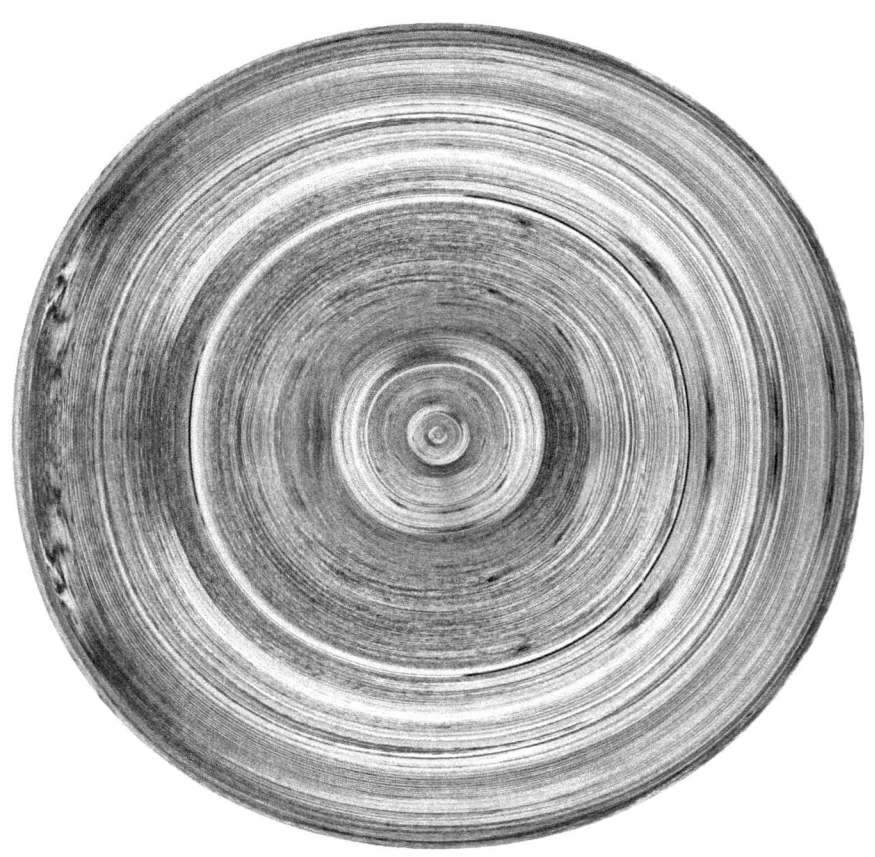

Le Corps accordé

1

Seitai
et reboutage

Seitai et *reboutage* sont présentés et mis en regard. Leur association forme la base de ma pratique, le *yukidō*. La problématique du soin est abordée à partir de mes propres croyances et interprétations : comment définir les mots *don*, *ki*, sans esquiver les questionnements qu'ils suscitent ? Comment ma recherche a-t-elle évolué ? Quelle place accorder au «transfert de sensibilité», à l'imagination et à la visualisation ? Peut-on définir une posture idéale pour l'*accompagnant* ? Pour l'*accompagné* ? Quels sont les liens entre posture, respiration et concentration ?

Le Noguchi seitai

Seitai (整体, prononcer [seytay]) veut dire « réajuster le corps », au sens de « coordination physique ». La méthode dont nous parlons ici a été élaborée au Japon par Haruchika Noguchi (1911-1976). Élément du *Noguchi seitai*, le *katsugen undō* (*mouvement régénérateur*) a été divulgué en Europe à partir de 1970 par Itsuo Tsuda (1914-1984).

L'histoire de cet art de vivre et du soin est longue et complexe (voir en fin d'ouvrage « Sources et confluences du seitai »). Dans le Japon d'aujourd'hui, le terme « seitai » est devenu générique. Il désigne aussi bien la chiropraxie, la kinésithérapie que les massages thérapeutiques.

Le *Noguchi seitai* dont nous parlons ici inclut les notions d'« harmonie de la posture » et de « corps réajusté ». Il est constitué d'une partie technique : le *seitai sōhō*, et d'une partie non technique d'éléments regroupés sous les noms de : *katsugen undō* et *katsugen sōhō*.

La posture parle de l'équilibre entre rectitude et désaxement, symétrie et torsion. La santé « travaille » à cette harmonie. Il s'agit d'un art du rééquilibrage qui base son observation sur les mécanismes autonomes d'adaptation et de régulation (*homéostasie*) pour préserver et promouvoir la santé sous toutes ses formes, physique, mentale, émotionnelle.

UNE MÉTHODE SAVANTE : LE SEITAI SŌHŌ

Malgré son caractère empirique et grâce aux multiples influences et enseignements qui l'ont nourri (voir « Sources et confluences du seitai »), le *seitai sōhō* est une méthode *savante* de soin, mise en forme par Noguchi à partir de ses connaissances, questionnements et observations. Pour devenir « expert *seitai* » au Japon, il faut au moins vingt ans d'apprentissage, nous disait Itsuo Tsuda, et peu d'élèves ont accédé à cette qualification. La transmission est essentiellement orale.

Noguchi avait des élèves externes[5] à qui il donnait des cours réguliers, et quelques rares internes[6] choisis par lui. À ces derniers il n'enseignait rien de reproductible. Leur tâche consistait en grande partie à accomplir le travail

---

{5} Soto deshi (外弟子) : élève externe à l'école.

{6} Uchi deshi (内弟子) : disciple et apprenti vivant dans l'école auprès du maître.

nécessaire à la Honbu[7]. Le reste du temps, les élèves s'entraînaient eux-mêmes. D'après Itsuo Tsuda, ce sont eux pourtant qui pouvaient le mieux apprendre (Tsuda 1978, p. 34-39).

Noguchi enseignait beaucoup et pratiquait encore plus. La question de l'attitude du praticien *seitai* s'est posée à lui tout au long de sa carrière (*ibid.*, p. 44).

Dès 1945, Haruchika Noguchi a réalisé que la dépendance des malades envers lui les empêchait de solliciter leurs propres ressources et de renforcer leur santé. Pire encore, les soins prodigués incitaient certains à conserver leurs habitudes délétères : « Noguchi remettra tout cela en ordre ».

En renonçant aux techniques thérapeutiques qui se substituent aux capacités de régénération spontanée (Tsuda 1979, p. 62-68), Noguchi a commencé à envisager la maladie comme une occasion de renforcer l'organisme (Noguchi Haruchika 1980). C'est dans cette perspective d'autonomie que s'est construite l'idée du *Noguchi seitai* comme « art de vivre pleinement ».

LE SEITAI « NON TECHNIQUE » : KATSUGEN UNDŌ ET KATSUGEN SŌHŌ

Expert *seitai*[8] ayant étudié une vingtaine d'années auprès de Noguchi, Itsuo Tsuda a souhaité ne transmettre que ce que l'on pourrait appeler la « non technique », celle du *katsugen undō* ou *mouvement régénérateur* (Tsuda 2014 posthume, p. 13-19, 69-87). Il avait pleinement conscience que *l'involontaire* était et demeure au centre du *Noguchi seitai*. La pratique du *mouvement régénérateur* est une clé ouvrant sur un paysage intérieur souvent inconnu, qu'il soit physique, mental ou émotionnel.

Noguchi avait dès son adolescence découvert le *mouvement régénérateur*, notamment avec Chiwaki Matsumoto (voir : « Sources et confluences du seitai »). Il a régulièrement privilégié l'étude de *l'involontaire* (à travers les pratiques du *katsugen undō* et du *katsugen sōhō*) comme un retour aux sources pour nourrir et affiner le *seitai sōhō*.

Pendant les vingt dernières années de la vie de Noguchi, cet aspect du *seitai* a été de plus en plus mis en exergue. Un épisode significatif a eu lieu

---

{7} Honbu (本部) : siège de la Seitai Kyōkai (Association Seitai), lieu de diffusion des cours et de formation des apprentis/disciples.

{8} « Expert *seitai* » était la traduction employée par Tsuda pour « consultant », le terme anglais adopté par l'école de Noguchi pour désigner un apprenti ayant suivi une formation complète, capable de donner des soins et de transmettre le *Noguchi seitai*.

quand Noguchi était dans sa cinquantaine. Dans une entrevue qui a tourné à la controverse avec Moshé Feldenkrais[9], Noguchi a postulé le *katsugen* comme «principe unique» de guérison[10]. Nous pourrions dire qu'il a opposé au «mécanisme» de Feldenkrais un *vitalisme organiciste* (voir chapitre 3) selon lequel le corps et ses organes sont régis par un «principe vital unique», dont il faut prendre conscience pour lui donner sa pleine mesure.

Le *katsugen undō* (*mouvement régénérateur*), le *katsugen sōhō* (traitement *seitai* donné au moyen du *katsugen undō*) et le *yuki* (la plénitude du *ki*) sont les trois éléments du *Noguchi seitai* qui apprennent à observer et solliciter un certain élan vital à travers *l'involontaire* et l'inconscient, par et pour eux-mêmes, sans intervention technique. Cette approche accessible à tous, ne pouvait rester l'apanage de quelques élèves formés par la Honbu.

DÉMOCRATISATION

Un effort de démocratisation a été amorcé par Itsuo Tsuda en février 1968, avec la mise en place à Tokyo d'un club de *katsugen undō* ouvert à tous, assez vite rattaché à la Seitai Kyōkai. Cette initiative a convaincu de nombreux autres groupes de faire de même (Tsuda 1973, p. 17).

Peu après son arrivée en France en 1970, Tsuda a fondé l'École de la respiration pour transmettre le *katsugen undō* ainsi que la «pratique respiratoire»[11] de Morihei Ueshiba, fondateur de l'aïkido. L'École de la respiration était reliée à la Seitai Kyōkai à Tokyo, où Tsuda a organisé plusieurs courts séjours pour ses élèves. Aujourd'hui, des groupes de *katsugen undō* et d'aïkido perpétuent son œuvre dans plusieurs pays d'Europe.

{9} Mallory Fromm (2005) relate cet épisode :

L'entrevue ne se passa pas bien. […] Feldenkrais avait une vision mécanique du corps et dit à Noguchi qu'il avait un traitement adapté à chaque situation. Noguchi lui répondit qu'il avait un traitement universel : le katsugen undō, et que le ki pouvait rétablir tout ce qui était en mesure de l'être. Feldenkrais contesta cela et essaya de faire accepter à Noguchi une approche plus physique et mécanique. Ceci fit écumer de rage Noguchi, qui mit fin à la conversation.

{10} *Depuis ce jour, Noguchi a mis beaucoup d'emphase sur le katsugen, beaucoup moins sur le seitai sōhō. Noguchi avait un don extraordinaire pour guérir autrui, et aurait pu ne travailler qu'à partir du katsugen sōhō. À ma connaissance, personne d'autre n'en est capable. Si ce que Noguchi dit à propos du katsugen était universellement vrai, l'association se serait effondrée le jour même. Pas de classes de seitai, pas de classes de yuki, nul besoin de praticiens techniques qui donnent 20 % de leur salaire à la Honbu, et 40 % lorsqu'ils exercent dans son enceinte. Chacun pourrait se soigner ou soigner autrui gratuitement !* (Fromm, communication personnelle)

{11} Tsuda appelait «pratique respiratoire» son enseignement de l'aïkido, faisant référence aux exercices transmis par Ueshiba et à leur philosophie sous-jacente. Il n'attribuait aucun grade à ses élèves.

Né d'une famille japonaise le 3 mai 1914 à Pusan, en Corée (alors occupée par le Japon), Itsuo Tsuda quitte la maison familiale à seize ans pour se rendre en Chine. Puis il part pour la France de 1934 à 1940, échappant au patriotisme fanatique qui agitait le Japon : « *J'étouffais dans cette atmosphère de prison et cherchais la liberté de penser.* » (Tsuda 2014 posthume, p. 165). Étudiant à Paris, il assiste en auditeur libre aux cours de sociologie donnés par Marcel Mauss et de sinologie par Marcel Granet (*ibid.*, p. 161). En 1940, il est mobilisé et doit rentrer au Japon où il est affecté aux services des transmissions de l'armée impériale.

De 1945 à 1970, il travaille comme adjoint interprète du chef des relations publiques d'Air France à Tokyo. Il rencontre Haruchika Noguchi en 1945 et débute ainsi son apprentissage du *seitai* à 31 ans.

> *Quand vous étiez apprenti auprès de Noguchi, vous appreniez à devenir « consultant » à la fois en seitai sōhō et en katsugen undō. Noguchi était strict et critique. Si vous ne pratiquiez pas au niveau attendu, vous étiez expulsé de l'organisation.*

Fromm (communication personnelle)

À la même époque, Itsuo Tsuda étudie la récitation du Nô avec Hosada de l'école Kanze Kasetsu. Il rejoint l'Aikikai[12] en 1955 et rencontre Morihei Ueshiba dont il devient l'élève en 1960, alors que ce dernier est âgé de 75 ans. Dix ans plus tard, après le décès de Ueshiba, Tsuda publie un hommage dans la revue Gekkan Zensei (Tsuda 1970). Il exprime en quoi *seitai* et aïkido sont, à ses yeux, proches et complémentaires.

En 1970, il quitte le Japon pour la France. Il y restera pour enseigner le *seitai* et l'aïkido jusqu'à son décès en 1984.

Son influence en France et en Europe a été considérable. Le centenaire de sa naissance a rassemblé à Paris, au dojo Tenshin les 15 et 16 novembre 2014, plusieurs centaines de personnes, permettant à ses élèves de l'Europe entière de se retrouver. Pendant la rencontre, Kika Juan, Bruno Vienne, Jean-Marc Arnauve et Régis Soavi ont rendu un hommage émouvant à Tsuda, maître, professeur et ami. Auteur et dramaturge, Yan Allegret a présenté « De la liberté de penser à la liberté intérieure ». Antonietta Roberto a réalisé pour

1 | SEITAI ET REBOUTAGE

{12} Fondation créée à Tokyo en 1940 par Kisshomaru Ueshiba, le troisième fils de Morihei Ueshiba, pour promouvoir l'aïkido dans tout le Japon et à l'étranger.

l'occasion un film sur le parcours d'Itsuo Tsuda à partir d'images et de sons d'archives (École Itsuo Tsuda 2014)[13].

Comme Haruchika Noguchi, Itsuo Tsuda avait une vision à long terme du *seitai*. Il l'a doté de moyens intellectuels pour le situer dans son époque, ce qui n'était pas forcément bien perçu dans le milieu japonais du *seitai*. Tout en cultivant cet art de vivre hors du Japon, il ne l'a enfermé ni dans une école délivrant des diplômes, ni sous un label censé préserver son authenticité. Il n'a eu de cesse de le restituer au patrimoine de l'humanité.

C'est ainsi que, ésotérique à son origine et modelé par la culture japonaise, le *seitai* a franchi les barrières des classes sociales et des cultures.

Les neuf ouvrages publiés du vivant de Tsuda témoignent de cette évolution. Un dixième volume rassemble des textes inédits (Tsuda 2014 posthume). Rédigés en français, ces livres présentent toutes les notions de base : le *ki*, l'unité corps-esprit, le « particulier » etc. Le lecteur est ainsi plongé d'emblée dans l'esprit du *seitai* et sa complexité. Pour qui veut en découvrir les arcanes, ces écrits sont d'une richesse considérable. Ils abordent des sujets aussi variés que la philosophie, la médecine, le shintoïsme, l'aïkido… Bien qu'ils soient fréquemment classés au rayon « spiritualité/développement personnel », il s'agit plutôt de philosophie pratique.

Il me paraît indispensable de situer les écrits d'Itsuo Tsuda dans leur contexte. À partir des années 1970, on entendait beaucoup parler du New Age en France, ainsi que de techniques qui pouvaient faire penser de loin au *mouvement régénérateur* alors qu'elles en étaient très différentes : cri primal, bio-énergie, rebirth etc. Tsuda s'en démarquait et dut régulièrement réfuter leurs amalgames avec le *seitai*.

Une lecture attentive invite aussi à l'esprit critique. À mes yeux, défendre la réalité des facultés parapsychiques (Tsuda 1973, p. 139-149) relègue au second plan l'approche riche et complexe que l'auteur développe autour de la perception sensorielle et de l'intuition[14]. Ses références à Alexis Carrel (Tsuda 1975, p. 75) plongent le lecteur averti dans l'embarras. Les anecdotes très nombreuses – dont on retrouve certaines racontées par Noguchi lui-même

---

{13} Le récit de l'événement, les enregistrements des interventions et les vidéos sont disponibles sur : www.ecole-itsuo-tsuda.org/retour-sur-le-centenaire-ditsuo-tsuda/

{14} Dans les écrits de cette époque, on assiste à un dénigrement de la pensée rationnelle, caricature de la logique cartésienne. Cet a priori réhabilite, sans la nommer, la *pensée magique*. Tsuda (1975, p. 39-41) présente la parapsychologie comme « *une nouvelle-venue dans le domaine de la science* », avec pour référence principale les travaux de Rhine sur la perception extrasensorielle. Or, il s'agit d'une série d'expériences jamais répliquées et dont les erreurs procédurales avaient été signalées dès 1936.

dans la revue Gekkan Zensei – sont parfois déroutantes, ou trop incomplètes pour pouvoir en apprendre vraiment quelque chose.

Dans le monde universitaire en France, la philosophie était réservée à une élite qui communiquait dans un langage quasi indéchiffrable aux non-initiés. Ceux qui auraient pu s'intéresser à la philosophie en tant que pratique existentielle n'y trouvaient pas leur compte, et Tsuda s'en est tenu éloigné.

Dans ce contexte, et faute d'avis contradictoires[15], « l'occidentalisme » dans les livres de Tsuda lorsqu'il parle « des » Français ou « des » Occidentaux était donc probablement inévitable. Sa lecture de nos particularités culturelles se basait largement sur ce qu'il estimait être notre *taiheki* national (Tsuda 1981, p. 95-130 ; 2014, p. 155-177) et sur les stéréotypes courants opposant Orient et Occident, ou encore « primitifs » et « civilisés ».

Pour ma part, si je perçois aujourd'hui une tendance chez les élèves français des disciplines « orientales », c'est bien d'être enclins à l'autoflagellation : le conditionnement à penser que nous pensons trop ne peut que rendre ces disciplines à la fois inaccessibles et « intouchables ». Les arts martiaux sont confrontés à la même difficulté. Guillaume Erard (2008) écrit à ce sujet :

En Aikido, c'est en essayant d'être plus japonais que les Japonais que nous renions notre héritage. Nous nous refusons aussi la possibilité d'appréhender notre discipline avec notre propre sensibilité occidentale malgré le fait que cet art ait été conçu pour être universel.

Il reste que, en toile de fond, Itsuo Tsuda avait – de façon heureuse – à l'écrit comme à l'oral, cet humour ravageur qui pointe derrière les considérations les plus sérieuses, et une bienveillance exercée avec discernement.

Le reboutage

Rebouter signifie « *remettre en place* [le corps, l'articulation, l'organe…] *par des moyens empiriques* » (TLF n.d.). Le *reboutage* est peut-être en France la pratique la plus proche de *seitai*, du fait de la démarche expérimentale

---

{15} Tsuda était un enseignant hors pair en cela qu'il avait du charisme, sans pour autant établir de relation de pouvoir avec ses élèves. Comme il l'a été rappelé lors du centenaire de sa naissance, il n'attendait de nous aucune gratification (Tsuda 2014 posthume, p. 61). Nous venions si ce qu'il pratiquait lui-même nous intéressait. Cela nous a donné à la fois un sentiment de liberté et de responsabilité. Mais peut-être, en ce qui me concerne, cette assurance endormait-elle mon sens critique.

qu'il invoque pour réajuster le corps par toucher et/ou mobilisation. Mais, là où le *seitai* tente d'analyser les phénomènes d'*accompagnement* par le *ki* et leurs résultats afin de produire et transmettre un savoir, le *reboutage* ne cherche aucune explication et invoque le *don* comme moyen d'acquisition et de transmission.

Les différences historiques, sociales et culturelles entre *reboutage* et *seitai* rendent à première vue toute comparaison impossible. L'histoire des rebouteux en France remonte au Moyen-Âge. C'est un art essentiellement populaire, plutôt rural et de tradition orale, ce qui explique l'absence de manuels descriptifs.

La plupart des rebouteux renommés qui ont intéressé les étiopathes (Trédaniel 2012) sont ceux qui ont fait savoir qu'ils s'instruisaient avec des livres d'anatomie et des squelettes, ou encore auprès des bouchers. Les rebouteux que j'ai rencontrés ne parlaient pas de tout cela. Ils pratiquaient seuls et à partir de leur sensibilité.

Voici ce que j'ai observé et appris avec Étienne Chambonnet[16], au Puy-en-Velay, et auprès de ceux que j'ai fréquentés enfant et jeune adulte.

Le rebouteux reste discret, ne fait aucune publicité, ne demande ni reconnaissance ni rémunération. On le dit « guérisseur » comme les magnétiseurs, coupeurs de feu etc. Il ne vit pas de son art – il est par ailleurs paysan, berger, artisan, postier… – pourtant on peut faire appel à lui à n'importe quelle heure du jour ou de la nuit. Pour se reconnaître, chacun apporte un petit quelque chose, sans que rien ne lui ait été demandé. On va voir le rebouteux avant ou après le médecin, qui en général n'y est pas hostile. De nos jours, les rebouteux se font rares au point que le mot est inconnu des jeunes générations.

Le *don*, et parfois la connaissance, ne se transmettent qu'à une seule personne, choisie par le rebouteux lui-même au cours de sa vie. Une fois le *don* transmis, c'est une relation de confiance qui s'établit, plus qu'un apprentissage. Si celui qui a reçu le *don* ne s'en sert pas, cela le regarde, nulle pression ne sera exercée sur lui. S'il s'en sert, aucun compte ne lui sera demandé. S'il décède, il n'est pas remplacé (à ma connaissance). Avec un tel système de transmission, il ne peut y avoir d'école ni de diplôme. Seule exception à ma connaissance en France : l'école de Joinville, au début du vingtième siècle, réservée à la cavalerie militaire, où le *reboutage* était destiné aux chevaux[17].

{16} Étienne Chambonnet (1900-1984), de Polignac près du Puy en Velay, est le rebouteux qui m'a initiée au *reboutage*.

{17} *Noguchi, assez tôt dans sa carrière, soigna et guérit un cheval de course blessé à la jambe qui devait être abattu. Son propriétaire était si heureux qu'il offrit à Noguchi une*

L'art des rebouteux (ou rebouteurs, rhabilleux, renoueurs, toucheurs, soigneurs)[18] s'apparente à celui des magnétiseurs par la notion de *don*, et s'en distingue en cela que leurs mains touchent directement la partie traitée, alors que les magnétiseurs restent à distance plus ou moins grande et dirigent mentalement une énergie qu'ils transmettent. Le toucher des rebouteux s'accompagne ou non d'une « mobilisation » de différentes parties du corps, et non d'une « manipulation » qui impliquerait la passivité du rebouté.

L'intervention est dans la plupart des cas minimaliste, rapide, rarement douloureuse et normalement sans craquement vertébral. Pour avoir reçu un soin après un « tour de reins », je peux dire que même si le rebouteux utilise parfois son genou (comme le montre la photo du Grand Josso[19]), il lui sert seulement de troisième main. Le rebouteux n'effectue pas une « réduction vertébrale » mais un *reboutage* doux, sans craquement de la région dorsale concernée.

Le yukidō

Certaines convergences entre *seitai* et *reboutage* me paraissent significatives et ont nourri ma pratique, que j'ai appelée *yukidō* (愉気道), la voie du *ki* joyeux.

Il m'est impossible de dire aujourd'hui à quoi ressemblait le *reboutage* traditionnel au Japon[20], ni s'il faisait partie des multiples techniques dont s'est inspiré Noguchi (voir « Sources et confluences du seitai »).

Tel que le *reboutage* m'a été transmis en France, la main se laisse guider par la seule sensation de son contact avec telle ou telle partie du corps, développant un savoir-faire caractérisé par une action ajustée et rapide. Contrairement à l'apparence, la main ne contacte pas les os, nerfs, tendons ni les organes pour les tester. Elle approche un ensemble qui « dit » à la main

Rolls Royce. Cet événement contribua à la popularité de Noguchi dans tout le Japon. (Fromm, communication personnelle)

{18} On parle aujourd'hui de « reboutement » (mot absent du dictionnaire) pour les soins manuels représentés sur des stèles égyptiennes, grecques ou romaines (Trédaniel 2012). Adopter ce nouveau terme est un moyen, aux yeux de certains praticiens, de se démarquer du *reboutage* pour en faire quelque chose à la fois de plus ancien et plus moderne. On voit aussi apparaître le mot « reboutologue », avec une « reboutologie » et une rebouto-thérapie qui intègrent à leur cursus l'anatomie, la physiologie et la pathologie.

{19} Les photos anciennes de rebouteux bretons sont posées et souvent avec humour (Motrot 1992, p. 146, 150-151), comme la plupart des autres images reproduites dans ce livre. Les commentaires apposés aux photos et attribués à Charles Géniaux (1870-1931) sont l'œuvre d'un écrivain.

{20} Le sekkotsu (接骨) appelé aussi honetsugi (骨接) est issu des arts martiaux où il était prodigué pour soigner les pratiquants blessés pendant l'entraînement ou au combat.

comment établir le contact, et quel geste faire ou ne pas faire. Cela se fait par l'intuition, le *kan* (勘) dirait Noguchi.

En étant sensible, la main experte du rebouteux paraît sensibiliser l'organisme à la fois au désordre qu'il a subi et à ses propres capacités de régénération, induisant une réaction bénéfique. Ce n'est pas un geste mécanique, systématique et imitable. Il n'est pas pour autant empreint de mysticisme, il ne s'en réclame d'ailleurs pas. Je le classerais plutôt dans le « spontané » et « l'intuitif » (voir chapitre 6).

Le rebouteux n'est pas tendu vers le but de guérir autrui. Cela se fait simplement, « comme si de rien n'était ». Il laisse agir son *don* qui grâce aux sensations guide son geste, sans pouvoir l'expliquer. Nous sommes ici très proches du *mushin* « vide d'intention » et du *tenshin* « cœur du ciel pur », notions à la base de la pratique du *yuki*, la « plénitude du *ki* » en *seitai*.

Seitai et *reboutage* se complètent pour mobiliser le potentiel du corps, plutôt de manière *fonctionnelle* pour le premier, et structurelle pour le second. Quant au *yukidō*, je pourrais dire qu'il allie le *seitai* au *reboutage* en développant une approche de *l'involontaire*.

Pour ces pratiques du soin où l'organisme est sollicité au niveau des mécanismes d'autorégulation, les phénomènes sensoriels sont difficiles à décrire. Or le choix des mots et l'explication donnée sont déterminants pour celui qui reçoit le soin comme pour celui qui l'exerce. Au plus près de la pratique et de ses objectifs, les croyances et interprétations qui lui sont associées méritent d'être observées avec discernement, et *problématisées*.

L'influence du regard

Le travail habituel de la pensée est aisé et se prolonge autant qu'on voudra. L'intuition est pénible et ne saurait durer.

Bergson (2012 [1907], p. 21)

Entre intuition « pénible » et intelligence « claire », l'idée de « pratiques du sensible » – en lien avec les sensations – nous oblige à questionner l'influence du regard porté sur elles. La manière d'aborder une pratique conditionne à la fois sa mise en situation et ses concepts de base.

Connaissant l'historique du *Noguchi seitai*, notamment les influences spiritualistes et panthéistes de Matsumoto et Kuwata (voir « Sources et confluences du seitai »), on peut prendre la mesure du travail de « laïcisation » accompli par Haruchika Noguchi.

Saluer l'espace du dojo avant d'entrer et sortir, coordonner les salutations entre partenaires, sont les seuls rituels effectués, empruntés à la vie sociale des Japonais. Le spirituel, s'il est présent pour certains, reste dans le secret de la vie intime.

À l'instar de ses maîtres, Tsuda était influencé par le shintō (神道), antique religion du Japon. Mais aucune pratique religieuse n'est jamais venue s'imposer comme « la » voie à suivre pour les étudiants du *Noguchi seitai*. Il s'agissait plutôt de démystifier le propos :

> *Nous avons utilisé ce genre de mouvement* [qui s'exprime pendant le katsugen undō] *comme une sorte d'éducation physique utilisant le mouvement involontaire. Ainsi, vous devriez le considérer comme un moyen pour restaurer la résilience du corps. Ce n'est sûrement pas une forme de « mystique orientale ». Il n'y a vraiment rien d'extraordinaire à propos du katsugen undō. C'est simplement la manifestation d'un travail interne que les êtres humains possèdent à l'origine.*[21]
>
> Noguchi Yuusuke[22]

Noguchi puis Tsuda ont dû souvent lutter contre des tentatives de récupération sectaires et/ou New Age, où les « esprits », l'« inconscient universel » et l'omniscience étaient invoqués pour expliquer cette méthode et ses effets. Nous pourrions dire que Tsuda comme Noguchi n'ont eu de cesse de « réajuster » le *seitai* lui-même, de le « seitaïser » en quelque sorte, pour qu'il se développe sans être instrumentalisé par qui que ce soit.

J'ai constaté la même absence de rituel chez les rebouteux, alors que pour la plupart des magnétiseurs la prière profane ou religieuse est au cœur de

{21} *We have employed this kind of movement* [while doing katsugen undō] *as a means of physical education, a species of physical education that uses movement that is not willed. So you should think of it as a means of restoring the body resilience. It is certainly not a variety of 'Oriental Mysticism.' There is nothing extraordinary about katsugen undō whatsoever. It is simply the manifestation of workings that human beings originally possess.*

{22} Le troisième fils de Noguchi fut en charge de la Honbu à la suite de son père. Son nom est Yuusuke Noguchi, mais il était parfois appelé Hirosuke (comme dans la signature de l'article), ou Roy.

leur pratique, et les rites de protection indispensables. De manière générale, le rebouteux ne fait pas appel à Dieu ni à un monde supérieur, encore moins à un « arrière-monde » peuplé d'entités invisibles. Ses mains contactent directement le corps matériel et sensoriel pour qu'il se rétablisse grâce au toucher, à la mobilisation des articulations et au *don*.

Au cœur d'une pratique « face à la matière », revenir à la sensation est un outil pour déjouer les habitudes de pensée et interroger les compétences du vivant, source inépuisable de connaissances. Mais comment mettre en mots de manière tangible le subtil et l'ineffable ?

Traduire les sensations et les phénomènes qui leur sont associés était et reste un défi permanent. La sensation se teinte de notre vécu, elle est évaluée selon l'expérience de chacun. Les différences linguistiques et culturelles entre le Japon et la France ont ajouté à cette difficulté.

Les phénomènes qui se produisent avec le « toucher » pendant l'*accompagnement* posent problème aux niveaux sémantique et pratique. Ils ne donnent pas les mêmes effets selon la position que l'on adopte envers eux.

J'aborde ici la *problématisation* de ces pratiques et de leur transmission à travers le cheminement de mes propres croyances et interprétations, comme on enlève les couches d'un oignon, une à une, au long de mon expérience de plus de trente ans.

LE DON

Donner un sens précis au mot *don* est impossible. Il est multiforme et insaisissable.

Au sens où les guérisseurs (magnétiseurs, rebouteux) l'entendent, le *don* a une vertu : faire de leur pouvoir quelque chose qui leur est « donné », sans mérite personnel. Pour les uns, il se déclare spontanément. Pour les autres, il se « passe » au sein de la famille et plus rarement en dehors, entouré de secret – ce qui le rend précieux aux yeux de l'élu.

Essentiellement, le *don* « autorise », assure reconnaissance et légitimité. Le guérisseur se place « dans le *don* ». Ses mains sont attentives au *don* qui les guide. Mais, comme nous le verrons, sans pratique il ne peut rien. Il y a de l'humilité derrière ce pouvoir, qui lui confère une certaine éthique.

Magnétiseurs et rebouteux traditionnels ne demandent pas de rémunération pour leurs services. Ils se contentent de recevoir ce que la personne souhaite donner pour le temps passé. À travers le *don*, la réaction du malade est reconnue pour sa valeur curative :

Cette reconnaissance de son efficacité établit la relation idéale entre le guérisseur et le malade : la foi réciproque au don. C'est elle qui va déclencher l'effet thérapeutique.

Mandorla & Simpère (2001, p. 38)

Besoin de reconnaissance

La tentation était grande de trouver des explications scientifiques à ce phénomène apaisant et souvent efficace. Franz Anton Mesmer, à la fin du 18e siècle, a désigné comme « magnétisme animal », prolongement présumé du magnétisme minéral, un ensemble de phénomènes associés au contact des mains avec un être vivant. Sa tentative de reconnaissance scientifique s'est soldée par un échec : les quelques effets positifs constatés ont été attribués au seul effet *placebo* (Stengers in Nathan & Stengers 2012, p. 123-125).

À l'époque de Mesmer, reconnaître une efficacité objective au « magnétisme animal » répondait au besoin de se démarquer du *don*, assimilé à la croyance en des forces magiques ou surnaturelles. Or, remplacer ce qu'on pense être une croyance par ce qu'on croit ne pas l'être ne fait que déplacer le problème.

Le « fluide » selon le magnétisme

En dehors du fait que le terme mesmérien de « magnétisme » est scientifiquement inapproprié, désigner un « fluide animal » qui s'échapperait des mains réifie le phénomène. Il quantifie la chose et lui attribue un fonctionnement à sens unique. Cette chose passerait d'un *donneur* à un *receveur*. Le principe de transmission est de type mécanique pour ce qui concerne les objets (baguettes de fer qui sortaient du « baquet » de Mesmer, bracelet en cuivre etc.), ou intentionnel quand il vient des mains. Ainsi, au terme neutre qui signifie en physique le magnétisme bipolaire s'est substituée une dimension morale, avec une « énergie positive », bonne, qui combattrait une « énergie négative », mauvaise.

Les magnétiseurs se reconnaissent entre eux à la puissance de leur « fluide », qui « nettoie » les organismes en les « positivant ». Le froid est perçu comme négatif : un magnétiseur se doit d'avoir les mains chaudes. En tant qu'émetteurs d'énergie positive, certains magnétiseurs disent se « vider » de l'énergie qu'ils « donnent ». D'autres évoquent une origine divine et inépuisable de leur « fluide », qu'ils se contentent de transmettre plutôt que d'émettre. Les rituels de protection sont nécessaires : se laver les mains ou les secouer régulièrement pour évacuer la négativité « accumulée », réciter des prières etc.

1 | SEITAI ET REBOUTAGE

L'image des vases communicants, où l'un donnerait une énergie positive et où l'autre se débarrasserait d'une énergie négative dont le premier devrait se protéger, met en présence des forces qui finissent par s'équilibrer. Mais le bon rôle et le mauvais effet sont du côté du guérisseur, le mauvais rôle et le bon effet du côté du malade. Dans cette représentation du soin, l'idée est soufflée au malade que ce dont il souffre est un mal en soi, comme une entité qui l'habite et qu'il doit laisser partir, au risque de nuire à son bienfaiteur si celui-ci ne met pas en place les rituels nécessaires. Nous sommes ici dans la *pensée magique*.

Ainsi déconstruite par Mesmer et ses confrères, la *pensée magique* qui ne devait plus avoir sa place dans un monde basé sur la raison, reste présente chez les magnétiseurs, et c'est compréhensible. Or, elle a besoin d'un cadre.

Cadre de protection

Un pouvoir que l'on s'attribue a besoin de frontières garantes du bon déroulement du soin pour celui qui le pratique comme pour le *receveur*. On parle de charmer, barrer, endeviner, ou, avec la croyance christique, de signer, d'imposer les mains.

Dans ce cadre, le pouvoir personnel est relativisé. Le guérisseur agit sans savoir comment « ça » se fait. Le *don* lui a été donné et il pourra le transmettre s'il le souhaite. Mais être « élu » est un lourd fardeau, et le pouvoir personnel peut se déployer avec d'autant plus de facilité que l'esprit critique n'a pas de prise sur ce qui ne s'explique pas.

La puissance du don

Concernant le *don*, je ne vois de pouvoir que chez l'*accompagné* lui-même. Tout au plus le guérisseur pourrait-il dire qu'il facilite, par la puissance du *don*, l'autoguérison de la personne qu'il magnétise ou reboute. Quand la puissance remplace le pouvoir, l'attention remplace l'intention et le *don* gagne en dimension éthique.

Lorsque le malade croit être guéri grâce au guérisseur, il ignore ses propres capacités agissantes. Pour qu'il y ait *don*, il faut deux personnes, et c'est la rencontre des deux qui le fait s'exercer. Aussi pourrions-nous dire que le malade a aussi un *don*, celui de guérir. Cet acte d'*accompagnement* est instantanément réciproque. Ce *don*-là, le *seitai* l'appellerait *yuki* : la notion de pouvoir n'a plus lieu d'être, ni celle de « guérisseur ».

❧ La nature du don

Comme nous l'avons vu, le *don* des rebouteux ne procède pas du « magique », sauf pour ceux des reboutés qui ont envie d'y voir un effet miraculeux. D'un autre côté, une lecture « mécaniste » du soin (Trédaniel 2012) faisant abstraction de toute notion de *don* prive à mon sens le *reboutage* d'un élément essentiel.

> *Le don, au fond, c'est l'échange d'une richesse entre deux personnes qui n'en ont pas.*

> Delassus (2006)

Le *don* n'a pas de tenant ni d'aboutissant, de but ni d'objet. Il ne peut dire ce qu'il est.

Lorsque le *don* retrouve sa vraie nature et ne se monnaie pas en termes de pouvoir, il agit comme simple révélateur de l'être. Le guérisseur, au lieu d'avoir à se protéger d'une pollution imaginaire qui peut l'user malgré ses précautions et rituels, prend un bain de jouvence dans sa propre totalité révélée comme en miroir par celle de la personne accompagnée.

L'histoire du *Noguchi seitai* a commencé avec le magnétisme. Enfant et adolescent, Haruchika Noguchi avait des résultats avec cette technique qui paraissaient à tous incroyables (voir « Sources et confluences du seitai »). Il croyait avoir un *don*. Peu à peu, il a réalisé que chacun en bénéficiait mais ne le savait pas. Cela l'a amené au *ki*, puis au *seitai*.

LE KI

Le « non-concept » du *ki* s'est imposé dès la fin de son adolescence à Haruchika Noguchi, lui permettant de libérer sa méthode des explications pseudo-scientifiques ou mystiques (Tsuda 1975, p. 103-111). Itsuo Tsuda nous écrivait : « *Le magnétisme est un dogme européen, très curieux à mon sens.* » (Tsuda 1972-1979, lettre du 17 juillet 1974).

Mais, comme pour le *don*, les problèmes liés à la notion de *ki* sont nombreux.

Traduire ce mot par « énergie » ne va pas sans poser problème. Pour saisir les subtilités du *ki*, il faudrait citer les paragraphes entiers qu'Itsuo Tsuda a consacré aux significations de ce terme dans presque chacun de ses livres. Ce qui complique la tâche, c'est que les occurrences du mot sont innombrables en conversation courante. Avec néanmoins cette idée au cœur de la culture japonaise : « *Le ki, c'est la vie* » (Nesmon 2014).

Le *ki* est insaisissable et multiforme, il transcende le temps et l'espace. Il est à la fois le spiritus et le *conatus*[23] des Latins, le pneuma[24] des Grecs… Impossible à enfermer dans la boîte de l'électromagnétisme ou les arcanes d'un pouvoir personnel.

Dans les écrits de Tsuda, le *ki* est traduit par : souffle, attention, force de cohésion, instinct, intuition. Ces définitions évitent de matérialiser le *ki* en le confondant avec ce qu'il anime. Il peut prendre toutes sortes de formes : grand, petit, calme, agité, irrité… (Tsuda 1975, p. 30). Tsuda nous rappelait que ce n'est pas une grandeur quantifiable (que l'on pourrait additionner ou soustraire) mais plutôt une notion qualitative. La différence est subtile car le concept de *ki* est indissociable de l'idée de changement. La modification est souvent assimilée à un phénomène cumulatif. Les notions d'énergie positive ou négative dans les « médecines énergétiques » nourrissent la même confusion.

Une fois le *ki* défini chez une personne, avec des attributs tels que « puissant » ou « faible », et des méthodes pour « renforcer le *ki* », la dérive est presque inévitable. Quantifiable et qualifiable, le *ki* devient un objet plus ou moins éloigné d'un idéal projeté, induisant une évaluation. Il n'est pas rare aujourd'hui d'entendre dire : « bon *ki* », « mauvais *ki* », « *ki* sale », etc. Non seulement le *ki* est confondu avec ce qu'il anime, mais il est sujet à jugement moral.

Dans l'imaginaire, le *ki* se transforme en une sorte de rayon laser capable de traverser l'espace et les chairs pour atteindre sa cible. Les maîtres n'ont de cesse de mettre en garde contre de telles dérives (Fromm 1998, p. 84).

▪ L'accompagnant et l'accompagné

Dans les arts du soin, derrière cette tendance à réifier le *ki* et/ou le *don*, je vois « le désir de la preuve ». Il est concomitant d'une mise en situation qui prévoit un *donneur/transmetteur* et un receveur, avec « quelque chose » (magnétisme, *don*, énergie, *ki*, Esprit, entité…) qui devrait passer de l'un à l'autre, quelle que soit la distance. « Ce qui passe » est appelé à légitimer « ce qui se passe », et conforte en retour les postures de *donneur* et de *receveur*, 'giver' et 'receiver' dans les publications en anglais. Ces mots induisent l'idée d'un transfert d'énergie.

{23} Ancré dans l'*immanence*, le *conatus* est semble-t-il plus proche de la notion de *ki* que le « spiritus », associé à la transcendance.

{24} Chez les stoïciens, le pneuma est un principe de nature spirituelle, considéré comme un cinquième élément, avec la terre, l'air, l'eau et le feu. Par extension : souffle vital, principe de vie.

Il se peut que la notion, en aïkido, d'« écoulement du ki » : *ki no nagare* (気の流れ) ait influencé Tsuda pour adopter les termes de *donneur/receveur* (1975, p. 161-169). Ces mots apparaissent aussi dans les autres écrits occidentaux sur le *seitai*, avec pour source probable le vocabulaire des magnétiseurs (voir « Sources et confluences du seitai »). Lors des « impositions » et « passes », l'« énergie vitale » est décrite comme « insufflée » au *receveur* à travers les mains du *donneur*.

J'ai demandé à Mallory Fromm (1998 ; 2003 ; 2005) quels étaient les termes utilisés par Noguchi. Il m'a appris que *shite* (して) est celui qui fait, qui agit ('doer' en Anglais). *Dai* (台), prononcer [day], est un modèle ou une plateforme à partir de laquelle travailler. *Shite* est donc celui qui est « actif » et *dai* celui dont on apprend et à partir duquel on agit, il a un rôle « passif ».

Devant l'impossibilité de traduire ces mots sans les orienter ni les simplifier, dans le contexte du *seitai*, il me paraît préférable de conserver *shite* et *dai*. Dans celui du *yukidō*, j'emploie pour ma part : *accompagnant* et *accompagné*, puisque le soin se fait par un *accompagnement*.

Pour une pratique *domestique* qui se prévaut du « sans connaissance, sans technique et sans but », le « désir de la preuve » devient caduc. L'expérience produit des effets qui parlent en eux-mêmes, à travers les *sensations internes*. La situation désigne un *accompagnant* et un *accompagné* en présence physique, un rebouteux et un rebouté : personne ne prend et personne ne reçoit, ni de près ni de loin, mais les deux bénéficient de ce qui se passe en éveillant leur sensibilité et leur vitalité. Il nous faudra néanmoins définir ce que nous entendons par « *accompagner* », ce sera l'objet du chapitre 3. Mais revenons au mot *ki*, pour comprendre le *yuki*.

Yuki suru

Yuki n'a pas été traduit dans les langues européennes, et c'est heureux. L'histoire de ce mot, révélée par Mallory Fromm (communication personnelle), est intéressante à découvrir :

> *Yuki, écrit* 輸気, *est le terme japonais qu'employait Matsumoto, le maître de Noguchi* [voir « Sources et confluences du seitai »]. *Il est encore utilisé en japonais courant. Noguchi l'adopta d'abord, mais le modifia par la suite en yuki :* 愉気, *ki joyeux.*

Par ce changement, Noguchi voulait-il suggérer l'importance pour le *shite* d'induire optimisme et espoir chez le *dai* ? Pas seulement. Yuusuke Noguchi

(2002, p. 10) s'en expliquait ainsi à ses élèves, dans cet extrait essentiel à mes yeux pour l'histoire du *seitai* :

> *À l'origine, le terme* 愉気 *était écrit* 輸気. *On le lisait « yuki » et cela signifiait « 気を輸る » (ki wo okuru)* [envoyer, donner, transmettre le ki]. *Plus tard dans sa vie, Noguchi Sensei a remplacé le premier kanji* 輸 *par* 愉 *qui veut dire « tanoshii », joyeux, plaisant. Il se prononçait encore « yuki », mais sa signification était contraire au kanji « okuru » qui donnait l'idée d'une transfusion de sang ; autrement dit, si vous aviez suffisamment de ki, tout ce que vous faisiez était d'ajouter ou de transfuser du ki, ou quelque chose de ce genre. Noguchi Sensei disait qu'il détestait cette image et c'est pourquoi il a modifié le kanji en « tanoshii ». Quand il a fait cela, c'est assez étrange, mais le caractère/la nature du yuki a changé aussi. Avoir modifié la nature du yuki fut un grand accomplissement.*
>
> *Il y a plusieurs variantes de ki. Il y a le ki du « sakki » (menaçant), le ki de « jaki » (malveillance), et finalement, une personne pourrait vous « envoyer » (okuru) un ki bizarre capable de vous faire du mal. Aussi, tanoshii ki, un ki heureux, est-il meilleur, n'est-ce pas ? Noguchi Sensei disait : « Cela exprime le plaisir vague et brumeux de la lumière au travers d'une cloison en papier (shōji). » Chacun d'entre vous va envelopper son partenaire à l'entraînement avec cette sensation agréable, et c'est cela que nous appelons yuki.*

La traduction de Tsuda par « plénitude du ki » va dans le sens[25] d'une profondeur inhérente au *yuki*. Mallory Fromm complète l'information :

> […] *Ki wo okuru (*気を輸る*)*[26] *est ainsi devenu yuki suru (*愉気する*), soit « faire le yuki ». Ce terme spécifique n'apparaît pas en japonais courant.*

Cette transition de ki wo okuru (transmettre le *ki*) à yuki suru (faire le *yuki*), fait entrevoir une évolution majeure dans le *seitai*.

{25} Il semble toutefois que Tsuda ne donnait pas toujours la prévalence à la nouvelle version de *yuki*. En effet, dans son hommage à Morihei Ueshiba (Tsuda 1970) il écrit *« Je donnais le yuki à son hara »* : 腹に輸気してあげた。

{26} L'idéogramme moderne de okuru (輸る) est 送.

Évolution et interprétation

L'évolution de ce vocabulaire reflète à mes yeux un changement significatif par rapport à l'interprétation japonaise des kanji en lien avec la médecine chinoise. Interprétation dont on peut penser qu'elle a été influencée, dès la fin du 18ᵉ siècle, de deux manières (voir « Sources et confluences du seitai »).

La première concerne les théories mesmériennes du magnétisme, dont on sait que Noguchi les a lues dès son plus jeune âge. Elles sont détaillées dans un ancien dictionnaire de médecine (Rostan 1825). On y trouve la description des expériences de Mesmer, celle des mouvements involontaires observés chez les participants autour du « baquet », ainsi que les interprétations de l'époque, par les défenseurs comme par les détracteurs. L'auteur écrit en quoi l'intention volontaire est indispensable pour pouvoir magnétiser ou « somnambuliser » autrui, et les dangers potentiels que cela représente.

L'autre influence est celle de la médecine occidentale. Masunaga, parlant du shiatsu, souligne comment la lecture japonaise des concepts chinois du kanpō (漢方, médecine chinoise) peut être décalée et inappropriée quand elle se rapporte à l'approche occidentale (Masunaga 2010, p. 195-211). Noguchi était versé dans les traités chinois anciens. Est-ce grâce à ce retour aux sources qu'il a opéré un « réajustement » sémantique pour le *Noguchi seitai* ?

La question centrale est pour moi celle de la place de la volonté et de l'intention. Lorsque l'intention volontaire se substitue à la sensation – par définition involontaire –, le *don* est intentionnel et appelle un contre-don.

En remplaçant *donneur-receveur* par « actif-passif » pour traduire *shite-dai*, la relation à l'autre est située dans l'action plus que dans l'intention. L'action retrouve le repère immanent de la sensation, les deux ne font qu'un à chaque instant. De même, choisir de « faire le *yuki* » plutôt que « transférer le *ki* » (transmettre l'énergie, dirait un magnétiseur) permet au praticien *seitai* de se situer « dans le *ki* » au lieu de le considérer extérieur à lui, comme une chose pouvant être distribuée ou dont il serait le « passeur ».

Pourrions-nous voir dans cette évolution un mouvement vers le rationnel ? Cela me semble probable, car le *Noguchi seitai* s'est inspiré de l'anatomie et de la physiologie, ne serait-ce que par la référence au système moteur extrapyramidal pour expliquer le *katsugen undō*. En acceptant cette élicitation, Noguchi semble avoir introduit une part de rationalité dans son approche du *ki* et des phénomènes vivants.

Mais se dégager de l'influence des interprétations liées au « magnétisme » n'a pas été facile pour le *seitai*, et la transition reste incomplète à ce jour, comme je vais le montrer à travers quelques notions de base. Leur application concrète nous permettra d'envisager la transition du magnétisme au *ki*.

ENJEUX

Les notions de base nous donnent l'occasion de questionner les enjeux qui sous-tendent l'imagination, le transfert, l'entre-deux, les rituels, le don/cadeau, la neutralité. Ils sont au cœur de la problématique qui entoure l'approche des sensations.

▧ Le pouvoir de l'imagination : un problème éthique ?

L'étendue du pouvoir de l'imagination suggestive est incommensurable, et à double tranchant. Le *seitai* en fait son terrain d'observation privilégié et Noguchi était réputé pour savoir induire, chez la personne qui bénéficiait des ses soins, une suggestion qui la faisait bouger en profondeur, enlevant l'obstruction au « *flux* naturel du *ki* ». Mais utilisé à mauvais escient, cela peut être une arme redoutable. Tsuda nous racontait, comme en contrepoint, l'histoire de prisonniers, pendant la guerre sino-japonaise : persuadés qu'ils allaient être décapités, ils mouraient d'un simple coup de serviette mouillée ou de cravache sur la nuque.

▧ Le transfert de sensibilité : réalité ou légende ?

Comme les magnétiseurs (mais à la différence des rebouteux), les praticiens du *Noguchi seitai* mentionnent la possibilité « d'attraper l'influence nocive du *receveur* » (Tsuda 1993, p. 106-108). Haruchika Noguchi avait constaté par exemple que si la personne qu'il soignait avait mal à la tête, lui-même quelque temps après ressentait une douleur similaire, alors que la personne cessait d'en souffrir. Itsuo Tsuda expliquait cela par un « transfert de sensibilité » entre les protagonistes (1975, p. 108). Il témoignait, lui aussi, avoir fait cette expérience.

Face à ce problème, il était préconisé en *seitai* de mettre les deux mains en présence pour bénéficier d'un circuit fermé, protecteur pour le *receveur* comme pour le *donneur*. Les magnétiseurs, qui n'utilisent le plus souvent qu'une seule main, s'entourent d'autres protections : secouer les mains après chaque « passe magnétique », les laver après chaque soin, prier etc.

Je repense à un magnétiseur d'Aix-en-Provence que ma mère m'emmenait voir quand j'étais enfant. Il était réputé pour son talent et très croyant.

Il se plaignait souvent de la fatigue due aux soins qu'il prodiguait. Il disait avoir besoin de se « ressourcer » chaque jour en invoquant Dieu, tellement il donnait d'énergie par ses mains. Un jour, nous avons appris qu'il était mort d'épuisement. Sa fille elle-même aurait refusé d'être rebouteux à son tour, ne voulant pas subir le même sort.

En apparence, j'ai pu vérifier une fois ce phénomène de transfert. Je pratiquais le *seitai* depuis sept ans et connaissais donc cette recommandation des deux mains en présence. Une amie avait contracté le choléra en Inde et, placée comme elle était sur son lit d'hôpital, je n'ai pu poser que ma main gauche sur son ventre. Le lendemain, j'ai eu très mal au ventre et j'ai perdu un peu de sang dans mes selles. Cette expérience m'a confortée pendant de très nombreuses années du bien-fondé de cette prudence. Il y avait aussi cette légende au Cachemire, qui parlait d'un guérisseur célèbre qui aurait « ôté » la variole à une fillette en se retrouvant instantanément couvert de pustules dont il n'était pas sûr de pouvoir guérir, comme le prix à payer pour sauver la vie de cet enfant.

Si un magnétiseur se vidait de son énergie chaque fois qu'il « imposait les mains », si un guérisseur se couvrait de pustules à la suite d'un soin, ne pouvais-je pas avoir des maux de ventre et de légers saignements intestinaux à la suite de mon *accompagnement* comme relaté plus haut, puisque je le croyais possible ?

L'espace d'entre deux, distance ou frontière ?

Imaginer un transfert d'énergie entre un donneur et un receveur incite la personne à envisager la sensation comme une énergie désincarnée et vierge de toute influence. Ce que l'on ressent devient une entité indépendante qui se propage d'une personne à l'autre, et, avec elle, le symptôme qui lui est lié. Nous retrouvons ici un des principes de la *pensée sauvage* (voir chapitre 6).

Poussé à l'extrême, cet effacement du sujet face à sa sensation abolit non seulement les frontières, mais aussi l'espace entre soi et le monde. On pourrait rêver d'un tel état de fusion où rien ne peut se distinguer, et où finalement la sensation disparaît. En réalité, ce serait confondre une expérience mystique où le moi s'oublie un temps pour mieux se relier à l'autre et au monde, avec une perte de repères qui reporte sur autrui sa propre dissolution intérieure, son propre mal-être. Ce serait confondre l'amour (respectueux de la liberté d'autrui) et la fusion (envahissante et ambivalente). Ce serait surtout se couper de la résonance que l'on peut entretenir entre soi et le monde tangible, perceptible par nos sens ordinaires (Rosa 2013).

Dans la pratique du *seitai*, où les rituels magiques n'ont pas lieu d'être, les sensations nécessitent une simple présence non intentionnelle. C'est d'ailleurs dans cette simplicité que réside la difficulté. Elle s'exerce pour le *shite* (celui qui agit : l'accompagnant) comme pour le *dai* (celui à partir duquel le *shite* peut agir : *l'accompagné*), à l'écoute de leurs propres sensations.

L'espace entre soi et l'autre garantit une liberté réciproque. Tsuda en était conscient : il nous disait que pendant le *yuki*, il fallait garder « l'épaisseur d'une feuille de cigarette » entre la main et le corps accompagné (voir chapitre 7).

J'ai mis très longtemps à comprendre ce qu'il entendait par là, car il ne pouvait s'agir que de distance physique : pour avoir été accompagnée par Tsuda non seulement pendant la pratique du mouvement régénérateur mais aussi en *seitai sōhō*, les mains qui font le *yuki* peuvent affleurer, être en contact ou appuyer fortement sur la partie touchée. Mais les recherches sur les « neurones miroir » ont peut-être apporté un début de réponse. Lorsque la *sensation interne* de A fait miroir en dialoguant avec celle de B, elle n'efface pas ce que Gallese et Ebisch désignent par "preservation of otherness" :

> *En d'autres termes, nous n'avons pas nécessairement accès au contenu spécifique des expériences (tactiles) des autres, mais plutôt au fait que les autres ont des expériences (tactiles) similaires aux nôtres.*[27]

Gallese & Ebisch (2013, p. 279-280)

C'est « ma » sensation, tributaire de « ma » perception consciente ou inconsciente, qui, en *écho ou miroir* à celle de l'autre, qui permet éventuellement de ressentir ce qu'il ressent.

Le besoin de rituels de protection, quelle pertinence ?

À la différence des magnétiseurs, les praticiens de reiki n'ont pas de rituel de protection contre le mal du malade. Ils se considèrent comme de simples « transmetteurs » et accordent ainsi une « neutralité bienveillante » à « l'énergie » qu'ils transmettent. Ils témoignent qu'après une séance ils se sentent parfaitement bien, indépendamment des maux dont souffre la personne. Mais ils éprouvent le besoin d'entourer leur pratique de mantras, rituels et consignes précises : il ne faut pas faire apposer les mains plus de tant de minutes à la fois pour une même personne, il faut procéder dans tel ordre et pas dans tel autre… au risque de « faire du mal ».

{27} *In other words, we do not necessarily experience the specific contents of others' (tactile) experiences, but experience others as having (tactile) experiences similar to ours.*

J'attribue ce besoin de rituels à la notion de transmission d'énergie et au pouvoir qu'elle est censée accorder. Du moment qu'elle a pu être transmise, une énergie devient une entité qu'il convient de réguler.

Le transmetteur doit alors s'entourer d'un cadre défini qui fait office de « garde-fou » et le guide dans son action. Il espère ainsi démontrer un pouvoir inhérent à ce qu'il fait. Si son action peut être nocive, cela prouve son efficacité. De manière analogue, un médicament sans effets secondaires n'est pas jugé efficace (Lemoine 2011 [1996], p. 189).

En affichant des risques inhérents, une pratique espère généralement ne pas être cataloguée comme *placebo*. C'est ignorer que le placebo étend son action effets secondaires d'un médicament ou d'une intervention.

Le don, est-il un cadeau ?

De la même manière que l'on s'attribue un pouvoir non démontré (bénéfique ou maléfique), on prête aux autres ce même pouvoir. Tsuda en avait bien conscience. Si quelqu'un lui disait qu'il avait peur de le « pomper », il répondait : « *… plus je donne, plus je me remplis* » (1975, p. 110).

Je dirais aujourd'hui qu'Itsuo Tsuda, en parlant du *ki*, se situait dans le *don* cher à Delassus (2005a, p. 169-177). Il évitait ainsi le don qui met en dette comme un cadeau, cette chose que l'on perd quand on la donne. Marcel Mauss, que Tsuda aimait citer, détaille la complexité de ces différents aspects dans son « Essai sur le don » (2012 [1925]). Eva Almassy a transcrit un très joli conte à ce propos : « Le cadeau qui ne se donne pas » (2013).

La neutralité, où la situer ?

Pour préserver une neutralité éthique dans ma pratique du *yukidō*, je parle d'*écho* ou de *résonance* à ce que l'autre ressent ou exprime ; ou bien de main qui fait *écho* ou *miroir* aux sensations perçues. Ces images sont restrictives car elles suggèrent une reproduction à l'identique de l'objet reflété, alors que nous sommes dans un dialogue créatif, non velléitaire et non interventionniste entre deux perceptions. Mais ces représentations ont le mérite d'être moralement neutres et de figurer la réciprocité des sensations entre les deux protagonistes.

Entrer en *résonance*, cela se fait sans a priori positif ou négatif, ni confiance ni méfiance. Il faut ce « vide », ce libre espace, pour que la sensation s'exerce et résonne, au delà de toute opinion, préoccupation ou enjeu.

Le toucher est le seul des sens à bénéficier de cette réciprocité immédiate et incontournable : à l'instant où je touche, je suis touché(e). Impossible de faire autrement.

Décrivant un phénomène plus large que celui du toucher et reprenant une expression de Charles Taylor, Hartmut Rosa (2013, p. 48) parle d'*axes de résonance*, « *comme d'un sentiment d'agir dans un contexte qui nous répond, qui s'adresse à nous* ».

Lorsque je suis en présence d'une personne triste, je peux très bien ne rien ressentir, cela dépend de mon degré d'attention à cette personne. Mais si je me sens triste à son contact, ce n'est pas que sa tristesse est devenue mienne ou que je suis « trop sensible ». Je peux seulement dire qu'elle résonne en moi car je reconnais ce sentiment pour l'avoir déjà vécu. Ce mécanisme, que l'on relie à la capacité de percevoir les émotions d'autrui par un processus empathique spontané, est lui aussi décrit dans les recherches sur les neurones miroirs (Gallese & Ebisch 2013, p. 275).

Faire *écho* ou *miroir*, entrer en *résonance*, renvoie à la nature indéfinissable de ce phénomène si complexe du *ki*, exprimée par cette phrase selon moi fondamentale :

Le ki est une affaire de mise en situation et non d'existence.

Tsuda (1975, p. 163)

DU MAGNÉTISME AU KI

En *seitai*, la transition du magnétisme au *ki* a été longue à réaliser et reste incomplète à mes yeux. Comment concrétiser ce changement ? Cela s'est fait pour moi à travers quatre processus.

1) Passer de la boucle protectrice à l'équilibre dynamique de l'accompagnement

Malgré le chemin parcouru mentalement, il m'a fallu plus d'une décennie pour oser n'*accompagner* que d'une main, lorsque j'en ressentais la pertinence. Non pas pour braver un interdit, puisqu'il ne m'avait jamais été posé, mais pour accepter de vérifier si cela avait une incidence. Ma santé, mon équilibre ou mon bien-être, pas plus que la personne concernée par mon soin n'y ont vu de changement.

Néanmoins, dans des conditions normales, j'observe que mes deux mains se posent ensemble spontanément. Pourquoi cela ? Je me suis rendue compte que chacune a un rôle complémentaire à l'autre.

Une main est active : elle répond aux besoins exprimés par les sensations. L'autre est présente mais plus passive : selon où elle se place, elle perçoit les effets de l'action en cours, comme en écho à la *main active*. La notion de *main active/passive* rejoint les développements du *yuki* par les fils de Noguchi (voir « Sources et confluences du seitai »).

Pendant l'exercice du *yukidō*, ma main gauche étant la plus souple et habile, c'est souvent elle qui se positionne pour pouvoir agir.

Mais rien n'est systématique. Parfois une main fait contrepoids à l'autre en participant au même mouvement. D'autres fois, les deux ont le même rôle, actif ou juste perceptif. Je n'ai jamais constaté de polarité positive/négative qui conditionnerait le choix de la main pendant un soin. Simplement, chacune des mains « sait » ce qu'elle fait et où se situer à tel ou tel moment de l'*accompagnement*. Dans l'*accompagnement yukidō*, la boucle occasionnée par les deux mains en présence est donc moins une sauvegarde personnelle qu'un moyen d'équilibre dynamique de l'*accompagnement*.

2) Passer des « vases communicants » à la transmission des informations

J'ai observé avoir les mains froides avant même de les approcher de certaines personnes lors d'un soin. Jusqu'à ce que je comprenne qu'il s'agissait de « ma » sensation résultant de mon interaction avec une personne ayant à cet instant un excès de froid interne, et que l'expression du froid n'est pas synonyme de défaillance ni de morbidité, je me disais que cela n'augurait rien de bon sur mes capacités à *accompagner* et rebouter !

Les sensations perçues par la main ne sont pas des symptômes. Elles témoignent des efforts du corps pour sortir d'un déséquilibre et aller vers une *normalisation* relative à la personne, son environnement et son vécu.

Si quelqu'un bâille dans une assemblée où les participants se sentent en confiance, seules les personnes fatiguées se mettent à bâiller de concert, pas les autres. Et il ne viendrait à personne l'idée d'avoir « reçu » une fatigue qui ne lui appartient pas.

L'empathie joue certainement un rôle car c'est le plus souvent dans une atmosphère détendue que le bâillement devient communicatif. Mais ce qui est « passé » d'une personne à l'autre, c'est la *resensibilisation* au besoin de se défatiguer, sinon, toutes les personnes en présence se mettraient à bâiller – à moins que toutes soient épuisées et confiantes, ce qui est toujours possible !

Dans nos ateliers, nous nous sommes longuement penchés sur ce phénomène qui, tant que l'on imagine une « énergie » passer d'un « donneur » à un « récepteur », fait penser à des vases communicants entre les deux protagonistes d'un soin. Pourtant, rien ne prouve que « quelque chose passe », alors que l'on peut voir, sentir concrètement et sensoriellement que « quelque chose se passe ». L'information est véhiculée par les sensations, véritables ambassadrices de *l'involontaire* qui exprime ses besoins et non-besoins. Il semble s'opérer en chacun des protagonistes une *resensibilisation* de ses propres besoins, comme en *écho* ou *miroir* avec ceux d'autrui[28]. Une telle transmission ne peut être que profitable pour la personne qui *accompagne*, sollicitant ses propres capacités de réajustement : en *accompagnant* autrui, je m'*accompagne*.

▪ 3) Passer de la visualisation à la sensation

Itsuo Tsuda désignait par « *yuki* », la plénitude du *ki*, cette part d'attention qui se trouve au centre de l'*accompagnement* avec les mains. Il était vigilant à ne pas nous diriger dans ce qu'il considérait être un espace d'autonomie sans concession. Il nous laissait faire nos expériences par nous-mêmes. Pour lui, le *yuki* était au cœur du *seitai*.

Comme il fallait pour Tsuda traduire des mots sans équivalent dans notre culture, ni même parfois dans la culture japonaise, la métaphore lui paraissait une bonne solution.

L'*expiration concentrée* représentait ainsi le fait d'expirer mentalement « à travers les mains » en pratiquant le *yuki*. Elle fut proposée comme moyen à la fois d'éveiller nos perceptions et de « vider l'esprit » en l'occupant à visualiser.

Entre le *donneur* et le *receveur*, il y avait donc « l'écoulement du *ki* » et l'« expiration concentrée ». Il s'agissait de visualiser l'air expiré aller de nos mains dans la partie contactée, en espérant qu'une respiration plus subtile se manifesterait. Aujourd'hui encore, c'est très exactement ce qui est enseigné dans les dojos, en dépit du fait que le terme « expiration concentrée » ait été abandonné assez vite par Tsuda. Il s'était rendu compte que cette traduction imagée induisait en nous une attitude intentionnelle, raide et forcée.

{28} Nous pourrions envisager que ce transfert de « sensibilité aux besoins » s'effectue dans un schéma corporel analogue à celui des émotions et sensations, selon le mécanisme sensorimoteur de l'imitation et de la simulation nommé "Embodied Simulation" (Gallese & Sinigaglia, 2011).

Mais Tsuda ajoutait aussitôt que, dès que nous percevions une sensation dans nos mains, il fallait oublier cette visualisation qui n'était qu'un support ponctuel. Le *ki* est bien plus qu'un souffle, fût-il subtil.

4) Passer de l'intention au lâcher-prise

Pendant vingt ans, j'ai appliqué la première partie de la consigne, celle de la visualisation, reportant la seconde aux calendes grecques. L'« expiration concentrée » me demandait un effort mental intense malgré moi. Mon souffle en était modifié automatiquement : il devenait profond et assez audible pour rappeler les respirations yoguiques en légère hyperventilation. De fait, très vite j'ai perçu certains picotements dans mes mains, des fourmillements, de la chaleur parfois, lorsque j'approchais mes mains de la tête d'un ami ayant une migraine par exemple. Je restais en contact avec mes sensations et n'arrêtais la séance que lorsque je n'en percevais plus, comme cela était recommandé par Noguchi et Tsuda.

La personne ressentait presque chaque fois un soulagement et je me sentais en accord avec cette façon d'agir. Ensemble, nous attribuions ce mieux à la pratique du *yuki*. De plus je me souvenais que le but pour un débutant n'était pas de « guérir » quiconque, juste d'observer les sensations. Tout allait donc bien pour moi et pour la personne.

Pendant les mêmes vingt ans, j'ai ainsi oublié la deuxième partie des recommandations de Tsuda : celle de renoncer à cette visualisation pour rester en contact avec la sensation sans chercher à en faire quoi que ce soit.

Comment l'aurais-je pu ? Percevoir quoi que ce soit « dans » mes mains me semblait tellement difficile ! Je pouvais détecter quelques ressentis internes, comme des picotements et de la chaleur mentionnés plus haut, et ce simple fait me paraissait positif et encourageant. J'attribuais à la visualisation une dynamique créatrice plus qu'un simple effet de l'imagination. Si je continuais sur cette voie, je ne pourrais qu'améliorer mes perceptions. Avec les années, celles-ci ne se développaient guère, mais j'attribuais cela au fait que je n'en faisais pas mon activité principale et que je manquais donc simplement de pratique.

Pourtant de nombreuses questions se pressaient à ma porte. Où étaient ces multiples sensations que mentionnait parfois Tsuda ? La main qui se sentait « collée » ou « aspirée » parfois des heures entières, ou repoussée… Comment percevoir cela ?

La *fusion de sensibilité*, censée s'exercer entre le *donneur* et le *receveur*, était supposée développer ma perception. Comment se faisait-il que ce n'était pas le cas ? Qu'en était-il de l'instinct qui dirige la main de façon sûre vers le lieu propice à l'*accompagnement* et pour la durée juste nécessaire ?

Je me demandais pourquoi, face à la souffrance de mes proches lorsqu'ils étaient malades, mes *accompagnements* avaient pour seule incidence une détente passagère que n'importe quel massage ou relaxation aurait pu apporter.

Ma respiration, en faisant le *yuki*, devenait légèrement audible comme celle que je pratiquais lorsque je faisais du yoga, alors que cette discipline procède du contrôle (subtil et complexe) du corps comme de l'esprit (« yug » en sanskrit veut dire : joug, et pas seulement ce qui relie…). Où était pour moi le *non-faire* dans cette respiration ?

Cela se passait en 1995 :

Il m'a fallu me trouver devant un mur infranchissable pour lâcher cette béquille qu'est la visualisation du yuki. J'ai dû constater mon incapacité à m'accompagner lors de mes migraines, devenues soudainement constantes et invalidantes, pour renoncer à appliquer ce qui ne marchait pas. Un beau jour, j'ai pris ma tête dans mes mains, non pas pour y « transmettre le ki » ou quoi que ce soit, mais machinalement, dans l'effondrement de mes certitudes.

La sensation dans mes mains est « venue », répondant aux besoins. Elles ont perçu des crampes pouvant durer dix à quinze minutes, suivies de bâillements par intermittence. La partie de ma tête à proximité de la main se détendait alors, se rafraîchissait et ne souffrait plus. Chaque aire douloureuse a ainsi travaillé, conduisant à une fraîcheur douce et apaisante sur l'ensemble du crâne. Je peux dire que c'est la première fois que je « faisais le yuki », en renonçant à le faire.

Le lendemain, le mal de tête n'est pas revenu, mais le mal de dos, oui, celui qui en général précédait la migraine. J'ai juste approché mes mains pour voir ce qui allait se passer, n'osant attendre quoi que ce fût. Comme le dos m'était difficilement accessible, je les ai approchées de mes côtes avant. Le même développement a eu lieu. Ensuite, chaque soir, avant de dormir, une compulsion de bâillements « avortés », puis « réussis » ont pris place pendant des heures entières. J'ai réalisé que je n'avais pas bâillé « depuis des lustres ». Les maux de tête se sont espacés et ont diminué d'intensité.

C'est après cette expérience qu'une personne m'a pour la première fois demandé de l'*accompagner* – alors que toujours, auparavant, c'est moi qui l'avais proposé. J'ai approché mes mains dans le doute le plus absolu. J'observais mon incapacité totale à sentir quoi que ce soit et, enfin, je n'ai plus rien cherché. Je me suis «installée» dans l'éternité, me disant que je n'avais rien de plus intéressant à faire.

La sensation est venue «dans» mes mains immobiles au-dessus du crâne, quelques secondes, puis s'est éclipsée quelque vingt minutes, puis une autre est apparue et ainsi de suite. D'année en année, quand le mouvement n'a plus troublé ma perception, mes mains se sont autorisées à bouger, toujours sans toucher ; puis à toucher sans bouger ; enfin à toucher en bougeant. La palette des sensations s'est agrandie et diversifiée. Ce n'est pas pour autant que tout était résolu : dans l'*accompagnement*, il faut être deux, ou pour le moins mettre une main et un corps en présence. Posture, respiration et capacité de concentration donnent la mesure du poids de l'anticipation.

La posture

Si le thérapeute ne trahit pas son corps, sa parole ne sera pas une trahison.

Roustang (2009 [2000], p. 136)

La thérapie que nous dispensons est quelque chose de spontané, comme de respirer. De la même façon que le cœur ne bat pas pour lui-même ni que l'estomac ne digère pour lui-même, nous n'envisageons pas la thérapie pour elle-même. Ni par égard pour autrui, ni par égard pour le monde. Même quand nous travaillons dur et intensément, nous donnons des soins pour nous apaiser à travers une respiration tranquille et rythmée, de manière a faire un avec tous les choses de l'univers. C'est alors que le ki s'écoule le mieux. Il n'est pas vrai que, pendant une thérapie, amour et compassion soient nécessaires, ni que sacrifice et souffrance soient impliqués. On devrait exercer une thérapie avec droiture et souplesse, en se sentant confortable dans sa propre respiration et son propre corps.

Noguchi Haruchika (1946)

Dans ces deux extraits, Roustang puis Noguchi parlent de la posture du thérapeute. Face à l'*accompagnement domestique,* non thérapeutique, les mêmes questions se posent. Le seul fait d'approcher ses mains et entrer en contact avec une sensation n'est jamais neutre. Quelles influences peuvent avoir la posture physique, psychique et l'état de l'*accompagnant* sur sa pratique ?

POSITION PHYSIQUE

Itsuo Tsuda n'en parlait que très rarement, connaissant les dommages que peut occasionner un effort volontariste. Il nous citait souvent, avec un brin de malice, le cas de pratiquants du zazen qui se retrouvaient les genoux bloqués en position assise jambes croisées après des efforts démesurés pour ajuster leur position de quelques millimètres.

Aujourd'hui, dans l'école de Noguchi au Japon, se laisser aller à avoir le dos rond, ou croiser les jambes lorsqu'on est assis sur une chaise, est un sujet de disqualification, m'a-t-on dit. En France, les stages de *seitai* insistent sur l'importance de la rectitude vertébrale du « donneur » pour « laisser passer le *ki* ».

Pendant le soin en *seitai sōhō*, le praticien se doit d'être dans une bonne verticalité et « centré » : il est censé donner ainsi confiance et induire une attitude sereine chez celui qui reçoit le soin.

Jusqu'à il y a une vingtaine d'années, ce que signifiait pour moi une position « juste et ancrée » avait une forme bien précise : le dos est droit et souple, la colonne ondule selon ses courbes naturelles ; je me place mentalement dans mes hanches et respire avec mon ventre, amplement, calmement, de façon « concentrée » mais souple. Une telle attitude s'inscrit dans un espace très particulier, calme et serein, qui devient ainsi ritualisé. Les ostéopathes, chiropracteurs, acupuncteurs ont une table assez haute pour éviter de devoir se pencher en avant. Certains quittent leurs chaussures pour mieux être en contact avec « la terre ». Les praticiens *seitai* sont assis la plupart du temps sur leurs talons à même le sol, dans la verticalité, auprès de la personne qu'ils soignent allongée ou assise près d'eux.

Cette « attention à la posture » m'a longtemps poursuivie. Je l'aurais voulue spontanée, mais l'habitude des apprentissages gestuels contrôlés dès mon plus jeune âge (danse classique, yoga) exigeait un déconditionnement. Il s'est opéré en premier à l'occasion des stages de *mouvement régénérateur*. Voir Tsuda lui-même et les autres participants s'autoriser à être dos voûté, en torsion, relâché, dissymétrique… a été pour moi une véritable libération.

Quant aux rebouteux, ils mettent un point d'honneur à être au plus près de ce qu'ils sont au quotidien, dans leur cadre familier. Seul le geste de *reboutage* semble plonger dans un autre espace et un autre temps, comme démultiplié.

« Installée dans mon éternité », j'en suis venue à me demander si l'environnement et ma posture avaient une incidence sur mon *accompagnement*. Droite, courbée, en torsion, assise sur une fesse, coincée entre le lit et le mur, décalée dans mon axe, dans le silence ou le vacarme, je me suis pliée à toutes ces incongruités sans que cela me pose un quelconque problème. En définitive, je m'adapte ou modifie les contraintes jusqu'à ce que je me sente confortable et relaxée, sans fatigue musculaire.

Je me souviens de Tsuda étonné de retour d'un stage qu'il animait à Palma de Majorque où il adorait enseigner. Il nous racontait comment ses stagiaires espagnols le surprenaient, à *accompagner* dans n'importe quelle position, parfois même couchés. Il concluait : « Ce n'est pas orthodoxe, mais ils font vraiment le yuki ! »

DISPOSITION PSYCHIQUE

Si la position physique peut être adaptée et variable, quid de la disposition psychique ?

Face à soi

Tsuda faisait souvent cette recommandation : « Si le mental fonctionne trop, n'y accordez pas d'importance, laissez tout cela vous traverser ! »
Il m'est arrivé d'être obnubilée par des préoccupations, de « ruminer » ou de rêver éveillée, sans que mon toucher n'en soit affecté, ni d'ailleurs la personne. J'ai pu ainsi vérifier que, si elles sont spontanées, non dirigées et non velléitaires, mes pensées n'ont aucune incidence sur mon *accompagnement et se régulent par elles-mêmes*. Mon attention est distraite, mais en même temps elle laisse toute leur autonomie à mes mains qui gardent la sensation.

Pour un rebouteux confirmé, le sérieux de son intervention n'a d'égal que le caractère anodin qu'il accorde à un soin, « comme si de rien n'était ».

Nous avons souvent vérifié cela dans les ateliers[29] : la pensée involontaire et spontanée est un mouvement (voir chapitre 7). Mon organisme l'utilise de manière involontaire, et elle a un effet régénérant Elle se normalise au fur

{29} Il s'agit des ateliers de recherche expérimentale et coopérative que j'ai menés à Venelles, Lambesc et Aix-en-Provence, autour du *seitai* et de la danse, à partir de 2005.

et à mesure de l'*accompagnement* en cours. La personne *accompagnée* décrit souvent le même processus en ce qui la concerne : elle peut être préoccupée par son quotidien ou s'en déconnecter, rêvasser, voir apparaître des couleurs, laisser resurgir des souvenirs anciens… Pendant l'*accompagnement*, tout cela s'organise en elle et finit par l'apaiser.

Face à l'autre

Tsuda soulignait l'importance d'être « clair » dans sa tête. Les pensées jugeantes, velléitaires ou séductrices qui fondent tout pouvoir encombrent l'*accompagné*. J'ai longuement réfléchi à ces questions, essayant de voir en quoi consistait cette clarté et cette simplicité que je pressentais essentielles et éthiquement fondées.

Si, en approchant mes mains je ressens un contact négatif/nocif au point de devoir m'en protéger, ou positif/bénéfique au point d'installer une connivence par le biais du toucher, le jugement moral et le désir de plaire se substituent à la sensation. L'écoute des *sensations internes* ne laisse aucune place à de telles interprétations et manipulations, elle se doit d'être inconditionnelle.

> *Le soin, ce n'est pas une question de compétence ou de titres, c'est une question d'attitude. Quand on veut soigner, on sait faire la différence entre un geste de soin et une démonstration de puissance. On ne peut pas à la fois soigner et exercer le pouvoir. Quand il y a du pouvoir, il n'y a pas de soin possible. Car le pouvoir, c'est mortel.*
>
> Winckler (2004, p. 504)

Les intentions volontaires, cette forme de pouvoir dirigée vers l'autre et qui se veut active et pénétrante, influent bel et bien, mais probablement pas là où elles sont attendues.

Dans le cadre de nos ateliers, nous en sommes venus à *problématiser* l'influence de l'intention volontaire pendant l'*accompagnement*. Nous la mettons en situation pour observer sur quoi elle agit : la position de la main, le rythme, le dessin et le poids du geste. À notre insu, le geste se fait plus insistant – cela explique peut-être pourquoi les magnétiseurs ne touchent pas les corps. Sans que l'*accompagné* ne soit informé du moment où elle s'exerce, il reçoit l'intention instantanément comme telle. Ceci peut s'expliquer par le fait que l'*intention volontaire*, lorsqu'elle dirige le mental à partir de l'émotif (avec le but d'agir « pour le bien de l'autre »), le fait aux dépens du sensitif. La main perd sa capacité à percevoir – et donc à *accompagner* – ses *sensations internes* de manière spontanée, voire involontaire. Les rebouteux ont compris cela : aucun geste n'est affecté, le soin donne une impression de naturel et de facilité, sans arrière-monde ni arrière-pensée.

Qu'une intention soit bonne ne la rend pas anodine ni légère. Même l'empathie, si elle est consciente et voulue, rend la main encore trop lourde ou envahissante pour que la vie œuvre en toute liberté. Le corps ainsi *accompagné* se « ferme comme une huître », de façon instinctive, consciemment ou non.

Chercher, à travers le toucher, à convaincre d'aller mieux, ou penser en silence un message qu'on imagine pouvoir ainsi transmettre, tout cela participe d'un exercice de pouvoir. L'*accompagné* ou le rebouté, dans ce schéma, n'est pas consulté ni respecté dans son libre arbitre. Nous pouvons imaginer qu'une véritable transmission de pensée n'aurait pas besoin d'un support matériel tel que la main. Haruchika Noguchi le comprenait bien, lui qui était devenu expert dans l'art de la suggestion. Il l'enseignait aussi à ses élèves. Mais il savait quand l'utiliser, pourquoi et comment, avec le recul et la connaissance nécessaires pour ne pas en faire un exercice de pouvoir.

Intrusion

Passer outre « ce qui est » pour tenter de créer une autre réalité par le seul pouvoir de la pensée et de l'intention, c'est ainsi que je définirais la magie. Ce pouvoir, lorsqu'il n'est pas reconnu et situé dans une pratique, ni encadré par des rituels, est souvent ressenti comme une intrusion ou une dérive par celui ou celle à qui il s'adresse.

Un « soignant à mains nues » (massage, do-in, shiatsu, *reboutage*, *seitai*…) vigilant perçoit très bien s'il exerce une intrusion. Mais s'il croit en sa pratique, il ne voit pas de mal à « vouloir faire du bien ». Il en vient parfois à ressentir une fatigue intense et incompréhensible qu'il attribue à un transfert des symptômes ou du mal-être du patient vers lui. Pourtant, rien d'étonnant à cela, car il conjugue trois efforts : concentration volontaire pour maintenir l'intention, négation de son propre inconfort, et positivisme avec cette idée que « je suis dans le vrai, le bien » et que « la personne doit aller mieux »…

J'ai le témoignage d'une amie masseuse et thérapeute qui adorait son métier. Après quinze années de pratique, elle songeait pourtant à ne plus l'exercer tant elle se sentait fatiguée après chaque rendez-vous. Par souci de bien faire, elle demandait parfois son avis au client. Celui-ci, sentant la brèche, s'y engouffrait pour retrouver un peu de son libre arbitre. Il se mettait à la guider : j'aimerais que vous insistiez ici, que votre main appuie là etc.

Le soignant accepte souvent ce « partage du pouvoir » qu'il considère somme toute équitable. Ce faisant, il répond aux désirs du soigné, et pas forcément à ses besoins, le tout dans le plus complet brouillard. Envisager de ne pas partager le pouvoir ne serait en aucun cas une solution meilleure. L'un des protagonistes devrait se draper dans ses certitudes, et l'autre se museler.

Le détenteur du pouvoir sort de telles expériences avec un sentiment ambivalent : celui de « tout donner », au prix d'une intense fatigue – celle qui survient quand tout va de travers alors que l'on a fait de son mieux.

Une fois la place de la « bonne intention » réévaluée, il a été plus facile pour moi de la laisser sur le bord de la route, et, avec elle, toute forme de pouvoir. Déchargée de cette construction mentale et émotionnelle, je peux me consacrer à ce qui se passe, au lieu d'envisager ce qui « devrait » se passer. L'important est que ma posture physique, mentale et émotionnelle s'ajuste au fur et à mesure de l'*accompagnement*, selon la sensation que j'ai de mon corps et de ses *besoins sensibles*. C'est dans cet ajustement sensible que je perçois l'importance de la posture : elle devient quelque chose de vivant, en accord avec mon organisme à chaque instant. Le corps est « accordé » chez l'*accompagnant* autant que chez l'*accompagné*. Mais cet ajustement sensible, de quoi est-il fait ? De bonne santé ? De confiance ? D'innocence ? Tout ceci nous parle d'un état du moment, complexe et à plusieurs facettes.

ÉTAT DU MOMENT

Puis-je *accompagner* si je suis malade, si j'ai un mal-être ? Je réalisai vite que oui, et c'est heureux ! Quel que soit l'état dans lequel j'ai été, mes mains ont toujours su être attentives, perceptives et réactives quand « je » ne l'étais pas. Je me souviens de Tsuda, ou de Chambonnet qui parfois ne semblaient pas en très grande forme sans que cela n'affecte en rien l'efficacité de leurs soins. Cela me pose pourtant question.

Si mon *accompagnement* s'accommode de toutes les postures et de tous les états, est-ce à dire que la confiance en moi est primordiale et qu'il n'est pas nécessaire de leur prêter attention ?

Si les signaux que je reçois dans mon corps me préviennent quand mon geste est inadéquat, l'innocence (fait de ne pas être nuisible) qui en résulte est-elle une garantie d'adéquation ?

Par « adéquation », j'entends la relation de chaque instant, la plus ajustée possible, entre perception des *besoins* et réponse à leur apporter. Ce terme fait ici référence à l'éthique de Spinoza (1999 [1677]), il est en lien avec le bon et le mauvais plutôt qu'avec le bien et le mal.

Le toucher adéquat ne peut s'enseigner – autant essayer d'ouvrir une rose de ses mains pour en montrer l'intérieur. C'est ce que je croyais. Jusqu'à ce que je rencontre Émilie.

Âgée de dix ans quand je l'ai rencontrée pour la première fois, Émilie m'a d'abord donné son regard, elle, l'autiste de « niveau moyen ». Sa mère était chez moi, Émilie parcourait les allées du jardin, je suis sortie pour la voir, et c'est elle qui m'a regardée.

Son regard m'habite encore, total, simple, infini, à la fois étonné et évident, aimant et neutre, concentré et non concerné, un regard comme un don reçu et donné à la fois, entre elle et moi.

Pendant les premières séances, Émilie, avant toute chose, a longuement ausculté mes mains : elle en a tâté la texture, testé la consistance, éprouvé la forme. Elle est revenue souvent sur ce petit doigt légèrement replié, je lui ai expliqué que je ne savais pas exactement d'où il me venait, peut-être une chute enfant, peut-être de naissance, elle a eu l'air satisfaite.

Puis elle n'a eu de cesse de me préparer à l'accompagner. Je venais tard le soir, fatiguée ? Dès que je m'asseyais sur le tapis à côté de son lit comme à l'habitude, elle commençait par amener ma tête sur son matelas, pour que je l'y repose, ou du moins me faisait fléchir la tête. La détente de la nuque et des épaules était immédiate. Puis elle appuyait doucement mais fermement sur mes avant-bras avec ses propres bras. Le geste était toujours précis et ciblait ce qu'on appelle en seitai le point pour « recharger les batteries ». Si j'en profitais pour retendre le cou, elle appuyait sur ma tête jusqu'à la faire pencher en avant.

Peut-être Émilie ne voulait-elle pas être regardée ? L'hypothèse n'a pas tenu longtemps. Tête droite, je fermais les yeux : Émilie me faisait quand même courber l'échine. Tête basse, j'ouvrais les yeux et la regardais en face : Émilie laissait faire.

À l'époque, je savais assez bien accompagner la tête, le crâne, mais pas le ventre… Étendue, Émilie prenait alors mes mains doucement et fermement, et les posait comme on pose ses courses en revenant du marché, avec précaution mais sans hésitation, au niveau du nombril, avec un petit tapotement d'encouragement à la fin du geste. Les sensations sont venues peu à peu dans mes mains, rares et ténues pendant longtemps. Sans repères osseux, mes mains avaient l'impression de se trouver au beau milieu de l'océan, sans phares ni récifs à l'horizon.

Les choses ont commencé à devenir sérieuses après deux ans et demi de séances quasi hebdomadaires. Un beau soir, je me trouve à accompagner sa mère, allongée sur le canapé du salon. Émilie est assise dans le fauteuil à droite du canapé. Elle est silencieuse, je sens son regard posé sur mes mains. Plusieurs fois elle change de fauteuil, s'approche, pour finalement venir s'asseoir par terre tout près de moi, à ma droite.

Sans un mot, Émilie corrige la position de mes mains, quatre fois. Je suis surprise et perds la sensation à chaque intervention pendant une vingtaine de secondes.

Moi qui n'aurais toléré de personne un guidage aussi direct dans mon accompagnement, je laisse faire Émilie et j'observe. À chaque nouvelle position des mains, la sensation qui vient semble plus affirmée, mais ce n'est pas encore ça. Émilie en arrive à plier mes doigts et à placer chaque bout à des endroits précis du crâne de sa mère. Elle ponctue souvent son geste avec son petit tapotement d'encouragement sur le dos de mes mains. Mais, visiblement, je ne satisfais pas son attente.

Elle approche alors son pied du mien. Comme je suis assise en tailleur, elle appuie fortement sur le sol mon gros orteil gauche avec son pied. La douleur se fait assez insupportable, mais je ne bouge pas, j'essaie de comprendre. Puis avec sa main, très délicatement, elle prend le majeur de mon pied gauche, qui était replié, et l'étend. Je ressens une détente immédiate dans mon corps. Elle prend alors ma jambe droite et l'étend au sol, puis amène mon pied droit à l'équerre. Ma détente s'accentue. Pendant tout ce temps, je continue à accompagner sa mère. Émilie revient une dernière fois à mes mains, les place et exulte : deux minutes plus tard, la fraîcheur est là, douce et uniforme sur un crâne détendu.[30]

{30} Les témoignages donnés dans cet ouvrage sont extraits de mes notes consignées après chaque soin.

Émilie a été la seule personne à avoir pu modifier ma posture et mon toucher en l'améliorant. Elle est le seul maître que je me reconnaisse, à part son chat : il est intervenu deux ou trois fois, avec sa patte sur ce doigt trop léger, son cou sur ce poignet trop raide, m'a regardée droit dans les yeux, et mon toucher n'a plus jamais été le même…

Mon *accompagnement* est devenu moins timoré, moins précautionneux. Émilie m'a désinhibée de l'hésitation inappropriée qui encombrait mes gestes, comme si la confiance que je leur accordais avait besoin d'un gage. En cherchant légitimement à ne pas nuire – surtout ne pas nuire – ils ne pouvaient pas tout à fait répondre aux *besoins sensibles* de façon adéquate, ni « donner la totalité en la recevant ». Ils ne pouvaient être dans le *don*. Après cela, il n'y a plus qu'à laisser éclore, jaillir, se contracter, s'enfouir, resurgir la main… comme l'oiseau de proie sans proie, reconverti en peintre des *flux* d'intensité qui traversent un corps et l'animent.

Laisser mon corps éclore lui aussi à l'*accompagnement* donné par mes mains, comme un miroir qui se donne en miroir.

La posture de l'*accompagnant*, avec ses allures nonchalantes, est donc sur un fil. Et celle de l'*accompagné* ?

POSTURE DE L'ACCOMPAGNÉ

Faut-il rester allongé, jambes parallèles et bras le long du corps, à plat dos ou à plat ventre, comme cela est en général recommandé en ostéopathie et en *seitai sōhō* ? Se mettre dans un état intérieur de « réception » ? Détendu ? Immobile ? Trouver son espace en s'installant confortablement ?

Les rebouteux font à peine asseoir leurs visiteurs, parfois reboutés avant même de s'en apercevoir, tout en parlant du petit dernier qui a fait ses dents ou de la brebis qui a mis bas. Ce n'est pas que du folklore. Le visiteur qui souffre n'a pas le temps de s'appesantir sur son mal. Assis ou debout, sa dynamique musculaire reste opérante et répond à celle du rebouteux. Sachant que les manipulations ne dureront pas longtemps, « renoué » avec un quotidien joyeux et apaisant, il supporte presque sans s'en apercevoir les douleurs occasionnelles pendant le *reboutage*.

Pour l'*accompagnement domestique* tel que je le pratique, ce sont les bébés qui m'ont enseigné le plus sûrement… Impossible de leur demander de se placer comme ceci ou comme cela, de penser ou de ne pas penser. Même endormis, ils bougent et rêvent, se tendent ou se tordent, se plient ou s'appuient contre les parois du lit. S'ils se réfugient contre le mur, vous pouvez être sûr qu'ils n'ont pas besoin de vous, ou qu'ils préfèrent les mains de leurs mère et père, dont le toucher résout presque tous les problèmes. Sinon, ils restent en place ou viennent se lover dans vos mains, indiquant clairement par leur position, souvent inattendue, où se passe le «travail». Il n'y a qu'à se laisser guider (voir chapitre 12).

Adulte, la personne est en rendez-vous avec elle-même, avec ce qu'elle perçoit d'elle. Elle peut enfin «partir de là où elle est», laissant tomber, le temps d'une séance, les idéaux projetés par les conventions sociales et familiales. Pourquoi devrait-elle se détendre sur l'injonction d'une consigne, avec de la musique ou de quoi nourrir son imaginaire?

Souffrante ou non, endormie ou éveillée, une personne «connaît» la position qui lui convient à chaque instant par la sensation qu'elle lui procure. Elle gagne à rester libre de ses mouvements. «Partir de ce qui est», c'est partir de ses tensions, torsions, résistances à se laisser aller. Ne pas gommer ces attitudes mais plutôt les autoriser, c'est déjà accueillir la réalité du vécu.

L'attitude de l'*accompagné* va pouvoir évoluer au cours de la séance, non pas comme un rappel à mieux se sentir, mais comme un *besoin sensible* du corps lui-même, de se caler ou se détendre lorsque cela lui est propice. Cette détente-là est profonde. Pas de recette donc, mais l'exercice de la liberté d'être lui aussi sur le fil, avec une multitude de questionnements rarement formulés.

Faire confiance à l'*accompagnant*? Si celui-ci n'a pas d'a priori dans sa pratique au moment où il approche ses mains, à quoi donc se fier?

L'environnement doit être le plus neutre possible, mais alors, où s'accrocher, qu'observer? Et si l'*accompagnant* exercé sait ne pas nuire, va-t-il savoir faire du bien?

Avec cette question en filigrane, pour les deux protagonistes: que faire des sensations, dans un monde qui se méfie du corps et ignore l'*involontaire* (chapitre 3)? Pas de consigne donc, juste celle de faire selon ce que l'on «sent» être adéquat.

Peut-être la respiration échappe-t-elle à cet équilibre instable où rien ne peut être prévu. Car enfin, personne ne peut nier qu'une respiration profonde soit bénéfique. Y aurait-il enfin quelque chose à faire pendant l'*accompagnement*?

RESPIRATION

Absente du discours des rebouteux, la respiration est bien présente dans les faits : la main sait quand approcher, toucher cet autre qui respire et souffre, sans avoir besoin d'observer le mouvement de sa cage thoracique.

La profondeur de la respiration est au cœur de la pratique du *seitai*. « L'attention à la respiration », la visualisation du souffle avec son double mouvement entre ciel et terre, à l'inspir comme à l'expir, œuvre merveilleusement dans un premier temps. Chaque fois, elle m'oriente vers l'idéal de dépassement de mes limites corporelles. Mon souffle devient ample, il « descend » dans le ventre et les hanches, me donnant – passagèrement – une impression de puissance et d'ancrage.

En comparaison, ma respiration ordinaire me paraît superficielle. Si elle n'est pas profonde, comment se communiquera-t-elle à autrui ? Quand je « fais le *yuki* », mon exigence se renforce.

Le problème est que tout cela n'est guidé que par ma volonté. Dès que je relâche mon attention à la parfaire, cette belle construction part en fumée. Est-il humainement possible de rester des heures d'affilée dans une attention soutenue à sa respiration ? La qualité de mon *accompagnement* va-t-elle en souffrir ? Faut-il harmoniser le rythme des souffles pendant cette pratique ? Comment ne pas tomber dans le piège (dangereux mais si commun et enivrant) de la suroxygénation ?

Jusqu'au jour où, de manière inattendue pour moi, je ne m'en suis plus préoccupée. Il y a eu auparavant un lent processus de maturation, avec deux temps forts. Voici ce que j'ai écrit en 2007 à ce sujet :

> *La pratique du mouvement régénérateur m'avait mise sur la piste de la respiration involontaire et consciente. La voir se déployer au fil des jours et se moduler en fonction des mouvements spontanés est toujours étonnant à observer. Mais je me disais qu'il en était de même au quotidien, donc qu'il n'y avait rien d'extraordinaire à cela. Mon accouchement servit de révélateur. Ce n'est rien de dire que ma respiration était profonde. La voir à l'œuvre, se transformant selon la progression du fœtus avec une infinie subtilité et une efficacité remarquable, a été une révolution pour moi.*

D'ordinaire, porter attention à sa respiration la modifie automatiquement, j'en ai fait l'expérience pendant deux décennies. De quelque manière que je m'y prenne, dès que je voulais l'observer, ma respiration devenait plus lente, plus profonde en apparence, plus artificielle en réalité. Mais un jour, quelque chose d'autre s'est passé : « l'attention à ma respiration » a fait place à « l'attention aux *sensations internes* que me procure ma respiration ». Regarder sans modifier est devenu possible. Mon *accompagnement* s'en est trouvé fondamentalement changé. Il a pu désormais se déployer à partir de ce qui se passe, et non de ce qui devrait se passer selon mes a priori.

L'involontaire, au quotidien, emplit l'espace postural et gestuel avec son lot de réflexes physiologiques. Si je suis tendue, ma respiration s'amenuise. Quand le stress est extrême, l'inspir est précipité, court et puissant, l'expir accentué, long et forcé. Relaxée, ma respiration se détend, me laissant jouir d'un rythme organique souple et doux.

Il m'a fallu tout ce temps pour accueillir, pendant l'*accompagnement domestique*, toutes mes différentes formes de respiration en pressentant (plus qu'en comprenant) leur bien-fondé.

Dans une séance, j'entre en contact avec des mouvements et des respirations involontaires : les miens et ceux de la personne. Aussi, je laisse ma respiration les *accompagner* de manière involontaire. Selon l'expression de la *sensation interne* perçue par mes mains, ma respiration ralentit, s'estompe, se suspend, ou au contraire se libère, s'assouplit, s'amplifie. Tout dépend des besoins de l'*accompagnement* lui-même. De même, la respiration de l'*accompagné* se module en fonction de ce qui se passe pour lui.

Les rythmes pulmonaires des deux protagonistes devraient-ils s'harmoniser au point de se confondre ? Deux amoureux peuvent expérimenter ponctuellement cette fusion des respirations. Mais dans le cadre d'un soin ?

Les experts *seitai* recommandent d'utiliser la synchronisation des respirations au début et à la fin de certains exercices de préparation du *katsugen undō*, pour « accorder les *ki* ». En *seitai sōhō*, cette harmonisation répond au besoin de savoir quand « diriger le *ki* » vers tel ou tel endroit de la personne traitée. La synchronisation serait-elle souhaitable en *katsugen sōhō*, dans le cadre d'une pratique *domestique* de *l'involontaire* ? J'en parlerais plutôt comme de deux « respirations sensorielles » non volontaires, autonomes et en dialogue, qui modulent librement leurs flux.

Et la respiration profonde ? Elle devient cette capacité à laisser venir une myriade de respirations qui font écho aux sensations infiniment variées que les mains perçoivent. S'il existe une profondeur, c'est dans cette intelligence-là que je peux l'observer, celle de *l'involontaire* qui s'ajuste à mon insu et à chaque instant. Cette profondeur de la respiration serait-elle liée à celle de la concentration ? Tout dépend de ce que l'on entend par ce terme.

CONCENTRATION

Nul effort de concentration chez les rebouteux, qui parlent de tout et de rien pendant un soin. Cependant, leurs mains sont parfaitement concentrées. Elles continuent à sentir et agir à la juste mesure.

L'efficacité de la concentration volontaire est douteuse : elle épuise assez vite le praticien qui s'y astreint, et devient alors contre-productive.

La « concentration subconsciente » telle qu'en parle Tsuda (1975, p. 145) replace *l'involontaire* au centre de ce phénomène. Il la situe au *koshi*, en arrière du *hara*, qui implique les lombaires et le bassin et détermine l'action.

Mais comment laisser la concentration agir involontairement tout en voulant qu'elle agisse ? La concentration cheminait comme ma respiration, dans le dédale de mes idéaux. Sur plusieurs heures d'*accompagnement domestique* par jour, le mental a le temps de passer par toutes sortes de manifestations. Je me suis mise à les observer sans intervenir. J'ai écrit à ce sujet en 2007 :

> *Le rythme respiratoire se modifie avec la précision du fruit qui se détache à l'instant unique et imprédictible de sa maturité. Parfois, le souffle se rend insignifiant pour ne pas risquer d'orienter le foisonnement de vie. La plus grande fragilité côtoie alors la plus grande force et détermination. La concentration est « suspendue » à ce qui arrive. L'attention est centripète. Ces états d'intensité ne peuvent rester sans cesse à leur point culminant. L'attention devient alors centrifuge, s'évade avec le souffle le long des plages inconnues, vagabonde au gré des pensées fluctuantes, du rêve et du sentiment d'éternité…*

Globale, ciblée, légère, intense, fixe ou mobile, la concentration, comme la respiration, semble se moduler au gré du travail involontaire perçu et accompli par les mains à travers leurs sensations.

ANTICIPATION

Les « impasses du faire » qui ont été les miennes ont un dénominateur commun : anticiper consciemment et volontairement le déroulement d'une séance ou d'un geste pour circonvenir l'inconnu. Entre l'envie de bien faire et le besoin de réalisation, l'anticipation pendant une « pratique du sensible » tente d'exercer une influence positive sur nos aptitudes et leur accomplissement. Force est de constater que c'est loin d'être toujours le cas. La projection d'un idéal invite au perfectionnisme mais peut se révéler castratrice. Surtout, elle incite l'individu à se déconnecter de « sa » réalité.

En ne projetant rien, je renonce au pouvoir supposé de l'anticipation du geste. Je découvre un monde vivant, infiniment varié, unique à chaque instant. Je découvre son *immanence*, où s'exerce la fusion féconde du passé, du présent et de l'avenir dans le jaillissement de chaque instant. Itsuo Tsuda voyait dans le *mushin* « vide d'intention » et le *tenshin* « cœur du ciel pur », « *un état d'esprit de non-faire comparable à un ciel sans nuages, comme il existe naturellement chez l'enfant* ». Ou bien Jean-Marie Delassus (2006) : « *La perte est fondamentale pour pouvoir bien donner* ».

C'est ainsi que j'épluche une par une les couches de croyances que je m'étais construites, afin d'arriver, comme l'oignon dont on défait les strates, au « rien », cette notion au cœur du *seitai*.

PLAIDOYER POUR UN CENTI-MAÎTRE

Lorsque quelqu'un l'appelait « Maître » dans le cadre du *seitai*, Itsuo Tsuda, reconnu expert *seitai* après vingt ans d'apprentissage dans l'école de Noguchi, répondait en riant : « centi-maître ! ».

A-t-on besoin d'un maître pour vivre le *seitai* ? Les fondateurs répondaient non. Pour apprendre ou comprendre le *seitai* ? Tsuda répondait encore non – même s'il n'a jamais refusé le titre de maître lorsqu'il enseignait l'aïkido, d'où une certaine confusion. Jusqu'à la fin de sa vie, il a refusé d'enseigner la technique du *seitai sōhō*, préférant se concentrer sur « l'esprit du *seitai* ». Il évitait le plus possible de donner des consignes techniques reproductibles.

Le peu qu'il ait mentionné était probablement trop. Tsuda nous recommandait de ne pas essayer de mémoriser ses indications : elles reviendraient à la conscience lorsque la nécessité se présenterait à nous. Il nous demandait en quelque sorte d'être des « non-élèves ». Mais les livres ont inscrit dans le domaine de l'intellect ce qui devait rester à disposition du subconscient et de *l'involontaire*.

Pour ma propre gouverne, j'ai réalisé combien imiter, dans le cadre du *seitai* comme dans celui du *reboutage*, semble toujours plus facile et rapide que prendre le temps d'« imbiber » une connaissance. Le long processus d'imprégnation donne la possibilité de chercher et découvrir par soi-même dès le début de l'apprentissage et non une fois que l'on est formaté. Il n'y a pas de raccourci, même auprès d'un enseignant ou d'un maître. Reproduire la forme donne l'illusion de comprendre le fond. Ce qui ne sert que d'exemple devient facilement une règle : en cas de brûlure, il faut appuyer sur tel point du corps, en cas d'infection on agit sur tel autre point, le *mouvement régénérateur* peut résoudre un déboîtement articulaire, la liste est immense.

Ce faisant, Tsuda nous confrontait à nos croyances, ou plutôt nos envies de croyances. Il nous renvoyait à nos besoins réels, libre à nous de les situer et de les combler. Chambonnet était dans le même état d'esprit : aucun conseil et pas de discours. Je peux témoigner que cela n'a pas été pour moi des plus facile ni rapide…

Curieusement, ce n'est pas Tsuda qui a provoqué le déclic, ni Chambonnet le rebouteux. C'est une phrase anodine d'un chorégraphe allemand du nom de Jochan Schmidt, lors d'un séminaire à New Delhi en 1989. Nous avions eu droit pendant des heures à des exposés plus brillants les uns que les autres sur les avancées chorégraphiques de la danse contemporaine dans le monde. Je n'en ai pas retenu un mot, éblouie par l'intelligence des propos et la beauté des corps. Puis est arrivé sur l'estrade un petit bonhomme, maigrichon et passablement raide selon mon souvenir, détonnant dans une assemblée de danseurs bien galbés. De plus, il était un peu bègue, et je m'apprêtais à relâcher mon attention quand il a prononcé avec beaucoup d'effort cette phrase : « L'important, c'est de partir d'où l'on est, comme on est. Le reste vient tout seul ensuite ».

La déflagration qu'a provoqué en moi cette phrase me laisse encore aujourd'hui bouleversée. Comme en « flash back » lors d'une chute, j'ai revu trente années d'efforts surhumains à me projeter dans ce que je voulais être : souple et détendue de corps et d'esprit, affinant sans cesse des techniques durement apprises et chèrement payées. Je me suis vue entravée par mes désirs de perfection vers un idéal que je projetais toujours plus loin.

Avec cette phrase s'ouvrait tout un autre champ : l'exploration par les sensations de ce qui se passait en moi. Là où j'en étais n'était plus ce qui devait être amélioré, mais devenait le matériau et l'outil de base de mon travail, celui à partir duquel j'allais développer non seulement ma danse mais mon art de vivre. Le retour en arrière n'a plus jamais été possible. Pour la première fois de ma vie, mes désirs se réajustaient à mes besoins. C'est peut-être le premier *réajustement postural* spontané dont j'ai fait l'expérience en connaissance de cause.

Comment l'*accompagnement* du *réajustement postural* et plus largement la pratique du *yukidō* peuvent-il se mettre en place ? Il nous faut commencer par observer le travail du corps, que la main *accompagne*.

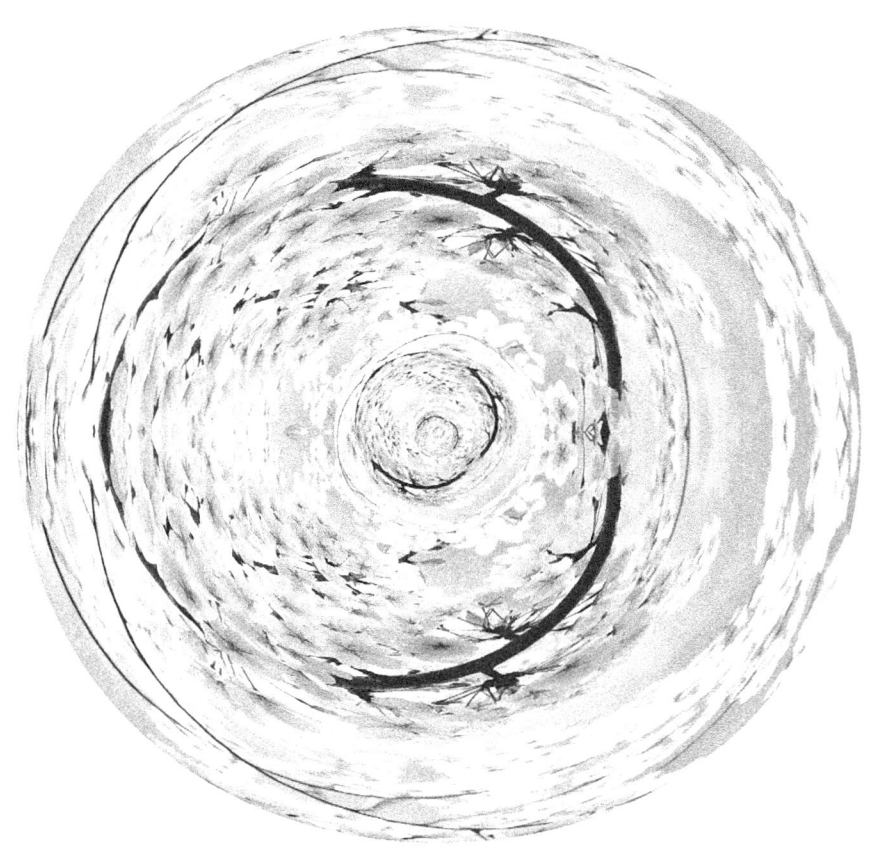

Le Corps accordé

2

Main et corps

S anté et *terrain* : ces notions me permettent de décrire à la fois le travail du corps et celui d'une *pensée domestique* en lien avec la santé. Je définis les paramètres du toucher à partir de mes observations et hypothèses, conjointement à d'autres méthodes. Ce que j'appelle le *toucher élargi* des masseurs, kinésithérapeutes et ostéopathes, se décline dans ma pratique en *toucher de la sensation interne* et *impressions sensorielles d'accompagnement.* Les *besoins sensibles* utilisent pour se faire connaître la dynamique spontanée de l'organisme : agitation, balancements, repli sur soi etc. Leur manifestation percute souvent nos codes socioculturels. Le corps et l'esprit s'entraident. La santé « travaille » à notre bien-être, mais demande un peu de patience…

La santé et ses efforts

Un corps qui ne tombe jamais malade est un corps paresseux. La maladie est une chose naturelle, c'est un effort de l'organisme qui tente de récupérer l'équilibre perdu.

Tsuda (1979, p. 64)

J'ai fini par croire que toutes sortes de maladies sont peut-être des moyens pour rectifier les déformations du corps.

Noguchi Haruchika (1980, p. 137)

Dans le *seitai, on* appelle « santé » les facultés d'adaptation et de régulation de l'être vivant. C'est la capacité de l'organisme à percevoir ce qui est « anormal » pour lui, et à se réajuster bien et rapidement, à travers des symptômes bénins.

Ce n'est donc pas un état que l'on quitte à l'apparition de symptômes bénins. La santé se rappelle à nous par des effets de sensibilisation et d'évacuation visant à une *normalisation*. Notre capacité de réajustement est révélatrice de notre santé. Tsuda lui donnait le nom de *terrain* :

J'entends par le mot « terrain », un ensemble d'aspects psychiques et physiques de la personne qui répond à l'excitation donnée. Chacun a un terrain différent des autres, ce qui fait qu'à la même condition objective donnée, on a une attitude différente, une action différente.

Tsuda (1973, p. 151)

Si l'on regarde à l'échelle du monde, la notion de terrain varie selon l'époque (antique, classique ou contemporaine), la culture (grecque, arabo-musulmane, chinoise, indienne, occidentale…) et la pratique médicale (hippocratique, yunani, chinoise, ayurvédique, allopathique, homéopathique…). Les paramètres pris en considération dépendent du rapport que l'Homme entretient avec la Nature dans une conception *organismique* qui unifie corps et psychisme.

La Nature se manifeste à travers les « éléments » mis en relation entre eux. Ils sont au nombre de quatre en Occident (air, feu, terre, eau), cinq en Chine (bois, feu, terre, métal, eau), cinq en Inde (éther, air, feu, terre, eau), associés par analogie aux organes et à leurs fonctions.

Dans la Grèce antique, Hippocrate décrivait quatre fluides du corps qu'il désignait comme des humeurs : sang, bile jaune (du foie), bile noire (de la rate) et lymphe. Chacune correspond à un tempérament (sanguin, bilieux, mélancolique, flegmatique), aux quatre éléments (air, feu, terre, eau), aux quatre saisons (printemps, été, automne, hiver), avec quatre qualités (l'humide, le chaud, le sec, le froid), et aux quatre périodes de la vie (enfance, adolescence, maturité, vieillesse). Les manques et les excès étaient considérés comme des déséquilibres que l'on peut compenser en apportant le complément ou l'opposé.

Puis la notion de terrain a évolué, ou changé de paramètres. En voici brièvement quelques exemples.

Schüssler définissait en 1873 le terrain comme la chimie des conditions de la vie. Il voyait un lien, à travers la régulation hormonale, entre les stimulations les plus diverses (froid, brûlures, fatigue musculaire, excitations sensorielles trop vives, émotions rentrées etc.) et les déséquilibres cellulaires (Lernout 1961, p. 11-12). Selon lui, le mouvement moléculaire serait tributaire de substances inorganiques : les douze « sels biochimiques ». Il proposait de réguler les excès et les déficits de ces substances par des apports en dose infinitésimale favorisant l'équilibre hydroélectrique entre les secteurs intra et extracellulaires.

Louis-Claude Vincent (1975) parlait du terrain biologique de la personne, caractérisé par trois mesures : son pH (équilibre chimique acide-basique), son rH2 (entre oxydation et réduction) et rô, sa résistivité (capacité à résister à la circulation d'un courant). Leurs valeurs ont des significations différentes selon que l'on analyse le sang, la salive ou l'urine. L'ensemble des mesures situe le terrain sur un graphique en trois dimensions, évaluant les risques de maladies et fournissant des pistes de rééquilibrage (différentes sortes d'eau, d'aliments, de fermentations etc.).

De son côté, la médecine conventionnelle avait abandonné depuis la fin du 18e siècle la notion de terrain au bénéfice de pratiques s'appuyant sur les biotechnologies. Il a fallu attendre le 20e siècle pour de nouveau envisager une condition organique aux symptômes :

Bien sûr, l'immunologie, avec la biologie et la médecine ont, depuis Pasteur, hautement contribué à éclairer la question du terrain du point de vue de l'organisme contaminé lui-même.

Stengers in Stengers & Nathan (2012, p. 138)

En ce début du 21e siècle, la découverte de trois grands types de flore intestinale qui réagissent différemment à leur environnement fournit un nouvel éclairage scientifique. Les groupes de micro-organismes qui peuplent nos intestins seraient aussi déterminants que les groupes sanguins (Arumugam *et al.* 2011). Cela nous renvoie aux grandes traditions médicales de par le monde (ayurvéda, yunani, tibétaine, chinoise…) qui ont toujours vu un lien privilégié entre la santé des intestins et celle de l'organisme dans son ensemble.

Comment approcher le terrain par le sens du toucher est une question que j'ai associée à la récurrence de certains types de *sensations internes*. Leur fréquence augmente ou diminue selon les efforts du corps pour s'adapter aux saisons et intersaisons, périodes de vie et cycles hormonaux etc. Mais peut-on véritablement parler de « terrain » à partir d'observations ponctuelles ? Ce qui m'a paru le plus important, c'est de définir les caractéristiques et variables de ce que peut percevoir la main.

Paramètres du toucher

Lorsque quelqu'un s'est entraîné au yuki et touche de sa main un endroit anormal du corps de quelqu'un d'autre, il peut avoir la sensation de fourmis courant sur sa paume, ou celle d'une brise fraîche qui souffle sur elle ; ou il peut sentir de la chaleur, ou autre. En plus de ces sensations, il lui arrive d'en percevoir une autre, spéciale, qui peut ressembler à de la douleur et de l'engourdissement, mais qui n'est ni l'un ni l'autre.[31]

Noguchi Haruchika (1984, p. 61)

La diversité des sensations tactiles m'a demandé des décennies de pratique pour commencer à les nommer précisément, puis en saisir les paramètres, les situer, et enfin discerner les qualités des touchers qui les perçoivent.

{31} *When someone who has trained himself to do yuki touches an abnormal spot on someone else's body with his palm, he may have a sensation as of ants running over his palm, or as of a cool breeze blowing over it ; or he may have a sensation of warmth or something ; in addition to these sensations, he may have some other special sensation, which may resemble pain or numbness, but which is neither of these things.*

NOMMER LES SENSATIONS

Dans les ateliers d'auto-apprentissage coopératif en *yukidō*, nous pratiquons concrètement mais aussi échangeons verbalement nos observations, interrogations et doutes. La question du langage se pose à chaque instant : s'il permet de communiquer, un terme ne fait que rassembler les caractéristiques d'une réalité assez variable selon chacun. Le mot n'est pas la sensation – mais nous n'avons que lui pour savoir de quoi il s'agit.

Dans une scène du film de Werner Herzog, « L'énigme de Kaspar Hauser », le héros touche de la main l'eau qui s'écoule d'une fontaine. Son tuteur qui l'accompagne dit à cet instant : « eau », et Kaspar répète : « eau ». Mettre un nom sur ce qu'il touche fera que non seulement Kaspar sort de son mutisme, mais également commence à s'ouvrir aux autres et à communiquer.

Dans sa critique du film, Olivier Bitoun (2010) écrit :

> *Le langage ne permet pas seulement de communiquer avec ses semblables, il construit notre rapport au monde, notre vision du réel. La façon dont on nomme quelque chose influe sur la manière dont on l'appréhende, donc sur la manière dont on interagit avec cette chose et, conséquemment, sur la manière dont on perçoit le réel.*

Nommer les choses qui nous entourent, les parties de notre corps, les organes qui le composent, nous l'apprenons en principe dès l'enfance. Nommer une émotion ou un sentiment est déjà plus difficile : ils sont souvent confus, ambigus ou contradictoires. Le processus n'est pas anodin : en disant ce que nous ressentons, de soi ou d'autrui, nous nous impliquons.

Quand il s'agit de donner un nom à une sensation, la tâche est encore plus délicate. Cela relève parfois de l'exploit. Je me souviens du silence qui accueillit ma question aux étudiants en première année de l'École d'art d'Aix-en-Provence, en mars 2010. Ils souhaitaient découvrir une danse basée sur les sensations et leur *immanence*. Pour faire un parallèle avec leur discipline, je leur ai demandé : « Quelle sensation guide votre main lorsque vous dessinez ? » La question est restée sans réponse…

Nous sommes confrontés à trois difficultés principales.

Pour prendre conscience des *sensations internes*, il faut en quelque sorte accepter au départ que l'on puisse en avoir, et les discerner de l'ensemble des perceptions. C'est un peu comme lorsque quelqu'un reste muet parce qu'en fait il a trop à dire : les idées se télescopent et aucune n'arrive à se formuler.

Distinguer *sensation interne* et émotion n'est pas évident non plus. Les deux portent souvent le même nom. Tension, pression, lourdeur etc. font référence aussi bien au physique qu'au psychisme, au *senti* qu'au *ressenti*. Faire la part du psychique dans les sensations perçues et la part physique dans nos émotions, est indispensable pour « retourner au corps » et « garder libre » l'esprit.

Trouver le mot exact qui désigne une sensation, c'est éviter d'avoir recours à des images ou symboles supposés les traduire mais qui s'en éloignent avec leur part d'imaginaire.

Quand le mot coïncide avec la perception, une pièce du puzzle sensoriel trouve sa place. Reste à la situer.

SITUER LES SENSATIONS

Les sensations tactiles concernent la peau et donc n'importe quel endroit du corps, qu'il soit touché ou qu'il touche. Les capteurs sensoriels se concentrent particulièrement dans les mains. Mais le toucher fait aussi partie d'un ensemble plus vaste, la somesthésie, ou sensation corporelle.

Pour l'« apprenti en sensations tactiles », ce qui suit décrit assez bien la situation pour le praticien :

> [...] ça bat, ça chauffe, ça picote, ça fourmille, ça s'effondre, ça glisse, ça vient de l'autre ou ça vient de moi, circulations mêlées, mouvements induits, autosuggestion, repères inexistants, rien n'est sûr, je suis perdue, submergée et complètement découragée.

Issartel & Issartel (2005 [1983], p. 191)

Percevoir les sensations venant de l'extérieur (le soleil sur la peau) et celles venant de l'intérieur (la fièvre) nous est familier et ne nous pose pas problème : nous pouvons facilement les situer. Mais parfois, nous sommes dans la confusion. Certaines sensations corporelles peuvent être inattendues et déstabilisantes. En prendre conscience permet de se les réapproprier.

Les perceptions tactiles ont lieu « en surface » de la paume de la main, venant de l'extérieur, ou « dans » la main, venant de l'intérieur. En termes savants, il est dit que les premières sont cutanées, *extéroceptives* : la peau reçoit et fournit l'information sensorielle venant de l'extérieur du corps. Les secondes sont internes, *intéroceptives* et *proprioceptives*, grâce aux fuseaux neuromusculaires et organes neurotendineux du corps, appelés « éléments proprioceptifs ».

Face aux sensations décrites plus haut par Noguchi puis par Issartel, une chose est sûre : sur la paume qui touche et sur la peau touchée, il n'y a pas de fourmi, ni de brise fraîche, la peau est normalement réactive et chaude, pas d'agitateur, de radiateur, elle ne s'effondre pas, rien qui puisse la picoter du dehors…

J'ai mis personnellement très longtemps à réaliser que pour prendre conscience des sensations de ma main pendant *l'accompagnement*, il me fallait en premier l'exercer à percevoir ses propres *sensations internes*.

LA SENSATION INTERNE DE LA MAIN

Laisser la main ouverte au seul contact d'un air ambiant immobile et à température du corps, sont des conditions qui permettent de solliciter au minimum son *extéroception*, tout en favorisant son *intéroception* et sa *proprioception*. Les *sensations internes* sont distinguées sans ambiguïté, elles sont perçues comme venant de l'intérieur de la main.

Quand la paume de la main est délicatement posée immobile sur un support proche de sa température (une table en bois par exemple), les perceptions cutanées externes arrivent à se faire oublier et les *sensations internes* se révèlent encore plus nettement, peut-être par contraste avec l'inertie de ce qui est touché. Ceci au point de croire discerner dans l'objet inanimé une « preuve de vie » par les vibrations, ondulations, chaleur ressenties. En réalité, la sensation vient de la main elle-même : un support tout à fait immobile joue le rôle de caisse de résonance de nos propres représentations.

Une fois nommées puis situées le plus objectivement possible, les sensations tactiles peuvent aider à décrypter les différentes qualités du toucher qui interviennent pendant *l'accompagnement domestique*.

LES PARAMÈTRES DES SENSATIONS INTERNES

Pendant très longtemps, picotements, fourmillements et chaleur étaient à peu près tout ce que je percevais « dans » mes mains lors d'un *accompagnement*, comme exposé au chapitre 1. Quand d'autres *sensations internes* ont vu le jour, c'était de manière si sporadique et comme au ralenti que j'avais tout le temps de les mémoriser. Les longues plages où strictement rien n'arrivait à mes mains ne m'incommodaient pas, découvrir le moindre frémissement était pour moi un tel événement…

Naturellement, petit à petit, mes mains ont appris à ne plus bousculer une *sensation interne*, à ne rien en attendre tout en l'*accompagnant*. Le tracé en pointillés plus ou moins espacés a fini un jour par former une continuité.

Le foisonnement est devenu infini, me laissant dans la plus grande perplexité. Le corps *accompagné* semblait savoir ce qu'il faisait et où il allait ; mais moi j'étais perdue comme un peintre débutant qui voudrait comprendre comment une œuvre a été produite, sans jamais avoir vu de gammes de couleurs sur une palette, ni même savoir qu'elles existent.

Je remarquais des similitudes entre certaines sensations, des oppositions et des complémentarités. Je me suis intéressée à leurs caractéristiques.

Danseuse et chorégraphe, j'étais réceptive au travail de Von Laban sur la qualité objective du mouvement. Il suffit qu'un des trois paramètres (temps, espace, poids) change pour que le mouvement soit transfiguré : on le reconnaît, mais il ne produit pas le même effet. Il m'a semblé qu'il devait en être de même avec les sensations.

Quand ma main a su les *accompagner* sans les perdre, j'ai pu observer que les *sensations internes* n'étaient pas juxtaposées mais se succédaient en se transformant selon trois caractéristiques s'exprimant simultanément : leur température, leur consistance et leur mouvement. Bergson dirait : « *Une succession qui n'est pas juxtaposition* » (2012 [1907], p. 19).

Je me suis alors aperçue que ces trois composantes sont toujours présentes et interagissent. Lorsque, après une séance, l'une d'entre elles n'est pas transcrite dans mes notes, cela ne signifie pas qu'elle était absente. Elle s'était seulement manifestée à un degré qui me semblait normal et n'attirait pas mon attention. Les caractéristiques de la sensation étaient donc des paramètres omniprésents. Quant à la forme de la *sensation interne* – celle de la main qui *accompagne* comme celle de ce qu'elle perçoit – elle n'est qu'une résultante de ces trois paramètres et ne peut donc en constituer un quatrième.

Par la suite, j'ai essayé de trouver une influence mutuelle entre ces paramètres et de voir si certaines combinaisons étaient impossibles, d'autres plus récurrentes. Chaque fois que je croyais arriver à une conclusion, un contre-exemple se présentait peu après. Aussi ai-je émis l'hypothèse que ces trois paramètres sont « orthogonaux », au sens où aucun ne semble pouvoir être déduit à partir des autres. Mais la réalité est peut-être plus complexe.

Voici ce que m'écrit à ce sujet Deshratn Asthana, chercheur en médecine à l'Université de Miami[32] :

Trois paramètres : température, consistance et mouvement sont tout à fait au centre de tes observations, comme un fil narratif dans le livre que tu proposes. En fait, ces paramètres sont essentiels à la vie et aux êtres vivants, aussi peuvent-ils être désignés comme facteurs de bien-être et de santé. Je les placerais dans l'ordre suivant : mouvement, consistance et température. Tout être vivant est en mouvement, la plupart du temps sous forme d'oscillation silencieuse et invisible. Le mouvement est provoqué par une énergie – électrique la plupart du temps – de manière volontaire ou involontaire. Les soignants peuvent trouver beaucoup par eux-mêmes au sujet de la santé et de la vie. De manière synchronisée et systématique, le mouvement se charge de préserver la consistance. Celle-ci est une clé de la santé et du bien-être. Elle maintient l'équilibre et l'harmonie au sein des tissus, organes, systèmes, personnes et environnement. Une rupture de consistance provoque un chaos qui se manifeste selon plusieurs critères de santé. L'interaction harmonieuse entre ces paramètres assure le maintien du corps à une température optimale dont chaque être a besoin pour rester en vie. Toute perturbation du mouvement ou de la consistance entraîne une modification de la température corporelle, ce qui est en soi un indicateur de bonne santé. Ainsi, la nature utilise la température comme outil symptomatique pour chacun de nous dans la perception de son bien-être, de son bonheur et de sa santé. Les soignants essaient par différents moyens de rendre harmonieux le mouvement et la consistance dans le but de promouvoir la santé.

Selon le raisonnement du Dr. Asthana, la température est donc influencée par la consistance, qui dépend du mouvement. Ces variables semblent modulées par les *flux*.

{32} Professeur associé de psychiatrie et sciences comportementales, directeur du Laboratoire d'études cliniques et biologiques à la Miller School of Medicine, Université de Miami (Floride).

Les variations de températures, consistances et mouvements animent la *sensation interne*. Elle donne l'impression de *flux*[33] plus ou moins rapides ou lents, étendus ou rassemblés, doux ou puissants. Les trois paramètres conduisent la main à percevoir ces variations qui l'animent à leur tour en la guidant. Il reste à découvrir comment ces paramètres évoluent lorsque la main contacte les *sensations internes* d'un corps, le sien ou celui d'un autre. Cela dépend en fait de la qualité du toucher.

Qualités du toucher

De tous les sens, le toucher est primordial, peut-être parce qu'il apparaît en premier chez le fœtus et qu'il contient une dimension émotionnelle et affective omniprésente.

Chaque toucher a sa qualité, elle se décline à plusieurs niveaux. La main se fait soie, laine, coton ou lin… Le toucher affleure, se moule, s'applique ou reste un peu distant… Il enserre ou relâche, pousse ou glisse, retient…

Dans un soin, ce qui guide la main va permettre au toucher de se moduler en *résonance* avec la partie contactée. Pour cela, il faut que le toucher dépasse les frontières tout en respectant les distances.

LE TOUCHER ÉLARGI

Ce que j'appelle un *toucher élargi* fait écho à la *conscience élargie*, une

> […] *conscience immédiate, vision qui se distingue à peine de l'objet vu, connaissance qui est contact et même coïncidence.*

> Bergson (2012 [1907], p. 19)

On dépasse ici le cadre où le contour des choses limite leur perception.

Ce contact qui est coïncidence selon Bergson, nous pourrions imaginer qu'il lui faille être direct entre la main et l'objet. Ce serait ignorer que même

---

{33} Tel qu'il est abordé en ostéopathie (Sutherland 1990, p. 14) le flux est défini comme un *"fluid within this fluid"* (un fluide à l'intérieur de ce fluide). Il induit le mouvement rythmique primaire (MRP) du liquide céphalo-rachidien (LCR). Le LCR est un fluide organique, et le MRP l'énergie, le flux qui mobilise ce fluide.

avec l'intermédiaire d'un bâton, la main peut percevoir si l'objet bouge, sa consistance et sa texture.

Au contact d'un corps et lorsqu'elle est exercée, la *sensation externe* (*extéroceptive*) ne se limite pas à la peau : elle va pouvoir explorer et situer les tissus profonds, les organes et leurs fluides. Le sens kinesthésique, qui permet la perception consciente de la position et des mouvements des différentes parties de la main comme du corps, « *était autrefois appelé "toucher interne"* » (Després 2000, p. 460).

Les masseurs, kinésithérapeutes, ostéopathes etc. témoignent parfois pouvoir « contacter » – au sens littéral du terme – et mobiliser les tissus organiques (os, tendons, muscles, organes vitaux, *fascias*…) ainsi que les fluides (sang, bile, lymphe, liquide céphalo-rachidien…). Toutes ces caractéristiques révélées par le *toucher élargi* fournissent des informations qui orientent la prise de décision thérapeutique.

> *C'est la perception de la mobilité et de la force inhérente aux tissus qui donne la clé du diagnostic et du traitement.*
>
> Issartel & Issartel (2005 [1983], p. 195)

Le *toucher élargi* est particulièrement utile aux rebouteux pendant la mobilisation d'un membre, d'une articulation ou d'un organe. Pourtant, il y a probablement une autre dimension au *toucher élargi*, car le rebouteux expérimenté ne teste pas. La perception des contractions, nœuds et déplacements dans les tissus coïncide, sans qu'il puisse l'expliquer, avec la réponse qu'il apporte aux *besoins sensibles*. La manière dont les micromouvements, frémissements, vagues lentes etc., imprimés par la main, resurgissent plus loin dans le corps *accompagné*, permet au toucher d'évoluer en continuité. Perception, action et cognition semblent converger vers une même mobilisation, la main répondant instantanément et spontanément au besoin exprimé par la sensation, sans passer par les connaissances acquises ni une technique anticipée. Comment cela est-il possible ? Il faut au toucher une nouvelle composante, qui va le transformer.

LE TOUCHER DE LA SENSATION INTERNE

Quand le *toucher élargi* se situe dans la *durée* bergsonienne, la perception tactile se désolidarise de la *sensation externe*, et, en une sorte de renversement, se place au cœur de la *sensation interne*. Que la main soit à deux ou trois centimètres, en contact direct ou en *appui*, elle ne touche pas l'objet mais la sensation qu'il exprime. Aussi l'ai-je appelée le *toucher de la sensation interne*.

Ce contact ne cherche pas à établir un diagnostic médical, ni un protocole thérapeutique. En dépit de la variété de ses modalités, le *toucher de la sensation interne* ne palpe pas, ni ausculte, ni explore. Il ne vise pas à tester un membre, une articulation, un organe en les mobilisant. Par contre, la main est influencée par leur température, consistance et mouvement internes, qui modulent l'organisme par leurs *flux* : ils varient constamment de teneur, de rythme et de lieu selon ses besoins.

Ce qui guide la main est déterminé par les *flux* eux-mêmes et la perception des *besoins sensibles* qu'ils expriment grâce à *l'involontaire*, et non par l'intention ni le savoir de *l'accompagnant*.

Il s'établit une *résonance* directe, continue et évolutive entre la *sensation interne* de la main et celle de la partie contactée. La main fait en quelque sorte *écho* ou *miroir* à la sensation qu'elle contacte, sans pouvoir sur le moment discerner ce qui vient d'elle de ce qui vient de l'autre[34].

La sensation elle-même s'élargit : on sent la main devenir chaude ou froide, tendue ou détendue, fourmillante ou picotante… selon ce qu'elle contacte comme *sensation interne*, de façon directe ou à petite distance, ou même à travers un habit ou une couverture.

Le geste se déroule selon les paramètres de temps, espace et intensité/poids propres à tout mouvement. La main *accompagne* l'émergence des sensations, sans anticiper ni déduire ce qu'elle devrait faire, à la manière du *yuki* et du *don*.

Au fil d'une ou plusieurs séances, on observe les *flux* tendre vers la *normalisation* de leurs trois paramètres (température, consistance et mouvement) sans forcément l'atteindre.

Pourquoi privilégier la lecture des *flux* à celle de leur support ? Parce que les *flux* sont justement ce qui module fluides, tissus et organes chez un être animé.

L'extrême subtilité et la précision requises par le *toucher de la sensation interne* demande à la main de « se rendre », laissant de côté toute velléité. Les *besoins sensibles* perçus, comblés directement et instantanément par la main, la font changer involontairement et spontanément de température, de

---

{34} Un parallèle semble pouvoir être fait ici avec le shiatsu en lien avec le kanpō ancien, quand Masunaga parle du sesshin (切診), qu'il distingue du shokushin (触診) (2010, p. 195-211). (Dans le livre français, le terme setsushin est employé, mais en réalité 切診 se prononce sesshin.)

Le Corps accordé

consistance et de mouvement. Elle se « sculpte », bouge ou reste immobile selon le besoin qu'elle perçoit, sans que l'*accompagnant* n'ait à consulter son propre savoir analytique, ni même qu'il en ait la possibilité.

Ce n'est plus le diagnostic qui guide la main, mais la *sensation interne* du besoin.

LES IMPRESSIONS SENSORIELLES D'ACCOMPAGNEMENT

Bacon [le peintre] *ne cesse pas de dire que la sensation, c'est ce qui passe d'un « ordre » à un autre, d'un « niveau » à un autre, d'un « domaine » à un autre. C'est pourquoi la sensation est maîtresse de déformations, agent de déformations du corps.*

Deleuze (2002, p. 39)

Une fois que la main contacte la *sensation interne*, qu'en faire : la diriger ? Elle la perd. Ne rien faire ? La sensation disparaît. Aussi la main se laisse-t-elle moduler et guider par les *flux* qu'elle *accompagne*. Elle éprouve par moments des impressions étranges, déroutantes, inconcevables tant qu'on n'en fait pas l'expérience. Nous les appelons dans nos ateliers les *impressions sensorielles d'accompagnement* : la main semble grandir, grossir, s'enfoncer, tomber, ramollir, se fondre, disparaître, rebondir, suivre vagues et marée… en fonction des *flux* qui la guident pour répondre aux besoins sensibles de l'organisme. Comment se manifestent-ils ?

La manifestation sensorielle des besoins

Marge 1 | Dialogue

Nous reparlons d'autonomie. Le bébé ne naît pas seul : il lui faut sa mère, puis la pesanteur, l'air et le soleil, le son et la voix, la saveur lactée, le parfum de la peau. Le danseur n'est pas seul sur scène : les lignes, les volumes, la fraîcheur de l'air, il va les chevaucher pour traverser les frontières. Il peut choisir les notes sur lesquelles rebondir, le long du temps, de l'espace, en intensité. Son corps fait écho à ce qui l'environne en un dialogue de sensations. Sur le rectangle des tatamis et sous le chant des oiseaux, les pieds ont inventé mille dessins et intensités, libérant l'espace de ses murs…

www.leti.lt/wordpress/danseforum-DialogueDanseMusique/

Ces *flux internes* auxquels la main fait *écho* ou *miroir*, à quoi peuvent-ils correspondre ? Vers quoi tendent-ils ?

La température indiquée par un thermomètre est globale. Mais diverses parties du corps ou des organes peuvent exprimer des chauds et froids internes, humides ou secs, qui circulent entre excès et déficits.

La consistance interne se manifeste par les tensions, crampes, engourdissements, inerties, raideurs etc. oscillant entre rigidité et affaissement, dureté et mollesse, tension et relâchement…

Le mouvement interne s'étend ou se rétracte entre précipitation et lenteur, selon toutes sortes de dessins : ondes de picotements, fourmillements, grésillements, piqûres, bulles, spirales…

Lorsque la main qui *accompagne* s'accorde à la *sensation interne* et change de température, de consistance et de mouvement – en *résonance* avec la sensation contactée – elle devient capable de répondre involontairement, spontanément et de manière adéquate aux besoins exprimés par cette sensation composite.

C'est un peu comme boire quand on a soif. La sensation de sécheresse, dureté et manque de mobilité de l'œsophage nous indique s'il faut boire chaud ou froid, salé, sucré, acide ou amer etc., à quelle vitesse et en quelle quantité. Le besoin est réévalué au fur et à mesure qu'il est comblé. De la même manière, au réveil, le besoin d'étirement et de torsion fait vibrer les muscles à leur juste mesure. Ces réponses spontanées apportent un apaisement, un sentiment pour le corps d'être compris. Sa confiance en lui-même en est renforcée.

Les processus autonomes de réajustement vont pouvoir donner leur pleine mesure. Peu à peu, au fil des séances, un *flux* de température douce, uniforme, s'associe à une consistance souple, élastique et à un mouvement calme mais vif et régulier. Il se dégage une impression de *fraîcheur* : rien n'accroche à la sensation, ni le trop, ni le pas assez, les *flux* s'expriment en harmonie, les organes reprennent leur forme et mouvements optimaux, la structure se rééquilibre, la posture s'améliore. L'ensemble des *sensations internes* se *normalisent*.

Cette *normalisation* circonstanciée est provisoire dans la vie d'une personne : nous pourrions dire qu'elle représente à un moment donné sa capacité maximale de régénération et d'adaptation à son vécu et son environnement.

Mais d'où nous vient cette capacité de ressentir, et donc d'*accompagner* nos *sensations internes* ? Il faut nous pencher sur le développement de nos sens et ce qui les conditionne dès la petite enfance.

LES SENS ET BESOINS PREMIERS

Les sens du mouvement, du toucher, de l'odorat et du goût sont les premiers à apparaître au cours de l'existence pour répondre aux besoins primordiaux (Prescott 1978). Les autres sens : l'audition, puis la vue, viennent ensuite les parfaire. En référence aux écrits de Prescott, j'écrivais sur la liste internet « Santé autonome » en 2005 :

En quasi apesanteur dans le sein de sa mère puis bercé par ses mouvements, porté par sa présence ondoyante, l'être humain commence à développer son équilibre, qui à son tour développera sa confiance en lui-même, puis en l'autre.

Dans toute cette douceur, le fœtus va toucher et être touché sans discerner encore l'un de l'autre. Il faut attendre la naissance pour que le bébé distingue la main, la voix, le regard de ceux qui l'entourent. Son affectivité va s'épanouir au contact des vies qui font écho à la sienne.

Mais ce qui va peut-être le « toucher » au plus profond de lui-même, dans son intimité, ce sont les saveurs et les odeurs naturelles des corps qui l'enveloppent dans un cocon de sensualité, garants de l'équilibre de sa sexualité future.

La synergie des contacts sensoriels et des *besoins sensibles* qu'ils expriment ou comblent s'exerce déjà dans toute sa complexité chez le nouveau-né. Cela ne va pas sans poser problème.

Les mamans qui voient dans l'allaitement la réponse à tous les besoins de l'enfant sont parfois désemparées : elles en arrivent à marcher, bercer ou masser leur bébé tout en donnant le sein, pour que l'allaitement ait cet effet apaisant qu'elles recherchent.

Dans les pays où l'allaitement maternel est resté prioritaire (Inde, Cambodge…), les mamans ont l'habitude de discerner les demandes de leurs bébés. Elles s'appliquent à y répondre distinctement. La mère donne le sein ou le biberon allongée, en contact avec l'enfant, ou assise confortablement avec lui. Le bercement dans les bras, une balancelle ou un hamac, ainsi que le portage, donnent au bébé la sensation d'un mouvement lent et régulier qui joue avec les forces d'attraction terrestre. Les massages et caresses, les bras nombreux qui se tendent et embrassent, la voix et le regard qui communiquent avec lui, « touchent » corporellement et affectivement l'enfant, et de cette façon le relient au monde.

Si le mouvement, le toucher, l'odorat et le goût, dans cette première phase de la vie que l'on appelle la « période primale », ne sont pas assez sollicités et comblés dans leurs besoins, la blessure de l'être est profonde, peut-être irrémédiable (Odent 1986 ; Prescott 1978). L'être s'étiole comme une fleur déracinée, peut mourir de ne pas avoir été ému, mis en mouvement, touché par ses sens.

Dans un environnent propice à la résilience, les sens ont heureusement des capacités de croisement ou de substitution, permettant au sens faible ou inexistant de trouver compensation. Le goût et l'odorat se complètent, le toucher prend le relais du regard, la vue et la perception des vibrations se substituent à l'ouïe, le regard touche lorsque la main ne le peut… La *synesthésie*, pour certains d'entre nous, colore lettres ou notes de musique, ou rend musicales les couleurs. La plasticité de nos sens va de pair avec celle de notre cerveau.

Parmi les besoins primordiaux, celui de sécurité vient de l'extérieur, mais il est essentiel.

Même si l'apprentissage de l'autonomie commence dès la naissance, le bébé et le petit enfant n'ont pas encore de moyen autonome pour se sécuriser.

Van der Klok (Mahé & Morizet 1999) constate que, jusqu'à trois ans, les lobes frontaux de l'enfant ne sont pas assez développés pour contrôler son système limbique connecté à l'amygdale, cette partie centrale du cerveau reliée à la peur. Nous pourrions tenir compte de cette étude et d'une multitudes d'autres qui vont dans le même sens, dans la façon d'élever les tout jeunes (Sunderland, 2007).

Alice Miller (1998 [1984]), Michel Odent (1986), Hélène Stork (1999), Boris Cyrulnik (2004 ; 2010 [1991]) rejoignent le spontané parental qui, fort judicieusement, ne suit pas toujours à la lettre les recommandations d'autonomie précoce. Plus un enfant est sécurisé dans sa toute petite enfance, plus il a des chances de s'épanouir et de devenir autonome rapidement dans sa vie. La qualité de vie de l'adulte semble dépendre en grande partie de la façon dont ses besoins primordiaux ont été comblés à ce stade initial du développement.

Quel que soit l'âge, le corps a sa dynamique que l'on peut observer si on la laisse s'exprimer.

LA DYNAMIQUE SPONTANÉE DU CORPS

« – Mets ton manteau, tu vas avoir froid, tu as vu la température ? » Le doute s'immisce dans la sensation de l'enfant, qui « devrait » avoir froid puisqu'il fait froid.

« – Arrête de te mettre en colère pour rien ! Et pourquoi tu t'agites ainsi ? Reste tranquille ! » Comment l'enfant peut-il réguler ensuite son excès de chaud, de tension ou de fatigue ?

« – Chut ! Arrête de pleurer, c'est rien ! » Pour qui ?

« – Mange, ça fait du bien ! » À qui ?

Ces injonctions qui partent d'un bon sentiment sont souvent contreproductives : en dictant à l'enfant ses sensations, on espère canaliser ses débordements. Mais si l'on nie systématiquement son *ressenti* et ses manifestations, l'enfant peut en arriver à enfouir jusqu'à son élan de vie. Alice Miller parle de « pédagogie noire » (Miller 1998 [1984] ; Prescott 1978 ; Solter 1999 ; Maurel 2014). L'être se remplit de la frustration qui n'a pas trouvé voie pour s'exprimer, ni appui pour évoluer. Plus tard, cette violence aura besoin de défouloirs multiples et variés pour ne pas être dirigée envers les autres ou envers lui-même (Durrant & Ensom 2012).

Laissée libre dans ses manifestations, notre aptitude à nous adapter s'exerce à travers une multitude de mouvements spontanés ou involontaires, internes ou extériorisés. Amzallag (2003) donne une idée de la multiplicité des processus d'adaptation communs aux êtres vivants.

Si je passe trop rapidement du chaud au froid, ou inversement, j'éternue. Ma température se « normalise » en s'uniformisant entre la périphérie et le centre du corps. J'en profite pour évacuer l'air vicié des poumons et relâcher les points tendus par la fatigue. C'est ainsi qu'un rhume peut passer en quelques éternuements. Si je respire du poivre, j'éternue aussi, mais pour éjecter immédiatement ce qui agresse mes muqueuses.

Pendant certaines affections bénignes (rhume, indigestion, mal de tête) je n'ai vraiment pas faim. Le *jeûne spontané* de l'organisme, même de quelques heures, est une véritable « chaise longue » pour le système digestif, et le corps tout entier se *détoxine*. Relancer la faim alors que l'on a besoin de jeûner est facile : en forçant une ou deux bouchées, la faim revient, mais souvent les affections bénignes durent plus longtemps.

La peau achemine vers l'extérieur l'excès de chaud et les toxines par les suées et bouffées de chaleur. L'organisme se rafraîchit grâce à la transpiration. L'excès de froid s'évacue par les extrémités (pieds, mains, et quelquefois la tête), ou par les intestins avec la diarrhée.

Lorsque je suis fatiguée et tendue, je me mets à bâiller. Cerveau et viscères se détendent, l'attention en est renforcée, mon corps se sent frais pour accomplir un nouvel effort ou dormir si je le souhaite. Je retrouve mon « élasticité ».

Je ronfle lorsque mon corps ne peut plus « encaisser » la fatigue. Cela fait un doux massage vibratoire au cerveau, soulageant l'organisme stressé ou agressé quotidiennement.

Le sommeil aide les os à pousser ou se réparer, le corps à se développer et guérir, le psychisme à s'apaiser. Dans sa phase paradoxale, il nous permet d'intégrer le vécu et de nous réveiller « frais et dispos ».

Si la fatigue s'est trop accumulée, à la fois sur le plan physique, mental et émotionnel, le besoin de « cures de sommeil spontanées » peut se manifester : dormir deux ou trois jours de suite, se réveiller juste pour manger, aller à la selle et faire un minimum de toilette. Les yeux sont gonflés, le ventre et le corps dans son ensemble sont lourds. L'impression est que plus on se repose plus on est fatigué, mais au fond la sensation est bonne, on sent que « ça va ». Puis, à un moment donné, l'organisme se réveille souple et léger, les forces reviennent en un jour ou deux supplémentaires, vécus comme une convalescence. C'est un renouveau de santé qui s'est opéré.

Combattre les « coups de pompe » n'est pas difficile : chaque fois que la sensation de lourdeur vient, il suffit de lutter quelques minutes, se remuer, entreprendre un travail, et le besoin intense de repos s'enfouit : mais le corps s'insensibilise chaque fois un peu plus. Comment percevoir et respecter les besoins ? Cela se passe entre physique et psychisme.

LE CORPS ET L'ESPRIT

> *Chez Platon, le corps, le tombeau de l'âme […] est […] l'obstacle dont il faut se défaire pour penser et contempler enfin les vérités éternelles. Deleuze, au contraire, engage de suivre à la fois le parallélisme de Spinoza, affirmant que le corps serait inerte si l'esprit ne pensait pas et que l'esprit serait inapte à penser si le corps était inerte […]*

Cherlonneix (2013, p. 206)

Comme son maître Matsumoto (voir plus bas « Sources et confluences du seitai »), Noguchi attribuait au psychisme un pouvoir presque illimité sur le corps, non pour le gouverner mais pour le renforcer et vivre le plus intensément possible. Leur grande découverte fut néanmoins l'action bénéfique de *l'involontaire*.

Nous connaissons les bienfaits potentiels des activités manuelles, sportives, artistiques etc. sur le psychisme. Mais notre méconnaissance de *l'involontaire* au cœur de ces activités fait que nous ne percevons que l'apport du volontaire. Dès que *l'involontaire* se manifeste et s'impose malgré nous, nous jugeons son expression négativement, au lieu de l'observer et apprendre de lui.

Les tensions physiques involontaires cherchent à recentrer l'énergie dispersée sous l'effet d'un choc, qu'il soit d'origine physique, mentale ou émotionnelle. Les crampes délestent les tensions cérébrales, nerveuses ou musculaires, la rigidité canalise les tensions en excès de froid, les tremblements réchauffent et décontractent, l'agitation se charge des tensions en excès de chaud en les évacuant. Le balancement avant-arrière apaise les angoisses ou la tristesse excessive, favorise la vision et la mémoire ; celui droite-gauche aide la digestion physique comme émotionnelle. Rire, pleurs et soupirs libèrent le diaphragme, avec lui la respiration, la motilité des organes et favorisent l'apaisement psychique ; cris et hurlements soulagent la douleur…

Quelle tragique méprise de vouloir brider la spontanéité de l'organisme, lui qui pourvoit de façon autonome à ses besoins immédiats ! Ces réactions accomplissent au quotidien des « miracles » dont nous n'avons aucune notion, au point de les condamner alors que nous n'y prêtons pas suffisamment attention. Elles ne demandent aucune volonté ni même intention de notre part. Les imiter leur donne un goût d'inachevé : on peut bâiller, rire ou pleurer sur commande, mais le bienfait ne sera pas au rendez-vous. Au mieux, on pourrait les stimuler, au lieu de vouloir les évincer.

Est-ce leur côté expressif qui en fait la cible privilégiée de la bienséance ? Les chamans, yogis et fakirs disent pouvoir contrôler leurs mouvements végétatifs (sanguin, digestif, hormonal). Mais le commun des mortels sait aussi – malheureusement, dirais-je – contrôler et perturber les mouvements *semi-involontaires* de la vie quotidienne, pour raison de convenances sociales. Ces mouvements ne produisent d'effet que s'ils se déclenchent involontairement, mais la volonté peut les modifier ou arrêter sans dommage. J'emploie à dessein ce terme de *semi-involontaire* plutôt que ceux usités de semi-volontaire ou automatique, car la part involontaire y semble la plus grande et c'est elle qui nous intéresse.

La contrainte auto-exercée donne des éternuements avortés, des bâillements et soupirs discrets, des pleurs rentrés, un sommeil enrégimenté, des ronflements brimés, des suées bloquées, une détente artificielle, un appétit forcé et le jeûne prohibé. Agitation, cris et hurlements sont sanctionnés. Quant aux balancements répétitifs, ils sont tout simplement menacés de camisole.

Chacune de ces aptitudes peut même être durablement gommée si l'on persiste avec ces petites bousculades quotidiennes, aussi gratuites qu'inutiles et qu'en temps normal personne ne nous impose. Le résultat néfaste ne se manifeste pas immédiatement, mais il est presque sûr d'apparaître un jour.

Les mouvements de *l'involontaire* veillent sur notre équilibre : nul besoin d'expertise pour accomplir leur travail de sauvegarde. Ils nécessitent seulement une attention bienveillante à laisser s'exprimer les *besoins sensibles* et « simples » du corps, garants de sa physiologie.

LA SANTÉ « TRAVAILLE »

Apparemment, la différence entre ces deux situations, à l'équilibre et loin de l'équilibre, est purement quantitative et elle est certainement sans mystère. […] On sait aujourd'hui que ce n'est pas le cas. Loin de l'équilibre, certains systèmes physico-chimiques sont susceptibles d'adopter un type de comportement nouveau, le comportement de ce qu'Ilya Prigogine a appelé des « structures dissipatives ».

Les structures dissipatives ont introduit au cœur de la physique un concept qui jusque-là appartenait exclusivement à la biologie et à la pensée politique : le concept d'« auto-organisation ». […]

En d'autres termes, les « variables de contrôle », qui décrivent les échanges avec le milieu, perdent ici leur statut de déterminants suffisants et nécessaires, pour devenir des contraintes rendant possible une activité. C'est en ce sens que cette activité peut être dite « auto-organisée ».

Stengers in Nathan & Stengers (2012, p. 149-151)

Les symptômes bénins apparaissent quand le corps ne se maintient plus facilement dans son équilibre. Soit les mouvements d'auto-organisation ont été contraints ou annihilés, soit l'environnement et le vécu sont plus perturbants que nos possibilités immédiates d'adaptation.

Les premiers signes commencent avec le déclenchement sporadique des évacuations d'excès de chaud ou de froid, de tensions, d'engourdissements, de toxines ou de fatigue. Ils se traduisent par des symptômes à leur stade bénin : suées, fièvres, maux de gorge, rhumes, crampes, diverticules intestinaux, convulsions, angoisses, déprime, tétanie, spasmophilie, tremblements, tics, éruptions cutanées, inflammations, infections, vomissements, diarrhées, coliques, colites, vertiges de position etc. Toutes ces manifestations participent à la *resensibilisation* de l'organisme en lui restituant son dynamisme, ou encore font office de « soupapes de sécurité ». Les effacer sans prendre en compte le rééquilibrage spontané de l'organisme pour favoriser son *homéostasie* peut résoudre le symptôme, mais en apparence seulement.

Les vertiges de position

Prenons l'exemple des « vertiges de position » dus au seul déplacement des cristaux de l'oreille interne. Ils interdisent le plus petit mouvement, même quand on reste allongé. Qu'ils soient consécutifs à des accélérations trop soudaines, à un choc à la tête ou à l'accumulation d'une grande fatigue, tension, contrariété…, ces vertiges sont bénins mais signalent on ne peut plus clairement un besoin de repos immobile. Diverses manœuvres de rotation de la tête ou de balancement du buste permettent de remettre les cristaux en place et la personne reprend son activité comme si de rien n'était. Mais que deviennent la perturbation ou l'extrême fatigue à l'origine de ces vertiges ? Le corps n'a pas fait lui-même le réajustement des cristaux et la crise peut se reproduire quelques mois plus tard, sans que l'on puisse être sûr que la manipulation soit de nouveau opérante.

Est-ce à dire qu'il n'y a qu'à attendre que les vertiges passent tout seuls ? Le repos allongé peut ne pas suffire. Avec l'*accompagnement* des mains, on voit peu à peu les grésillements engourdis et brûlants, omniprésents sur toute la surface du crâne, devenir des picotements crampés et chauds, pour se réduire à de simples crampes puis tensions. Les symptômes passent en quelques jours, mais il faut s'accorder encore un peu de temps pour permettre la convalescence, signe d'une vraie récupération.

Le plupart des symptômes bénins disparaissent progressivement si on les *accompagne* et répond aux besoins qu'ils signalent en termes de température, consistance et mouvement. Le corps contrôle ses manifestations par ses *flux* internes et par ses propres analgésiques, antibiotiques, antipyrétiques, anti-inflammatoires…

▪ Le rhume

Mais de tous les symptômes régulateurs, le rhume occupe une place privilégiée en *seitai*. Physique, mentale ou émotionnelle, la fatigue associée au rhume raidit certaines articulations vertébrales : la région devient douloureuse, c'est le *point de fatigue*. Haruchika Noguchi facilitait le travail du rhume, tout en le surveillant, pour assouplir les vertèbres concernées et éventuellement soigner des maladies chroniques (Noguchi Haruchika 1986). Ses observations étaient basées sur l'étude d'un grand nombre de cas. Parmi elles, trois sont faciles à vérifier.

1 – Un côté du corps est plus froid et demande de la chaleur.

L'équilibrage thermique entre la droite et la gauche du corps consiste à plonger dans de l'eau bien chaude les pieds ou les mains. Lorsque les picotements dus à la chaleur s'arrêtent, on s'essuie. On augmente la température de l'eau et on retrempe seulement le côté le plus pâle, en besoin de plus de chaleur. On attend la fin des picotements pour finir le bain. Ensuite, on peut mettre un gant ou une chaussette en laine jusqu'à ce que la transpiration se déclenche ou que l'on ressente de la chaleur dans tout le corps.

2 – Les courbatures permettent d'évacuer les toxines des muscles, le corps retrouve son dynamisme en se défatiguant. Une fois les articulations vertébrales assouplies, le buste retrouve son équilibre avant-arrière, et les hanches un mouvement plus souple. Du fait de ces trois rééquilibrages, le rhume ainsi vécu est le meilleur allié de la santé.

3 – C'est dans la mesure où l'on perçoit de l'intérieur les besoins physiologiques qu'on peut leur apporter une réponse adéquate. Ce n'est pas la maladie qui est *accompagnée*, mais la santé, qui, avec ses expressions et ses exigences, nous indique nos besoins.

Le fait que notre faculté d'adaptation ne soit pas infaillible et qu'elle puisse être affectée par la norme culturelle du lieu et du moment, nous renvoie au rapport que l'on entretient avec cette part cachée et pourtant omniprésente en nous puisque d'elle dépend notre vie et sa qualité : *l'involontaire*.

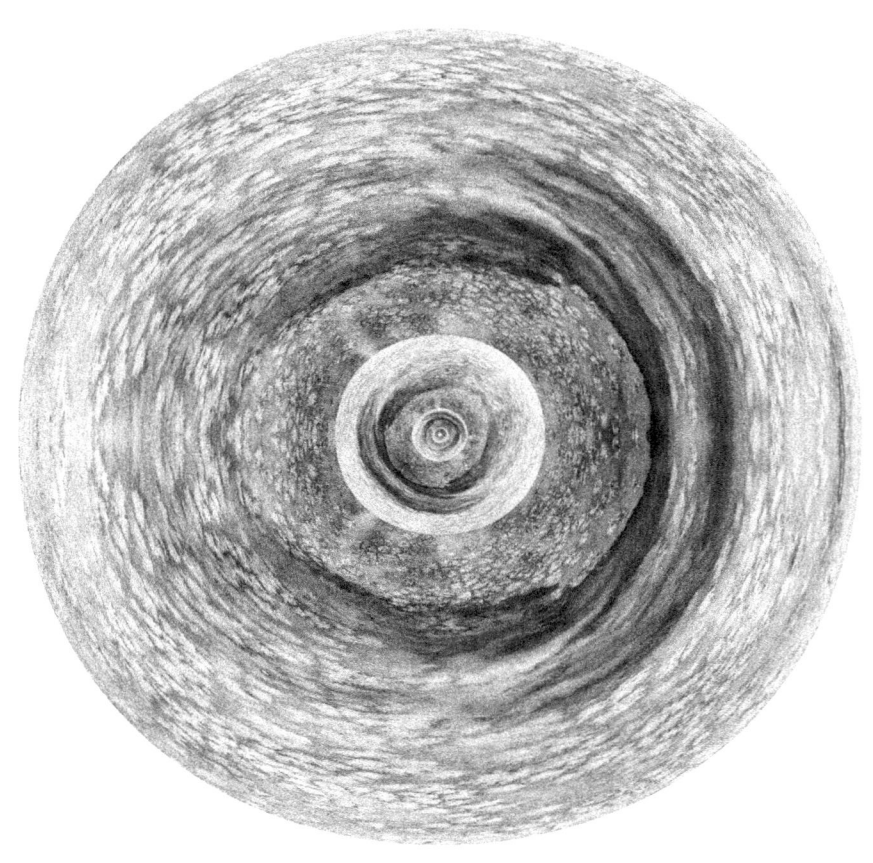

Le Corps accordé

3

L'involontaire

Les définitions médicales de l'adjectif « involontaire » vont de pair avec les peurs qu'il suscite au quotidien. *L'involontaire* comme substantif reste à élaborer : cacherait-t-il une intention vitaliste ? Cet involontaire a une voie connue : le système moteur extrapyramidal (involontaire) qui, avec le système végétatif (autonome), participe à la *normalisation des sensations internes*. Il a une voix à faire entendre : bâillements, éternuements, soupirs… mais aussi des voies à reconsidérer : acouphènes, impatiences, tétanie, spasmophilie etc. Par dessus tout, il a une activité à comprendre : régulation et rééquilibrage. Penser « *l'involontaire* » change le regard sur le handicap autant que sur la santé. Dans le *seitai*, trois pratiques sollicitent *l'involontaire*, chacune à sa manière : le *katsugen undō semi-involontaire* (*mouvement régénérateur*), la technique du *seitai sōhō* et la « non-technique » du *katsugen sōhō*. Cette dernière, appliquée consciemment à partir du mouvement involontaire d'auto-régulation, caractérise ce que j'appelle *l'accompagnement domestique* selon le *yukidō*. Avec en filigrane ces questions : *l'accompagnement* peut-il être nocif, et quelle est sa place face à des manifestations déroutantes ?

Le corps créateur créa pour lui-même l'esprit comme une main de sa volonté.

Nietzsche (2005 [1883], p. 47)

Une description des processus, mouvements et comportements involontaires de l'organisme humain apparaît aujourd'hui encore comme le «parent pauvre» de la pensée. La religion suggère que tout ce qui ne relève pas de la volonté de l'Homme dépend de la volonté de Dieu. La médecine décrit un système moteur involontaire complexe relié au volontaire, qui n'interpelle vraiment que lorsqu'il pose problème. On parle alors de mouvements «anormaux», au mieux de mouvements réflexes ou automatiques pour désigner ce qui n'est pas intentionnel dans notre motricité quotidienne.

Dans le dictionnaire, «l'involontaire» en tant que substantif n'existe pas. La thèse de Paul Ricœur (2009 [1950]) parle bien de «l'involontaire», mais comme un simple faire-valoir du volontaire. Quant à l'adjectif, quasiment absent des manuels de santé, il n'est jamais prononcé dans les pratiques où le mouvement est sollicité, ni d'ailleurs en salle d'accouchement. La psychanalyse et la neurologie l'assimilent à l'inconscient, la psychiatrie le contraint parfois par la camisole, la danse n'ose le mentionner, sinon par défaut, le sport ne lui accorde que le «deuxième souffle» et les arts martiaux le subliment en le rendant inaccessible. Tout se passe comme s'il ne pouvait y avoir d'involontaire conscient, comme si la théorie et la pratique de la danse, du sport et des arts martiaux pouvaient s'en passer.

Dans toutes ces disciplines, le volontaire, lui, est synonyme de prise de conscience, maturation et effort salutaire. Il nourrirait à lui seul nos capacités physiques et psychiques.

Pourtant, imaginons un instant ce que serait une vie confinée aux limites du volontaire et du contrôle : les futurs parents seraient tributaires d'un manuel donnant date, heure et position d'accouplement ; la femme enceinte devrait ne rien omettre dans le développement de son fœtus ; il faudrait lui apprendre à accoucher, enseigner au nouveau-né à respirer, au bébé à ingurgiter comme à régurgiter ou à faire ses besoins, l'enfant n'apprendrait pas spontanément à marcher. Il serait impératif d'enseigner à cet être qui n'a pas encore la parole comment s'agiter, crier ou pleurer lorsqu'il est mal à l'aise, à cicatriser quand il se coupe et vomir quand il a ingéré quelque chose qui ne lui convient pas. À peine assimilés, le langage comme l'apprentissage s'évanouiraient. La mémoire serait inexistante et les émotions ne verraient jamais le jour. Les sens resteraient muets. Le sport serait une torture. L'art ne pourrait trouver de voie pour s'accomplir. Je désigne par « l'involontaire » l'ensemble de tous les mouvements et comportements qui ne dépendent pas de la volonté et échappent au contrôle, de manière consciente ou inconsciente.

Une intuition du vital

Dans l'imaginaire collectif, *l'involontaire* est le loup-garou de nos sociétés : toujours présent, personne ne l'a vu ou sait le reconnaître, mais tout le monde en a peur. Toléré tant qu'il ne se manifeste pas de façon trop visible, il devient la face obscure de l'être quand on l'associe au rêve, à la douleur, à la folie et au handicap. La question est alors rarement posée d'un possible besoin de l'organisme de se réajuster involontairement. Pourtant, deux sortes de mouvements se manifestent tout au long de la vie et sans l'aide de notre volonté : les uns restent internes, les autres s'extériorisent.

MOUVEMENTS INTERNES AUTONOMES

Ce sont les mouvements végétatifs du système nerveux autonome qui, avec le système endocrinien, veille à notre équilibre en relation avec notre environnement et notre vécu. L'*homéorhèse* et l'*homéostasie* démontrent un processus régulateur :

> L'homéorhèse se charge de l'adaptation immédiate aux stimuli positifs ou négatifs grâce à l'orthosympathique, l'homéostasie assure la vie végétative et travaille à l'équilibre interne de l'organisme grâce au parasympathique.

Ageron-Marque (2002)

En *yukidō*, on approche ces mouvements et leurs *flux* par les *sensations internes* de températures, consistances et mouvements.

MOUVEMENTS INVOLONTAIRES EXTÉRIORISÉS

Ils correspondent au système nerveux somatique dans sa partie involontaire (système moteur extrapyramidal). Ils permettent une activité motrice de régulation et régénération, indépendante de la volonté : réflexes, équilibre postural, bâillement, éternuements, sommeil paradoxal etc.

La littérature médicale utilise l'adjectif involontaire pour les mouvements dits « anormaux ».

On appelle mouvements involontaires ou mouvements anormaux involontaires une activité motrice indépendante de la volonté, survenant à l'état de veille. […]

Pour la plupart d'entre eux, mais pas pour tous, ils résultent d'un dysfonctionnement ou d'une lésion des noyaux gris centraux. […]

Les mouvements involontaires ou mouvements anormaux correspondent à un trouble de la programmation et/ou de l'exécution du mouvement. Ils prennent en général (mais non exclusivement) leur origine dans un dysfonctionnement, une lésion ou une pathologie dégénérative dans le système des noyaux gris centraux appelé aussi « système extrapyramidal » en opposition à la voie finale commune de l'exécution volontaire du mouvement qui est le système pyramidal. Ils ont donc deux caractéristiques : ils ne sont peu ou pas contrôlés par la volonté et surviennent en l'absence de paralysie.

Collège des Enseignants de Neurologie (2012)

Bien qu'il soit souligné dans cette citation que tous les mouvements involontaires ne sont pas dus à un dysfonctionnement, dans les catégories des « mouvements involontaires », on trouve pêle-mêle : sommeil, hypertonie extrapyramidale, contracture, spasticité, chorée, dystonie, myoclonies, tremblements de repos postural, d'action ou d'intention, spasmes, mouvements anormaux paroxystiques, athétose, stéréotypie.

Les symptômes bénins qui leur sont liés réunissent : tics moteurs, myoclonus bénin néonatal du sommeil, trémulations, accès de frissons, stéréotypies, déviation tonique du regard vers le haut, conduites d'autostimulation, torticolis paroxystique bénin, dyskinésies paroxystiques kinésigéniques ou non.

À travers ces listes, on perçoit bien que la terminologie médicale parle de normalité et d'anormalité, ou troubles, selon que les mouvements ou comportements involontaires sont habituels et socialement acceptés, plutôt que selon leur innocuité ou dangerosité pour l'individu. Mais au quotidien, l'équivalence entre involontaire et maladif/dangereux est admise. Comment détricoter cet amalgame ?

En tout premier lieu, en distinguant ce qui est bénin de ce qui est malin, grave, nocif (voir chapitre 5).

Deuxièmement en faisant la part, dans une affection, entre les défaillances du corps et ses efforts pour aller mieux. Nous y reviendrons souvent.

Enfin, en mettant en relation ce qui, dans le système nerveux, est autonome avec ce qui est involontaire. Avec de l'entraînement, la main *accompagne* les *mouvements internes* autonomes, et le corps exprime les mouvements involontaires au quotidien (ou par la pratique du *katsugen undō*). La mise en correspondance, complémentarité et réciprocité des différents systèmes nerveux qui collaborent sans l'aide de notre volonté, ouvre me semble-t-il un champ de recherche sur *l'involontaire*.

En regroupant tout ce qui, dans l'activité humaine, ne dépend pas de la volonté, nous commençons ainsi à percevoir *un involontaire* qui, dans la limite de ses possibilités, veille à réguler, structurer et préserver une *normalité* intrinsèque au vivant. *L'involontaire* pourrait-il figurer notre élan de vie ? Doit-on pour autant voir un *vitalisme* à l'œuvre dans ce processus régulateur ?

LE VITALISME

Faut-il prêter au vital une intention ? Bergson lui préfère le mot intuition.

> *Si tout être vivant naît, se développe et meurt, si la vie est une évolution et si la durée est ici une réalité, n'y a-t-il pas aussi une intuition du vital, et par conséquent une métaphysique de la vie, qui prolongera la science du vivant ? Certes, la science nous donnera de mieux en mieux la physicochimie de la matière organisée ; mais la cause profonde de l'organisation, dont nous voyons bien qu'elle n'entre ni dans le cadre du pur mécanisme ni dans celui de la finalité proprement dite, qu'elle n'est ni unité pure ni multiplicité distincte, que notre entendement enfin la caractérisera toujours par de simples négations, ne l'atteindrons-nous pas en ressaisissant par la conscience l'élan de vie qui est en nous ?*

> Bergson (2012 [1907], p. 20)

Le *vitalisme* d'origine pose l'existence d'un principe vital commun à toutes les activités organiques. Depuis Darwin ce terme est tombé peu à peu en désuétude, malgré toutes les tentatives d'attribuer une intention à la nature.. Mais l'évolution de ce concept est intéressante, allant du *vitalisme animiste* vers le *vitalisme organiciste* puis vers le *vitalisme naturaliste*. Cherlonneix (2013, p. 202-203) les situe ainsi :

> *Le vitalisme organiciste considère le vivant en fonction des traits organiques qui l'opposent à la matière : la vie se caractérise par le décalage opéré par l'organisme d'avec le monde physique, synonyme de mort et de résorption élémentaire. Il n'y a de corps vivants que de corps organisés.*
>
> *Le vitalisme naturaliste refuse de poser la vie dans la distinction entre l'animé et l'inanimé remontant à Aristote et que l'on retrouve chez Lamarck.*
>
> *Ce vitalisme naturaliste se divise en deux branches en fonction d'une double tradition :*
>
> *a. une tradition allemande qui attribue la vie à la nature en lui prêtant une volonté [Schopenhauer, Nietzsche in Deleuze].*
>
> *b. une tradition française qui accorde la vie à la matière en lui donnant la sensibilité – comme chez Diderot dans le Rêve de d'Alembert : « Le prodige, c'est la vie, la sensibilité, et ce prodige n'en est plus un [...]. Tous les êtres circulent les uns dans les autres, par conséquent, tout est un flux perpétuel... » (Diderot (1769), 1935, 685 & 689). Ou encore chez Cabanis [...] : « La sensibilité est le dernier terme des phénomènes qui composent ce que nous appelons la vie... »*

L'élan de vie évoqué par Bergson renvoie dos à dos « finalisme » (qui suppose la réalisation d'un plan d'ensemble) et « déterminisme physico-chimique » (où tout serait programmé).

Si le vital relève d'une intuition, celle-ci ne peut avoir de dessein pour l'être qui l'abrite : elle l'enfermerait dans un déterminisme incompatible avec sa nature qui épouse l'évolution du vivant.

Ce qui est vital en nous semble dépendre des circonstances et potentiels en présence, conjugués à notre capacité à l'auto-détermination. Il s'inscrit

Le Corps accordé

dans une évolution faite d'adaptations constantes au milieu, et d'interactions qui permettent aux êtres vivants de « persévérer dans leur être » et coopérer entre eux dans la mesure du possible. Ceci au lieu de se plier aux lois d'un « intelligent design » qui vouerait l'évolution au créationnisme, ou d'un dieu qui prendrait les choses en main dès que notre volonté faiblit ou n'est pas concernée.

Nous verrons que *l'involontaire* demande à être approché consciemment mais « sans connaissance, sans technique et sans but » si l'on veut lui laisser toute liberté d'action. Son expression est immanente : elle épouse l'histoire physique, mentale et émotionnelle de la personne, de son vécu présent et même de la façon dont elle se projette dans l'avenir.

Nous envisagerons les capacités d'adaptation et de coopération qui maintiennent notre santé, et comment elles peuvent être approchées concrètement par l'observation de *l'involontaire* en action aux côtés de l'inconscient. Nous aborderons ici *l'involontaire* par le biais du système moteur extrapyramidal et de trois pratiques qui le sollicitent : le *mouvement régénérateur*, la technique *seitai* et le *seitai domestique*. Nous observerons leur action sur les mouvements végétatifs après avoir évoqué *l'involontaire* face au handicap, et la notion d'*accompagnement*.

Voie et voix de l'involontaire

En prenant conscience de l'activité du système moteur extrapyramidal, Haruchika Noguchi a situé *l'involontaire* au cœur des mécanismes de régénération par le mouvement. Anatomiquement, ce qui a été longtemps appelé la « voie extrapyramidale » est en fait un ensemble de faisceaux complexes dans le tronc cérébral et le long de la colonne vertébrale. Faisant le lien entre volontaire et involontaire, elle régule la posture, l'équilibre et les réflexes.

Nous avons vu combien sont bénéfiques bâillement, soupir, éternuement, ronflement et sommeil paradoxal. Les agitations et suées, frissons et tremblements, cris et hurlements, balancements et rotations ont leur pertinence. Les crampes délestent le cerveau de ses tensions, les convulsions apaisent ses « courts-circuits électriques ». Les tics mettent en mouvement l'engourdissement de la partie où ils s'exercent. La tétanie veille sur le tonus de l'organisme, et la spasmophilie l'apaise. Les impatiences des jambes procèdent au départ des mêmes processus de rééquilibrage au niveau du bassin. Les acouphènes (voir chapitre 8) cherchent à désengourdir l'oreille interne. On peut dire que, par toutes ces manifestations, notre organisme tend à aller vers un mieux, à se *normaliser* vers une température douce, une consistance élastique et des mouvements réguliers. Qu'il n'y parvienne pas toujours ne prouve pas que ces mouvements ne vont pas dans le bon sens, et encore moins qu'ils sont nuisibles.

Ces manifestations involontaires ont en commun d'être une « soupape de sécurité » et un moyen de régulation pour le physique, le mental et l'émotionnel. « Soigner *l'involontaire* » consisterait en premier à autoriser ces manifestations en leur accordant temps et crédibilité. L'organisme, redevenu sensible à ce qui est anormal ou nocif pour lui, manifeste ses besoins et guide la réponse à leur apporter. C'est l'objet même de l'*accompagnement domestique*.

Tout ceci nous questionne sur l'a priori qui présente *l'involontaire* comme un processus anarchique potentiellement dangereux. « Penser *l'involontaire* » nous permet de commencer à l'envisager comme une réponse structurée du corps qui influence de manière bénéfique le psychisme, face à des anomalies que l'organisme essaierait de rééquilibrer dans la mesure du possible. Ce qui bénéficie au corps profite à l'esprit et vice versa.

Redonner voix – et voie – à *l'involontaire*, c'est mettre entre parenthèses les stéréotypes ou conventions qui définissent une « normalité normative », afin que l'organisme puisse retrouver sa liberté et sa créativité.

FACE AU HANDICAP

Même – ou surtout – en situation de handicap, « l'écoute » de *l'involontaire* semble primordiale, mais la difficulté est immense car ces mouvements sont vécus comme parasites et invalidants, déstabilisants. Chez les personnes atteintes de la maladie de Parkinson par exemple, les dystonies sont souvent inhérentes à la prise de médicaments. Ceux-ci se substituent à la défaillance du système moteur extrapyramidal atteint par cette maladie, et permettent de garder une certaine mobilité tonique tout en retardant le raidissement du corps. Mais, en sept ans d'*accompagnement domestique*, mon amie C. ne s'est autorisée qu'une seule fois à accueillir ce mouvement que le reste du temps elle rejette ou s'efforce de réprimer. Elle m'a décrit alors un mouvement ample, fort et intense, dur à supporter sur le moment mais qui lui a laissé une bonne fatigue suivie d'un bien-être pendant plusieurs jours. De même, lorsque j'*accompagne* avec mes mains au niveau de sa tête les mollesses puis crampes chaudes engourdies et fourmillantes ou autres consistances, températures et mouvements internes, cela lui permet d'avoir les jours suivants moins de mouvements dystoniques. C'est comme si le corps, en exprimant ses *flux*, avait moins besoin de mouvements qui le délient.

Une autre difficulté s'ajoute : la personne qui a atteint un équilibre dans son handicap, aussi douloureux et inconfortable qu'il soit, se trouve sur un fil. La modification de son schéma corporel, que ce soit par la détente et l'apaisement, ou par le vieillissement et les maladies qui se surajoutent, peut lui demander de retrouver un nouvel équilibre. Une rééducation pluridisciplinaire (psychomotricité, ergothérapie, kinésithérapie…) dont le rôle est de permettre à la personne d'utiliser son corps de façon adaptée à sa nouvelle condition, est alors indiquée pour lui permettre de reprendre confiance. Ces phases de déséquilibre-rééquilibre sont souvent difficiles à supporter. Pour y faire face, l'*auto-accompagnement* (voir chapitre 11) serait sûrement un plus : sentir de l'intérieur ce nouvel équilibre est utile pour reconstruire une confiance lors de ces périodes transitoires.

L'accueil des mouvements involontaires et *semi-involontaires* offre cette possibilité : sortir de la dichotomie normalité/anormalité, équilibre/déséquilibre, qui conditionne son propre regard autant que celui des autres, que l'on soit en situation de handicap ou non. Tant que l'*involontaire* n'est pas compris dans ses efforts de régénération *homéostatique*, il y a toujours plus normal ou anormal, équilibré ou déséquilibré, que soi ou que l'autre. La meilleure manière de comprendre l'*involontaire*, c'est encore de l'*accompagner*.

QUE SIGNIFIE « ACCOMPAGNER » ?

Son sens étymologique est : « partager le pain avec ». De manière générale, dans la notion d'accompagner, il y a l'idée d'aller avec, de soutien, de coopération. La place respective des deux protagonistes va induire des attitudes différentes. L'*accompagnant* a le choix de se mettre : en avant (guider, conduire…), en arrière (pousser, au besoin manipuler…), en soutien (prendre en charge, faire à la place de…), au-dessus (se laisser porter, condescendre à…), aux côtés de (relation de soin en *seitai domestique*).

Dans chaque situation, la position de l'*accompagnant* conditionne celle de l'*accompagné*, entre souhait et demande, besoin de liberté ou d'influence, d'auto-détermination ou d'encadrement. Réciproquement, le service rendu peut se situer entre disponibilité et abus de pouvoir, laxisme et autorité, laisser-faire et interventionnisme.

Les échanges entre ces différents positionnements sont incessants. Le guide peut se placer par moments derrière celui qu'il accompagne, ou à ses côtés, le porter si nécessaire, le contenir ou le retenir. Le maître supporte parfois, pousse en avant souvent, ou se met à disposition de ses élèves. Entre deux partenaires, l'un peut prendre les commandes un jour, pousser l'autre dans ses retranchements le lendemain, ou trouver quelque réconfort à le supporter, même s'il lui en coûte. Les rôles peuvent s'inverser par périodes, à tout moment.

Marge 2 | Contenir et retenir

Contenir nous semblait plus positif que retenir
le contenu se sent fœtus dans le ventre de sa mère
le centrage opère, l'enveloppement est un support

Retenir rimait avec empêcher, supprimer l'élan
subir une peur, obéir à un ordre
le repli du geste

Puis virement de bord
le contenu s'est senti à l'étroit dans le contenant
besoin de dépasser les limites
de se décentrer pour initier un mouvement
mise en danger nécessaire pour sortir des réflexes appris

Retenir est devenu cet apprivoisement du vide par le funambule
resserrement nécessaire à une direction d'action
coupure avec le facile
une déshabituation des réflexes de comportement
assumer l'imprévu, les failles, les peurs, les rétentions

Alors le mariage eut lieu
contenir ce qui est retenu
retenir ce qui est contenu
resituer le contexte pour le maîtriser

naviguer à vue sur les flots incertains
pour les déjouer

Naturellement le divorce ne put être évité
trop c'est trop de fusion
de redondance de précautions
d'attente
besoin d'aller au fond des vagues pour resurgir
de défaire pour laisser faire

Une négociation a pris place
pour décider ce qu'on fait de ce qui ne dépend pas de soi
et s'offrir le choix de contenir ou retenir
de déborder ou laisser aller
à gogo, à volonté, en spontanéité
selon l'humeur, selon le passé
rien ne se rejoue de la même manière
chaque geste, chaque attitude étant avalés
instantanément par le vécu
dévorés, lentement digérés, les excréments rejetés
la vie assimilant l'essentiel, le nutritif
le parfum de l'acte
sa danse

www.leti.lt/wordpress/danserecherche-ContenirEtRetenir/

La problématique de *l'accompagnement* est au cœur de la notion de soin.

L'*accompagnant domestique* est ainsi quelquefois amené à indiquer une direction, faire des suggestions, soutenir. L'*accompagné* de son côté peut solliciter de l'aide, des indications, un retour critique et discernant. Tout ceci se réajuste au fur et à mesure du soin, dans le cadre d'une relation sociale et d'un contrat éthique.

Mais, à l'intérieur de ce cadre, lorsque les mains entrent en contact avec les *sensations internes* perçues, *l'accompagnement* doit être clairement non interventionniste. La main n'est pas « devant » la sensation, ni « derrière », ni « sous », ni « sur », ni même « à ses côtés » : elle « devient » sensation.

C'est aux fruits que l'on juge l'arbre. Lorsque *l'accompagnement* (autonome ou avec l'aide d'un tiers) n'est pas interventionniste, ne remonte spontanément à la surface « que » ce que l'organisme est capable de gérer. C'est en cherchant à diriger, rectifier, équilibrer la spontanéité de *l'involontaire* au lieu de s'en inspirer, qu'on peut éventuellement bousculer l'organisme en entamant sa liberté. L'incitation à déterrer ce qui est enfoui, à défaire les nœuds ou libérer un blocage alors que l'organisme n'est pas prêt, ou encore à désactiver les signaux de danger, peut poser problème. Le travail de l'organisme ne progresse que lentement en profondeur.

ACCOMPAGNER L'INVOLONTAIRE

L'approche la plus simple et directe de *l'involontaire* est celle du *katsugen undō* (*mouvement régénérateur*). Tout est là pour apprendre à l'observer à l'œuvre, et comment *l'accompagner*.

Le *seitai sōhō* approche aussi l'involontaire, mais à partir d'une technique savante. Bien qu'expert, Tsuda n'y faisait que de simples allusions pour que ses élèves ne puissent imiter ce qui ne devrait jamais l'être.

Je situe entre ces deux approches le *katsugen sōhō* qui, avec le *reboutage*, m'a permis de développer la notion de *soin domestique*, et avec elle le *yukidō*. Voyons chacune de ces trois approches et leur problématique.

La pratique du katsugen undō

«Il s'agit de suspendre la volonté temporairement, en toute conscience, sans artifice ni provocation, pour éveiller le système involontaire et laisser le mouvement régénérateur s'extérioriser. » Après avoir décrit en ces termes en quoi consiste le *katsugen undō* (*mouvement régénérateur*), Itsuo Tsuda ajoutait, lors de ses stages, qu'il n'y a rien de plus « simple » ni de plus difficile à mettre en pratique.

Le mouvement *semi-involontaire* est facile à laisser faire, c'est notre quotidien : bâillements, éternuements etc. Pourquoi sa pratique poserait-elle problème ? Selon qu'il reste intériorisé ou non, le *ressenti* est différent. La frontière entre volontaire et involontaire n'est pas étanche, le doute s'installe.

Certains pratiquants ont des mouvements tellement lents et discrets qu'ils se demandent si cela correspond au besoin du corps, ou si le mouvement ne s'extériorise pas pleinement. D'autres gesticulent tellement qu'ils pensent en rajouter un peu, sans pouvoir en être sûrs. Revenir aux sensations est difficile lorsque émotions et imagination prennent le pas.

Problématiser cette pratique va nous permettre de situer le *katsugen undō* et d'en définir les contours, à travers huit questionnements.

1) Y A-T-IL UNE CONTRADICTION INTERNE ?

N'y aurait-il pas contradiction entre un mouvement semi-involontaire et le fait de vouloir le pratiquer ? En premier lieu, pourquoi en faire une pratique ?

Au quotidien, la palette des mouvements involontaires et *semi-involontaires* ne se limite pas à notre lot de bâillements, éternuements, sommeil paradoxal etc. Ni d'ailleurs à tousser, trembler, tressauter, cligner des paupières, roter, péter, etc. dont je n'ai pas parlé, mais dont tout le monde mesure l'importance.

Le *mouvement involontaire* en vient à se déclencher malgré nous lorsque nos besoins sont tellement intenses qu'ils franchissent la barrière de l'autocensure. Crampes, tétanie et spasmophilie en sont des manifestations assez courantes. Comment laisser libre cours au mouvement *semi-involontaire*, de manière à ce que l'involontaire n'ait pas besoin d'entrer en action « malgré nous » ?

Il faut un espace et un temps privilégiés pour laisser le *mouvement régénérateur* se déployer pleinement, en confiance, sans se sentir observé ni courir le risque de se retrouver aux urgences.

> *Le katsugen undō ne se conforme pas pour autant aux désirs de l'inducteur, mais se manifeste selon l'état du corps. Pour cent personnes, cent mouvements involontaires différents. Cela varie aussi d'un jour à l'autre pour une même personne.*
>
> Noguchi Haruchika (n.d.-a)

Dans les séances qu'animait Tsuda, on pouvait voir toutes sortes de mouvements, des plus excentriques aux plus discrets. Certaines personnes se roulaient par terre, d'autres tournaient comme des girouettes, bâillaient, tremblaient, rotaient, avaient des spasmes, pleuraient ou riaient parfois. D'autres restaient assises ou allongées sans qu'on ne les voie bouger, ou de façon quasiment imperceptible. L'ampleur physique du mouvement ne préjuge

3 | L'INVOLONTAIRE

en rien de sa profondeur ni de son effet – de même que ronfler bruyamment ne signifie pas que l'on dort profondément. Les répercussions psychiques sont significatives : en se resensibilisant, l'organisme tient compte du psychisme autant que du physique, et chacun passe par des étapes de réajustement.

2) Y A-T-IL DES CONTRE-INDICATIONS À LA PRATIQUE DU « MOUVEMENT RÉGÉNÉRATEUR » ?

> *Préconisé par Me Haruchika Noguchi,* [le mouvement régénérateur] *peut être pratiqué par n'importe qui, exception faite des moribonds et des femmes pendant quelques jours après l'accouchement, période durant laquelle leur bassin se referme.*

Tsuda (1973, p. 15)

La seule autre contre-indication donnée par Noguchi comme par Tsuda est celle d'avoir subi une greffe d'organe qui implique la prise de médicaments antirejet. Une pratique assidue risquerait de favoriser le rejet, nous a-t-il été expliqué. Je ne connais pas le ou les cas à l'origine de cette recommandation, ni le contexte ni les enjeux, mais elle existe.

Quel que soit ce qui justifie cette précaution, elle marque de façon critique la différence entre *l'involontaire* et sa pratique. Le mouvement involontaire est généralement fiable, mais ce que l'on en fait ne l'est pas forcément.

Gageons qu'une personne qui est sous médicaments antirejet n'irait pas spontanément vers une pratique intensive du *mouvement régénérateur* ; ou que tel mouvement ne se déclencherait pas s'il pouvait être dangereux pour sa santé et sa vie. Ce serait un comble pour ce qui est supposé être « régénérateur » !

Je crois que l'obligation de vigilance vise plus les meneurs d'un groupe. Il faut compter avec les velléités des pratiquants, qui peuvent être enthousiastes et poussent « un peu » *l'involontaire*, pour eux-mêmes ou pour leur partenaire. Il y a aussi les convaincus que le *mouvement régénérateur* peut « tout réparer ». Le meneur des séances doit en tenir compte, il est moralement responsable.

Être « sous drogues » dures n'est pas en soi une contre-indication à cette pratique. Simplement, la séance devrait avoir lieu en aparté et non dans un groupe : les mouvements, souvent très démonstratifs, peuvent effrayer les autres participants.

Mener une séance de *mouvement régénérateur*, « diriger » un groupe paraît d'abord très simple au novice, mais plus il endosse ce rôle, plus il en saisit la difficulté. Le *non-faire* ne dédouane pas du devoir de vigilance et de discernement envers soi-même comme envers les autres. Cela demande de l'expérience, une vision d'ensemble et à long terme, pour concevoir ce qui caractérise cette pratique et dépasser les difficultés de sa mise en œuvre.

3) QUELLES SONT LES CARACTÉRISTIQUES DU « MOUVEMENT RÉGÉNÉRATEUR » ?

On peut discerner de nombreuses particularités à la pratique du mouvement semi-involontaire. Tsuda les soulignait.

Il n'y a ni perte ni modification de la conscience – pas plus que lorsqu'on bâille, éternue ou soupire… Les forces ne sont pas décuplées et la sensibilité reste éveillée.

Ce mouvement extériorisé commence et finit spontanément. Il peut être suspendu ou arrêté volontairement, sans difficulté.

Il est empêché par la volonté de le produire, il se modifie à la moindre velléité et s'arrête à la moindre intrusion : celle de l'accompagnant ou de l'environnement. Il se pratique « sans connaissance, sans technique et sans but ».

Il peut être induit par la détente, des étirements ou des exercices préparatoires – ou par le mouvement régénérateur d'une autre personne, à la manière du bâillement communicatif.

Quelles que soient son amplitude et sa vitesse, et même si la respiration s'accentue, le pouls n'accélère pas ou très peu. Pas d'essoufflement ni de vertige, pas de nausée ni de refroidissement interne, ni pendant ni après la pratique. La pratique éveille l'attention aux sensations, évitant l'ennui.

Les yeux fermés ont parfois en prémisse de très légères et rapides pulsations avant-arrière, ou des va et vient droite-gauche, impossibles à imiter, dont la personne ne se rend généralement pas compte.

Les mouvements, aussi inattendus soient-ils, se situent d'eux-mêmes dans l'espace et le temps disponibles, sans que la volonté n'intervienne. Même dans un espace exigu, personne ne se cogne. On ne regarde pas sa montre, mais les séances se terminent dans les temps prévus.

Des émotions peuvent refaire surface, ainsi que les souvenirs : mais c'est le côté physique de l'émotion qui se manifeste et elle en est apaisée. La personne évite du même coup d'entrer dans ce que les psychologues appellent le psychodrame : la pratique du mouvement régénérateur n'est pas le lieu pour cela.

La personne se sent paisible au fond, même si extérieurement elle peut donner l'impression de s'agiter ou souffrir.

Enfin, après que le mouvement régénérateur s'est extériorisé, il a accompli un certain « travail » en soi et la sensation est celle de bien-être et de fraîcheur.

Itsuo Tsuda a dû lutter constamment contre les tentatives de récupération d'une chose aussi simple que cette pratique. De même, Haruchika Noguchi, dans un effort de laïcisation, dénonçait le détournement du *seitai* vers une forme de chamanisme ou d'auto-hypnose. Au Japon existent maintenant des sectes *seitai* qui « trafiquent avec les esprits… », nous expliquait Tsuda.

En Occident, le cri primal, la bio-énergie et le rebirth, dont on parlait beaucoup pendant les années 1960-70, ont en commun de provoquer des mouvements involontaires par le biais de la respiration hyperventilée ou de la déstabilisation émotionnelle. La transe rituelle, par les vibrations sonores et rythmées ou par les suggestions envoyées à l'inconscient, induit des visions et des mécanismes involontaires en les exacerbant. Mais Tsuda disait de ces pratiques qu'elles pouvaient secouer l'organisme durablement.

De son côté, le *seitai* a cherché comment préparer l'organisme à l'expression de son involontaire, sans interférer avec lui, par certains exercices qui le sollicitent.

4) LES EXERCICES DE PRÉPARATION ONT-ILS UNE UTILITÉ ?

> *Quelquefois on formait une seconde chaîne en se communiquant par les mains, c'est à dire en appliquant le pouce entre le pouce et le doigt indicateur de son voisin : alors on pressait le pouce qu'on tenait ainsi ; l'impression reçue à la gauche se rendait par la droite et circulait à la ronde. Un <u>forte</u> <u>piano</u> était placé dans un coin de la salle, on y jouait différen[t]s airs sur des mouvements variés.*

Rostan (1825, p. 462-463)

Cette description de la pratique de Mesmer fait penser à la « chaîne d'activation », un exercice de préparation du *katsugen undō* enseigné par Noguchi et Tsuda.

Il est bien difficile de savoir si Matsumoto, Kuwata, Matsubara et Ishii (voir plus bas « Sources et confluences du seitai ») ont eux aussi élaboré des exercices de préparation pour laisser s'exprimer les mouvements involontaires et semi-involontaires, et si Noguchi s'en est inspiré. Probablement leur a-t-il donné leur forme actuelle (Noguchi Haruchika 1984, p. 84-90).

À Gstaad, en Suisse, eut lieu fin 1971 un des premiers stages qu'Itsuo Tsuda ait donné en Europe. C'était l'occasion pour lui de présenter cette pratique de A à Z. Nous étions tous débutants, et les questions allaient bon train.

L'accent était mis sur le fait que, une fois familier avec le *mouvement régénérateur*, chacun est à même de le pratiquer chez soi en toute autonomie : seul ou en petit groupe d'amis, de manière intermittente ou régulière, avec ou sans exercices préparatoires. Cela dépend du tempérament, du mode de vie, et de l'investissement de chaque individu par rapport au *seitai*.

Pour Tsuda, ces exercices, bien que scrupuleusement pratiqués au dojo et en stage, n'étaient nullement indispensables. Il les a fait peu évoluer au fil des ans. On peut réaliser toute la série ou seulement une partie, ce n'est pas leur nombre qui compte mais leur pertinence dans tel ou tel contexte.

Cette phase préparatoire est un temps bienvenu dans un groupe nombreux car elle favorise une certaine *fusion de sensibilité* entre tous les participants. Les exercices visent à détendre le plexus solaire, apaiser « le mental », et globalement, à sensibiliser le système moteur extrapyramidal (Tsuda 2014 posthume, p. 74-78).

Pourtant, le bénéfice de cette préparation demande des explications, pour une multitude de raisons.

La première concerne la *fusion de sensibilité* elle-même, développée par la pratique en groupe et qui normalement apporte un plus à chacun. Tsuda en parlait favorablement. Mais certains pratiquants ne se sentent libres que seuls.

Les mouvements préparatoires reproduits par tous simultanément paraissent simples mais sont complexes et difficiles à réaliser dans la spontanéité du geste.

Le cercle formé pendant la « chaîne d'activation » où chacun prend dans sa main droite le poignet gauche de l'autre pour « faire circuler » le *ki*, ou bien les mains placées comme en prière pour « approfondir la respiration », sont en Occident des gestes porteurs de connotations religieuses qui peuvent aujourd'hui induire une certaine confusion, or le *seitai* est profondément laïc.

Certaines explications données à ces exercices peuvent faire naître des peurs. Mettre en tension le bulbe rachidien est simple et anodin, mais les mots parfois alarment. Enseigner comment arrêter au besoin le *mouvement régénérateur* lui prête pour certains une dangerosité potentielle, en fait inexistante. Personne n'a jamais souffert d'interrompre un bâillement ni de retenir un éternuement. Si l'on sent parfois venir le *mouvement régénérateur* en pleine rue ou en traversant la route, l'extériorisation peut attendre un lieu et un temps plus propices.

Enfin, la notion de « déclenchement » peut induire en erreur. Le débutant est parfois amené à croire que le *mouvement régénérateur* dépend d'un exercice préparatoire. Or ce dernier ne fait que sensibiliser le corps à un mouvement interne qui a lieu indépendamment de toute pratique. La nature *semi-involontaire* de son extériorisation explique pourquoi le *mouvement régénérateur* n'est pas automatique comme le sont les réflexes et les mouvements végétatifs. Il requiert un minimum de conditions pour s'extérioriser en toute liberté et agir en nous.

Ces exercices ont subi avec le temps des modifications indues, en dépit de – ou peut-être à cause de – l'attention de chacun à les reproduire fidèlement jusqu'à aujourd'hui. Le but est alors manqué si pour tel exercice on va trop vite (avec « l'enroulement de la colonne vertébrale »), si pour tel autre on soulève trop le bassin (ce qui ne permet pas de stimuler L3 pendant la « torsion arrière »), ou bien si l'on ne polarise pas correctement et au bon rythme la tension vers le bulbe rachidien (pour le « déclenchement »). Le corps n'est pas mis en tension ni relâché efficacement.

La répétition mécanique des mouvements préparatoires enlève peu à peu tout plaisir à la pratique. Elle conditionne le corps à devenir dépendant de ces exercices pour « laisser faire » le mouvement involontaire et semi-involontaire. La contradiction est évidente.

Nous verrons avec l'*éveil des sensations* et *des muscles* (chapitre 11) que l'on peut envisager une préparation qui utilise les mouvements spontanés, proches du *semi-involontaire*.

Exercice préparatoire ou pas, il est essentiel de ne pas vouloir diriger *l'involontaire*. Toute manipulation du système moteur extrapyramidal sous la pression de la volonté, d'hyperstimulations ou d'émotions exacerbées s'apparente à « ouvrir une huître à coups de marteau », nous disait Tsuda.

Il faut savoir attendre, dans une séance, que le *mouvement régénérateur* se déclenche par le simple besoin instinctif du corps et sa *resensibilisation*. Mais une fois qu'il s'extériorise spontanément, tout est-il résolu ?

5) COMMENT DISTINGUER L'AUTHENTIQUE DU SIMULÉ ?

La question de la simulation du mouvement régénérateur ne se posait probablement pas du temps de Matsumoto, Kuwata ou Ishii : les forces spirituelles de la Nature étaient convoquées pour expliquer les bienfaits du *katsugen undō* (voir « Sources et confluences du seitai »). Mais, pour Noguchi, les connaissances des interactions continuelles entre système moteur volontaire (pyramidal) et involontaire (extrapyramidal), ainsi que les avancées sur le psychisme et l'inconscient, ont dû ouvrir la problématique concernant le *katsugen*.

La simulation était évoquée par Tsuda lors du stage à Saanen en 1971. On ne peut évoquer la place du mental sans se poser la question de l'authentique et du simulé. En pratique, distinguer l'un de l'autre est fondamental et parfois difficile. Aussi Tsuda nous donnait-il des repères.

Imités, un bâillement ou un éternuement ne produisent aucun effet. La simulation est ici facile à percevoir. Mais celui qui pratique le *mouvement régénérateur* ne sait pas toujours discerner s'il simule ou pas.

Ce n'est pas parce que des mouvements désordonnés ou impromptus se manifestent qu'ils appartiennent forcément à *l'involontaire*. Improviser une sorte de danse aléatoire ou de défoulement où l'on s'agite dans tous les sens n'a rien à voir avec le *mouvement régénérateur* (Emonet 2007, p. 51-52). Filmer une séance la rend automatiquement artificielle et ne fait que révéler l'incompréhension des auteurs : comme nous l'avons vu plus haut, *l'involontaire* a besoin d'intimité pour se sentir libre.

Ce qui donne envie de simuler est probablement complexe. En dehors d'une visée prosélyte et commerciale, on peut concevoir trois raisons principales, soulignées par Tsuda :

a) Ne « rien faire » inquiète. Il n'est pas facile de lâcher prise à la volonté du « faire », même au sein d'un groupe de personnes qui se connaissent bien et s'apprécient sans se juger.

b) On peut aussi être interpellé quand le mouvement ne s'extériorise pas assez à son goût ou selon ses exigences propres.

c) La troisième raison dépend du rapport que l'on entretient avec une douleur lorsque celle-ci est déjà présente au moment de la pratique.

Pour ma part, avoir eu mal au dos par intermittence m'a beaucoup appris : j'ai pu constater que le *mouvement régénérateur* provoquait en moi un mal-être chaque fois que j'essayais de le pratiquer quand je souffrais. En observant de plus près, j'ai réalisé que mes mouvements étaient dirigés par le désir de faire évoluer ou cesser la douleur : ils étaient biaisés par rapport aux besoins du corps de se réajuster. Cela signale un forçage du « faire » dans un but de soulagement.

Une simulation qui s'ignore ennuie et fatigue : elle demande de forcer là où a priori il n'y a nul besoin. Le forçage en sourdine peut donner, selon les cas : une nausée légère mais tenace, des vertiges, le cœur bat plus fort lorsque le mouvement s'accélère, le corps devient atone quand il s'immobilise, il se refroidit. Le pratiquant en arrive à se sentir « vidé » mais heureux grâce à la complaisance que la simulation et le forçage appellent comme antidote à l'ennui.

Le défoulement, qui est une autre forme de simulation du *katsugen undō*, utilise l'excitation nerveuse pour se manifester. On en sort éreinté bien que détendu.

Ce constat nous amène à la question d'un environnement propice. Nous avons déjà vu les conditions d'intimité et de sentiment de sécurité nécessaires à cette pratique pour qu'elle prenne place. Y aurait-il des ingrédients à ajouter pour la faciliter ?

6) UN FOND SONORE EST-IL SOUHAITABLE ?

Un fond de musique classique occidentale était omniprésent au dojo pendant le *katsugen undō* mené par Noguchi, puis par son fils Roy.

La musique était choisie en fonction des personnes présentes et de l'atmosphère générale. Les pratiquants disaient qu'elle les aidait à se déconnecter de l'extérieur et de leurs soucis. Cette musique n'était pas reliée à leur quotidien, comme elle le serait pour nous, chargée de souvenirs et de représentations.

Agathe Chenaux-Répond (communication personnelle)

Avec Tsuda, les pratiques se faisaient sans support musical et cela a été maintenu par ses élèves, a contrario de l'usage mis en place au Japon. Pour la danseuse que je suis, je n'aurais jamais pu découvrir le *mouvement régénérateur* en présence d'une ambiance sonore, fût-elle bien choisie. Le rythme et la mélodie ont un tel impact sur moi que mon mouvement (volontaire ou involontaire) en est immédiatement affecté. Le silence du dojo de Tsuda « respirait » et nous laissait libres de l'écouter ou non. Il était peuplé des mille bruits de la vie, celle qui filtrait de l'extérieur, et celle de nos corps recueillis dans l'espace et le temps. Ce silence habité forme un cocon, une sorte de densité où le corps et l'esprit peuvent se retrouver sereinement.

7) LA PRATIQUE EN GROUPE APPORTE-T-ELLE QUELQUE CHOSE ?

Le fait d'être nombreux sensibilise chacun à ses besoins et certains d'entre nous témoignent que leur *mouvement régénérateur* a été parfois « plus loin » dans le lâcher-prise, ou s'en est trouvé amplifié en quantité et qualité. Pour d'autres, c'est le contraire : le groupe les gêne.

Certains éprouvent de la réticence à pratiquer avec telle ou telle personne. La question de la sympathie ou l'antipathie était parfois évoquée par Tsuda comme par Noguchi, qui parlaient d'incompatibilité entre deux *ki*, pouvant être contournée en changeant de rôle entre *shite* et *dai* (accompagnant et accompagné). Mais l'un comme l'autre soulignaient que le *yuki* permet de franchir les barrières, à nous de les enjamber.

L'« accompagnement » par le toucher du *mouvement régénérateur* s'apprend, et nous enseigne. Itsuo Tsuda nous invitait à observer les sensations perçues dans nos mains, alors qu'elles sont proches ou posées sur le dos du partenaire. Il en citait quelques-unes : chaud, froid, tension, picotements, aspiration. Accompagner consistait à « aller avec » les mouvements extériorisés du partenaire, en évitant tout dirigisme.

Il s'agit d'une simple mise en présence des mains qui « font » le *yuki*, en affleurant ou en restant à petite distance. Sans être passives, elles ne sont pas pour autant actives : elles s'adaptent au mouvement et à la position de la personne. Il est recommandé avant toute chose de ne pas déranger l'expression involontaire qui a lieu ou peut avoir lieu. Il faut beaucoup d'expérience pour que la position et le mouvement ou l'immobilité des mains soient spontanés, en accord avec *l'involontaire*, et ainsi ne perturbent pas le *katsugen undō*, ce « mouvement qui régénère la vie à sa source ».

Pour en avoir fait maintes fois l'expérience, il est impossible d'*accompagner* quelqu'un qui s'agite en croyant faire le *mouvement régénérateur*. La personne n'est pas à l'écoute d'elle-même et ne perçoit pas le *yuki* du partenaire. Ce dernier est obligé de garder les yeux ouverts : ses mains risqueraient de heurter la personne dont les mouvements partent dans tous les sens.

De même, le *mouvement régénérateur* ne peut advenir lorsqu'on est mal *accompagné*. Si les mains posées sur le dos ne restent pas en place, cherchent à aider, poussent ou sont au contraire trop distantes, elles empêchent son extériorisation. Le *ki do ma* (voir chapitre 7) n'est pas seulement une composante du *seitai sōhō*, il est aussi indispensable au *katsugen undō*.

Par contraste, une pratique « ajustée » donne une sensation d'intensité et de liberté où l'observation est alerte. Cela fait du bien, régule l'organisme en profondeur. C'est un vrai « retour aux sources », avec cette impression d'avoir été en contact profond avec soi-même.

Le détournement du mouvement régénérateur qu'est la simulation sous toutes ses formes n'est pas sans incidence sur les autres participants, qui peuvent se sentir agacés par certains gestes et bruits sans forcément en percevoir la cause. Tsuda nous faisait remarquer qu'un mouvement régénérateur non simulé, aussi ample, rapide ou bruyant soit-il, ne gêne personne dans le groupe, et même aide certains à déclencher ensuite leur propre mouvement. Ceci a contrario d'un mouvement simulé qui, par les sons ou les gestes produits, perturbe l'atmosphère.

Face à ce problème, Tsuda avait une recette infaillible : il accompagnait le dos du pratiquant, et immédiatement tout redevenait sobre et simple, la simulation cessait.

De manière générale, Tsuda avait l'œil pour discerner les amalgames, forçages, dérives… et toujours ses remarques nous faisaient revenir à une position plus neutre, consciente et sensible. La main reflète nos velléités, et celui ou celle à qui elles sont destinées les perçoit souvent mieux que leur auteur. Aussi est-il instructif pour les deux protagonistes de comparer leurs vécus et, dans un groupe, d'avancer ensemble (voir chapitres 7 et 11). La qualité de la pratique en dépend.

Dans ce paysage des mouvements involontaires et *semi-involontaires*, où situer la transe ? Elle pourrait faire penser au *mouvement régénérateur*, mais elle « provoque » volontairement des mouvements involontaires par le biais de rituels élaborés. La personne perd conscience de ce qu'elle fait, sa psyché l'emmène loin de son corps qui s'insensibilise en même temps que ses forces sont décuplées. Aussi doit-elle être protégée, guidée par un maître de cérémonie et entourée de l'assistance (de Rosny 1997). Ces différences ne font pas de la transe une simulation pour autant.

J'ai assisté à des scènes au Maharashtra, en Inde, où les animatrices du *Collectif des pauvres de la montagne* (GDS) voulaient prouver aux femmes de la campagne que leur transe était un phénomène simulé, ce qui la dévalorisait à leurs yeux. Elles espéraient de cette façon démystifier ce qu'elles pensaient être une mascarade et lui soustraire son prétendu impact magique. Elles s'asseyaient au sol, laissaient faire *l'involontaire*, consciemment, et en déduisaient qu'elles simulaient la transe. En réalité, elles étaient en train de faire le *mouvement régénérateur* sans s'en rendre compte !

La technique du seitai sōhō

Le fait qu'il y ait des gens qui puissent guérir les maladies a parfois des effets [de dépendance] *contraires à ce qui est recherché, et j'ai souvent envisagé qu'il vaudrait mieux arrêter dans un proche avenir de donner* [des soins de seitai] *sōhō. Mais, bien que je me le sois dit et redit, pour être honnête, je trouve intéressant de faire du sōhō – certainement plus que de perdre aux échecs ! Nous savons que l'amélioration de l'état de santé est directement obtenue par le katsugen sōhō, mais cela me laisse un peu sur ma faim. C'est pour cela que j'ai commencé – de façon bien inutile vous devez me croire – l'étude du taiheki, polarisations du corps. En vérité, vous n'avez pas besoin de connaître ce genre de chose. Tout ce que vous avez besoin de faire est de placer vos mains sur le corps de l'autre, laisser vos mains bouger comme elles le veulent et faire le sōhō de cette manière, et l'autre ira mieux.*[35]

Noguchi Haruchika (1986, p. 52)

Dans cet extrait de "Colds and their Benefits", Noguchi décrit ce va et vient constant, cette friction récurrente entre technique et non technique dans sa vie de praticien du *seitai* face à *l'involontaire* et l'inconscient. Mais c'est dans "Order, Spontaneity and the Body" qu'il expose le plus en détail ce qui fait à ses yeux la valeur d'un soin *seitai* :

Que le soin seitai soit adroit ou non ne dépend pas de la façon dont il est fait. Il dépend de la manière dont le ki est sollicité, ou encore, si le ki de la personne que vous traitez peut être mobilisé ou non. Lorsque quelqu'un pratique le seitai, aussi intense que puisse être sa façon de faire le yuki, aussi spectaculaire que soit sa manière de pratiquer le katsugen sōhō (traitement seitai donné au moyen du katsugen undō), on ne peut considérer, au vu de ces seuls faits, que la personne a donné un soin seitai habile. L'important est de mobiliser directement le ki de la personne que vous traitez. Les gens qui ont appris à faire le yuki le font avec beaucoup de concentration. S'ils laissaient un peu de côté leur concentration, et appréhendaient les sensations de cette personne en arrivant à solliciter son ki, sa vitalité augmenterait plus facilement, du seul résultat de leurs mains sur elle, sans que ce soit spectaculaire. Il n'y a ainsi pas besoin de techniques compliquées comme faire des pressions sur la colonne vertébrale pour la corriger. Alors, prenez un peu de recul : ce qui est important est de percevoir la sensibilité de l'autre.[36]

Noguchi Haruchika (1984, p. 61-62)

{35} *The existence of people who can cure illnesses sometimes has effects opposite to those intended, and I have often thought it would be a good thing to stop giving sōhō in the near future ; but though I've said to myself time and time again, "I'm going to stop doing sōhō, " it is, to be honest, interesting to do it – it's certainly better than losing a game of chess! We know that recovery is straightforward if katsugen sōhō is done, but I find it a little unsatisfying. That is why I began – quite unnecessarily as you must see – the study of taiheki, of bodily tendency. Truly, you do not need to know about this kind of thing. All you need do is place your hands on the other's body, let your hands move as they will and do sōhō in this way, and the other will recover. All you need to do is to place your hands on the other's body, let your hands move as they will and do sōhō in this way, and the other will recover.*

{36} *Whether seitai guidance is skillful or not does not depend upon the manner in which it is done. It depends on the way ki is summoned up, that is to say, whether or not the ki of the person you are treating can be summoned up. However intensively someone may do yuki, however spectacularly he may practice katsugen sōhō (seitai treatment given by means of katsugen undō), we cannot regard him, on this account alone, as providing skillful seitai guidance. The important point is to summon up the ki of the person you are treating straight away. People who have learnt to do yuki do it with great*

La technique sophistiquée du *seitai sōhō* s'est construite à partir d'influences diverses, d'observations minutieuses et d'expérimentations les plus larges possibles. L'apogée de son élaboration eut pour cadre la Dainippon Rengo Chiryoshikai (Association des praticiens médicaux de la Coalition du Plus Grand Japon), fondée en février 1940 et dont Noguchi fut le jeune directeur. Cette expérience, à ma connaissance unique dans l'histoire du « soin par les mains », prit place au cœur d'un échange et d'une confrontation de savoirs entre les plus grands « praticiens à mains nues » du moment au Japon (voir « Sources et confluences du seitai »).

Noguchi a synthétisé et développé cet acquis tout au long de sa carrière. Il ne prenait rien pour vrai qu'il n'ait vérifié cent fois. Les recueils des transcriptions de ses cours témoignent de cette complexité : une vision globale de l'organisme et de ses cycles, celle des tendances posturales et de leur relation avec des structures interdépendantes et des comportements réactifs où chaque détail peut faire bouger l'ensemble (Noguchi Haruchika 1984, 1986, 1991).

Le *seitai sōhō* se base sur 1) la suggestion, 2) les *taiheki* et 3) les *taisō*.

1) LA SUGGESTION

Élément central, l'art de la suggestion est envisagé par Noguchi comme une connaissance approfondie de la relation au corps et au psychisme, à travers *l'involontaire* et l'inconscient, influencée par le bouddhisme zen :

> *Noguchi* […] *utilisait la littérature chinoise du zen rinzai comme outil d'enseignement du seitai. Il avait un attrait pour les éléments de surprise qui détournaient l'esprit des idées préconçues. Comme Shakespeare, il savait que « lorsque l'esprit est libre, le corps est délicat », voulant dire, sensitif et flexible. Il avait le talent de libérer les gens de leurs problèmes mentaux de manière à ce qu'il puisse traiter avec succès le trouble physique.*

> Fromm 2005

La vie domestique est, en *seitai,* au cœur des réflexions sur la suggestion. Haruchika Noguchi tenait compte du quotidien de ceux qui venaient le voir

---

concentration. If they would let part of that concentration lapse, grasp the feelings of the person they are treating, and succeed in summoning up the other's ki, the other's vitality would come forth more readily simply as a result of the hands' being laid on him, even though it does not look spectacular, and without the use of such complicated techniques as pressing the spine to correct it. So step back a little : the important thing is to perceive the other's sensitivities.

pour un soin, de leurs préoccupations et de leurs idéaux. Il était particulièrement attentif aux relations entre les membres d'une même famille ou avec leur entourage proche. "Scolding and praising" (Noguchi Haruchika 1991) scrute avec beaucoup d'attention (et d'humour) les jeux de pouvoir entre adultes et enfants, expliquant comment redynamiser ou apaiser la vie relationnelle quand elle est insatisfaisante.

Vers la fin de sa vie, deux ou trois minutes seulement de *seitai sōhō* et quelques phrases lui étaient nécessaires pour insuffler la suggestion rendant capable la personne d'accomplir par elle-même le travail interne de réajustement par rapport à sa santé et à sa vie.

2) LES TAIHEKI

J'ai réalisé que le katsugen undō démontrait comment chaque personne utilise son corps. Aussi est-il possible, à travers cette pratique, de diagnostiquer les tendances posturales et d'observer de quelle façon le corps a perdu la santé.

Noguchi Haruchika (n.d.-a)

Noguchi observait chez telle ou telle personne où était bloquée sa vitalité, si son énergie était déviée ou se déversait sans retenue. De cette observation minutieuse sont nés les *taiheki* (prononcer [tayeki]), ou « polarisations de l'énergie ». Élément technique essentiel du *seitai sōhō*, le système des *taiheki* permet de décoder dans quel sens le corps a tendance à se positionner, se mouvoir et agir (Tsuda 1973, p. 71-107). Il offre une grille de lecture à l'expert *seitai* pour savoir comment régulariser le circuit de l'énergie vitale lorsque celui-ci est perturbé.

Parmi la centaine de *taiheki* qu'il a répertoriés, Noguchi a déterminé douze types principaux, dont dix sont reliés au positionnement des cinq vertèbres lombaires, et deux au degré de sensibilité :

- ▶ cérébral (1-actif ou 2-passif, mouvement vertical)
- ▶ digestif (3-actif ou 4-passif, mouvement latéral)
- ▶ pulmonaire (5-actif ou 6-passif, mouvement avant-arrière)
- ▶ urinaire (7-actif ou 8-passif, mouvement de torsion)
- ▶ bassin (9-actif ou 10-passif, mouvement fermé-ouvert)
- ▶ hypersensible (11)
- ▶ apathique (12)

Les tendances posturales respectives peuvent être vérifiées sur un stabilographe, balance spéciale qui mesure le poids réparti sur trois points de chaque pied (racine du gros orteil, racine du petit orteil, talon) lors de mouvements simples comme de tourner à droite ou à gauche, se baisser, s'accroupir etc. Il est rare que quelqu'un appartienne à un seul type de *taiheki*, ce qui rend extrêmement complexe la lecture des manifestations « anormales » pour telle ou telle personne.

3) LES TAISŌ

Les *taiheki* ont servi de base aux *taisō*, exercices conçus pour que chacun puisse rééquilibrer ses tendances posturales. Mais Noguchi disait aussi qu'il faudrait autant de *taisō* que d'individus. Les *taisō involontaires* d'un enfant qui régule ses tensions pendant son sommeil, ou d'une personne qui pratique le *mouvement régénérateur*, ou encore les étirements spontanés que chacun fait le matin étaient pour lui une source constante d'enseignement (Noguchi Haruchika 1984, p. 25-26).

Les *taisō spontanés* que nous avons pu observer lors de la pratique de l'*éveil des sensations* (voir chapitre 11) vont dans le sens de *l'involontaire* observé par Noguchi. Concrètement, on « laisse venir » le *taisō*, dont on ne sait pas à l'avance comment il va se déployer, plutôt que de reproduire un modèle. On se met à disposition des tensions internes, torsions et étirements, relâchements… qui sollicitent spontanément les chaînes musculaires. Le résultat est inattendu, conduit par une logique interne précise. Il est différent à chaque instant : le mouvement se déroule et se suspend au fur et à mesure des besoins exprimés par les *sensations internes*. Il s'arrête lorsqu'il a accompli son travail de réajustement des intensités dans le corps.

La non-technique du katsugen sōhō

Là où la technique du *seitai sōhō* pourrait se définir comme l'art d'apprendre ou réapprendre « au » vivant comment répondre à ses besoins, le *katsugen sōhō* apparaît comme l'art d'apprendre ou réapprendre « du » vivant comment répondre à ses besoins.

Il est sans importance que vous fassiez le katsugen sōhō consciemment ou inconsciemment. Ni que vous croyiez en son efficacité ou pas. Vous pouvez essayer timidement de faire le yuki, et être surpris quand il se révèle efficace et qu'une maladie régresse. À mesure de le faire, votre confiance grandira. Si vous vous dites « je le ferai une fois que j'aurai acquis la confiance », vous n'atteindrez jamais la confiance. C'est de l'arrogance de supposer qu'il vous faut être confiant avant de faire quelque chose. Personne n'a besoin de la confiance pour vivre. Vivre ne relève pas de la confiance, vous savez. Vous viviez déjà avant de penser à comment vous devriez vivre. Faire le yuki est très similaire : si vous vous souvenez comment le faire, vous commencerez à le comprendre. Et une fois que vous l'avez compris, il n'y a aucun mal à y penser.[37]

Noguchi Haruchika (1986, p. 53)

En redécouvrant ces extraits que j'avais soulignés il y a une quinzaine d'années, je me rends compte à quel point ils ont nourri ma pratique et sa transmission, m'encourageant à comprendre et penser le *seitai* sans me contenter de le pratiquer. Prendre conscience de phénomènes involontaires et inconscients, allier perception, action et cognition sont au cœur du *katsugen sōhō* et à l'origine du *yukidō*.

L'*accompagnement domestique* du *katsugen sōhō* conserve le côté soin de la technique *seitai sōhō*, mais il est pratiqué comme le *katsugen undō*, à partir de *l'involontaire*, dans l'*immanence* du « sans connaissance, sans technique et sans but ». Les mains ne font pas de diagnostic médical (comme peut le faire un palper, un massage etc.), elles ne manipulent pas ni n'appliquent de technique. Pourtant elles agissent avec précision, ayant pour seul support le *yuki* du *seitai*, que j'ai rapproché du *don* du *reboutage* (voir chapitre 1).

L'*accompagnement* élabore au fil du temps une connaissance faite d'observations qui permettent à leur tour analyses et hypothèses. Toujours remises en question, elles construisent un savoir qui gagne à être critiqué, transmis et partagé.

{37} *It does not matter whether you do katsugen sōhō consciously or unconsciously. Nor does it matter whether you believe in its efficacy or not. You may timidly attempt to do yuki, and be surprised when it proves effective and an illness gets better. As you do it again and again, your confidence will grow. If you say "I'll do it once I feel confident about it," you will never become confident. It is arrogance to suppose that you must be confident before you can do something. There is nobody who lives by means of confidence. Living is not something that is done by means of confidence, you know. You were living at a time when you didn't think about how you should live. Doing yuki is much the same: if you have remembered how to do it, you will begin to understand it. And once you have understood it, there is no harm in thinking about it.*

Ce savoir parle de corporalité que chacun peut expérimenter en soi : dans cette réponse active aux besoins du corps, il n'y a pas de thérapeute mais un *accompagnant* ; pas de patient mais un *accompagné/soigné*. Les deux sujets sont au même niveau d'implication et de responsabilité. On pourrait dire qu'ils rejoignent ici le « libres et égaux en droit » des patients et médecins selon l'École dispersée de santé européenne (Carpentier & Mangin-Lazarus 1996, p. 34). Quant à l'*auto-accompagnement*, il place la main en regard du corps et le corps en regard de la main. C'est une mise en situation idéale pour l'*auto-apprentissage*.

L'*accompagnement* par les mains opère un retournement : au cœur du quotidien de la sphère domestique on rencontre l'*extra-quotidien* du geste. De même pour l'amour que porte le parent à son enfant et vice-versa : lorsqu'il se manifeste, il est simple, gratuit et va de soi, tout en ouvrant un temps et un espace d'intensité hors du commun.

Le *yuki* comme le *don* œuvrent et sont œuvrés par ce retournement. La « plénitude du *ki* » était et reste au cœur de l'enseignement d'Itsuo Tsuda, comme un art de vivre qui a donné son nom à ma pratique : le *yukidō*.

Cette forme d'*accompagnement* permet de percevoir les *sensations internes*. Mais, une fois perçues, quel rapport entretenir avec elles ? Que deviennent-elles ? Ce sont des questions que je me pose depuis que j'exerce. Comment *accompagner* sans interférer avec ce que l'on perçoit, et d'abord est-ce possible ? Est-ce souhaitable ? Comment respecter la spontanéité de ce qui se passe ? La seule présence à soi ou à l'autre peut être une interférence. Que dire de l'acte d'*accompagnement* ?

Vis-à-vis du *soin domestique*, difficultés et contradictions affleurent : comment décider de « pratiquer », si possible avec discernement, ce qui par essence est spontané et difficile à cerner ?

EXERCER SA VIGILANCE

Tant que l'on se pose la question de la dangerosité d'une pratique, tout va bien. Le respect de l'autre, et de soi, est en alerte. Le cadre est défini : le *soin domestique* selon le *yukidō* s'adresse aux affections bénignes et ne se substitue pas à la médecine, il ne fait pas de diagnostic ni ne prescrit de médicaments. Il est un complément éventuel pour aider à tolérer les traitements lourds. Il se partage entre amis ou connaissances, et s'adresse à tous les âges.

Pendant l'*accompagnement domestique*, ne rien faire qui ne soit le résultat d'une sensation tangible et évidente, signalant une « libre nécessité » : la main, chaque doigt, le bras et le corps tout entier savent sensoriellement et par intuition où se placer, à quelle distance, s'il y a nécessité à bouger, ou à rester immobile, à suspendre le temps, ou à le dilater…

Le corps « sait » par sensation, intuition… et vérifie à chaque instant la pertinence du geste. Son bien-être (détente sous-jacente, tranquillité de fond…), ou mal-être (nausée, accélération cardiaque, vertige, refroidissement…) lui indiquent au fur et à mesure si l'*accompagnement* qu'il donne ou reçoit est adéquat ou non.

La frustration que provoque chez l'*accompagné* un toucher non adéquat est une gêne, une contrariété, une lourdeur, voire un refroidissement local qui perdurent quelque temps. Les bébés et les enfants ne se laissent pas toucher si cela ne leur convient pas. Même endormis, ils s'éloignent ou repoussent la main.

Mais les adultes peuvent être trop dociles, au moins le temps d'une séance. Il y a ceux qui viennent pour faire plaisir à l'ami, au conjoint, aux parents ou encore aux enfants, sans avoir fait le chemin de leur propre initiative. Leur corps n'est pas disponible, il se protège contre ce qu'il n'a pas souhaité. C'est le désert des sensations : « Il n'y a pas d'abonné au numéro demandé… » Pas de sensation, donc pas d'*accompagnement*.

D'autres fois, la personne désire se faire *accompagner*, mais l'entourage est réticent. Cela demande de parler ensemble, faire le point et prendre des décisions.

Devant cette gageure et responsabilité de ne pas se tromper et d'être « juste » à tout instant et en toutes circonstances, il n'y a aucune certitude. C'est néanmoins un soulagement de savoir que, lorsque le geste ou la mise en relation ne sont pas pertinents, la *sensation interne* à la main n'est plus perceptible, seule la *sensation externe* persiste.

La *resensibilisation* des besoins est spontanée comme l'est le geste d'accompagnement, et en cela ne peut être que positive. Il n'en serait pas de même si elle favorisait le réveil du traumatisme. Ce ne pourrait être qu'une souffrance supplémentaire que seule une thérapie serait à même d'endiguer. Nous ne serions plus dans le *seitai*, ni dans le *reboutage* et encore moins dans le *yukidō*.

Ce type de relation à l'organisme risque-t-il de favoriser la dégénérescence dans le cas de maladie grave ? Cette dernière est activement combattue par le corps tant qu'un souffle de vie l'anime, et l'*accompagnement* soutient ce combat. Quand le dernier souffle approche, le *yuki* peut aider éventuellement le mourant à s'apaiser, disent les praticiens.

FAIRE BOUGER LES LIGNES

À n'importe quel stade que soit la personne, la vigilance doit toujours être présente. Il faut faire preuve de la même sensibilité avec les mots qu'avec les mains. Ne pas intervenir, laisser l'*accompagné* cheminer à son rythme, ou parfois au contraire être incisif. Pas de recette. Il ne m'est pas arrivé d'en faire trop avec les mains, il me semble, mais parfois je n'ai pas été assez à l'écoute des mots que je devais dire ou ne pas dire ; ou je n'ai pas assez pris en compte le contexte dans lequel la personne se trouvait. Les mots peuvent perturber autant qu'un toucher inadéquat ou invasif. La seule bousculade autorisée est celle qui fait bouger les lignes, les frontières qui enserrent et étouffent.

Garder le silence quand ce n'est pas approprié est tout aussi problématique. Cela peut déstabiliser ou être source de malentendus. La pensée a ses mouvements, et nos sensations nous guident dans nos paroles autant qu'elles dirigent le toucher. Elles favorisent la prise de conscience de l'*accompagné*.

M.-H. avait des migraines récurrentes et handicapantes depuis de nombreuses années. Consulté, l'ostéopathe perçoit une tension chronique des mâchoires. Il propose d'empêcher la jointure des dents pendant la nuit avec une gouttière dentaire pour « déprogrammer » la tension, traiter la « cause » et ainsi « faire du bien ». En trois mois, les migraines disparaissent. Tout le monde est content.

Un an plus tard, M.-H. est enceinte de son quatrième enfant, et au septième mois déclare pour la première fois de son existence une hypertension artérielle grave. Elle commence à prendre des hypotenseurs (à vie, lui dit-on) et garde la chambre jusqu'à la fin de la grossesse.

Quatre ans plus tard, M.-H. est toujours sous médicaments. L'accompagnement par les mains fait resurgir tensions et frustrations d'une grande force, datant de la petite enfance me dit-elle, ainsi qu'une fatigue chronique. Prendre conscience de ces données et les exprimer changera la donne pour M.-H. Au bout de trois mois, elle passe son premier printemps, depuis cinq ans, sans hypertension. Elle n'a de rechutes que lorsqu'elle dépasse sa tolérance à la fatigue. Elle apprend peu à peu à écouter son corps, et à revendiquer ses besoins de repos, de détente, d'ambiance chaleureuse.

C'est un autre ostéopathe qui nous a donné la clé : chez cette personne, en ne permettant pas à la tension de s'exprimer, sa déprogrammation l'a probablement faite se déplacer par inadvertance des mâchoires vers les artères et le cœur, la rendant dangereuse. La reconnaissance et l'accompagnement de sa douleur psychique a permis à M.-H. d'exprimer ses tensions, et sa tension artérielle s'est peu à peu normalisée spontanément.

Même s'il ne peut être généralisé – car le port d'une gouttière dentaire convient à certaines personnes – cet exemple démontre combien le respect des symptômes bénins peut leur permettre de jouer leur rôle de « soupape » physique autant que psychique. Les manifestations d'adaptation en réponse aux *besoins sensibles* méritent d'être aidées de manière à ce que leurs désagréments restent supportables puis s'estompent. La personne pourvoit à ses besoins en laissant libre l'expression physique des émotions, pourvu qu'on l'y autorise.

Nous étions à Delhi, en 1994. La petite fille de quatre ans qui venait d'arriver dans la maison voisine ne parlait plus depuis trois jours, ne mangeait plus ni ne buvait depuis 24 heures. Elle marchait lentement en geignant et pleurait doucement. Je la connaissais un peu. L'absence répétée de son père à cause de son travail loin du domicile, la pauvreté et les problèmes de sa famille avaient eu raison de sa résistance. Les adultes qui l'entouraient, et son père revenu, essayaient de la consoler, lui demandant de ne pas pleurer, puisque tout se passerait bien à présent, la famille allait enfin pouvoir être réunie. Lorsque je passais par là, j'entendis parler d'hôpital psychiatrique, pour sauver la vie de cette enfant, l'obliger à boire et à manger.

En voyant la fillette, je sentis le danger imminent. Je la pris dans mes bras et m'installai sur le siège le plus proche. Sans rien dire. Elle se mit à pleurer, puis de plus en plus fort. Mes bras l'enveloppaient en la maintenant sur mes genoux, sans la retenir. Les pleurs devinrent des cris. Les cris des hurlements. Le père et la mère s'étaient éloignés, la voisine m'implorait de cesser tout cela. Je la rassurais, parlant un minimum, l'invitant à laisser faire l'enfant. Rien n'aurait pu vaincre ma détermination ni déranger ma quiétude. Au bout de vingt minutes de hurlements, ceux-ci commencèrent à s'espacer, le temps d'une respiration. Puis le temps de deux respirations. Ils diminuèrent d'intensité, firent place aux pleurs et aux sanglots, qui à leur tour s'estompèrent. La fillette glissa de mes genoux et alla se coucher. Elle dormit 48 heures sans interruption. Le lendemain matin, elle se réveilla en demandant ce qu'il y avait à manger...

Boris Cyrulnik (2004) parle de faciliter la résilience, cette aptitude à rebondir, résister aux chocs de tous ordres que l'on subit au cours d'une vie. La résilience non seulement préserve mais répare l'organisme, utilisant ses seules capacités internes. Ce qui la conditionne, c'est notre rapport au vécu.

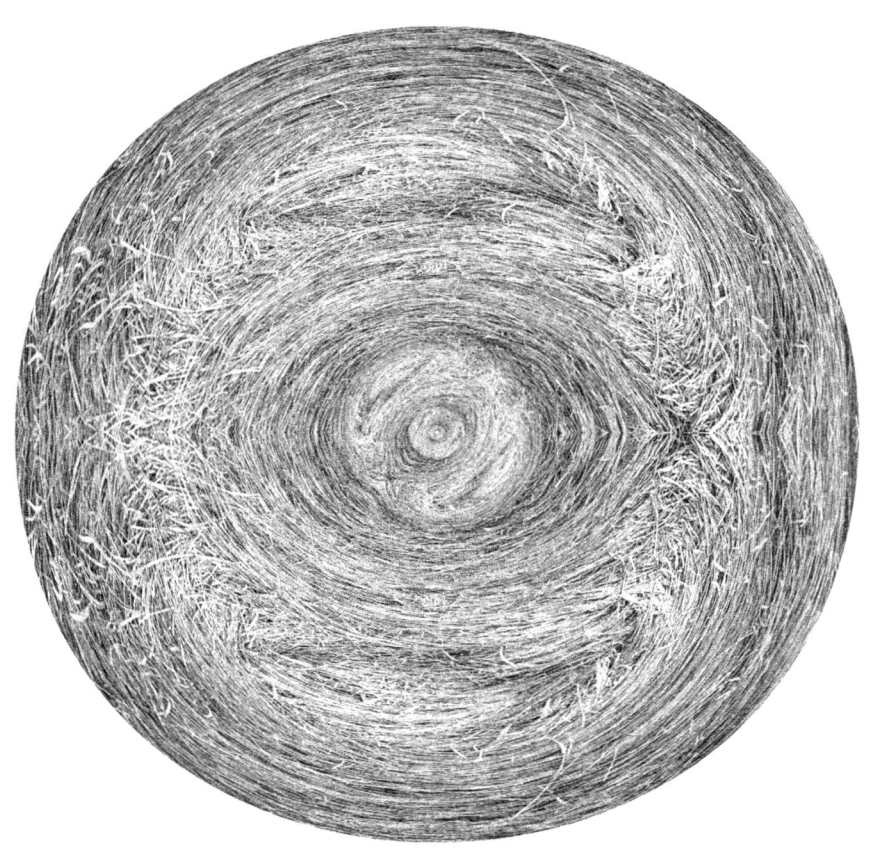

4

Face au vécu

Pendant le «travail du corps», interroger le rapport à la douleur et à la souffrance invite à discerner leurs origines pour ne pas se tromper de cible. Comment faire la part des choses entre ce qui est douloureux mais positif et ce qui est nocif? Comment «réagir aux réactions» de l'organisme? Peut-on envisager une tolérance éclairée? Les repères donnés par la douleur permettent-ils d'envisager sa pertinence lors d'un tour de reins, d'une tendinite etc.? Comment tracer les limites de la douleur physiologique? Le rapport au symptôme peut-il évoluer? Sa réappropriation passe par les repères internes (sensibles) et externes (savoir médical) qui se complètent. Ils permettent de mutualiser les connaissances et de venir en soutien aux processus de régénération, sans exclure l'effet placebo.

Tout au long de la vie, tensions musculaires, crampes, bouffées de chaleur, angoisses sporadiques et bénignes etc. sont aujourd'hui largement (auto)-médicalisées. Le seul fait qu'il existe un médicament contre telle ou telle expression de l'organisme érigée en « problème de santé » nous incite à nier sa pertinence et à tout faire pour l'éliminer. Elle est vécue comme une défaillance physique ou psychique, installant une fragilité.

Faisant allusion à une jeune femme désemparée face à ses vertiges, Isabelle Stengers décrit ce phénomène de dépossession du symptôme et de réappropriation nécessaire :

Dans le cas du « vertige », il ne s'agirait certes pas de revendiquer ni de lutter contre, « seulement » de construire. Construire un savoir, des mots et des pratiques qui ne nient pas le vertige comme symptôme pour le médecin mais en fassent également une expérience qui importe en tant que telle. Et ce processus de construction, s'il était reconnu en tant que tel, cultivé, raconté, élaboré avec des chercheurs acceptant le risque de chercher d'abord la position adéquate (ni voyeurs, ni juges, ni rapporteurs neutres), pourrait devenir susceptible d'importer aussi pour les médecins, de les intéresser collectivement, de faire partie de leur formation. Car de tels savoirs, s'ils sont articulés, les médecins pourraient s'en faire l'écho. Ils ne seraient plus alors dépendants des possibilités de traitement, leur compassion pourrait se transformer en intelligence active, ouvertement redevable à ceux et celles par qui elle a été nourrie, faisant relais entre sa « malade » et les mots créés par d'autres pareillement « touchés », l'orientant, si c'est possible, vers des groupes où ce qu'elle vit pourra se construire, où elle pourrait devenir capable de penser et d'expérimenter ce qui lui arrive, non pas seulement à le subir.

Stengers in Nathan & Stengers (2012, p. 177-178)

Cette « *expérience qui importe en tant que telle* » peut ainsi construire un savoir pour le soigné comme pour le soignant. De la relation « ignorant-savant », nous passons à celle plus fructueuse du « sachant-savant », le « sachant » étant celui qui « sait » de l'intérieur ce qui se passe sans pouvoir l'expliquer, et le « savant » celui qui explique sans pouvoir se mettre à la place de l'autre. Cette problématique est au cœur de la relation que nous entretenons avec la douleur et la souffrance.

Douleur et souffrance

Ce même physique et ce même psychisme sur lesquels on ne tarit pas d'éloges lorsqu'ils nous procurent des sensations agréables ou neutres, deviennent la source de tous les doutes, peurs et trahisons, quand ils expriment leur souffrance et cherchent à résoudre les symptômes qui la causent.

Dans les cas bénins, la douleur fait mal mais ne fait pas de mal en soi. Comme nous l'avons vu, le vertige positionnel ne dégrade pas l'oreille interne, il oblige un temps au repos complet pour que les cristaux puissent éventuellement reprendre eux-mêmes leur position. La douleur ne dégrade pas la gorge prise, l'œsophage enflammé ni les sinus engorgés. La sciatique ne met pas en danger le nerf. Les angoisses ne détériorent pas le psychisme. Ces manifestations donnent même la justification du repos nécessaire, pour ne pas culpabiliser. Tout devrait ainsi aller pour le mieux.

Mais une douleur ou une souffrance lancinante et chronique apportent chacune son lot de problèmes : fatigue, regard inquiet de l'entourage, risque de perte d'emploi, impression de vivre à part de la société etc. Il est légitime de souhaiter que la douleur diminue puis disparaisse tout en respectant les symptômes bénins. Pour cela, une solution : agir sur leur origine chaque fois que possible. Encore faut-il pouvoir la discerner.

CIBLER L'ORIGINE PLUTÔT QUE LA CAUSE

L'origine du rhume est la fatigue physique, mentale ou émotionnelle, ou tout autre événement qui a diminué les défenses immunitaires, et non le virus qui passait par là, laissant indemnes les autres membres de la famille. C'est encore la fatigue qui est à l'origine de la sciatique, et non l'inflammation du nerf comprimé : celle-ci compense l'excès de froid et de raideur de toute la région vertébrale concernée.

La cause externe d'une allergie, c'est l'allergène. Mais ce qui rend agressifs les pollens ou les acariens pour telle personne et pas pour telle autre, c'est l'engourdissement interne des sinus ou de la trachée, que la personne peut percevoir elle-même si elle y prête attention.

Le poison est la cause de l'empoisonnement. Mais une fois dans l'organisme, ce qui est à remettre en cause, ce n'est pas le vomissement, que l'estomac réactif provoque pour éjecter le poison. Ni la diarrhée, que les intestins ont l'obligeance de manifester si l'estomac n'a pas pu faire barrage. Ce n'est pas non plus l'éruption cutanée ni les suées qui ont le mérite d'évacuer les toxines que le système digestif a laissé passer. C'est encore moins la dégradation de l'organisme, effet inéluctable du poison si l'on empêche toute évacuation ou si le corps est apathique.

Face à un traumatisme psychique, ce que l'on peut essayer de remettre en question, c'est l'événement déclencheur ou le regard porté sur lui. Ce ne sont pas les cauchemars ni les angoisses que le psychisme a l'intelligence de mettre en œuvre pour « digérer » ce qui l'a bousculé. Ni les ruminations ou les délires qui prennent le relais si l'on renie et repousse cauchemars et angoisses. Ce ne sont pas non plus les compulsions diverses qui se manifestent si l'on contrôle rumination ou délire. C'est encore moins l'agressivité ou l'automutilation qui finissent par s'imposer si l'être psychique ne peut trouver d'exutoire.

Vomissements, diarrhées, éruptions cutanées et bouffées de chaleur ne sont pas agréables même lorsqu'ils sont bénins. Ces symptômes sont douloureux ou perturbateurs, tout comme les angoisses, peurs, ruminations et énergies stagnantes qui peuvent leur correspondre. Compulsions et phobies peuvent être envisagées comme des stratégies de survie et d'apaisement. Autoriser ces manifestations est un apprentissage qui passe par l'écoute bienveillante et active du corps, des pensées et de leur « langage », pour éviter la dégradation ou la perte d'intégrité, et le cas échéant aller vers un mieux-être.

Parfois, les origines des affections bénignes sont introuvables, trop lointaines, incertaines ou nombreuses. Ce peut être l'accumulation, la répétition et puis la goutte qui fait déborder le vase : les réactions semblent disproportionnées, mais elles racontent l'histoire, elles racontent la vie. Comment exercer son propre regard ?

FAIRE LA PART DES CHOSES

Lors d'une manifestation symptomatique, faire la part des choses demande de discerner ce qui doit être changé de ce qu'il est bon de tolérer. Il n'y a rien d'évident à cela, comme l'illustre le dialogue suivant. J.-L. se bat depuis trente ans contre son rhume :

– Je n'en peux plus ! J'ai tout essayé, rien à faire…

– Avant tout, vous êtes-vous demandé à quoi sert un rhume ? N'avez-vous pas un point de fatigue au dos et les extrémités froides, surtout d'un côté ?

J.-L. confirme. Je pose mes mains au niveau du crâne. Il s'en dégage un froid intense, des tensions et des grésillements qui demandent à s'évacuer. Cet accompagnement soulage la personne puis fait ressurgir dès le surlendemain une œsophagite ancienne puis une sinusite chronique qui passent chacune en un jour. L'engourdissement, ressenti alors par mes mains pendant une semaine de soin journalier, réveille une sciatique douloureuse.

– Mais c'est intolérable ! Je souffre le martyre. Je ne dors plus, je ne travaille plus, ça ne peut plus durer !

– N'hésitez pas à aller consulter, mais surtout il vous faut du repos. Avez-vous une bouillotte à portée de main ?

Un congé maladie est accordé. La bouillotte devient une compagne fidèle. Un ostéopathe confirme qu'il ne faut toucher à rien, le corps travaille au mieux.

– C'est de l'arnaque, l'ostéopathe n'a rien fait. Je ne suis pas près d'y retourner !

– Pourtant, c'est un service qu'il vous a rendu de ne pas intervenir. Patientez, ces symptômes ne vont pas durer.

Douleur mieux vécue et repos ont permis à l'organisme de ne plus souffrir en une dizaine de jours, puis se réguler en trois mois. Les rechutes ne sont là que pour signaler et évacuer rapidement une fatigue passagère.

Mais la manifestation chronique et douloureuse des symptômes affecte la vie sociale : paraître « souffreteux », ne pas être « productif » etc. sont des « souffrances ajoutées » à la douleur. Comment rompe ce cercle vicieux ?

Marge 3 | L'acceptation

La première improvisation dansée a pris « l'acceptation » de plein fouet : mouvement de recul, marche arrière, avec cette tension entre recevoir ou fuir. Il a été question du sentiment d'échec, tristesse de céder à quelque chose ou à quelqu'un devant l'incompréhension, avec l'espoir de comprendre un jour…

Tout ce qui a été accepté et n'aurait pas dû l'être est venu faire surface, sans concession. Qu'est-ce que j'accueille, et quand est-ce que je suis disposé(e) ?

Un certain apaisement est venu avec le non-jugement : tensions intérieures, sentiment d'avoir fait son possible et pas plus que son possible. Faire le tri entre ce qu'on veut et ce qu'on ne veut pas.

L'acceptation opère un réajustement de l'idée que l'on se fait de soi : la sincérité sert de repère, pour soi et pour les autres. Un dos qui se courbe projette immédiatement un premier flux d'images : soumission, honte, faiblesse… Puis une seconde vague : adaptabilité à l'état des choses, capacité à plier sans se rompre, lutte souple et tenace. Ce n'est plus une violence, mais la volonté du bélier qui est en route.

En route vers une sensation de force, de lutte dans l'endurance, de course de fond. Les tensions ont laissé place à l'envie de rejoindre les autres danseurs, les yeux ouverts, le dos droit, spontanément.

Les espaces de chacun se sont construits, effleurements cellulaires, qui créent une attente bien sûr… Pour être bien perçu, bien s'apercevoir : c'est devenu limpide.

www.leti.lt/wordpress/danseforum-LAcceptation/

Tolérer nos réactions, les autoriser, cela ne veut pas dire rester passif. Les sensations corporelles nous suggèrent : mettre du chaud ou du froid ? Dynamiser ou détendre ? Faciliter le mouvement ou l'immobilité ? Comment ?

Les sensations psychiques nous indiquent : trouver chaleur, enthousiasme et réconfort, ou chercher rigueur et réflexion ? Voir du monde ou s'isoler ? Nous affairer, entreprendre, ou au contraire réduire nos activités, nous reposer ? Ne rien changer à notre environnement, ou tout chambouler ? Partir ? Rester ? La *pensée domestique* s'exerce au quotidien par l'exploration des choix possibles (voir chapitre 6).

La souffrance peut, grâce à cette écoute des *sensations internes*, trouver à la fois son chemin et son répit, nécessaires à l'être pour qu'il puisse accepter ou refuser, « rebondir » et exercer sa résilience.

Si une intervention vise à rendre tolérable l'intolérable et acceptable l'inacceptable, en ciblant l'effet et non la cause, ou en les confondant, elle met en danger la personne triplement. D'abord en contrariant l'effort du corps ou du psychisme pour se guérir par lui-même, ensuite en ajoutant des effets secondaires indésirables, enfin en désensibilisant la personne vis-à-vis de ses *besoins sensibles*.

Ne plus accepter de s'empoisonner, d'être bousculé ou molesté est aussi un apprentissage. Comme de discerner ce qui est bon pour soi. La tolérance à la douleur et à la souffrance se doit d'être éclairée.

UNE TOLÉRANCE « ÉCLAIRÉE »

Il n'y a encore pas si longtemps, la douleur était très peu prise en considération, elle était « naturelle », particulièrement pour les bébés et les enfants, dont on pensait qu'ils n'en gardaient pas le souvenir (Martino 2004 [1985] ; 1999). Les croyants se l'appropriaient. De nos jours, elle n'a plus droit de cité. Elle est éradiquée autant que faire se peut, aussi minime soit-elle et quel qu'en soit le coût dû aux effets secondaires des antidouleurs et anti-inflammatoires, « naturels » ou de synthèse. Qu'elles soient conventionnelles ou alternatives[38], *savantes* ou *sauvages* (voir chapitre 6), les médecines et thérapies soignent aujourd'hui en priorité douleurs et souffrances.

Le patient est dans le désir – légitime – de ne plus souffrir avant toute chose. Mais voir en tout symptôme bénin une atteinte ou une trahison de

{38} L'appellation « médecine complémentaire » (versus médecine académique) a été adoptée en Suisse avec la votation de sa valeur constitutionnelle le 17 mai 2009.

l'organisme décuple une douleur qui très souvent pourrait rester anodine et gérable. Confronté à ses représentations et à sa souffrance, le patient prend position entre déni et refus. Satisfaire son désir de ne plus rien ressentir le soulage, ainsi que ses proches, son employeur et son médecin, thérapeute ou sorcier. La société d'aujourd'hui évolue vers cette équation : ne plus avoir mal équivaut à « tout va pour le mieux ».

Entre la « douleur rédemptrice » d'hier et la tolérance zéro à la douleur d'aujourd'hui, une troisième voie pourrait être envisagée : la tolérance « éclairée ». Cela commence par la distinction entre *senti* et *ressenti*.

LE SENTI ET LE RESSENTI

La douleur est l'expression d'une expérience sensorielle et émotionnelle désagréable, liée à une lésion tissulaire réelle ou potentielle qui provoque des réactions motrices et végétatives protectrices, conduisant à la modification du comportement de l'individu. […]

La nociception est un processus sensoriel à l'origine du message nerveux qui provoque la douleur. […]

Les nocicepteurs sont distincts des récepteurs de la sensibilité générale, ils sont localisés dans les tissus cutanés, musculaires striés, musculaires lisses (viscères, vaisseaux), articulaires et osseux.

Bécamel (2012)

Dans ces définitions et descriptions de la douleur, il n'est pas fait mention de la distinction aussi étrange que communément partagée, entre « douleur qui fait du mal » et « douleur qui fait du bien ». Se rendre attentif à la façon dont nous vivons subjectivement une douleur nous permet de la situer qualitativement.

Une « douleur qui fait du mal » est perçue comme froide, immobile, enkystée, pénétrante, intolérable.

Celle qui « fait du bien » est une douleur chaude qui bouge, évolue, de dégage. Dans l'ensemble, elle est tolérable pour la personne et bien vécue. Elle peut être très intense mais n'affole pas fondamentalement : le corps travaille à se réparer…

Le *yukidō* s'applique à revenir vers *le senti* de la douleur, pour que le *ressenti* et la souffrance associée ne « s'emballent » pas.

On « écoute » la douleur par la *sensation interne* : est-ce que ça chauffe ou refroidit, est-ce dur ou mou, piquant ou pinçant, noué ou tendu, est-ce que ça bouge ou c'est immobile etc. ?

Ce double mouvement de la nociception vers l'*intéroception/proprioception,* et de l'esprit vers le corps, offre un apaisement. En coïncidant avec la douleur, la souffrance devient souvent plus gérable, on peut lui apporter des réponses. Elle n'est plus amplifiée, voire décuplée par l'imagination, la peur, l'angoisse, la répétition et le souvenir. L'organisme retrouve son unité en réconciliant physique et psychisme. Le discernement sur la dangerosité éventuelle d'un symptôme peut alors s'exercer. Il va de pair avec l'élaboration des repères et la constatation des limites.

LA DOULEUR COMME REPÈRE

Dans tous les cas bénins, parfois très pénibles à supporter, comprendre que la douleur non seulement alerte mais correspond à l'effort du corps pour se rééquilibrer physiquement comme psychiquement, change la perspective. Le regard posé sur la douleur devient à la fois plus tolérant et plus discernant, elle est de ce fait ressentie comme moins agressive ou irritante.

La pertinence de la douleur dans une affection bénigne tient au travail réparateur du corps qui envoie des signaux et exprime ses *besoins sensibles*.

Au désir de ne plus avoir mal, on répond mieux et sur un plus long terme si l'on comprend dans quel sens l'organisme veut aller (se réchauffer ou se rafraîchir, se contracter ou se détendre, s'immobiliser ou bouger…). A contrario, vouloir faire disparaître la douleur immédiatement oblige à l'anesthésier d'une façon ou d'une autre et le problème ne pourra que se reposer plus tard.

Suite à une fatigue locale excessive, répétitive ou trop soudaine, ou après un choc, l'inflammation tendineuse a sa pertinence : schématiquement, elle réchauffe le tendon en excès de froid, qui risquerait de se distendre, déchirer ou rompre. Cet échauffement interne est douloureux, mais nécessaire à l'assouplissement et au renforcement du tendon.

La tolérance éclairée dans le cas du "tennis elbow" ou de la capsulite rétractile (tendinite aiguë et chronique du coude ou de l'épaule) serait de rendre supportable cette douleur en allant dans le sens des besoins, de manière à ce que le travail de rééquilibrage interne puisse se faire plus facilement.

Bouillotte, bain local de soleil, d'eau chaude ou de vapeur, *fomentations*, hammam et sauna, toutes choses qui facilitent la sudation peuvent convenir. La régulation des températures se manifeste en même temps que l'évacuation des toxines endogènes. La région du coude ou de l'épaule ayant moins d'effort à fournir pour retrouver sa chaleur et se *détoxiner*, l'inflammation se réduit spontanément peu à peu et la douleur devient supportable. Une fois le bras en bandoulière, les tendons non sollicités mécaniquement se régénèrent. Même chose pour le syndrome du canal carpien : le poignet gagne à être immobilisé par une attelle qui le soutient et le réchauffe en l'enveloppant.

Lorsqu'on souffre de torticolis, dorsalgie, lumbago ou sciatique, rester quelques jours au chaud, dans la position antalgique indiquée par le corps, est un réconfort. Les mouvements involontaires pendant le sommeil, ou ceux à notre insu pendant la veille alors que le corps n'a pas d'effort à fournir, arrivent souvent à rapprocher peu à peu la vertèbre concernée de sa position habituelle.

Le mouvement qui s'exerce volontairement n'est pas pour autant inutile. Celui qui soulage et guérit le plus efficacement recentre le corps vers l'axe vertébral, et en cela le *sōtai* (操体, prononcer [sotay]) est expert. Ce proche ancêtre du *seitai*, que Noguchi a semble-t-il « raffiné et complété » propose d'aller dans le sens du corps, du côté du mouvement qui lui est le plus agréable (Hashimoto 2010 [1977]). Après trois répétitions, on vérifie : le côté qui était douloureux l'est bien moins, et surtout, le corps retrouve son axe. Le bienfait est aussi profond et durable que le procédé est simple et respectueux de l'organisme. Le *sōtai* est aussi pratiqué à deux (voir « Sources et confluences du seitai »).

Repos ou mouvements adéquats avec apport de chaud permettent ainsi le plus souvent au corps de s'apaiser et de trouver « sa » position.

Le *plâtre physiologique* que forment les muscles autour du cou, du buste, des reins ou des hanches se dissout peu à peu, après que les vertèbres correspondantes se sont réchauffées et réajustées. La santé en sort renforcée. Combien d'années de souffrance évitées par l'acceptation de quelques jours de repos complet au chaud ? Combien de soins en moins, coûteux pour l'individu et la société ?

Mais il est un point qui à mes yeux a une importance capitale pour la santé sur le long terme. Une fois l'inflammation (mais aussi la fièvre, la migraine…) passée, on se dit que tout va bien. On en profite pour travailler deux fois plus et rattraper son retard. Or c'est à ce moment-là qu'il faudrait prêter le plus d'attention aux besoins de l'organisme.

Pendant la crise, l'énergie du corps était mobilisée pour répondre spontanément à la sollicitation symptomatique ; après la crise, il est en manque d'énergie. Se reposer après une crise peut sembler dérisoire, car en apparence on ne fait rien, on n'a même plus à lutter contre la douleur, il n'y a qu'à se laisser aller… Mais c'est alors que le corps accomplit un dernier travail de fond dont il bénéficie à long terme. Il récupère de l'effort fourni et parachève l'œuvre de « régénération » pour l'ensemble de l'organisme : c'est la convalescence.

LA DOULEUR COMME LIMITE

Est-ce à dire que toutes les inflammations sont bénéfiques au corps ? Les maladies auto-immunes (sclérose en plaques, polyarthrite rhumatoïde…) prouvent le contraire car l'inflammation s'accompagne dans ces cas d'une dégradation de certains tissus, qu'elle en soit ou non la cause. D'où l'importance des apports locaux de chaleur (bains, vapeur, fomentations…) dont nous avons parlé plus haut : ils facilitent le travail de réchauffement nécessaire au corps et permettent ainsi à l'inflammation de diminuer.

Après une opération ou une blessure importante, anti-inflammatoires et antidouleurs ont un rapport bénéfice sur risque favorable. Bien que le corps se protège des douleurs extrêmes et soudaines par l'évanouissement, une fois plongé dans cet état, « revenir à soi » demande un immense effort. L'ensemble est éprouvant et contre-productif pour l'organisme.

Ce que l'on tolère un jour peut devenir insurmontable le lendemain. La douleur épuise nerveusement. Elle peut alourdir le symptôme, qui demande alors une médication ponctuelle.

La douleur devient pathologique en elle-même, les centres antidouleur sont là pour en attester.

Avec des affections graves dont les symptômes dégradent l'organisme, les seules ressources internes ne suffisent plus. Sauf peut-être de s'appuyer en partie sur l'hypnose ou la transe : ces techniques sollicitent à leur façon ce qui n'est pas volontaire – l'inconscient ou les mouvements incontrôlés – pour traiter les malades (de Rosny 1997 ; Sombrun 2007 ; Roustang 2009).

Les qualificatifs de bénin ou de grave interrogent ainsi la dimension psychologique d'une douleur et d'une souffrance face au symptôme.

Le rapport au symptôme

Ce rapport est tellement conditionné par notre culture qu'il nous faut prendre un peu de recul pour voir de quoi il est fait.

Tobie Nathan (2012), professeur de psychologie clinique et pathologique, et ethnopsychiatre, aborde ce rapport dans deux systèmes de soin : la médecine, issue de la pensée dite *savante*, et la sorcellerie, qu'il situe dans la *pensée sauvage* (voir chapitre 6). Selon lui, la *pensée savante* va du signe au symptôme, par le diagnostic médical, puis elle « soude » le symptôme à la personne en l'isolant de son entourage :

> *Agglomérée à son symptôme, elle* [la personne] *devient différente de ses proches : sa mère, son père, ses frères – elle perd ipso facto ses appartenances familiales, ethniques, de langue. Elle devient « objet d'experts » qui, d'ailleurs, quelquefois, revendiquent cette propriété.*

Nathan in Nathan & Stengers (2012, p. 54)

Par opposition, la *pensée sauvage*, d'après Nathan (*op. cit.*, p. 57), n'a de cesse de retisser les liens familiaux et communautaires :

> *La conséquence de l'application d'une « pensée sauvage » pour la prise en charge d'un désordre est toujours de dissocier le symptôme de la personne. Et afin de parvenir à ce but* […] *toutes les « pensées sauvages » que je connais recourent à un même grand principe : l'attribution d'une intentionnalité à l'invisible.*

En dissociant le symptôme du malade, la *pensée sauvage*, à travers la sorcellerie, l'agglomère à une entité. Celle-ci est rendue responsable d'un mal qu'elle dirigerait vers celui ou celle qu'elle aurait l'intention consciente ou inconsciente de détruire (*op. cit.*, p. 79).

L'accusation puis la neutralisation du responsable obéissent à des codes symboliques précis : « objet-sort », extraction de « boules », litanies, « paroles à l'envers », paroles décomposées, dissoutes dans l'eau etc.

Lorsque l'entité désignée comme coupable est un voisin ou un parent lointain, le problème est juste déplacé, non résolu et source de souffrances, reconnaît Nathan (sans y voir un processus rédhibitoire pour autant : *op. cit.*, p. 79 à 83). Cette personne, qu'elle soit mise au courant ou non de ce dont on l'accuse, sera dénoncée comme sorcier ou sorcière, et ostracisée par sa propre communauté.

Ces deux approches « savante » et « sauvage », antagonistes dans leur rapport au symptôme, auraient-elles néanmoins un point commun ? Le malade s'en remet à un expert, capable d'« interroger le visible » ou « l'invisible ».

Comment pour la personne retrouver une certaine autonomie de sa santé, sans avoir à prêter d'intentions mauvaises à qui que ce soit et tout en veillant à ne pas s'isoler ?

Le rebouteux a une première réponse. Il ne s'attarde pas à ce qu'il perçoit du mal-être ou de la douleur de la personne. Son attitude est rassurante, bienveillante, simple. Il accueille un voisin, une connaissance, l'ami d'un ami…, pas un patient, ni quelqu'un qu'il ne sache relier à quiconque. Il écoute tout en reboutant, il parle de la vie courante, il demande des nouvelles de untel ou de tel autre. Ce faisant, il dédramatise la situation et permet à la personne de renouer avec le cours de sa vie, que la maladie ou l'accident avaient perturbé.

La réappropriation de ce qui se passe en soi – manifesté par le symptôme – ouvre des pistes. Chacun peut « consulter » ses propres ressources internes (à l'organisme) ou externes (à portée de main). *L'involontaire*, en lien avec le conscient et l'inconscient, constitue un savoir-faire inné par l'entremise des sensations. Celui-ci s'allie à une connaissance acquise au quotidien, dans la vie d'une maisonnée et d'une communauté. L'ensemble de ces ressources font appel à une *pensée domestique* et à un savoir qui se construit et déconstruit sans cesse.

Ce cheminement de réappropriation ne va pas toujours de soi. Il navigue entre objectivité et subjectivité, intuition et idées reçues, constance et renouvellement. Il doit se remettre en question régulièrement pour rester « créatif » et ainsi apporter sa pierre à l'édifice d'un savoir commun.

La compréhension des phénomènes liés à la santé est essentielle.

Lorsque les voisins ou la famille demandent des nouvelles du petit dernier qui renifle et tousse, on pourrait répondre : il « travaille ». Car c'est bien du travail d'un corps en bonne santé qu'il s'agit, réagissant avec ses propres défenses aux agressions subies. Il renforce ainsi son système immunitaire.

Jusqu'à une époque assez récente, patients et médecins pensaient que pour être en bonne santé, il fallait être « un peu malade » de temps en temps pour évacuer les vicissitudes de la vie et les toxines du corps. Un rhume, une fièvre sporadique, un tour de reins, un mal de tête, un « bleu à l'âme »… on prenait son mal en patience, on savait qu'on irait mieux après qu'avant la crise.

Pas plus que face à la douleur, les êtres humains ne sont pas égaux face à l'expression des désordres en eux. Cela tient à la constitution de la personne, ses antécédents familiaux, son vécu et son environnement, sa culture. Quelle que soit la relation que chacun entretient avec un symptôme, ce dernier signale un travail inhabituel de l'organisme, et en cela, peut interroger ou faire peur. Dans les deux cas, une question s'impose : de quels repères disposons-nous ?

LE REPÈRE DES SENSATIONS

Une caractéristique cruciale des sensations [feelings] *est leur valence intrinsèque – la direction, positive ou négative, et l'intensité des déviations homéostatiques procurées par les sensations – ce qui permet d'expliquer pourquoi l'organisme se conforme à l'orientation suggérée par une sensation.*

Damasio & Carvalho (2013, p. 150)

La *sensation interne* induite par un symptôme a une double tâche : révéler – et par là même alerter – de manière simultanée notre *senti* et le *besoin sensible* qui lui correspond.

Elle est la première à se manifester pour signaler un danger. Un torticolis ou un lumbago indiquent au corps ce qu'il lui est possible de faire comme mouvement et ce qu'il doit éviter. En obéissant à ces signaux, on écarte généralement toute maladresse et on facilite la récupération. Bien sûr, les contractures cèdent assez facilement à une manipulation experte ou aux médicaments. Mais on est en droit de se demander si la tension, ainsi dénouée, ne va pas se « nicher » ailleurs pour revenir en force, et si ces symptômes ne risquent pas de devenir chroniques (voir chapitres 5 et 9).

Un rhume, même bénin, fatigue et travaille l'organisme qui se sent comme roué. Il demande un repos total, au chaud, associé à la diète, mais l'impression interne globale est bonne. Une gastro-entérite virale, une tendinite, une crise bénigne et ponctuelle de tétanie etc., approchées de l'intérieur, font que la personne perçoit que c'est « un mal pour un bien » en quelque sorte. Pourtant, parfois l'impression n'est pas bonne. Comment dans ces conditions exercer son discernement ?

Aux prises avec un rhume qui rend hagard, cause des délires, provoque des céphalées accompagnées de crampes à la nuque – ou dans d'autres cas des douleurs à la tête soudaines et torturantes qui perdurent sur de nombreux jours – le malade s'inquiète et consulte un médecin. Ces maux sont peut-être en train d'annoncer quelque chose de grave. Le cumul, la soudaineté, la prolongation et la force insupportable de symptômes a priori bénins, une douleur inexplicable, lancinante et persistante, tous ces signes appellent un diagnostic médical qui permet ensuite de faire la part des choses.

Le problème devient critique avec les symptômes qui s'installent insensiblement, comme dans le cas du cancer, de l'hypertension artérielle, de l'ostéoporose etc. Le corps manque de repère immédiat ou direct, les signaux sont faibles, peu importants. C'est pourquoi l'*accompagnement* par les mains s'emploie à resensibiliser l'organisme en amont. De son côté, la médecine multiplie les dépistages préventifs.

Autrefois, les médecins aidaient leurs patients à discerner les manifestations et leur dangerosité de manière à laisser le corps réagir par lui-même le plus possible ; ils n'étaient appelés qu'en cas de nécessité absolue, ce qui pouvait se révéler trop tardif… Aujourd'hui, avec les risques médicolégaux qu'ils encourent, et face à des patients non avertis qui s'en remettent entièrement à eux pour être soulagés avant toute autre considération, les praticiens de santé ne peuvent qu'administrer des soins visant à faire disparaître tout symptôme, qu'il soit régénérateur ou non.

Robert Mendelsohn (1979 ; 1984) a renversé cette tendance à tout médicaliser. Ce célèbre pédiatre, « hérétique » et anticonformiste comme il aimait se définir, donne des pistes pour faire la part des choses entre ce qui est bénin et ce qui est malin. Il décrit en détail chacun des symptômes courants, leur pourquoi, et, de son point de vue de médecin, comment y remédier dans le respect de la physiologie – tout en acceptant l'aide médicamenteuse quand elle s'avère nécessaire.

Le *seitai* est prolifique en matière de compréhension des phénomènes de régulation. Noguchi prenait l'exemple de la température qui, après une forte fièvre, retombe souvent plus bas que la normale. La fatigue du corps se traduit par un 35°C ou 36°C, après le gros effort fourni pour élever sa température. C'est lors de cette phase de moindre énergie que le repos au chaud est nécessaire et pertinent. Ensuite, la température remonte un peu au-dessus de la normale, puis se stabilise. Ce faisant, la fièvre a brûlé germes et toxines. Son action préventive contre le cancer est envisagée (Willem 2014 [1994]).

La réappropriation du symptôme pose une question récurrente : de quelle latitude de régénération le corps bénéficie-t-il ? Certains traumatismes peuvent-ils rester menaçants quoi que l'on tente ? On entend souvent que « tout est dit » à trois mois…

Y. et G. sont nés grands prématurés. Les soins douloureux, hors de la présence des parents, et des semaines de couveuse ont laissé des traces chez ces jumeaux. Ils n'avaient pas de séquelles neurologiques, mais, à seize mois ces bébés étaient encore en grande souffrance, malgré la présence assidue de parents aimants et attentifs. Ils ne souriaient pas, pleuraient, criaient et hurlaient souvent, jour et nuit, ils faisaient des cauchemars récurrents. En présence de bruits forts et à la vue de certains visages, ils paniquaient. Ils restaient longtemps terrifiés. G. surtout, avait souffert de dépression du nourrisson, il s'arrachait les cheveux à la moindre contrariété, se réveillait quinze fois par nuit, se faisait vomir, ne supportait pas d'être tenu, ni langé, et en même temps il était littéralement collé à sa mère. Il se cognait la tête contre le carrelage, ou contre celle de son frère, le mordait au sang. Les parents étaient éreintés, consternés et inquiets.

L'accompagnement s'est fait à une dizaine de centimètres de la tête, au début, la main ne pouvant se rapprocher, tellement ces enfants étaient à vif. Les manifestations ont été bien sûr différentes pour chacun des enfants.

Pour G., l'excès de chaud s'est manifesté en premier, à brûler la main. Quelques jours plus tard, le chaud s'estompant, les crampes se sont exprimées pendant des demi-heures entières. Les tensions accumulées étaient tellement puissantes et récurrentes depuis sa naissance que son organisme semblait avoir perdu la capacité de les relâcher. Mais en deux mois, les crampes sont revenues à l'état de tensions. L'excès de froid, plus profond que l'excès de chaud, a pu alors se manifester, et le corps a commencé à évacuer ce qui l'encombrait. Une bronchite s'est déclarée, G. vomissait des glaires, puis une conjonctivite purulente a couronné le tout. Son thorax et son ventre « aspiraient » littéralement mes mains.

Les parents faisaient suivre leur enfant par un médecin de la « vieille école », celle qui dit qu'il vaut mieux surveiller et laisser s'exprimer les symptômes que les enfouir. Donc G. a pu vivre pleinement ces manifestations, certes douloureuses, mais ô combien régénératrices. C'est à partir de là que G. a pu commencer à respirer paisiblement, puis à sourire. Un mois plus tard, il ne se tapait plus la tête, les cauchemars avaient cessé, les visages et les bruits ne l'agressaient plus comme avant. Il dormait et mangeait mieux. Il commença à manifester une complicité avec son frère, dont il a peu à peu rattrapé le développement. L'attachement à la mère s'est rééquilibré, G. se tournant plus vers son père. Les parents purent enfin « respirer ».

Mais j'attendais une manifestation encore plus forte, car je me doutais que la douleur de cet enfant restait en partie enfouie. Pour l'instant, seul ce qui était urgent avait « travaillé ». Il est passé, en attendant, par une angine blanche, des excès de froid extrêmes, des chauds intenses, puis son corps a commencé à se désengourdir. Un énorme rhume s'est accompagné de vomissements, diarrhées, crises d'angoisse et colères dévastatrices. Les manifestations de souffrance se sont ensuite espacées et les moments de bonheur paisible ont été de plus en plus nombreux.

Chez Y., c'est l'excès de froid qui est sorti en premier, puis les tensions et surtout la fatigue : sentir son frère en souffrance, être réveillé si souvent par ses hurlements pendant des heures entières. « Coussin d'air » et « coussin d'huile » se sont succédés sous mes mains. Rhume, conjonctivite et fièvre ont normalisé le « terrain ». Mais Y. a attendu que son frère aille mieux (au bout de trois mois) pour exprimer à son tour son engourdissement. Le reflux urinaire qui menaçait à tout moment de provoquer des infections n'a plus été à craindre, et l'opération envisagée est devenue inutile.

Dans ce témoignage, la jeunesse des sujets explique sûrement la rapidité d'une récupération d'amplitude maximale. Mais quand il peut se le permettre, l'organisme sait aussi attendre le moment propice pour résoudre tel ou tel désordre, et alors les années ne sont pas un obstacle. Des chutes, des coups, des manques peuvent « ressortir » et se résoudre à n'importe quelle période de la vie, parfois dès le début d'un soin ou après que d'autres rééquilibrages ont eu lieu.

La latitude de récupération est ainsi tributaire de la constitution de chacun, de son vécu, du milieu et de la nature de l'affection. Le seul à connaître toutes ces données, c'est l'organisme lui-même, grand chef d'orchestre de l'effet *placebo*.

Dans ses mémoires (2006), Akiko Noguchi raconte qu'en fait Sensei[39] n'a pas guéri le mal de dent de sa camarade de classe en primaire en utilisant le *yuki* (voir « Sources et confluences du seitai »). Noguchi se proposait de l'hypnotiser, et à la surprise de tout le monde – lui compris – le mal de dent a cessé.

Cet épisode, devenu légendaire, a dû être formateur pour le chercheur critique qu'était Noguchi. Ce récit est bien plus que celui d'un enfant surdoué qui guérissait ses amis. Il parle de l'imagination et de la suggestion, du *placebo* et de la capacité de l'organisme à s'autoguérir. Il questionne la posture du patient comme celle du soignant, et leurs intentions respectives.

Entre simulation et authenticité, le *placebo* occupe une place singulière :

> […] *l'effet placebo est beaucoup plus intéressant si on le considère comme l'indice de ce que nous ignorons, comme un témoin de la possibilité de guérir pour des raisons que nous ne sommes pas en mesure de contrôler et de reproduire à volonté.*

> Pignarre (2012 [2001], p. 62)

Après avoir étudié le *placebo* pour évaluer l'efficacité des médicaments, la recherche médicale s'intéresse de plus en plus à son propre effet thérapeutique.

> *Si la maladie est une aliénation, une perte d'autonomie et de liberté, l'effet placebo est, dans ce cas, une libération puisqu'il représente la capacité, pour chacun, de mettre en œuvre ses propres ressources de guérison.*

> Lemoine (2011 [1996], p. 98)

Il semble qu'à notre insu et sous certaines conditions, l'organisme puise dans sa « pharmacopée interne » pour assurer son bon fonctionnement face à un déséquilibre : il dose, distribue, adapte antibiotiques, antipyrétiques, antalgiques, analgésiques, dopamine etc. La mise en œuvre de ces processus involontaires et inconscients est à la fois autonome et influençable, mais on peut dire qu'elle est complémentaire et indispensable à toute initiative de soin.

{39} Dans ses écrits et en public, l'épouse de Noguchi l'appelait Sensei (Maître). Comme les autres élèves, elle n'hésitait pas à prendre le rôle de *dai* pour que les apprentis en *seitai sōhō* puissent s'exercer. (Fromm, communication personnelle)

Reconnaître l'effet *placebo* d'une présence, d'un remède ou d'une main, c'est d'abord admettre l'influence du contexte.

L'effet *placebo*, comme d'ailleurs celui du *nocebo*, peut être induit non seulement par des suggestions explicites, mais aussi des indices inconsciemment véhiculés dans l'interaction entre médecin et patient (Jensen, Kaptchuk *et al.* 2012, p. 15962). La croyance du thérapeute entre ainsi en jeu de manière significative.

Un *placebo* ne « marcherait » que si la personne sur laquelle il s'exerce n'en a pas conscience ou bien ne peut être sûre qu'il en soit un. Une étude a toutefois mesuré une rémission significative du syndrome de l'intestin irritable, alors même que les patients avaient été préalablement informés de l'administration d'un placebo (Kaptchuk, Friedlander *et al.* 2010). Les patients de certains psychiatres témoignent que garder dans leur poche les antidépresseurs agit positivement, alors qu'ils n'ont ingéré aucune molécule du produit. De même avec les granules d'homéopathie : le seul fait de les porter sur soi est agissant pour beaucoup. Nous retrouvons ici le principe actif et curatif des amulettes et de la *pensée magique*.

Mesurer l'effet *placebo* en lui-même est d'une grande complexité. Il se confond avec l'influence du contexte, à tel point que Brissonnet (2011) propose de le renommer :

Si son existence est incontestable, quoique limitée, il conviendrait plutôt de le nommer simplement « effet contextuel », afin de mieux faire comprendre sa vraie nature et d'en faire disparaître la connotation magique.

On peut imaginer qu'une confiance gagnée au fil du temps dans les capacités de régénération certes limitées mais importantes de l'organisme remplace le placebo en partie et diminue l'importance du contexte. Pour le moins, le mérite de la guérison revient à son auteur : l'organisme.

UN DIALOGUE SILENCIEUX

La situation pourra changer le jour où chacun se mettra à entamer un dialogue silencieux avec son propre organisme.

Tsuda (1981, p. 23)

Avec l'*accompagnement*, le travail du corps va vers sa sensation de *fraîcheur*, qui ne sera pas toujours la même ; vers sa souplesse, son élasticité et sa détente qui varient en fonction de l'activité, de l'humeur ou des saisons ; vers son mouvement interne régulier qui lui est propre.

Les mouvements involontaires œuvrent. La personne retrouve éventuellement sa *normalité* du moment et avec elle un équilibre psychique, un apaisement. Lorsque les symptômes s'estompent d'eux-mêmes, ce n'est pas par un gommage artificiel, mais parce qu'ils n'ont plus ni raison d'être ni fonction réparatrice, et que la vie se manifeste en liberté.

Cette réappropriation de la santé demande de se pencher sur ce qui conditionne au quotidien notre rapport au corps : le pouvoir des mots, celui qui précisément perturbe ou facilite ce dialogue silencieux.

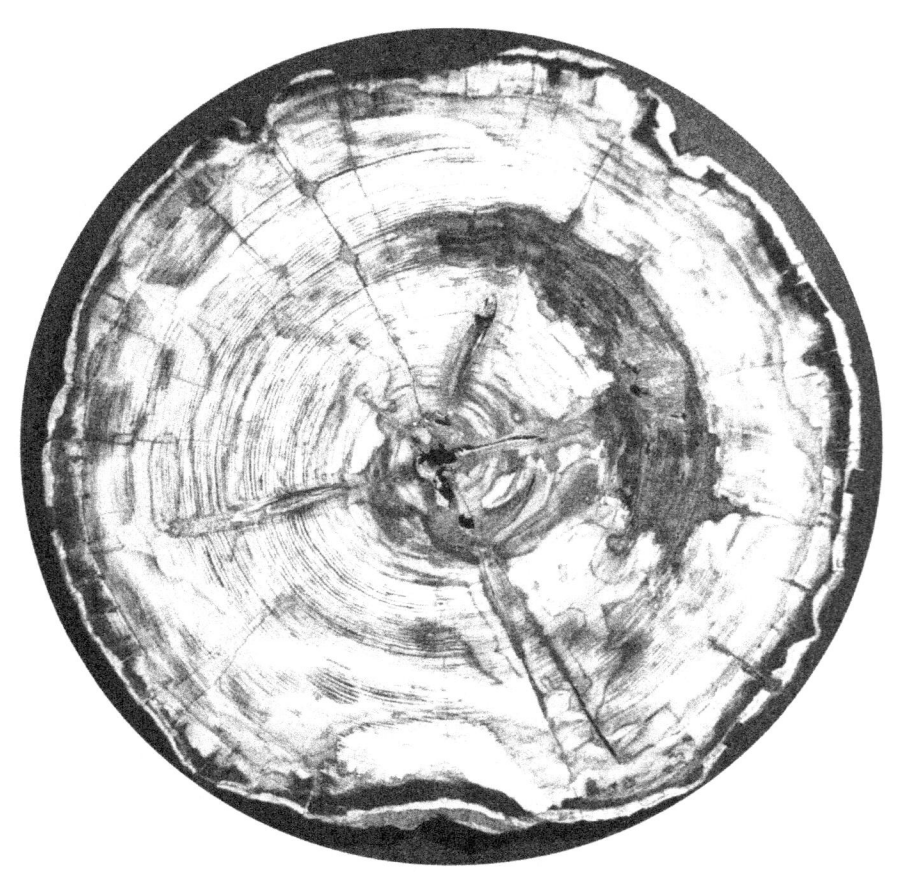

Le Corps accordé

5

Sémantique

Une approche du soin qui part de l'observation du travail du corps appelle une réflexion sur l'usage des mots. Qu'entendons-nous par anormal? involontaire? complication? cause? effet? déclencheur? influence? but? normal? normatif? inhabituel? naturel? prévention? Quelle incidence le sens de ces mots, leur glissement sémantique ou leur appauvrissement, peut-elle avoir sur notre rapport quotidien au corps, au psychisme et aux interventions thérapeutiques qui leur sont destinées? Dans le paysage médical d'aujourd'hui, où ce qui est bénin est traité comme une maladie potentiellement dangereuse, quelle place donner aux symptômes rééquilibrants et régénérateurs? Le terme *bonadie* est proposé pour désigner ces «maladies bénignes» qui nous veulent du bien. Un tableau comparatif permet de les distinguer des pathologies, à partir de leurs caractéristiques les plus courantes. Les zones de recouvrement entre ces deux manifestations organiques révèlent les potentiels et limites de l'*accompagnement domestique*.

Marge 4 | **Mots glanés**

Boire le monde les yeux ouverts, l'absorber yeux fermés
yeux palpitants, ils descendent comme une larme le long des
joues
voir double comme l'escargot, en toute indépendance
volte-face sensation et émotion
regard flottant sur mer profonde, peur de tomber dans la flotte
demi rêve, quart de pensée, le monde est cocasse
le corps comme un espace de rêve
fenêtres et petites scènes entre les corps
le regard se regarde : miroir démultiplié
le regard du rêve
lieu de fusion, désir noyé dans un brasier
puissance, intensité, sexualité, pulsation de vie
bébés dans le ventre, bercement
proximité de la naissance et de la mort
en passant par le levant et le couchant
la jarre funéraire reproduisait le ventre de la mère.

Sentir l'espace de loin, car dedans, il disparaît
espace entre deux : les frontières vacillent
quand l'émotion transpire, voir l'épure
les densités varient autour de chacun
l'espace bouge avec soi.

Un rien modifie la sensation
les montres de Dali dégoulinent du ciel
inversion du dedans et du dehors, poches
trous dans l'espace comme une fuite d'eau.

Dissolution des mots dans l'espace et le temps
capture des mots par le mouvement
censure des mots.

www.leti.lt/wordpress/danserecherche-StJulienMolinMolette

Dans le chapitre « Une autre médecine est-elle possible ? », Stengers parle du "disease mongering" – mot à mot « fauteur de maladie » (Nathan & Stengers 2012, p. 180). Elle le définit comme « *la tentative de convaincre des gens à peu près en bonne santé qu'ils sont malades, et des gens légèrement qu'ils le sont gravement.* »

Ce procédé consiste à : 1) définir des symptômes et une maladie, 2) faire savoir qu'une grande partie de la population en souffre, 3) que telle molécule active peut résoudre le manque ou le déséquilibre liés à cette maladie, 4) que le traitement est sans risque même sur le long terme, 5) sélectionner éventuellement des statistiques pour exagérer les bénéfices du traitement, 6) réunir des groupes pour que la maladie soit reconnue, que les médecins apprennent à la diagnostiquer et que son traitement soit remboursé.

À travers de nombreux exemples, Stengers réfléchit à la manière de déconstruire cet « *agencement machinique* » tout en tirant profit des questions qu'il soulève. En y regardant de plus près, les lobbies pharmaceutiques et certaines associations d'usagers ne sont pas seuls responsables. Nous avons tous tendance à transformer chaque symptôme en prétexte à médicaliser, et chaque ingrédient bénéfique (aliment, sport, art…) en remède.

Les impostures scientifiques ou pseudo-scientifiques utilisent la sémantique comme une arme (de Pracontal 2005). Mais l'usage quotidien des mots courants relatifs à la santé n'est pas neutre et infléchit de manière imperceptible la relation que chacun entretient avec son corps et la façon d'en prendre soin. Ici encore, « *nous ne sommes pas dans la manipulation des faits, mais du sens* » (*ibid.*, p.43). Au fil de ma pratique, observer les glissements sémantiques et la banalisation des mots est apparu nécessaire pour *problématiser* les « évidences » qui leur sont associées, et apprendre d'elles.

Huit distinctions sémantiques

Le langage populaire recèle des trésors d'observation en décrivant l'impact de notre vécu sur notre corps : en avoir « plein le dos, ras la casquette, des sueurs froides, les poils qui se hérissent, avoir froid jusqu'aux os, la gorge serrée, l'estomac retourné, les oreilles qui chauffent, les yeux qui sortent des orbites, vibrer de plaisir, les orteils en éventail»… Ces images sont aussi justes que savoureuses.

Mais le langage reflète aussi l'état d'une société et l'amalgame des mots en matière de santé sert son idéologie plus que le bien-être de chacun. Le travail de distinction des mots et des concepts devient alors une nécessité.

1) DISTINGUER INVOLONTAIRE ET ANORMAL

Nous l'avons déjà brièvement abordé : définir couramment les mouvements involontaires extériorisés comme «anormaux» soulève deux problèmes majeurs. D'une part, ce qui sort de la norme est reconnu comme pouvant être physiologique : je tremble involontairement de froid et c'est une compétence du corps qui me réchauffe. D'autre part, lorsque l'anomalie est avérée, comme pour le tremblement parkinsonien, ce dernier cherche à éviter le raidissement. Le tremblement résulte ici d'une pathologie qu'il essaie de combattre. Peut-être pourrions-nous dire que les mouvements involontaires ne sont pas «anormaux» dans la logique du corps, mais plutôt un effort de l'organisme «pour» la santé et «contre» la maladie. Et par rapport à la norme sociale ?

2) DISTINGUER NORMAL ET SOCIALEMENT ACCEPTÉ

Le normal est un terme polysémique. Subjectif, il appartient au monde des sensations et du vécu. Pour être objectivé, le normal doit se comparer aux «autres» ou à une moyenne statistique. Le plus souvent, la référence subjective du normal se plie à l'objectivité du nombre et à ce qui est socialement accepté.

Avoir un rhume à répétition sur des années n'est pas normal aux yeux de beaucoup, avoir toujours froid est déprécié, demander du repos est mal vu, tout ce qui se remarque et n'est pas conforme aux normes est voué à devenir suspect.

Les enseignants peuvent juger anormal et impoli de bâiller ou soupirer devant eux, mais s'ils connaissaient les bienfaits physiologiques de ces mouvements spontanés, ils feraient tout pour les désinhiber et les favoriser chez leurs élèves comme chez eux-mêmes. Il est facile de bâiller sans montrer son arrière-gorge à quiconque, et de soupirer sans en faire un reproche déguisé. Quant aux salves de bâillements, elles signalent une fatigue cérébrale et alertent sur le besoin de repos nerveux.

Les parents peuvent trouver étrange que leur enfant bouge et/ou transpire énormément en dormant. Le plus souvent, il régule la nuit un excédent d'énergie pas assez ou mal dépensé la journée. Se défouler en jouant à la tombée du jour, prendre un bain chaud, tout cela peut lui permettre de rafraîchir son organisme et de s'endormir un peu plus tard en soirée. Peu à peu, l'enfant s'agite ou transpire moins.

La pression sociale devient forte quand l'expression involontaire est affichée, surtout hors du cercle familial. Je pense à ces enfants qui « piquent » une crise de nerfs en se roulant par terre et en hurlant dans un endroit public, là où il y a le plus de monde possible. Le regard normatif de la société incite les parents à ne pas laisser faire ce comportement, et en même temps tout ce qu'ils tentent pour le calmer ne fait que l'attiser un peu plus. Les deux normes sont inconciliables, entre celle de l'enfant qui sature nerveusement pour x raisons, et celle des adultes qui pensent avoir affaire à un caprice indigne et manipulateur. Un gros travail sur soi est nécessaire pour arriver à tolérer ces « soupapes de sécurité », essayer de décrypter leurs besoins et rassurer les personnes présentes.

Dans l'espace intime d'une pratique du *mouvement régénérateur*, comme dans n'importe quel lieu protégé du regard extérieur, la personne peut autoriser tous les mouvements qui lui sont nécessaires, aussi étranges qu'ils puissent paraître. Balancements, tressautements, tremblements, contractions, torsions, grimaces, tournoiements du buste, tapotements ne représentent aucune sorte de danger pour personne. Pourtant, comme nous l'avons vu, il nous faut les apprivoiser, les comprendre et se les réapproprier, pour ne plus en avoir peur et leur permettre d'agir. En leur restituant une certaine neutralité, on peut souhaiter qu'ils nous apparaissent plus normaux, quelle que soit la norme. Ce qui amène notamment une perception différente du handicap.

Les personnes en situation de handicap gagneraient à pouvoir vivre leur corps tel qu'il s'exprime posturalement et gestuellement. La connaissance de la pertinence physiologique de leurs attitudes ou gestes est un atout pour améliorer non seulement leur santé mais la normalisation du regard qui leur est porté ou qu'elles portent sur elles-mêmes. Le cadre du normal doit craquer et devenir polymorphe pour s'adapter au vivant s'il ne veut pas le broyer.

Cela passe par le regard porté sur les réactions corporelles.

3) DISTINGUER RÉACTION CORPORELLE ET ANORMALITÉ

Dans les cas bénins comme la dilatation de capillaires de la tête lors d'une migraine, l'inflammation des sinus, celle d'une cheville foulée et le gonflement qui l'accompagne, les symptômes sont une réaction normale à une tension interne, fatigue, irritation ou choc... En amalgamant réaction et anormalité, on présente l'organisme comme étant en difficulté dans des situations où justement il prend en charge tel ou tel déséquilibre. Puis, en cherchant à aider le corps contre ses propres manifestations – du seul fait qu'elles sont douloureuses – avec des vasoconstricteurs, anti-inflammatoires et glace pour les cas précités, on se substitue à ses propres compétences. Ceci au lieu d'envisager la possibilité d'aider le corps en facilitant son travail, ce qui rendrait ses efforts moins douloureux.

Ceci nous amène à questionner le symptôme au moment de son apparition.

4) DISTINGUER SIGNE AVANT-COUREUR ET COMPLICATION

Un symptôme bénin peut être parfois le signe avant-coureur d'une affection maligne. Celle-ci apparaît alors comme une complication de ce symptôme. Pourtant, le corps n'a fait qu'exprimer le problème en essayant de lutter contre lui.

La complication comprise comme une aggravation du bénin rassemble tout le monde sous la bannière de la médicalisation. Nul ne voudrait prendre le risque d'une affection grave pour ne pas avoir enrayé à temps un symptôme bénin. On en est même arrivé à envisager une «pathologie du bâillement» lorsqu'il se répète en salves. Les études que j'ai consultées révèlent que, même lorsque ce mouvement réflexe précède certaines maladies graves, on ne peut en déduire qu'il y participe. Au contraire, le bâillement aide à les combattre par la relaxation profonde qu'il opère. La seule exception connue est celle où un traumatisme physique rend mécaniquement le bâillement douloureux (Walusinski 2003).

Pour reprendre l'exemple du rhume : nous avons vu au chapitre 2 qu'il a un rôle essentiel à jouer. Il défatigue l'organisme, rééquilibre les températures à droite et à gauche du corps, assouplit les articulations vertébrales douloureuses et ajuste ainsi la posture avant-arrière du buste. Les positions du bassin et de la tête en sont améliorées, avec une répercussion bénéfique sur le fonctionnement du cerveau et des organes en général. Il a ainsi toute sa place comme « symptôme de réajustement ».

Quand une affection (sinusite, pharyngite…) commence à se signaler par un début de rhume, il convient de ne pas se tromper d'ennemi. Ce premier rééquilibrage spontané pourrait être utile et nous indiquer comment veiller à l'équilibre thermique (bains, applications…), mécanique (tensions et pressions) et cinétique (mouvements et immobilités). Ceci nous invite à faire la part des choses dans ce que nous observons.

5) DISTINGUER EFFET ET CAUSE

Lorsque nous disons que nous sommes « tendus », nous décrivons l'effet – la tension – et non sa cause : le harcèlement perçu, l'injustice ressentie etc. Ce que nous avons subi provoque en nous une tension, de façon instantanée, immédiate et involontaire. C'est une défense du corps, une alerte. Nous la ressentons comme négative car elle nous est imposée par un événement extérieur. Mais nous pourrions dire qu'elle est physiologique, adaptée à notre vécu et à notre état.

Nous verrons comment notre capacité de régulation perçoit la tension (ressentie inadéquate) en même temps qu'elle révèle un besoin de tension (qui sera ressentie adéquate). Ceci avant de pouvoir obtenir la détente. Il en va de même pour les pressions (voir chapitres 9 et 10).

En confondant l'effet (le *ressenti*) avec la cause (ce que l'on a subi), on supprime l'espace sémantique dans lequel le besoin pourrait être décrypté par la sensation elle-même. On en vient à lutter contre la tension que l'on ressent au lieu de chercher à comprendre ses efforts de cohésion et recentrage.

Si nous ne pouvons pas faire confiance à nos sens et à ce qu'ils mobilisent en nous, ils ne peuvent plus nous guider vers ce qui nous convient, ni nous inciter à améliorer notre environnement et notre vécu. En matière de santé, la négation des causes extérieures se fait au bénéfice de la médicalisation de l'effet.

Mais prendre en compte les causes extérieures pose de nombreux problèmes : il est vite fait de « sauter sur les conclusions ».

6) DISTINGUER DÉCLENCHEUR ET CAUSE

Face à un symptôme, ou une maladie, déterminer sa cause peut être utile, soit pour orienter le traitement, soit pour modifier le comportement ou l'environnement, et ainsi éviter de reproduire les mêmes effets. Mais la plupart du temps, les causes sont inconnues, ou plurifactorielles : nous sommes alors en présence de facteurs influençant la maladie, que nous avons tendance à interpréter comme de véritables causes.

Un conflit (de territoire, d'abandon etc.) peut être un facteur parmi d'autres, tout au plus un déclencheur. Mais ce n'est pas une cause de maladie. Pour que tel ou tel conflit déclenche quoi que ce soit ayant une incidence décisive, il a fallu des « fragilités » travaillant à bas bruit pendant des années.

Se focaliser sur une cause d'ordre psychologique revient souvent à désigner un bouc émissaire. Ce peut être une personne de notre entourage, ou la société, qui nous aurait mis dans un tel état que nous en sommes « tombé malade » ; ou bien soi, pour ne pas avoir su réagir ou « positiver » face à une situation difficile. La culpabilisation occasionnée rend nécessaires de nouvelles stratégies psychiques, étendant toujours plus loin le champ thérapeutique.

La solution serait-elle de se focaliser sur les effets d'un soin ? Là aussi, le discernement est de mise.

7) DISTINGUER EFFET RECHERCHÉ ET BUT THÉRAPEUTIQUE

Le bain *domestique* a un effet bénéfique recherché sans avoir forcément de but ciblé ; le bain thérapeutique a un but (revendiqué) sans toujours avoir d'effet bénéfique – ce qui est normal puisqu'il est face à un état pathologique.

Attribuer un but curatif aux arts, yoga, arts martiaux, shiatsu, magnétisme, *katsugen sōhō*, *reboutage* etc. alors que ces pratiques n'en ont que l'effet, c'est en faire des thérapies en sous-main. Mais surtout cela les prive de toute dimension transcendante : la santé est réduite à ce qui peut se guérir.

Les art-thérapeutes ne s'y sont pas trompés en créant une discipline spécifique où le processus de création artistique se met au service du but thérapeutique sans se confondre avec lui. Il permet aux œuvres des patients d'insuffler en retour un vent nouveau à la peinture, poésie, théâtre etc. Dans les deux cas, la dimension transcendante de l'art est respectée et le but thérapeutique clairement défini.

Les « alicaments naturels » exercent la même confusion entre effet et but : ce néologisme à la mode présente certains aliments comme des médicaments. L'ail, l'oignon, le chou-rave, le citron, la framboise, le raisin, le millet, le quinoa, le yaourt etc. ont certes des propriétés remarquables connues depuis des siècles. Notre équilibre alimentaire dépend de leurs subtiles combinaisons. Mais isoler l'un d'entre eux pour le désigner comme alicament, c'est opérer un glissement d'une pratique quotidienne et culturelle complexe vers un procédé simpliste et commercial. La vie est de fait présentée comme une « grande maladie » qu'il faudrait traiter à chaque instant par des moyens « naturels », pour atteindre un certain bien-être. Et le confort, dans tout cela ?

8) DISCERNER BIEN-ÊTRE ET CONFORT

« La santé est un état de complet bien-être physique, mental et social, et ne consiste pas seulement en une absence de maladie ou d'infirmité. » Cette définition émise par l'OMS en 1946 est toujours d'actualité et a le mérite d'étendre la santé à ce qui la conditionne.

Aujourd'hui pourtant, la recherche du confort a supplanté celle du bien-être. Ne pas vouloir subir même la plus petite douleur, préserver un état de non-souffrance, voire de non-sensation, quels que soient le vécu et les symptômes qui leur sont liés, est légitime. On peut néanmoins en questionner les limites : à privilégier le confort, ne met-on pas en danger le bien-être lui-même ? Prenons l'exemple du mal au dos.

Le cas emblématique du mal de dos

Le cas d'étude par excellence est celui des vertèbres qui ont pivoté un peu sur leur axe, ou qui sont plus proéminentes ou enfoncées que les autres. En période de crise, leur position « anormale » va de pair avec des *fascias* très douloureux. La zone est irritée, souvent engourdie et perçue comme « grésillante » et brûlante, ou encore en excès de froid. J'aborde ici le mal de dos qui ne semble causé par rien de visible ou décelable (coup, tumeur…) et qui pourtant finit par créer des discopathies si l'on cherche à lutter contre lui.

Dans les cas anodins et avant toute alerte, spontanément la personne fait « craquer ses vertèbres » pour se soulager d'une gêne, avec pour seul guide le *besoin sensible*. Le soulagement est immédiat, et si cela ne devient pas une habitude répétitive qui finit par causer une inflammation, le mieux-être est chaque fois au rendez-vous.

Pendant une douleur dorsale importante, si un thérapeute manipule et fait craquer les vertèbres, même de manière douce et indirecte, il amène le corps là où celui-ci ne pourrait aller seul. Des zones inaccessibles au mouvement spontané et réflexe de la personne sont « remises en place » et des nœuds défaits.

Sur le moment, tout semble aller pour le mieux. Même en l'absence de repos, le soulagement immédiat peut durer quelque temps. Mais assez souvent la vertèbre reprend sa position initiale sous l'effet des tensions qui n'ont pas été résolues ou de la fatigue qui n'a pas été « écoutée », et la douleur revient.

L'intervalle entre les crises se raccourcit à chaque manipulation. Vient le moment où le soulagement est de quelques jours, puis de quelques heures. Un jour, le thérapeute ne peut plus rien car jamais le patient n'a pu ou su prendre la mesure du repos nécessaire et de la mobilité à mettre en œuvre. Une hernie discale se révèle parfois. L'articulation vertébrale forcée est devenue hyperlaxe, la zone de la vertèbre s'ankylose pour essayer de la maintenir en place ainsi que les disques adjacents.

L'écoute inconditionnelle

Il ne me faut que quelques secondes pour percevoir avec les mains un organisme bousculé par des chocs, chutes ou manipulations vertébrales inappropriées. Après plusieurs mois, ou même des années s'il y a eu entorse vertébrale, la sensation est encore nette : mes mains perçoivent au niveau du crâne une immobilité, de celle qui dit : « Surtout, ne pas toucher ». Aussi restent-elles en contact sans bouger, le temps au *besoin d'immobilité* d'être comblé et à l'organisme de reprendre confiance. Cela peut prendre de quelques minutes à une ou deux heures. Ensuite je sens poindre (par exemple) une crampe engourdie, plus ou moins grésillante, qui prend appui sur l'immobilité de ma main. Le mouvement interne de réajustement retrouve son amplitude et l'*accompagnement* peut alors produire un effet bénéfique à long terme.

Dans une approche *domestique*, laisser pour chacun la douleur nous avertir des postures et mouvements qui ne nous conviennent pas, porter attention aux *sensations internes*, écouter inconditionnellement les besoins du corps est essentiel. Il s'agit d'aller dans le sens des postures et mouvements qui nous font du bien (dans la lignée du *sōtai*, ou comme peut le faire en *yukidō l'éveil des sensations et des muscles*). La personne agit en rééquilibrant peu à peu ses températures, consistances et mouvements internes. Les articulations vertébrales, avec leurs tendons, muscles et *fascias* qui les maintiennent, sont alors mieux à même de s'assouplir et réhydrater. Tout cela aurait peut-être évité l'escalade thérapeutique et renforcé l'organisme dans ses propres capacités de réajustement.

***

Les huit problèmes sémantiques ainsi abordés et l'exemple du mal au dos montrent la nécessité de comprendre à la fois la physiologie à l'œuvre dans les symptômes et ce qui la dépasse, c'est-à-dire la santé et le rapport de l'être au monde.

Décrédibiliser le corps, c'est mettre en place non seulement un assistanat plus ou moins récurrent, mais aussi le rendre dépendant des médicaments et de la technologie : corps « connecté », « augmenté » dont les données biologiques seront bientôt relevées en temps réel tout au long de la vie pour pourvoir au moindre incident. Le mythe de la « santé parfaite » (Illich 1999) et de l'immortalité commence avec la surmédicalisation du bénin.

On pourrait concevoir un traitement « naturel » des affections bénignes : une médecine symptomatique qui apprendrait du symptôme lui-même et ne se préoccuperait ni de naturel ni d'artificiel. Elle s'élaborerait de concert avec la stratégie de l'organisme pour aller mieux en utilisant ses médicaments endogènes. Dans les affections graves, les ressources du corps pourraient être sollicitées et *accompagnées* dans leur effort, en complément des médicaments exogènes.

Une manière d'éviter les problèmes de santé serait-elle de développer la prévention pour avoir moins à soigner ? Rien n'est moins sûr.

5 | SÉMANTIQUE

Prévenir ou guérir

« Mieux vaut prévenir que guérir ». La prévention est un principe de base qui semble cousu de bon sens, toutes médecines et thérapies confondues. Pourtant, prévenir pose parfois plus de problèmes que guérir. Je parle ici de la prévention par principe et à tout prix.

Vaccins, dépistages et médecine préventive sont des outils de la médecine conventionnelle développés pour éviter les maladies graves. Ces pratiques peuvent faire débat mais elles ont un mérite : permettre réactions et choix.

La prévention des maladies bénignes peut, elle, poser certains problèmes. On sait aujourd'hui qu'une hygiène trop scrupuleuse chez les bébés et les enfants ne leur permet pas de développer correctement leur système immunitaire et les rend hypersensibles à un nombre croissant d'allergènes

(Bloomfield, Stanwell-Smith & Rook 2012). Les adaptations physiologiques liées à la grossesse (hausse du taux de sucre et baisse du taux de fer dans le sang) sont parfois traitées comme des défaillances du corps (Odent 2001). Déclenchement et césarienne de convenance sont entrés dans les mœurs, par « précaution ».

L'ablation prophylactique d'organes reproductifs sains est envisageable lorsque tout laisse présager une atteinte grave (antécédents familiaux, maladie dégénérative etc.) – même si la surveillance et une détection précoce plus efficace des manifestations sembleraient des solutions bien meilleures car moins définitives[40].

Certains « organes sentinelles » sont plus particulièrement visés par le bistouri, dès qu'ils se font remarquer. Rien que dans mon entourage, amygdales, végétations, appendice intestinal, vésicule biliaire ont été retirés par simple mesure préventive et/ou pour le confort du patient. Leur dangerosité n'était pas avérée dans tous ces cas particuliers. Les effets secondaires éventuels et sur le long terme ont été occultés ou réfutés. Dans tous ces cas, les traitements alternatifs moins agressifs n'ont pas été envisagés. La désignation de « superflu » pour ces organes ne fait heureusement pas l'unanimité chez les médecins, dont certains soulignent leur participation à l'effort de santé de l'organisme tout au long de la vie.

Au quotidien, lorsqu'on enraye systématiquement fièvre, abcès, vomissement, diarrhée, suée profuse…, les *émonctoires* surchargés rendent difficiles et incomplètes les *détoxication* et *détoxination* spontanées du corps. Nous assistons à une (auto-)surmédicalisation qui en est réduite à résoudre des problèmes qu'elle a créés.

De leur côté, les médecines « alternatives » cherchent à se démarquer, en exerçant une prévention au niveau du «terrain» de chaque organisme. Elles sont en particulier attentives à la motilité des organes ainsi qu'à l'équilibre du travail des émonctoires principaux, particulièrement le foie, dont les autres vont dépendre (intestins, reins, poumons, peau…).

Mais l'escalade interventionniste se trouve aussi du côté de la médecine dite « douce » : manipulations vertébrales intempestives, régimes privatifs, compléments alimentaires non évalués, interprétations psychologisantes etc. peuvent créer plus de problèmes qu'ils n'en résolvent. Empêcher la prévention spontanée de l'organisme en lui substituant une prévention thérapeutique

{40} Comme exemple, l'échographie ducto radiale est *« une avancée dans le diagnostic notamment de petites tumeurs non ou mal visibles à la mammographie et/ou à l'échographie conventionnelle »*.

comporte des risques d'effets secondaires. Ceci dans le seul but d'approcher ce qui devient de facto une pure vue de l'esprit : le risque zéro.

Pour éviter ces problèmes, peut-être faudrait-il veiller sur sa santé au quotidien ? La facilité n'est pas au rendez-vous mais les résultats sont plus probants.

Pour quelle hygiène de vie ?

Dépassant la seule maladie, l'hygiène vise à la promotion de la santé et à la bonne gestion de celle-ci tout au long de la vie. Cela demande aujourd'hui à chacun d'être de mieux en mieux informé et de manière argumentée. La tâche est délicate.

On en vient à surveiller son poids au gramme près, sa mastication (mâcher lentement et longuement en comptant…), mais aussi sa posture (ne pas croiser les jambes, veiller à rester dos droit et détendu, épaules basses…), son sourire (à afficher quel que soit le réel du vécu), sa respiration (respirer profondément et calmement), son sommeil (ne pas dormir dans telle ou telle position) et même ses rêves (désirs inavouables…). C'est peut-être ce genre de dérive qui incitait Itsuo Tsuda à réagir ainsi à l'idée de prévention dans un entretien radiophonique en 1980 (Tsuda 2014 posthume, p. 39) :

Dans le Seitai, on ne pense pas à la santé. La santé est une chose naturelle. Sitôt qu'on a saisi ce genre d'idée, ça commence à se compliquer. Quand on est bien seitaisé, on ne pense ni à l'estomac, ni aux poumons, ni à ceci ni à cela, n'est-ce pas, on n'a pas l'idée de ce que c'est que la santé, voilà la meilleure des santés (rire).

Je dirais pour ma part que la santé est « naturelle » si et tant qu'on l'a. On ne peut ignorer les maladies et handicaps de naissance ni ceux qui surviennent plus tard dans la vie.

La prévention et l'hygiène au quotidien est en yukidō de l'ordre du sensible et s'exerce sur la durée. L'attention est donnée à *l'involontaire* et aux besoins tangibles qu'il exprime. L'*accompagnement* sensibilise à son tour l'organisme, qui décèle plus vite les perturbations subies.

Cette veille a minima sur notre santé n'est pourtant pas toujours évidente. Vivre en paix avec ses affections bénignes demande d'être à l'écoute de soi, mais aussi de l'entourage. La personne doit composer avec sa famille, ses proches, son employeur et la société, les rassurer et les informer. Vouloir rester au lit deux ou trois jours de suite est aujourd'hui perçu comme une requête dérisoire ou inaccessible, déraisonnable et inquiétante. Or la société dans son ensemble pourrait en bénéficier avec moins de symptômes bénins chroniques à gérer.

Pendant un *accompagnement* ou un *auto-accompagnement*, lorsque la sensation de *fraîcheur* souple et paisible arrive, l'organisme a retrouvé un peu de son élasticité, donc de sa capacité d'adaptation. La réponse adéquate redonne une voix intime au corps comme à l'esprit, respectée et écoutée au lieu d'être exposée et jugée. Une voix avec laquelle la personne peut dialoguer. La prévention devient l'expression du droit à l'autodétermination plutôt que de se prémunir contre les maladies. Mais de quoi parlons-nous exactement avec ce mot « maladie » ?

Bonadie versus maladie

Avec l'avènement de l'industrie pharmaceutique, les médicaments de synthèse ou « naturels » étant de plus en plus nombreux, à portée de main et/ou de Sécurité Sociale, la distinction entre symptôme bénin et malin n'a plus vraiment de pertinence pour les patients ni les thérapeutes. L'incertitude est incompatible avec l'exigence du « risque zéro » : l'hypermédicalisation du bénin s'est installée sans bruit.

Le malade (male habitus) est « celui qui se trouve en mauvais état ». Comment se réjouir d'être malade dans ces conditions ? Pourtant, nous avons vu que beaucoup de symptômes sont bénins, régulateurs et adaptatifs. L'histoire de la médecine occidentale nous le rappelle :

La nosologie hippocratique en était une de déroulement, de progression, et non une nosologie pathologique. La « maladie » hippocratique avait le sens d'une « crise adaptative » – sans rapport avec le contenu moderne de la catégorie pathologie – qui tend naturellement à se résoudre. D'où l'idée du primum non nocere signifiant que l'intervention du médecin est susceptible d'entraver la résolution spontanée de la « crise ». Dans cette optique, le terme « maladie » fut applicable à la naissance ou à l'enfantement au sens de « crises adaptatives » – mais l'on doit comprendre qu'il était sans rapport avec le contenu moderne de la catégorie pathologie.

St-Amant (2013)

Comment inclure aujourd'hui cette notion de crise adaptative dans le terme « maladie » ? Une maladie bénigne ? Cette expression est un oxymore : bénin signifie doux, bienveillant, sans gravité – le contraire de ce que nous entendons généralement par maladie. Ce qui est bénin implique l'idée de résolution spontanée, mais ne donne pas la possibilité d'envisager le symptôme comme un événement bénéfique, surtout lorsqu'il dure des années. Peut-être faudrait-il inventer un autre mot pour toutes ces maladies qui n'en sont pas ? Des *bene habitus*, des *bonadies*, à l'œuvre chez les *bonades* ?

Ainsi, on ne « tomberait » pas malade de maladies bénignes, mais on « s'élèverait » *bonade* au moment le plus favorable : quand l'organisme est en regain de force (en *phase haute*, dirait-on en *seitai*), quand on a enfin le temps de laisser le corps s'exprimer (pendant les vacances, après la résolution d'un conflit…), aux changements de saison ou encore sous l'impulsion des grands bouleversements hormonaux ou existentiels.

Dans ce contexte, on ne prendrait pas quelque chose contre le symptôme, mais pour l'aider à faire son travail. Le « remède », lui, serait réservé à ce qui sert à combattre une maladie, un mauvais état. On apprendrait peu à peu à reconnaître une *bonadie* d'une maladie, par l'expérience, l'échange des informations, à partir du vécu de chaque individu et d'une science médicale toujours en devenir.

Le dialogue avec le médecin favoriserait une mutualisation des connaissances où chacun prendrait sa part de responsabilité. Comme nous l'avons suggéré, le médecin enseignerait au patient et à son entourage à reconnaître et comprendre un symptôme, à discerner ce qui est dangereux de ce qui ne l'est pas, et à écouter son corps. De son côté, le patient ferait part au médecin de ses sensations et observations sur ses propres capacités de régénération. Il lui permettrait ainsi d'étendre ses connaissances des processus physiologiques au sein même des affections bénignes. La santé des personnes s'améliorerait alors qu'elles deviendraient autonomes et responsables, renforçant leurs compétences. La société leur en serait reconnaissante.

On ne voudrait pas combattre une *bonadie*. On s'en réjouirait, on reconnaîtrait ses mérites et on l'écouterait nous dire comment l'aider, par les sensations qu'elle procure. Elle nous inciterait à aller au bout du processus mis en route par le corps, au lieu de le stopper au premier symptôme. Pas

5 | SÉMANTIQUE

de remède miracle ni de recette standard, mais des réponses singulières aux *besoins sensibles* de la personne à un moment donné de son histoire.

Enfin, les effets secondaires des médicaments ne sont pas tous à ranger dans la case «indésirable» : certains sont clairement des symptômes d'évacuation certes désagréables mais potentiellement bénéfiques – maux de tête, vomissement sporadique, suées etc. – ou de réajustement : mouvements dystoniques qui luttent contre le raidissement parkinsonien, par exemple.

Pour toutes ces raisons, la confiance dans une *bonadie* ne devrait jamais être donnée d'avance, elle se gagne et se doit d'être éclairée. Pour pouvoir en bénéficier, il nous faut en premier la situer par rapport à la physiologie et la pathologie.

PATHOLOGIE VERSUS PHYSIOLOGIE

Les médecins sont formés à distinguer le symptôme dangereux de celui qui est bénin, ainsi qu'à évaluer la «marge de manœuvre» entre les deux. La difficulté pour tout un chacun réside dans le fait que la frontière entre physiologie et pathologie est loin d'être claire et tranchée.

Le Dr. Deshratn Asthana m'a aidée à visualiser cette partie commune aux deux branches de la médecine. Nous étions à table, il a pris les deux dessous de plat de même taille pour les faire se chevaucher de moitié, représentant ce qui dans la pathologie appartient à la physiologie et vice versa. Par analogie, la zone de recouvrement entre *bonadie* et maladie est une zone grise, où chacune peut basculer vers l'autre comme par inadvertance.

À ma question : «Qu'est-ce qui n'est pas physiologique ?», il a eu un temps de réflexion. Et j'ai cru entendre Noguchi en personne : «La désensibilisation n'est pas physiologique, elle signale le début de la pathologie.»

De même, après un choc violent, si l'on a mal et que cela fait crier de douleur, Tsuda disait tranquillement : «Tout va bien…» Si l'on ne sent rien, c'est alors que l'on peut éventuellement s'inquiéter. La désensibilisation fait que les maladies les plus graves s'installent «en silence». L'agonie s'annonce par une désensibilisation générale qui fait croire à un mieux-être alors qu'elle prépare l'organisme à la mort.

TERRITOIRES

Discerner maladie et *bonadie*, leur attribuer à chacune un territoire, représente un apprentissage de longue haleine et jamais terminé. Je résume ici les caractéristiques principales des *bonadies* que j'ai pu observer de manière empirique, en contraste avec celles habituellement rencontrées lors des maladies (voir tableau p. 162-163). Les limites de l'*accompagnement domestique* de la santé y apparaissent implicitement.

Le processus *bonade* est ainsi à distinguer de celui qui signale une maladie. Cette distinction est indispensable dans le cadre d'un *accompagnement domestique*. La maladie (maligne, lésionnelle) nécessite diagnostic et expertise médicale. Alors qu'une *bonadie* avérée peut devenir un véritable outil de prévention : le corps retrouve grâce à elle ses défenses immunitaires, l'élasticité tissulaire, la motilité des organes, l'assouplissement des articulations, l'hydratation des cartilages, le moral en est amélioré etc.

FRONTIÈRES

Nous avons vu que certains épisodes *bonades* peuvent annoncer des maladies, d'autres sont à la frontière avec la maladie, dans la zone de recouvrement entre physiologie et pathologie. D'autres enfin sont mal vécus et signalent une anomalie. Ainsi peut-on dire que toutes les bonadies sont à surveiller : le corps accomplit un travail inhabituel qu'il faut situer.

Quand un symptôme bénin « annonce » une maladie, la personne perçoit que « ça ne va pas ». La durée prolongée ou la violence soudaine des symptômes l'interpelle, c'est ce qui la décide, avec raison, à faire appel au médecin.

Une *bonadie* n'est pas synonyme de croyance en une Mère Nature toute puissante et salvatrice. L'intuition du danger gagne à être écoutée, l'inquiétude de l'entourage doit être entendue et discutée, et chacun se doit de garder son jugement alerte.

Même dans le cas d'une *bonadie* hors zone de recouvrement avec la pathologie, si les conditions ne sont pas bonnes, si l'on est en *phase basse*, ou encore surchargé de travail, dans une période difficile et stressante, tout ce que l'organisme met en œuvre par lui-même peut ne pas suffire. La douleur perdure au delà de ce que l'on peut supporter raisonnablement, les symptômes ne progressent pas vers un mieux, on se sent impuissant et affaibli. L'aide thérapeutique fait alors le travail de sauvegarde, et l'écoute des *besoins sensibles* du corps améliore le confort du traitement, voire facilite ses effets curatifs. On apprend souvent beaucoup de ces épisodes difficiles. Ils opèrent une remise en question qui ne peut que nous faire progresser vers l'équilibre salutaire à notre santé.

UNE QUESTION POLITIQUE

> *Mais la possibilité que des collectifs rassemblés autour de ce qui les atteint, tous et chacun à sa manière, puisse*[nt] *produire des savoirs distincts de ceux de la médecine, mais néanmoins susceptibles de transmission, ouvrait une toute autre perspective, susceptible de modifier la pratique médicale elle-même.*

Stengers in Nathan & Stengers (2012, p. 176)

Les mots exercent un pouvoir politique sur lequel nous avons prise en devenant les acteurs à la fois de notre santé et de notre langage. Se réapproprier les mots, ce n'est pas se placer en position d'autorité. C'est plutôt favoriser, pour reprendre les mots d'Isabelle Stengers, « *la capacité de sortir de l'impuissance, de résister à ce qui a fabriqué l'impuissance* », avec en filigrane l'évolution de la pensée autour de la santé.

Questionner la santé et le soin par la construction critique d'un *savoir domestique* le rend à la fois distinct et complémentaire des autres *savoirs, sauvages* ou *savants*. Mais, avant de développer en quoi consiste ce *savoir domestique*, il nous faut commencer par ce qui permet de l'élaborer : ses matériaux et outils.

	BONADIE	MALADIE
DÉCLENCHEMENT	Typiquement, une *bonadie* se déclenche en *phase haute*, dans les premiers jours de repos ou en vacances après une période de travail épuisante, aux dates anniversaires d'événements douloureux dont le souvenir commence à s'apaiser, quand une situation problématique se résout, ou encore après une dure épreuve dont on est en train de se relever. L'énergie est mobilisée et disponible.	Une maladie vient n'importe quand et le plus souvent lors d'une *phase basse*, quand on est en état de faiblesse.
NATURE	Les *bonadies* sont des crises pouvant être très douloureuses, de sensibilisation puis d'évacuation de tensions, engourdissements, toxines, excès de froid ou de chaud, grande fatigue… Même répétées de manière chronique, ces affections bénignes ne dégradent pas l'organisme (physique et psychique). Une crise bien vécue et *accompagnée* opère une régénération : on se sent mieux après qu'avant la crise.	La maladie implique une dégradation des ressources internes ou de l'intégrité : baisse dangereuse du système immunitaire, modification anormale des tissus, déstructuration de la personnalité etc.
SYMPTÔMES	Les symptômes diminuent, se raréfient ou passent spontanément, pour peu que la personne réponde aux besoins exprimés par son organisme : activité ou repos, diète ou *jeûne spontané* et court, apport en chaud ou en froid, *accompagnement* par les mains, rencontres apaisantes, projets donnant de l'enthousiasme… Ils représenteraient plus de 85 % des cas pour un médecin généraliste.	Les symptômes des maladies passent rarement spontanément, quelle que soit l'écoute par la personne de ses *besoins sensibles* et l'évolution de son mode de vie.

	BONADIE	MALADIE
RESSENTI	Même douloureuses, dans la plupart des cas les crises peuvent être bien vécues. Le regard porté sur elles les conditionne. On sent le corps travailler à se régénérer.	Le *ressenti* lors d'une maladie est fondamentalement confus, irritant ou annihilant, l'esprit est souvent inquiet.
DOULEURS	Les douleurs s'estompent et (re)deviennent supportables dès qu'elles sont *accompagnées* dans leurs besoins en température, consistance et mouvement. Elles peuvent devenir intolérables si l'on outrepasse leurs messages.	Sans apport médicamenteux, les douleurs persistent le plus souvent, quoi que l'on tente pour les soulager tant que la crise dure.
ÉVOLUTION	Lorsque les épisodes chroniques sont *accompagnés*, ils évoluent dans le bon sens : ils s'espacent ou diminuent en intensité. Le cheminement vers un mieux-être n'est jamais linéaire, il se fait par phases, celles qui régressent étant moins importantes ou plus courtes que celles qui progressent.	Dans une maladie, les hauts sont un répit, les bas sont des rechutes. L'apport de médicaments est alors souvent nécessaire à un mieux être. La rémission spontanée existe mais elle est rare.
CONVALESCENCE	La fin d'une *bonadie* ou d'un épisode *bonade* donne une sensation de convalescence, de renouveau, de *fraîcheur*. Si l'épisode a été long et douloureux, la convalescence dure un ou deux jours pendant lesquels le repos total est essentiel pour ne pas rechuter. L'organisme s'est délesté en partie au moins de ce qui l'encombrait et qu'il percevait comme anormal pour lui.	La convalescence s'apparente à une reconstruction, souvent lente.

5 | SÉMANTIQUE

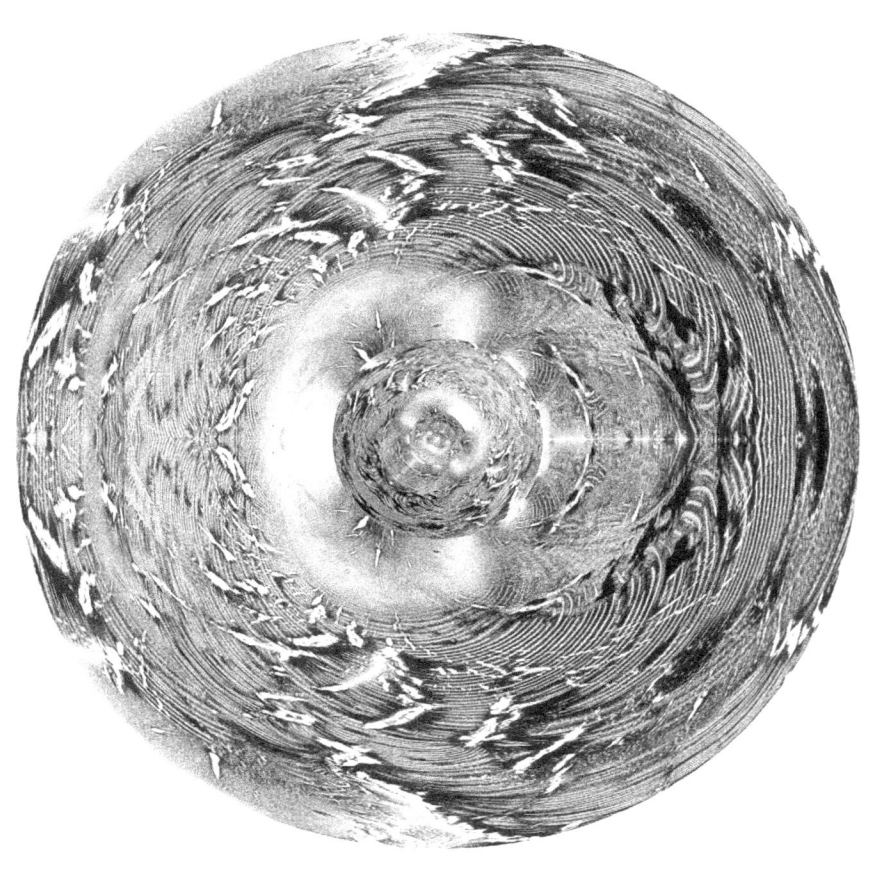

Le Corps accordé

6

Matériaux
et outils

La *pensée domestique* se construit prudemment, pas à pas, avec des matériaux et outils toujours revisités. Morin, Stengers, Nathan, Mauss, Levi-Strauss, de Certeau, Van Hollen, Bergson, Roustang, Merleau-Ponty, Nicolas, Fedi, Veldman, Solter, Van Der Meeren, Bainbridge Cohen nous accompagnent chacun à sa manière dans ce cheminement. La *pensée domestique* est mise en regard avec la *pensée sauvage* et la *pensée savante*. Elle invite *l'involontaire* à trouver sa place aux côtés de l'inconscient. Nous entrouvrons la porte du *Corps sans organes* grâce à Antonin Artaud, mais aussi Arsenie-Zamfir, Deleuze et Guattari, en écho avec Sombrun, de Rosny, Padoux, Spinoza. Cette quête de *l'involontaire* utilise comme clé la triple négation du «sans connaissance, sans technique et sans but».

L'homme a deux types de délire. L'un évidemment est très visible, c'est celui de l'incohérence absolue, des onomatopées, des mots prononcés au hasard. L'autre est beaucoup moins visible, c'est le délire de la cohérence absolue. Contre ce deuxième délire, la ressource est dans la rationalité autocritique et le recours à l'expérience.

Morin (2005 [1990], p. 97)

Objet de recherche, l'*accompagnement domestique* de la santé élabore un savoir en rapport avec les sensations, source de connaissances sans cesse renouvelées. Il lui faut échapper à la « cohérence absolue » qui en ferait un système prosélyte et un phénomène de mode. Il a besoin de repères pour se remettre en question : non didactique doit rimer avec autocritique.

Personne ne peut « sentir » pour quelqu'un d'autre, mais les acquis culturels influencent la lecture de nos perceptions. C'est en reconnaissant cette influence que nous pouvons gagner en autonomie sans nous isoler des autres ni des sources de connaissances.

Ce savoir est communicable par les mots posés à la fois sur les sensations, la perception des besoins et envies qu'elles expriment, et la réponse à leur apporter.

Le besoin est une « *sensation qui porte les êtres vivants à certains actes qui leur sont ou leur paraissent nécessaires* » (Hachette 1992). La lecture du besoin se fait donc à partir du corps.

L'envie (du latin invidia : jalousie, désir) peut « *signaler aussi un besoin organique* » (envie de dormir, de marcher etc.), mais « *à partir du psychisme* » (Hachette 1992).

Les deux doivent compter avec le désir : « *tendance particulière à vouloir obtenir quelque chose pour satisfaire un besoin ou une envie* » (Hachette 1992).

L'adéquation entre envie, besoin et désir s'instaure comme une dynamique à plusieurs niveaux : l'organisme, la personne et sa vie s'épanouissent du fait que l'être ne renonce ni à ses désirs profonds, ni à ses besoins vitaux en lien avec ses envies. Cette adéquation est source d'un savoir. Nous allons d'abord voir comment il s'élabore dans la *pensée domestique*, et dans un deuxième temps quel est son rapport à l'*involontaire* et l'inconscient.

La pensée domestique

Matériaux d'inspiration et outils créateurs permettent à la *pensée domestique* de commencer à s'élaborer en définissant quelques uns de ses contours, distances mais aussi « porosités » avec ses voisines *savante* et *magique*. Le soin *domestique* y trouve l'occasion de remettre l'ouvrage sur le métier, avec : le mental, la mémoire, la pensée, l'irrationnel, le rationnel, le spontané, l'instinct, l'intuition, l'analyse, la conscience, l'intellect, l'attention, l'intention, la concentration, l'imagination, les émotions et sentiments, et enfin, la sensation.

LE MENTAL

> *Mental (adjectif) : Qui appartient au mécanisme de l'esprit ; qui fait appel aux facultés intellectuelles.*
>
> TLF (n.d.)

Cible favorite des arts orientaux mais parfois aussi du *seitai*, le « mental » empêcherait l'expérience directe et ineffable du *ki* en action, celle du *yuki*, du *katsugen undō* et du *seitai sōhō*[41].

Si l'on parle de bavardage intérieur, besoin de reconnaissance, enjeux, frustration, complaisance, jugements à l'emporte-pièce, ces émanations du mental sont en effet un obstacle. Si l'on pointe la volonté qui raidit, également. Mais il faudrait aussi mentionner la visualisation et l'intention, dont on ne voit pas comment elles pourraient être produites sans une volonté du mental.

Lorsque la recommandation de se « vider la tête » se transforme en autocensure, toute interrogation ou analyse sont prohibées pendant la pratique comme en dehors.

Sans mental, aucun des ingrédients et outils cités plus bas, essentiels à la *pensée domestique*, ne pourrait s'exercer. À commencer par la mémoire.

{41} *En fait, ton site m'a fait sourire quand j'ai lu que Tsuda refusait d'enseigner le seitai sōhō. Si ce n'est pas une fois c'est un millier de fois que j'ai entendu que les Occidentaux étaient dominés par leur mental et ne pouvaient se soumettre aux demandes du corps (ce qui ne manque pas d'ironie au vu de la vraie position occidentale telle que Joseph Campbell l'a résumée) ; de ce fait, on ne devrait pas leur apprendre le seitai sōhō. Cela m'a toujours frappé comme étant une affirmation à la fois indéfendable et imparable, destinée à confiner le seitai au cercle restreint de l'organisation. Aujourd'hui, on parle de 'quality control'.* (Mallory Fromm, communication personnelle)

LA MÉMOIRE

Faculté comparable à un champ mental dans lequel les souvenirs, proches ou lointains, sont enregistrés, conservés, restitués. Du Latin memoria : aptitude à se souvenir, témoignage du passé.

TLF (n.d.)

L'« ici et maintenant », érigé en pensée unique depuis l'avènement du New Age, incite pour l'essentiel à ne pas se projeter dans le futur et à faire table rase du passé pour vivre pleinement « l'instant présent ».

Être fidèle à sa mémoire, à la mémoire de l'autre, n'est pas facile : cela demande d'affronter le réel en connaissance de cause. La laisser vierge est impossible. La mémoire construit et reconstruit sans cesse, avec les ans qui passent, avec le regard et les corps qui changent. Elle peut se tromper, inventer, jaillir, s'imposer, submerger. Mais in fine c'est elle qui permet de s'apaiser, temporiser, guérir, et ceci grâce à la pensée.

LA PENSÉE

Penser. Du latin pensare, peser.

Hachette (1992)

Une pensée se pèse et s'élabore, ce qui la rend créatrice… et infiniment complexe dans ses formes.

Marcel Mauss (1950) a envisagé une structure de la *pensée magique*. Claude Lévi-Strauss a défini et réhabilité la *pensée sauvage*, qui lui est liée. Il lui oppose une « *pensée cultivée ou domestiquée en vue d'obtenir un rendement* » (2010 [1962], p. 262). Tobie Nathan, depuis 1995, propose d'étudier la sorcellerie avec autant de sérieux que la médecine occidentale, ces deux façons de considérer le soin reposant sur des concepts rationnels. Pour Nathan, si la *pensée savante* s'adresse aux vivants, la *pensée sauvage* s'adresse aux entités, aux dieux et aux morts avec la même rigueur intellectuelle et développe un *savoir sauvage*.

Entre *pensée sauvage* et *pensée savante*, pourrions-nous articuler une *pensée domestique* ?

Il nous faut revenir à l'étymologie de « sauvage » et « savant » pour introduire le « domestique ».

Sauvage : du latin sylvaticus, de sylva : forêt. Conforme à la nature, qui n'est pas domestiqué.

Domestique : du latin dominus : maison. Qui est de la maison, qui appartient à la maison. Intérieur.

Savant : dérivé de savoir, du latin sapere : avoir du goût, du jugement, comprendre, savoir ; qui sait beaucoup de choses, qui possède une grande érudition.

Hachette (1992)

Ces définitions permettent de questionner les stéréotypes : le *domestique* ne cherche pas forcément à dominer le *sauvage*, et le *savant* peut être *domestique* ou *sauvage*. Les trois cohabitent probablement depuis la nuit des temps. À travers ces définitions, on pourrait par exemple lire l'évolution du *seitai* : de la *pensée sauvage* de Matsumoto, Noguchi a élaboré une *pensée domestique* avec le *katsugen*, puis *savante* avec le *seitai sōhō*.

Ce qui domine, c'est que « le » *domestique* semble aujourd'hui souffrir des mêmes a priori que « le » *sauvage* autrefois. Lorsque Nathan parle des bienfaits des thérapies *sauvages*, il met en note de bas de page : « *Si elles sont 'sauvages', au moins ne sont-elles pas domestiques...* » (2012, p. 7), faisant apparaître que ces dernières sont encore moins « récupérables ».

Face aux dénigrements systématiques subis par les femmes et sages-femmes traditionnelles indiennes dans leur cadre domestique, l'anthropologue Cecilia Van Hollen (2003) a été ainsi amenée à faire une étude approfondie et critique de ce qui a été classé par certains obstétriciens et anthropologues comme des pratiques constituées de tabous et de superstitions, où ne peut se prévaloir aucun fondement rationnel (Bajpaï 1996).

Avant même de songer à se formuler, la *pensée domestique* a de tous temps subi des pressions culturelles et conformistes extérieures à elle, mais également en son sein : les enjeux de pouvoir reprennent facilement le dessus sur le discernement individuel ou familial.

Célibataires, parents, enfants, amis et voisins établissent des systèmes de relation qui doivent s'améliorer régulièrement sous peine de faire de la vie domestique une prison et des autres un enfer.

Les objets du quotidien ont besoin d'acquérir ce que l'on pourrait appeler une qualité esthétique de l'ordinaire, faute de quoi l'utile et même l'agréable deviennent mortifères.

Le *domestique* appelle à « l'invention du quotidien » (au sens donné par de Certeau, 1990) pour développer les trésors de perspicacité et d'ingéniosité nécessaires à la tenue d'une maison familiale, elle-même au sein de la société, d'une culture, d'une politique…

Un des intérêts culturels à élaborer une pensée domestique est qu'elle a vocation à être ajustée au lieu, au moment et aux acteurs en présence. Ceci à partir des contraintes et possibilités existantes, sans que personne ne se pose en expert ou professionnel, même au sein de la hiérarchie familiale. C'est l'art de faire au mieux avec ce qu'on a (à la façon du *bricolage sauvage* décrit par Lévi-Strauss) et gratuitement.

Chacun a ses talents dont il fait profiter les autres habitants de la maison quand il en a la possibilité, à tour de rôle cuisinier, jardinier, soignant, confident, artiste, intellectuel, coiffeur, masseur, navigateur, bricoleur etc. Chaque hobby peut devenir *savant*, mais tant qu'il est exercé à la maison, il reste offert.

Les ressources immatérielles doivent, elles, sans cesse se réinventer, si tel principe moral ne veut pas devenir abscons, ou telle recommandation intrusive. Aider part d'une bonne intention mais aboutit rarement.

Dans le cocon d'une maisonnée qui s'isole, l'indulgence devient complaisance en un tournemain et les abus peuvent s'exercer longtemps en toute impunité. Les ego côtoient les libidos dans les plus extrêmes incertitudes.

S'il y a quelque chose à apprivoiser par la *pensée domestique*, ce n'est pas *l'involontaire*, le « sauvage » en nous, notre animalité faite de notre intuition, instinct ou inconscient – sans lesquels cette pensée deviendrait stérile – mais bien nos peurs, nos tourments, nos failles. Le toit de la maison d'aujourd'hui, comme le rocher de la grotte d'hier, aussi imparfaits soient-ils, représentent le lieu où l'âme peut prendre quelque repos avec la fin de l'errance, que l'on vive seul ou à plusieurs.

Une *pensée domestique* est profane, elle peut se dispenser des symboles, divinations et rituels qui appartiennent à la *pensée magique*, tout en « adoptant » la *pensée sauvage* dans ce qu'elle a de plus « neutre » et profond à mes yeux : l'approche sensorielle du monde du vivant. Son art est justement de savoir ne pas asservir mais révéler, de ne pas castrer mais d'apprivoiser la liberté, de ne pas dresser mais servir de tuteur de résilience.

Alliée à la *pensée savante*, la *pensée domestique* prend du recul sur elle-même et se décline en auto-apprentissage.

Pendant le *soin domestique* selon le *yukidō*, qu'il s'agisse de *seitai* ou de *reboutage*, le *toucher de la sensation interne* court-circuite l'espace-temps mondain. Simultanément, il laisse libre la possibilité d'analyser ce qui se produit et d'élaborer le *savoir domestique*, qui s'imprègne et se transmet dans un cadre familier, journalier.

Mais ce savoir doit composer avec deux aspects qui vont sans cesse l'influencer, l'irrationnel autant que le rationnel.

L'IRRATIONNEL

Non conforme à la raison.

Hachette (1992)

Qui n'appartient pas au domaine de la raison, ne provient pas du raisonnement.

TLF (n.d.)

Le *vitalisme animiste* des maîtres de Noguchi (voir « Sources et confluences du seitai ») était basé sur le spirituel et l'animisme, même si déjà, en expérimentant le *katsugen undō*, la rationalité du corps s'exprimait.

L'influence du monde de l'invisible, de ce que nous percevons de la vie, de la mort ou imaginons de « l'après » et de « l'ailleurs », tout cela est impossible à déterminer pendant la pratique du *katsugen*, qu'il soit *undō* ou *sōhō*. Aussi cette influence reste-t-elle pour moi vibrante comme un point d'interrogation, et ce dernier devient l'échappée belle, la faille du connaissable et des certitudes, la quête de l'insondable. « *Tout dépend de notre rêverie profonde sur l'au-delà* » dirait le Dr. Mireille Destandeau[42].

Le qualificatif d'irrationnel gagne à être remis en question lorsqu'il stigmatise ce qu'on ne comprend pas. Mais souvent il s'invite comme grille de lecture des événements, sous couvert de moralité. Face au malheur, à la maladie ou à la mort, le désir de trouver une explication s'inscrit dans une recherche de sens de ce que nous vivons de tragique.

La culpabilisation irrationnelle s'exerce au nom d'une punition supranaturelle, voire personnelle dans un système de croyances où l'autosuffisance se pare d'omnipotence.

Lorsque cette vie ne suffit pas à comprendre ce qui nous arrive, les vies antérieures sont évoquées, avec leur rétribution en fonction du bien ou du

---

{42} Atelier du 24 mars 2011 à la Baume-les-Aix organisé par *La Maison*, Centre de soins palliatifs de Gardanne.

mal qu'on aurait fait – ce qui est bien sûr invérifiable. Derrière cette phrase si souvent entendue et en apparence anodine : « Il n'y a pas de hasard… » se dissimule la justification du bonheur, du malheur et de l'injustice, et ce au nom du mérite.

Ces spéculations sont fondées sur le pouvoir d'assujettissement qu'elles exercent. Mais qu'en est-il du rationnel, est-il pour autant innocent ?

LE RATIONNEL

Rationnel : du latin rationalis, fondé sur la raison.

Hachette (1992)

En luttant contre les abus de pouvoir que peut créer l'irrationnel, le rationnel a du mal à préserver sa neutralité. Isabelle Stengers s'en fait l'écho :

La « rationalité » s'est d'abord produite comme puissance de contestation et de transformation des rapports d'autorité et des modes de légitimation autrefois dominants. Et elle n'en est pas aujourd'hui détachée : elle ne constitue pas une instance consensuelle neutre, surplombant les conflits et les rapports de force, mais un ingrédient qui lui-même change de sens selon qu'il s'allie aux pouvoirs qui maintiennent et reproduisent les catégories à travers lesquelles nous définissions la cité, ou avec les mouvements sociaux qui interrogent et déstabilisent l'évidence de ces catégories.

Stengers in Nathan & Stengers (2012, p. 164)

La rationalité est le fer de lance de la médecine. Un des moyens de préserver son esprit contestataire est d'introduire le subjectif dans ce qui reste un art et non une science :

Bien qu'on fasse remonter à Hippocrate l'approche « rationnelle » dont se prévaut la médecine technoscientifique, cette filiation est aujourd'hui remise en question. La rationalité repose sur le diagnostic en tant que connaissance objective de la maladie. Or, pour Hippocrate, le diagnostic n'était pas une vérité absolue sur la maladie, mais plutôt un signe […] émanant du médecin, parmi un ensemble infini d'autres aussi importants, émanant ceux-là du malade et de la maladie. Les symptômes ne se réfèrent pas à un modèle idéal qui leur conférerait le statut de bon ou

mauvais; ils n'ont de sens que comme observation d'un changement
« dans les apparences, les attitudes, les comportements » par rapport à
l'état antérieur du patient.

Stéphanie St-Amant (communication personnelle, 2001)

Hippocrate faisait preuve de rationalité autocritique en considérant thérapeute et patient comme interdépendants, l'objectivité et la subjectivité de l'un et de l'autre devant se rencontrer.

Dans le cadre médicolégal qui est le nôtre aujourd'hui, la responsabilité du soin réside entre les mains du thérapeute. Le choix thérapeutique appartient au patient/usager.

Pendant un *soin domestique*, où il n'y a ni thérapeute ni patient, celui qui prend l'initiative est clairement celui qui souffre. Ses sensations le guident et sa raison évalue la situation au fur et à mesure.

Ce qui est fondé sur la raison prend des formes différentes selon le but recherché. Le rationnel aide à la prise des décisions, dont on ne sait si elles correspondent à ce qu'on souhaitait qu'en observant les résultats à court, moyen et long terme. Mais un savoir, même discernant, serait stérile sans la fraîcheur de l'acte créatif : entre rationalité et irrationalité, connu et inconnu, confiance et faille, comme un acrobate sur son fil, se tient *le spontané*.

LE SPONTANÉ

Ce qu'on fait librement, volontairement, sans y être contraint. Du latin
spontaneus, de spons, spontis : volonté.

Hachette (1992)

[…] qui va le plus loin possible dans le sens de la liberté individuelle
absolue.

TLF (n.d.)

Le seitai est une technique qui sert à provoquer le spontané.

Tsuda (1975, p. 85)

La spontanéité réhabilite le volontaire comme *l'involontaire* dans leur dimension libertaire. Celle du geste est donnée à la naissance mais doit souvent se réapprendre plus tard. Je repense à ces instants où enfant je grimpais aux arbres : j'avais une conscience aiguë de l'adéquation entre mon poids et le support des branches, mes mouvements épousaient joyeusement cette résistance qui guidait mes déplacements. Il suffit d'une petite remarque : « Fais attention, c'est dangereux ! » pour que l'imaginaire projette la chute, et c'est la contraction du corps et du mental, le vertige du danger et l'abandon de ce qui enchantait. Il faut ensuite de longues années pour retrouver confiance.

Le mouvement spontané a une part de réflexes et une part de conscience du mouvement. Il nécessite une décision et une *disposition* à agir. Il est adéquat : on pourrait dire que *le spontané* met en correspondance désir et besoin, objectivité et subjectivité, volontaire et involontaire. Il est l'émanation du présent en soi, le jaillissement de l'œuvre créative.

Créative, la spontanéité de l'organisme lui donne l'occasion de se régénérer. Sa proximité libre avec le conscient et le volontaire lui permet de ne pas effaroucher l'inconscient et *l'involontaire*, et de solliciter l'instinct.

L'INSTINCT

Du latin instinctus : impulsion. Ensemble des tendances innées et contraignantes qui déterminent certains comportements spécifiques et immuables communs à tous les individus d'une même espèce du règne animal.

Hachette (1992)

La science parle « d'actes et mécanismes innés » aujourd'hui baptisés coordinations héréditaires par les éthologues. Ils forment notre instinct de conservation et de reproduction.

L'instinct est le terrain favori d'observation du *seitai*. Noguchi et Tsuda en parlent comme d'une expression de *l'involontaire* physique. Des travaux récents montrent que la régulation des processus physiologiques fait appel à des « cartes chimiques et neurales des états du corps » qui indiquent les limites acceptables pour nos équilibres *homéostatiques*. Ces mécanismes correcteurs ne dépendent pas forcément de l'expérience subjective et consciente de la perception :

D'un point de vue évolutionniste, l'apparition de cartes centrales des états du corps précède peut-être celle de l'aspect expérientiel perçu qui définit les sensations [feelings]. *[…] De fait, de nombreuses perturbations sont détectées et traitées via des programmes d'action ou même des mécanismes physiologiques encore plus simples sans être associés à une expérience consciente, autrement dit une sensation* [feeling].

Damasio & Carvalho (2013, p. 145)

Les « programmes d'action » dont il est question ici « *ne nécessitent aucune délibération. Ils sont instinctifs – autrement dit, prédéterminés biologiquement et largement stéréotypés* » (*ibid.*).

L'instinct est un terme polysémique. Dans la conversation courante, il évoque des fantasmes. Quand on le qualifie de bestial, il n'a pourtant rien à voir avec celui des animaux.

Sur son versant exotérique, l'instinct est censé éviter les catastrophes, rencontrer les bonnes personnes au bon moment, posséder la science infuse… Son versant ésotérique convoque le langage des dieux : prémonition, divination etc. La science des probabilités rend heureusement plus lisible la part du hasard et celle des contraintes environnementales, les coïncidences ou les récurrences des événements, évitant d'y voir à tout prix la main du destin.

Est-ce la partie sombre de son côté divinatoire qui incite à des interprétations abusives ? Parler de l'instinct comme d'une intelligence suprême qui nous préviendrait et nous guérirait de tout est irréaliste. La « sagesse du corps » ne peut faire oublier que la nature est faillible. De même, voir un « instinct de mort » à l'œuvre dans tous les symptômes où le corps paraît se tromper de cible et s'autodétruire (maladies auto-immunes, cancer etc.) est abusif et délétère pour les malades. La personne atteinte de maladie grave est doublement culpabilisée, à la fois désignée comme responsable de sa maladie et victime impuissante de son inconscient.

Ce qui s'observe au niveau des cellules (mort programmée, effacement, stratégies de destruction pour un renouvellement…) ne peut s'appliquer à l'organisme entier sans céder à une croyance qui lui prête des intentions nocives. Les transpositions par analogie du microcosme vers le macrocosme sont la source de pseudo théories très répandues (Pracontal 2005). Ameisen (2014) met en garde contre les interprétations abusives du « suicide cellulaire » programmé, ou de la « mort avant l'heure » au seul niveau des cellules de notre corps. Ces phénomènes sont indissociables des fonctions vitales de tout organisme et n'ont rien de « morbides », puisqu'au contraire la vie en dépend.

Laissant de côté toute vision catastrophiste ou idyllique, on pourrait concevoir l'instinct comme une faculté où *l'involontaire* fait alliance avec l'inconscient, ce qui développe l'intuition.

Connaissance directe et immédiate sans recours au raisonnement. Pressentiment. Du latin intueri : regarder attentivement.

Hachette (1992)

Pour Noguchi, l'essence du seitai est le kan (勘), c'est à dire l'intuition, la sensitivité.

Fromm (communication personnelle)

Dans « La pensée et le mouvant », Bergson définit l'intuition au plus près de ce que je peux concevoir lorsque j'entre en contact avec une *sensation interne* pendant l'*accompagnement*, juste avant que les mots n'affleurent puis s'installent. L'intuition se situe en dehors de la prédiction. Elle se manifeste dans « *la durée de l'être* » et le « *flux de la vie intérieure* ».

L'intuition dont nous parlons porte donc avant tout sur la durée intérieure. Elle saisit une succession qui n'est pas juxtaposition, une croissance par le dedans, le prolongement ininterrompu du passé dans un présent qui empiète sur l'avenir. C'est la vision directe de l'esprit par l'esprit. Plus rien d'interposé ; point de réfraction à travers le prisme dont une face est espace et dont l'autre est langage. Au lieu d'états contigus à des états, qui deviendront des mots juxtaposés à des mots, voici la continuité indivisible, et par là substantielle, du flux de la vie intérieure. Intuition signifie donc d'abord conscience, mais conscience immédiate, vision qui se distingue à peine de l'objet vu, connaissance qui est contact et même coïncidence. – C'est ensuite de la conscience élargie, pressant sur le bord d'un inconscient qui cède et qui résiste, qui se rend et qui se reprend : à travers des alternances rapides d'obscurité et de lumière, elle nous fait constater que l'inconscient est là.

Bergson (2012 [1907], p. 19)

Au fil de l'*accompagnement*, le rapport que la main entretient avec les *flux* internes de température, consistance et mouvement est de l'ordre de l'« intuition sensible » (en rapport avec les sensations), le *kan*, que je place au cœur du *toucher de la sensation interne*.

I – APPRENDRE DE L'INVOLONTAIRE

L'intuition n'est pas un don inné, elle s'appuie sur d'innombrables répétitions et expériences.

John Bargh in d'Amicis et al. (2013)

Selon les recherches actuelles, l'intuition se forme à partir d'une banque de données admirablement fournie que le cerveau emmagasine inconsciemment, dès la période fœtale. Bien avant que la personne en prenne conscience, son intuition lui indique ce qui est bon ou mauvais pour elle et la dirige dans ses choix. Ce qui fait dire à ces chercheurs (Snyder, Brand, Bargh, Roth et Haynes in d'Amicis *et al.* 2013) que nous sommes « *gouvernés par notre inconscient bien plus que par notre conscient* ». Haruchika Noguchi ne disait pas autre chose, bien qu'il en tirât parfois des conclusions hâtives.

Une expérience instructive consiste à placer un sujet face à deux boutons identiques et à lui demander d'appuyer sur l'un deux quand il le souhaite. En observant les aires cérébrales en activité, on s'aperçoit que la personne avait choisi le bouton plusieurs secondes avant d'accomplir son geste, alors qu'elle était persuadée d'avoir décidé au moment d'agir.

Ainsi, celui qui influencerait l'autre pourrait ne pas être celui que l'on croit dans les nombreuses anecdotes que Noguchi rapportait à ses élèves. Il disait parvenir, par exemple, à faire enlever son chapeau à la personne assise devant lui au cinéma, au moment même où il en formulait intérieurement la demande en projetant son *ki*. Si l'on en croit Amicis *et al.* (2013), la personne a décidé d'enlever son chapeau bien avant que Noguchi ne l'y incite mentalement. Peut-être même les deux intentions, celle de se décoiffer et celle de convaincre, étaient-elles concomitantes, de sorte que ni l'un ni l'autre des protagonistes n'en avait conscience avant que le geste ne soit fait ! On peut imaginer que les sentiments de gêner et d'être gêné ont été simultanés, incitant chacun à agir selon son rapport aux convenances pour l'homme au chapeau, et la recherche sur l'inconscient pour Noguchi.

Au fil de la pratique de l'*accompagnement*, la perception des *sensations internes* développe l'intuition (*kan*) autant qu'elle est nourrie par elle. Manifestée sous forme de connaissance, l'intuition s'allie au discernement grâce à son complément : l'analyse.

L'ANALYSE

Décomposition d'une chose en ses éléments, d'un tout en ses parties.

TLF (n.d.)

En regard avec l'intuition, l'analyse est la part laborieuse de la connaissance, nécessaire à la compréhension d'un objet, d'un phénomène ou d'une idée. Distinguer et situer les éléments d'un tout permet de l'approcher sous plusieurs angles, questionner les a priori et finalement percevoir la part de mystère qui reste dans chaque objet observé.

Dans son désir éternellement inassouvi d'embrasser l'objet autour duquel elle est condamnée à tourner, l'analyse multiplie sans fin les points de vue pour compléter la représentation toujours incomplète, varie sans relâche les symboles pour parfaire la traduction toujours imparfaite. Elle se continue donc à l'infini.

Bergson (2012 [1907], p. 100)

Sans analyse, le processus cognitif impulsé par l'intuition n'aurait pas de suite – et les sensations resteraient lettres mortes, ne permettant pas d'élaborer quelque pratique que ce soit.

LA CONSCIENCE

Intuition plus ou moins claire qu'a l'esprit de lui-même, des objets qui s'offrent à lui ou de ses propres opérations.

Hachette (1992)

Dans cette définition, intuition et conscience vont de pair. La conscience n'est pas neutre face aux sensations et à *l'involontaire*. Prendre conscience d'une sensation ne la modifie-t-elle pas ? Peut-on l'observer sans l'influencer ? Voir à l'œuvre *l'involontaire*, n'est-ce pas un éclairage qui risque de l'affecter ? Ces questions restent centrales au *yukidō*, et plus largement au *soin domestique*.

Sentiment, perception que l'être humain a de lui-même, de sa propre existence. Du latin conscientia *: connaissance.*

L'état de conscience n'est pas modifié dans la pratique du *seitai* et du *reboutage*. Même au plus fort du *mouvement régénérateur*, il n'y a pas de perte de conscience. Pas d'hypnose ni d'autosuggestion, pas de transe ni de « voyage astral », mais une adhérence à la réalité perçue. Si l'on reconnaît une *conscience élargie* qui fait taire un moment les spéculations de l'ego, elle est « *connaissance qui est contact* » (Bergson 2012 [1907], p. 19). Elle s'inscrit dans le monde visible.

Pendant l'*(auto)accompagnement*, la conscience peut discerner et nommer les sensations, états et phénomènes, comme autant d'instantanés similaires à ceux d'un appareil photographique. L'image ainsi projetée amène à décrire des sensations aux caractéristiques de plus en plus fines et complexes.

Mais il faut entrer dans la *durée* pour que cette suite d'instantanés laisse place à l'instant qui dure en se transformant sans cesse. Ce changement de perspective déconstruit les schémas de pensée ligotés au passé et à l'avenir : le « prévoir » fait place au « voir » qui adhère à la réalité du moment sans la prévoir ni vouloir la changer. L'art d'« observer sans chercher à modifier » est une oasis pour l'inconscient et *l'involontaire*. Curieusement, l'intellect y puise de nouvelles forces, comme revivifié par ce déconditionnement.

L'INTELLECT

Faculté de comprendre, de connaître. Du latin intellectus, *de* intellegere *: comprendre.*

Hachette (1992)

La cinquième partie de l'éthique de Spinoza (1999 [1677]) a pour titre : « De la Puissance de l'intellect, autrement dit, de la Liberté Humaine ».

Intellect et liberté sont indissociables. Nous pourrions dire que Haruchika Noguchi comme Itsuo Tsuda ont vécu en êtres libres au sens où Spinoza l'entendait. Ni l'un ni l'autre n'avait cette aversion pour l'intellect, aversion qui prédomine pourtant dans les dojos aujourd'hui.

Noguchi était un autodidacte acharné à comprendre le fonctionnement humain. Il faisait en sorte de ne rien affirmer qu'il n'ait d'abord vérifié sur lui et parfois sur des centaines de personnes. Ses procédés d'investigation étaient

6 | MATÉRIAUX ET OUTILS

souvent inattendus mais avec un effort de rigueur proche d'une méthodologie scientifique où l'observateur prend du recul pour être le moins possible dominé par ses émotions et ainsi déjouer les pièges du mental (Tsuda 1993).

Noguchi a « pensé le *seitai* ». Il a conscientisé chacun de ses éléments, le fond et la forme, la manière de les transmettre. Les outils théoriques de ses maîtres et des soignants à main nue de l'époque ont nourri sa méthode, lui permettant de l'évaluer en concurrence avec les autres arts thérapeutiques.

Tsuda lui-même a gardé de ses études académique avec ses maîtres occidentaux, Mauss et Granet, une gratitude sans bornes. Avec eux il a acquis le goût de la réflexion critique et de la pensée féconde, passant des années à rédiger ses livres, lire ceux des autres et donner des conférences.

Sans conceptualisation (fût-elle celle du non-concept), sans hypothèse ni théorie, sans articulation de la pensée, le regard critique et discernant n'a pas lieu, l'élaboration et la mutualisation des savoirs ne peuvent prendre place.

Il est vrai que Noguchi se méfiait des « intellectuels ». Il disait qu'ils ont tendance à perdre pied avec la réalité comme avec la sensation. C'est la marque d'une intelligence d'être sceptique vis-à-vis de l'intellect et des tours qu'il peut jouer !

Pendant les discussions que ses élèves avaient avec lui, Itsuo Tsuda coupait court au bavardage et à une intellectualisation stérile où l'on pose des questions pour exposer en réalité ses propres opinions et convictions ; c'est-à-dire quelque chose qui n'intéresse personne au fond, puisque ni le contexte ni les enjeux dans lesquels elles s'inscrivent sont connus. Mais dès qu'une question reflétait de la profondeur et de la spontanéité, Tsuda y répondait volontiers.

Comme Noguchi avec ses élèves, Tsuda recommandait, pendant la pratique du *mouvement régénérateur*, de se « vider la tête » de ce qui l'encombre, de « vider la poubelle ». Les pensées ne s'arrêtant pas à volonté, il nous conseillait de les laisser passer sans nous y attarder et d'entrer ainsi dans « l'univers des sensations ». Mais cette recommandation de « vider la tête » eût un effet délétère : elle cristallisa chez beaucoup d'entre nous ses élèves une méfiance devenue atavique, envers tout ce que peut produire un cerveau qui pense (pendant) une pratique comme le « mouvement régénérateur » ou même le *seitai*.

Pourtant, ni Noguchi ni Tsuda ne voulaient bannir le mental, l'intellect, l'intelligence. Ils proposaient de les utiliser mieux, au sein même de la pratique. Pour l'anecdote, ils ne s'en privaient pas, parlant ensemble des soirées entières — au point que Mme Tsuda s'en était plainte à Noguchi, nous disait son mari ! Ils envisageaient les pensées comme un mouvement involontaire digne du plus grand intérêt. Même s'ils nous mettaient en garde contre la prédominance possible de la « mentalisation » et de l'attrait du concept pour le concept, ils n'opposaient pas le penser et l'agir. Ils les articulaient, et même les unifiaient avec la cognition, nous y reviendrons.

Marge 5 | L'articulation

Cela avait commencé avec l'articulation des membres : comment les chaînes musculaires permettent à l'éveil des muscles de cheminer dans le corps, selon une logique qui lui est propre. Les mouvements semblaient d'abord bien « huilés ».

Puis il y eut les tensions des mâchoires et le déferlement des souvenirs d'enfance : grincements de dents, impossibilité d'élocution, d'articuler mots et pensée. L'articulation est apparue, selon chacun, comme une incapacité, un vœu ou une recherche.

Désarticuler : manière de sentir ce qui distingue les fragments, le degré de liberté des uns par rapport aux autres, selon les cultures, l'esthétique propre à chacun.

En introduisant la notion de poids, la danse contemporaine a donné une nouvelle articulation à cet art. Celle des phrases se fait en conjonctions et coordinations : certes, néanmoins, mais, en outre… Les ponctuations ont valsé avec la poésie.

Il y a pourtant quelque chose d'organique en elle, d'universel, une pertinence et une justesse, qui s'organise ou censure : les mâchoires se serrent au point que la voix ne puisse plus être émise ni entendue, le corps est raidi ou engourdi au point de ne plus pouvoir bouger, exprimer, ni pouvoir digérer. Mastication : « Il faut mâ-cher les mots pour les ar-ti-cu-ler » dirait Yvonne Beaud.

L'articulation comme lisière entre *le spontané* et le n'importe quoi.

> Articuler les rythmes, les énergies, les espaces entre les corps : l'articulation se glisse où se porte l'attention…
>
> *www.leti.lt/wordpress/danseforum-larticulation/*

On pourrait se demander en quoi l'intellect est important pour le *katsugen* (*undō* et *sōhō*) et le *yukidō*, alors qu'il s'agit de *savoirs domestiques* faits d'involontaire. Dans nos ateliers d'*auto-apprentissage coopératif*, nous nous sommes aperçu que l'intellect tire profit de l'expérience et enrichit l'apprentissage, y compris dans le domaine des sensations. François Roustang aborde ainsi ce point :

> *Il s'agit de tourner la pensée vers le corps, de remettre sans cesse la pensée au corps, pour redoubler la finesse du sentir, l'intensifier, l'élargir et ainsi la réhumaniser.*
>
> Roustang (2009 [2000], p. 62)

Ce n'est qu'avec le développement des neurosciences puis de la neurophilosophie (Andrieu 2007) que la complexité du rapport que l'on entretient avec les sensations a vraiment commencé à apparaître. Il faut rappeler que la sensation doit passer par les capteurs sensoriels pour devenir perception et être immédiatement interprétée de manière à faire sens et être comparée, relativisée puis comprise. Nous savons aujourd'hui que perception, action et cognition sont en fait inséparables, et que l'on gagne à en prendre conscience.

Mais la sensation peut être bluffée. Les magiciens savent nous tromper : même avertis, nous nous laissons berner. Dans ces conditions, comment bénéficier de l'*approche cognitive* des sensations ?

Je me souviens du jour où le mot « engourdissement » a coïncidé avec cette sensation dans mes mains pendant un *accompagnement*. Je réalisais que je l'avais perçue depuis longtemps sans y prêter attention. Il a fallu que je lui donne un nom pour la situer, la reconnaître et en apprendre quelque chose. Je l'ai d'abord ressentie assez rarement, et j'en déduisais qu'elle était exceptionnelle. Peu à peu, mes mains ont su de mieux en mieux la contacter (au sens propre), et surtout de moins en moins la faire fuir par un *accompagnement* inapproprié.

J'ai découvert que quasiment tout le monde avait des engourdissements : des superficiels et des profonds, des durs et des mous, des chauds et des froids, des immobiles et des mobiles etc. J'ai appris que lorsque la main contacte un engourdissement, si elle bouge un tant soit peu, elle le perturbe, et si elle ne bouge pas du tout, la sensation disparaît.

Une approche empirique ne porte ses fruits que si elle bénéficie de l'esprit critique, discernant et réflexif. Pour cela, j'ai dû ne plus diaboliser le mental ni l'intellect. J'en ai fait des alliés.

Ne pas prendre des vessies pour des lanternes, c'est exercer son *esprit de discernement* avant, pendant et après l'acte d'*accompagner*. Ces « pratiques du sensible » ont besoin de regard critique pour ne pas devenir un jour des techniques dévoyées (laissées à tout va) ni des objets de musée archéologique (conservés comme des reliques) ou, pire encore, une école sectaire par son rejet de tout questionnement. L'intérêt de la critique est de solliciter la réflexion et le discernement. Ce n'est pas une pensée qui nous vient par habitude, mais une pensée neuve, hésitante, qui fait « bouger les lignes », les frontières du connu.

Lorsqu'il est relié à *l'involontaire* et libre de toute intention, le regard réflexif affine la perception. Il ne guide pas la main, mais, comme un miroir sans complaisance, il rend vigilant, attentif.

L'art du soin est une « attention » à l'autre.

L'ATTENTION (DONNÉE)

Concentration de l'esprit. Emprunté au latin attentio : action de tendre l'esprit vers quelque chose.

TLF (n.d.)

Marque de prévenance. Du latin attentis.

Hachette (1992)

Certains bébés ou enfants paraissent souples et lourds lorsqu'on les soulève, et d'autres tendus et légers. L'enfant qui « pèse son poids » est détendu, il est « plein ». Quelle est cette chose qui donne son poids à un être, cette sensation de plénitude, cette même chose qui manque lorsqu'on se sent « vide » ?

Pour parler des enfants bousculés, Tsuda prenait l'image du verre qui se vide, un verre que l'on cherche toute sa vie à remplir.

Dès sa naissance, l'être humain n'existe que par la relation qui s'établit entre lui et les autres. Il cherche l'attention des autres pour emplir son être. Si l'attention ne lui est pas accordée, il va l'attirer de toutes les façons imaginables, même au risque d'agacer, de susciter de la révolte, de récolter de la violence ou de se nuire. Cette attention est une nourriture qui en remplace d'autres mais ne peut être remplacée par aucune.

Avec le manque d'attention, les habitudes normatives prennent le pas sur la sensation. Lorsque la réponse tombe à côté du besoin, elle est inadéquate. Cela participe d'un système d'éducation répressif. Alice Miller en démonte le mécanisme dans « C'est pour ton bien » (1998 [1984]). L'adulte se justifie dans sa « pédagogie noire », avec armes et bagages, théories et démonstrations. Sauvé dans son honneur, il peut alors faire l'économie de voir en face son désarroi, lui qui a subi les souffrances qu'il inflige.

Selon qu'elle est spontanée ou volontaire, l'attention donnée sera légère et efficace, ou lourde et contreproductive.

L'attention volontaire surveille plutôt qu'elle ne veille ou n'éveille. Elle va à contresens de ce qu'elle souhaite au départ lorsqu'elle sert de subterfuge à un manque ou une frustration chez la personne qui la prodigue. Les enfants manipulés, enfermés, niés dans leur existence font les frais d'une attention débordante, anxieuse et parfois perverse d'adultes en manque d'affection. Adultes eux-mêmes ligotés, censurés et forcés par les démonstrations charitables de gens « attentionnés » et « bien intentionnés ».

L'attention dont il est question ici n'est pas lourde à recevoir. Elle est spontanée et ne s'impose pas. Ce qui la caractérise, c'est sa non-intention et sa gratuité. Une attention chargée de l'émotion et du désir de celui qui la donne ne peut qu'en être alourdie. Avec le *mushin* ou « vide d'intention », l'attention est reliée au *yuki*.

Il y a du *ki*, du *conatus*, du pneuma, du hau, du duende, au cœur de l'attention spontanée. Les langues japonaise, latine, grecque, maori et espagnole ont ainsi désigné cette chose indéfinissable grâce à laquelle nous nous sentons pleins, respectés et reliés au monde. Ce « je ne sais quoi » qui fait que nous avons parfois, lorsque nous sommes attentifs, l'attitude ou le geste « justes ». Itsuo Tsuda parle du *kokyū*, « *ce tour de main qui ne s'explique pas mais s'acquiert.* » (Tsuda 1975, p. 31).

L'INTENTION

Acte de volonté par lequel on se fixe un but. Du latin intentio.

Hachette (1992)

Ici aussi, il nous faut discerner deux formes d'intention.

La première est inévitable et inconsciente, je l'appelle l'intention non-volontaire. On la trouve dans le fonctionnement même d'un organisme vivant.

Merleau-Ponty voit deux faces à cette forme d'intention :

Il n'est pas un seul mouvement dans un corps vivant qui soit un hasard absolu à l'égard des intentions psychiques, pas un seul acte psychique qui n'ait trouvé son germe ou son dessein général dans les dispositions physiologiques.

Merleau-Ponty (1994, p. 104)

Ou encore, reprenant les travaux de Fischer :

C'est cet arc intentionnel qui fait l'unité des sens, celle des sens et de l'intelligence, celle de la sensibilité et de la motricité. C'est lui qui se « détend » dans la maladie.

Merleau-Ponty (1994, p. 158)

Chez Hartmann, l'intention se pare de « *finalité inconsciente* » :

Comment la sensation peut-elle déclencher la volonté ? Hartmann résout le problème grâce à une finalité inconsciente qui s'atteste dans les réflexes, les actes curatifs du vivant ou encore l'instinct, qu'il définit comme « un vouloir conscient du moyen propre à réaliser une fin voulue elle-même sans conscience ».

Nicolas & Fedi (2008, p. 37)

L'autre forme d'intention est consciente et volontaire. Un effort mental est nécessaire pour la diriger quand nous cherchons à influer sur le cours des choses.

Base de toute approche thérapeutique, *savante* ou *sauvage*, l'intention volontaire va faire appel à l'esprit (conscient et/ou inconscient) ou

« aux esprits », selon ce qu'elle veut influencer. Lorsqu'elle est liée au savoir médical, l'intention reste ciblée vers un but thérapeutique. Pour les chamans et les sorciers, leur intention est une arme ou un remède face à celle de l'invisible révélée par les esprits (Nathan in Nathan & Stengers 2012).

Les approches alternatives de la santé – dites « énergétiques » – cultivent l'intention positive permettant de « programmer » de « bonnes attitudes psychiques » : PNL, techniques d'autosuggestion, auto-hypnose etc. Pour l'haptonomie, l'intention, dans sa dimension psycho-affective, devient une conscience apercevante et responsable. Veldman parle d'« *intentionnalité vitale* » dirigée vers un « *Bon vital* » pour « *l'essentialisation de soi* » (Veldman 2007 [1989] p. 235-245). Pour l'étiopathie, la destinée vitale d'un individu dépend de son « *Potentiel Vital Originel* » et du respect qu'il lui accorde (Trédaniel 2012).

Une intention consciente et volontaire envers quelqu'un demande une grande dépense d'énergie mentale, comme nous l'avons vu au chapitre 1.

Pour éviter de se raidir sur l'intention, il peut être proposé en *seitai* de la formuler intérieurement et de visualiser le *ki* en laissant « libre et régulière » la respiration (Fromm 2003). Cela n'a rien d'évident à mes yeux. Il faut la science d'un thérapeute confirmé pour savoir influencer intentionnellement et de manière circonspecte *l'involontaire* et l'inconscient. La difficulté est immense, les pièges nombreux.

Mise en jeu sciemment, l'intention volontaire est dirigée vers un but à atteindre. Or, même s'il est bénéfique, le *yuki* n'a pas de but thérapeutique en lui-même.

> *Le yuki ne sert pas à guérir les maladies, on le fait pour que le corps se mette en condition de guérir naturellement la maladie.*

Noguchi Haruchika (1984, p. 120)

En *yukidō*, l'intention volontaire reste en périphérie : indispensable au cadre du soin, elle ne peut concerner le toucher lui-même, qui répond aux seuls *besoins sensibles* que la main perçoit.

Dans nos ateliers où l'on s'exerce à l'esprit critique, nous avons observé que pendant que le fait de visualiser et d'émettre une intention ne permet plus de percevoir les *sensations internes*, tactiles ou plus largement corporelles de la *somesthésie*. Il devient impossible de laisser agir la spontanéité des mains, en dialogue constant avec *l'involontaire* de la personne *accompagnée*. Cette approche anticipe un devenir qu'elle voudrait rendre meilleur. Elle ne peut être tout à fait dans l'*immanence* d'une réalité si elle la transcende.

Dans le cadre d'un *accompagnement domestique*, l'*intention consciente et volontaire* est ainsi circonscrite au cadre de la séance : les deux personnes en présence se sont entendues sur le quand, comment et pourquoi du soin. C'est une relation sociale qui s'inscrit dans le quotidien. L'*accompagné* souhaite aller mieux, l'*accompagnant* souhaite qu'il aille mieux.

Mais au moment où les mains entrent en contact avec les *sensations internes*, s'opère un retournement de la perception qui la fait entrer dans l'*extra-quotidien*, cet espace où toute *intention consciente et volontaire* rétablirait immédiatement le temps mondain, habituel et contraignant. Les deux espaces-temps cohabitent sans se perturber, un peu à la manière d'une peinture dans son cadre. Les encadreurs le savent bien : le cadre adéquat délimite un espace-temps qui, lui, a toute liberté de s'étendre bien au-delà de ses limites.

Le *toucher de la sensation interne* se contente de répondre aux *besoins sensibles* perçus de manière instantanée, sans intention curative. La réponse est adéquate ou inadéquate selon le *ressenti* qu'elle procure.

Sans intention, sans projection, rien n'est donné à l'autre, rien n'est pris de l'autre. C'est le *mushin* du *seitai*. Personne ne se charge ni se décharge. L'attention circule entre les deux.

LA CONCENTRATION

Fait de concentrer son esprit. Concentrer : réunir, faire converger en un point.

Hachette (1992)

Que devient la concentration dans cet état de non-intention ? Pendant nos ateliers d'*auto-apprentissage coopératif*, nous avons exploré toutes formes de concentration et de non-concentration. Elles semblent intimement liées à l'attention, elle-même en relation avec la respiration.

Lorsque l'attention est dépourvue d'intention volontaire, la respiration et la concentration peuvent varier en symbiose avec l'*accompagnement*.

Elle est centripète ou centrifuge, selon qu'elle est attirée par le point de contact des mains avec les sensations, ou dispersée par tout ce qui peut venir à l'esprit. L'une et l'autre ont leur place. Nous y reviendrons au chapitre 11.

Nous pourrions dire que lorsque la main *accompagne* sans intention, la concentration fluctue en mode involontaire, avec pour seul guide la nécessité du geste. Dans ce cas, n'y a-t-il rien qui puisse la déranger ?

L'IMAGINATION

Faculté que possède l'esprit de se représenter ou de former des images. De imaginatio : « image, vision ».

TLF (n.d.)

Les thérapies font d'elle une partenaire, pour visualiser et ainsi calmer, réjouir, apaiser, redonner vigueur. L'imagination est créatrice, puissante, mais c'est un terrain glissant. Il ne s'agirait pas de peindre la vie en rose, ni de tolérer l'intolérable et s'insensibiliser à l'injustice et aux problèmes de notre monde. Voir tout en noir ne serait pas mieux. Affabuler serait pire encore. Il faut de la dextérité pour faire de l'imagination une alliée.

L'imagination est cette part de liberté individuelle et d'incontrôlé qui non seulement façonnent la relation que chacun entretient avec la réalité, mais déjouent toutes les réalités que l'on n'est pas prêt à affronter.

L'imagination vient au secours de l'impuissance et du désespoir. Elle trouve une explication face au non-sens. En plaçant hors de soi la cause du mal-être que l'on ressent en soi, l'imagination exorcise le mal, trouve contre qui ou quoi se battre. Elle permet à chacun de mettre en place des rituels de protection qui développent un sentiment d'appartenance dès qu'un groupe observe la même consigne. Mais elle peut aussi déboucher sur la culpabilisation voire l'accusation d'autrui, ou même de soi.

Un nouvel asservissement peut s'étendre à un nombre croissant de « causes » réelles ou imaginées : les ondes, les chemtrails, les toxines, la viande, le cuit, le cru… L'« extérieur » est perçu comme nocif voire hostile, la personne ou le groupe s'isolent du reste de la société, considérée comme aveugle aux menaces.

L'arme la plus redoutable de l'imagination est de prêter à autrui une intention nocive. Le conspirationnisme traduit et entretient un mal-être profond pour celui qui en est à la fois l'auteur et la victime.

L'angoisse est un état bien réel et pas du tout imaginé. Elle s'incarne physiquement, sorte de « vomissement psychique ». Si le processus est incomplet, il déclenche des phobies comme dernières sauvegardes. Sortes d'abcès de fixation, elles permettent aux angoisses de se concentrer à un endroit non vital qui comprime le rapport au monde (procrastination, claustrophobie, agoraphobie, électrophobie etc.) mais évite les dommages internes, physiques et mentaux. L'intégrité de la personne est préservée.

Les phobies se placent aux points clés de notre histoire. On peut les subir ou en apprendre quelque chose. Cette résilience renforce nos capacités d'adaptation au principe de réalité. Toutefois, en prise avec une imagination en déroute, il peut être difficile de revenir à la réalité, celle justement qui est évitée. Revenir aux émotions, sentiments et sensations peut nous permettre alors de reprendre contact avec le monde réel.

ÉMOTIONS ET SENTIMENTS

> *Émotion : conduite réactive, réflexe, involontaire vécue simultanément au niveau du corps d'une manière plus ou moins violente et affectivement sur le mode du plaisir ou de la douleur. […] Du latin ex-movere : mouvoir vers l'extérieur.*
>
> TLF (n.d.)

> *Sentiment : état affectif complexe, assez stable et durable, composé d'éléments intellectuels, émotifs ou moraux, et qui concerne soit le « moi » (orgueil, jalousie…) soit autrui (amour, envie, haine…).*
>
> TLF (n.d.)

Les émotions sont ressenties par le corps avant de concerner l'esprit : elles sont presque immédiatement conscientisées en sentiments et contribuent à notre façon d'interagir avec l'extérieur, de se souvenir des événements comme de les prévoir (Damasio 2005 ; 2010). En révélant ce que le monde nous inspire, elles nous incitent à le transformer. Le corps se « met en mouvement » involontairement et de manière réactive et spontanée.

Les émotions « primaires » sont immédiates et « simples ». En Occident, on en désigne le plus souvent cinq : la joie, la tristesse, la colère, le dégoût et la peur, ou six avec l'étonnement. En Inde, le Nātyaśāstra[43] dénombre huit émotions physiques (bhava) contradictoires : érotique ou comique,

{43} Traité du deuxième siècle de notre ère, sur la musique, le théâtre et la danse. Il est considéré être le cinquième veda après le Rigveda, l'Atharvaveda, le Yajurveda et le Sāmaveda. Ces textes sont fondateurs de la culture hindoue.

pathétique ou furieux, héroïque ou terrifiant, répugnant ou merveilleux. Elles correspondent aux huit sentiments (rasa) qui alternent ou s'opposent par paires : l'amour ou le rire moqueur, la tristesse ou la colère, l'héroïsme ou la peur, le dégoût ou l'étonnement. Les émotions « secondaires » sont plus nombreuses, complexes et instables : haine, jalousie, regret, complaisance, admiration, pardon…

Une émotion agréable épanouit l'être, déploie nos aptitudes physiques et mentales. L'apprentissage est favorisé dans un climat de confiance et de reconnaissance. Corps et mental se détendent, l'énergie est disponible. Les facultés cognitives se développent, l'empathie s'exerce avec la richesse des relations. Tout devient simple, parfois merveilleux, en tous cas moins compliqué à gérer.

Une émotion désagréable fait se protéger, se renfermer ou « sortir de ses gonds ». Le corps s'émeut pour se réajuster, se réguler. Les cris de rage tendent la gorge, les sanglots de désespoir secouent le diaphragme, les rires soulèvent les zygomatiques, les oreilles s'échauffent de colère, les joues rosissent de timidité, le teint blêmit d'effroi, les poils se dressent d'horreur, les mains deviennent moites et froides de panique. Et si rien de tout cela ne peut se produire, le corps s'engourdit, l'organisme physique et mental devient apathique. Comment sortit de cet état ?

Entre plaisir ou déplaisir, la palette émotive est infinie. Le *ressenti* nous dit comment nous vivons notre *senti* : l'autre versant de l'émotion est en effet la sensation.

LA SENSATION

Phénomène psychique élémentaire provoqué par une excitation physiologique. Du latin sensatio : fait de comprendre ; sentire : percevoir, sentir.

Hachette (1992)

Le sentir est cette communication vitale avec le monde qui nous le rend présent comme lieu familier de notre vie.

Merleau-Ponty (1994, p. 64)

La proximité de la sensation avec *l'involontaire* et l'inconscient, et sa capacité à éveiller le volontaire et la conscience, en font le matériau par excellence du *savoir domestique* sous son aspect à la fois non didactique et tangible. Ce savoir, aussi inaccoutumé et étrange qu'il puisse paraître parfois, ne relève pas d'une expérience extra-sensorielle : *le senti* fait appel aux sens – même quand on dort.

C'est un phénomène remarquable à mes yeux, concernant la sensation : elle ne disparaît pas avec le sommeil. Même sans parvenir à la conscience, elle est perçue par l'organisme et lui permet de réagir si besoin est pour répondre à ses besoins et se protéger.

En temps normal, le dormeur ajuste régulièrement sa position et reste vigilant envers son environnement. Un brin d'herbe vient-il lui chatouiller l'oreille ? Il chasse immédiatement l'importun, sans sortir de son sommeil. Fait-il trop froid ? Trop chaud ? Il se couvre et découvre pour garder une température qui lui convient. Sa perception de la dimension du lit reste intacte et l'empêche de tomber à tout bout de champ, et ce malgré les mouvements involontaires et inconscients de la phase paradoxale du sommeil, nécessaire à l'équilibre physique et psychique. Un bruit, un toucher, une odeur, un mouvement inhabituels sont normalement immédiatement détectés : s'ils sont tolérables, le rêve prend parfois le relais en les incorporant au vécu onirique. Trop dérangeants, ils alertent et réveillent immédiatement.

Endormis ou éveillés, le rapport que nous entretenons avec la sensation est complexe, il met en jeu : notre subjectivité et notre objectivité, l'influence réciproque entre sensation et perception consciente, puis l'interprétation qu'on lui prête.

Subjectivité et objectivité de la sensation

Par essence subjective, la sensation est la résultante de la façon dont nous percevons quelque chose à un moment précis de notre histoire. Nous pourrions dire que non seulement elle se situe à l'interface entre le volontaire et *l'involontaire*, le conscient et l'inconscient, mais aussi entre le passé et l'avenir. Elle est l'incarnation du présent vécu et comporte une part d'objectivité épistémique, construite par les connaissances, plus qu'ontologique et représentative d'une « essence ». Plutôt que de vérité, il s'agit ici d'un indice de confiance et de qualité des connaissances et représentations.

Les prémisses du thème étaient déjà devant la porte !
En m'attendant, E. et M. discouraient sur l'intérieur/l'extérieur
qu'est-ce qui appartient à l'intérieur de soi,
et qu'est-ce qui est à l'extérieur ?
Et que dire des muqueuses ? …
Chaque sens est comme ces portes battantes des restaurants :
elles donnent sur l'intérieur comme sur l'extérieur de la cuisine
pour pouvoir entrer et sortir avec autant de facilité.

Donc, pendant que J. réalisait que le monde entrait en lui
par la bouche et lui sortait par les yeux, M. devenait transparent
et voyait à travers les murs.

Parallèlement, j'étais en quelques minutes passée du concept
de la chaussette qui ne sait plus dans quel sens elle est – dès que
je me retourne ou m'incurve – au concept des plis, pliée en deux,
en quatre ou en huit – selon les angles que pouvait dessiner mon
corps.

Donc je ne m'étonnais plus de grand chose quand mon mental
s'est plié aussi, ajoutant quelques dimensions en plus des trois
octroyées.

Sur le chemin, J. fait un détour par l'infiniment petit
qu'il constate pas plus minus que l'infiniment grand
puisque son intérieur n'est fait de rien d'autre
que d'une infinité d'infiniment petits
même si son extérieur en met plein la vue.

C'est décidé, E. ne se laissera plus imposer ses mouvements
par la musique qui, surtout si elle lui plaisait, arrivait toujours à
envahir son intérieur.

Ce faisant, elle reconstruisait l'histoire de la danse
en une vingtaine de minutes.

I – APPRENDRE DE L'INVOLONTAIRE

Danse qui n'eut de cesse d'exploiter la musique
pour ne pas être exploitée elle-même
par cette émission de formes mélodiques rythmiques volatiles
et insaisissables, pénétrantes.

Jusqu'à ce qu'un jour Cunningham et Cage en aient eu assez
de ce combat incessant, et décidèrent de créer la danse et la
musique d'un même ballet indépendamment
dans deux pièces différentes pour les mettre ensemble
le jour de la représentation.

Ce fut un triomphe, la danse et la musique
furent déclarées autonomes
elles ne s'en retrouvèrent que mieux.

J'étais en train de me réconcilier avec la danse,
son apparence extérieure acceptant de cohabiter
en toute autonomie avec mon intérieur,
quand nous avons réalisé que cette histoire de dedans dehors
avait déjà été tordue à l'infini par le ruban de Möbius.

M., lui, a tenu à ses « cordes » théoriques
comme un mathématicien gourmand,
que le point, pourtant grandiose, laisse sur sa faim.

Alors, là, E. et moi nous sommes mises à tourner autour
des deux pôles masculins de notre quatrain,
et les pôles se sont spontanément appelés : « les ovules ».

Ils ne pouvaient pas faire moins, nous touchions à la fusion…

www.leti.lt/wordpress/danserecherche-LeDedansEtLeDehors

Lorsque je plonge un bâton dans l'eau jusqu'à sa moitié, mes yeux le voient brisé, alors qu'il est droit à l'air libre. La comparaison fait apparaître deux aspects subjectifs d'une même réalité objective, me permettant de découvrir le phénomène de réfraction de l'eau. Les cinq sens et celui du mouvement sont une source interne de connaissance, que vont prolonger, questionner et relativiser les sciences et la technologie, en multipliant les points de vue.

> *Que la sensation soit la base de la connaissance, suppose, en outre, qu'elle soit toujours vraie en elle-même. Pour Épicure, les sens ne nous trompent pas ; ils nous livrent toujours l'objet tel qu'il est, la source de l'erreur étant le jugement que nous portons sur la sensation. En effet, une sensation n'existe pas seule, mais dans sa réinterprétation par la raison, qui statue sur elle : si je me trompe, c'est parce que mon jugement a commis une erreur d'appréciation. Le partage ne se fait donc pas entre sensation et vérité, mais entre deux types de jugements sur la sensation.*

Van Der Meeren (2003, p. 50)

La *sensation interne* est subjective. On peut la comparer à une moyenne statistique ou une norme culturelle, mais elle se perçoit individuellement. Ce qui reste un droit de reconnaissance inaliénable chez un être humain, c'est de (res)sentir ce qu'il (res)sent. Plus la subjectivité des sensations est assumée, mieux elles peuvent faire office de repère structurant et objectivable.

Sensation et perception consciente

Une sensation ne laisse pas indifférent. Entre elle et la perception consciente que nous en avons, l'influence est réciproque.

Le doigt qui a subi une petite brûlure ressent l'eau tiède insupportable, alors que le reste de la main la trouve normale. En fait, tous les doigts ont raison dans leur appréciation différente. La sensation renseigne autant sur soi que sur l'extérieur. Pour peu que l'on y soit attentif, elle indique nos besoins et non-besoins. Pour être fiable, la lecture des *besoins sensibles* devra être relative, circonstanciée et libérée autant que possible des idées préconçues.

Quand la sensation interne se trompe

Il nous faut tenir compte du fait que, même dans ces conditions, cette lecture sensorielle n'arrive pas toujours à s'imposer.

Un certain amoindrissement de la sensation se met en place avec les stratégies de protection par l'organisme comme l'engourdissement, la stagnation etc. (voir chapitres 8, 9 et 10). D'où l'importance de sa *resensibilisation*, avec le *mouvement régénérateur* et/ou avec l'*accompagnement* des *flux internes* de température, consistance et mouvement.

Pendant le sommeil, le corps peut être « trompé » ou rendu amorphe. Si l'on est fatigué, la douce chaleur du soleil sur la plage endort et amollit : le dormeur ne perçoit pas qu'il est en train d'attraper un coup de soleil et parfois de chaleur. Les dégagements progressifs du monoxyde de carbone dans une pièce où le chauffage au charbon est mal réglé endorment les récepteurs sensoriels, d'où le danger qu'ils représentent.

Pendant la veille, la *sensation interne* peut être déviée par l'imagination ou la maladie, ou tout simplement l'âge, et la lecture des besoins n'est plus fiable. C'est aussi le cas des dépendances, addictions, diabètes, troubles de la nutrition etc. Ce peut être tout simplement l'envie de sucreries chez les enfants comme chez les adultes : on sait à présent que le sucre est addictif au même degré que certaines drogues. La sensation pourrait alors servir de justification à des comportements nocifs. Sous le désir inapproprié se cache souvent un besoin mal entendu ou mal compris. Amis et thérapeutes peuvent être de bons alliés dans cette quête de compréhension.

Avec un handicap physique ou mental, certains repères changent, peuvent être différés ou inexistants. La possibilité d'exprimer ses besoins n'est pas assurée, ce qui nécessite que quelqu'un veille sur la personne (Massion 2002). Il faut la confiance éclairée de l'*accompagnant* pour que celle de l'*accompagné* se renforce peu à peu. Elle permet une interaction fondatrice pour réduire la dépendance et augmenter l'autonomie (Jollien 2011).

Nous pouvons retenir de ces expériences que l'appréciation des sensations dépend de la perception que nous avons de notre état subjectif du moment, en regard avec une sensorialité qui nous est propre et que l'on peut comparer avec celle des autres. Nous l'appelons la *normalité*. Pour le *soin domestique*, cette notion est singulière et relative. La relation que l'on entretient avec sa propre *normalité* est intime et fragile. Une remarque extérieure peut s'immiscer au point de nous faire douter de ce qui est normal pour nous. Une interprétation de nos sensations les rendrait-elle plus fiables ?

Interprétation

Sans carte anatomique en tête et sans exercer de palpations, ma main serait bien en peine de « sentir » tel organe ou tel autre. De la même façon, il est impossible pour moi, par la seule *sensation interne*, de dire de quoi est fait mon corps. Lorsqu'un organe est douloureux, il se signale à ma perception, mais souvent très approximativement : le « mal au cœur » vient en fait de l'estomac, le « mal aux reins » est souvent une douleur lombaire etc. En temps normal, nulle sensation ne distingue la partie de l'ensemble.

Bonnie Bainbridge Cohen (2002) propose d'utiliser les connaissances anatomiques et culturelles relatives à un organe pour « contacter » les sensations qui lui sont associées. De sorte qu'à leur tour elles puissent être exprimées, à travers la danse par exemple, ou bien la rééducation fonctionnelle. La fonction cognitive stimule la mémoire du corps, ses fonctions sensorielle et kinésique, qui à leur tour stimulent la cognition selon le schéma d'un apprentissage *didactique* où priment la représentation et l'interprétation.

J'écrivais en janvier 2007, suite à une danse recherche du *Tilt* :

Bonnie Bainbridge Cohen, à l'origine du Body Mind Centering (New York, 1973), mentionne avoir rencontré Haruchika Noguchi, le fondateur du seitai. Elle en témoigne comme d'un événement important dans son livre « Sentir, ressentir et agir », mais sans révéler le contexte ni les tenants et aboutissants de cette brève rencontre.

Je me rends compte combien le mot « sensation » peut faire référence à des approches différentes. Je vois deux pôles d'approche de la sensation.

Bonnie part des organes à travers l'imaginaire et les représentations anatomiques, physiologiques, culturelles qui leur sont associés pour éveiller, nourrir, aboutir à « l'incorporation » de, et par, la sensation. L'impulsion donnée est centripète, pourrait-on dire, elle va de l'extérieur vers l'intérieur. La sensation nourrit à son tour l'imaginaire et ses représentations, en contrepoint, comme le reflux est nécessaire au flux.

Noguchi part de la sensation des intensités (le ki sous ses différentes formes) qui évoque pour lui des représentations, des déductions, vers l'imaginaire donc. Le mouvement est dynamiquement centrifuge, l'imaginaire ne venant qu'en reflux. Bien entendu ces deux mouvements alternent dans chacune des deux démarches, mais toujours un mouvement revient vers l'imaginaire/représentation comme source des sensations, alors que l'autre part de la sensation, comme source de l'imaginaire.

L'imaginaire comme source des sensations, c'est le mental qui parle en premier et se relie au corps, le façonne, le sculpte à travers la visualisation. C'est une œuvre élaborée où l'imaginaire rend sa poésie au corps. Ceci fait dire à ceux qui pensent ne pas être poètes, que les sensations sont du domaine du rêve, de la fantaisie, donc quelque chose de pas fiable du tout.

La sensation comme source de l'imaginaire, c'est le haïku de la poésie
– brute de décoffrage. Le corps parle en premier, il se relie au monde,
nourrit l'imaginaire. Il rend sa poésie à l'imaginaire. Les sensations
deviennent beaucoup plus fiables pour les esprits critiques. C'est là que
je situerais le seitai.

Quand les sensations exercent leur fonction cognitive, nous apprenons d'elles « *dans la durée de l'être intérieur* » comme en parle Bergson, dans un flux continuel qui évolue, et ce que nous apprenons nourrit nos perceptions. Revenir au *senti* et à son caractère subjectif et *immanent* préserve d'une *interprétation* qui, à terme, aurait tendance à formater ce *savoir* pour le faire correspondre à une norme : celle-là même qui précisément se méfie des sensations, et plus généralement du corps-matière, associé au corps-désir.

Lorsqu'elles sont inhabituelles ou insistantes, les sensations ne font pas que nous alerter, elles reflètent nos besoins et nos désirs. De la lecture de ce reflet va dépendre la justesse de la réponse à leur apporter.

Nous pourrions dire que, dans cette forme d'apprentissage, autant la sensation nous rapproche de nous-mêmes, autant l'interprétation peut nous en éloigner. Elle fige la sensation en la conditionnant.

L'émotionnel attaché à une sensation l'interprète comme agréable ou désagréable, morale ou amorale, normale ou anormale selon chacun. La connotation positive ou négative de chaque sensation intervient dans notre appréciation, en référence à notre mémoire affective.

Mais la sensation comme source de l'imaginaire charrie ses propres pièges. À cet égard, l'expérience des « revécus » est significative. La mémoire peut être amenée à reconstruire, à partir de sensations, des événements que la personne est persuadée avoir vécus. On se souvient de la vague de dénonciation de parents accusés de pédophilie à partir de « revécus » de leurs enfants devenus adultes, dans des cadres thérapeutiques peu fiables.

Dans un autre registre, les praticiens du cri primal, du rebirth, de la bio-énergie, puis l'OMAEP et TIPI ont souvent élaboré les interprétations de « revécus » en les situant dans la période fœtale, quand ce n'est pas dans les « vies antérieures » Le tout sur la seule bonne foi de paroles recueillies pendant les pratiques orientées selon les croyances de ceux qui les dirigent.

Ce corps fait de volontaire et de conscience nous échappe. Contactées pour être interprétées, les *sensations internes* « s'évaporent » : elles sont récupérées par nos préoccupations, enjeux et désirs qui induisent des conditionnements d'autant plus puissants qu'ils sont bien accueillis socialement. La personne acquiert au fil du temps une apparence lisse, où rien n'accroche. Mais, ce faisant, elle s'éloigne d'elle-même. Aussi, il importe moins d'avoir des sensations les plus objectives qui soient que de les accueillir sans les juger ni vouloir en faire quelque chose. Cet accueil inconditionnel rend possible une neutralité d'approche qui n'a rien à voir avec le « lissage ». Elle prend à bras le corps toutes les rugosités et failles de l'être, les émotions et réflexes qui leur sont liés, mais reste détachée autant que possible de leurs interprétations. Elle rend possible une lecture directe des besoins internes physiologiques.

La sensation, qu'elle soit interprétée ou non, est une action/réaction qui nous apprend quelque chose de nous-mêmes. Le temps est révolu où l'on envisageait perception, action et cognition comme des fonctions cérébrales séparées. Les travaux sur les neurones miroirs ont montré qu'elles opèrent simultanément (Rizzolatti & Sinigaglia 2011).

Il s'agit d'attraper par la main un bout du fil d'Ariane dans le dédale de notre *involontaire* et inconscient, en interaction et complémentarité avec ce qui est volontaire et conscient en nous.

L'involontaire et l'inconscient

Involontaire (adjectif) : qui s'accomplit sans l'intervention de la volonté ou qui échappe à son contrôle.

Involontaire : Emploi subst. masc. sing. à valeur de neutre. « L'esprit, comme l'amour, n'a de charme que lorsqu'il est involontaire. En général, on fait grand cas de la volonté, on admire une belle volonté. Nous, au contraire, nous n'admirons que l'involontaire, parce que l'involontaire c'est l'inspiration. » (Mme DE GIRARDIN, Le Vicomte de Launay, Lettres parisiennes, Paris, M. Lévy, 1863 [1840], p. 12).

Inconscient (adjectif) : [En parlant d'un mécanisme physiologique, d'une réaction physique, d'un acte] Qui a lieu sans que le sujet s'en rende compte. Synon. automatique, involontaire, machinal, spontané. « Geste, réflexe inconscient ; la respiration, la circulation est inconsciente. Cette force plastique qui pousse la vie à exprimer ses intentions (…) par des processus invisibles et inconscients (endocriniens, circulatoires, etc.) » (MOUNIER, Traité caract., 1946, p. 329)

Inconscient (substantif) : ensemble des phénomènes physiologiques et neuropsychiques qui échappent totalement à la conscience du sujet.

TLF (n.d.)

Instinct, adaptation, réflexe et automatisme sont les mots que les théoriciens de « l'inconscient avant Freud » (Nicolas & Fedi 2008) utilisaient pour faire référence à cette partie physique de nous-mêmes qui ne dépend pas de notre volonté.

Pour Ricœur (2009 [1950]), *l'involontaire* désigne trois éléments : le caractère, l'inconscient et la vie. « Un involontaire » physique qui ferait pendant à « un inconscient » psychique n'apparaît pas, ni avant, ni pendant ni après Freud.

Que les phénomènes physiologiques soient considérés appartenir à l'inconscient aux côtés des phénomènes neuropsychiques (comme impliqué par la définition du TLF) s'explique à mes yeux par une suprématie accordée à l'esprit. On peut y voir un l'héritage platonicien de notre culture : la défiance envers le corps comme envers les sensations les place sous le contrôle de l'esprit, fût-il « inconscient ».

Il est d'ailleurs révélateur que l'on parle en médecine de mouvement « semi-volontaire » ou « semi-automatique », plutôt que d'employer le terme de *semi-involontaire* : ce dernier inclurait pourtant les deux précédents et mettrait l'accent sur leur aspect positivement involontaire.

Il en aurait été probablement tout autrement si le courant épicurien avait réussi à insuffler dans notre culture une prévalence du réalisme sur l'idéalisme. On peut imaginer que « l'involontaire » aurait été conceptualisé de manière concomitante à « l'inconscient », faisant émerger une correspondance, voire une connivence entre la vie du corps et celle de l'esprit, comme deux facettes d'un même être.

L'identité entre états mentaux et états physiologiques ou psychochimiques du cerveau s'impose en toute légitimité.

Changeux (2012 [1983], p. 334)

Peut-être ce dilemme pourrait-il s'éclaircir si nous embrassions le cerveau-mental dans une configuration unifiée. Nous pourrions imaginer *l'involontaire* du cerveau et du corps dans son ensemble, en relation, par le truchement des sens, avec l'inconscient de la vie affective ou mentale.

INTERACTIONS ET COMPLÉMENTARITÉ

Les interactions entre conscient et volontaire, ou entre inconscient et involontaire, sont si fréquentes qu'il est difficile de distinguer chacun d'eux. Nous pourrions regrouper les premières dans le « su » (ce que l'on sait savoir ou vouloir), et les secondes dans « l'insu » (ce qu'on ne sait pas savoir ou vouloir). Réhabiliter l'insu, c'est tendre un miroir au su pour qu'il puisse regarder à la fois l'image reflétée et ce qui en est la source.

Entre le mouvement volontaire et involontaire, de même qu'entre le mouvement conscient et inconscient, la coopération est indispensable (Ricœur 2009 [1950]). Sans elle, le plus petit geste comme la plus simple pensée seraient rendus tout à fait impossibles.

Deux mouvements illustrent bien cette complémentarité : la marche et la respiration.

Dès qu'elle est acquise vers l'âge d'un an, la marche devient involontaire, mais tout au long de la vie, on peut réapprendre à marcher, dans un va-et-vient entre conscient et inconscient. La « marche portante » (Lachant 2013) en est un magnifique exemple. La prise de conscience des quatre niveaux où s'exerce la marche (pieds, hanches, épaules et yeux) retourne à *l'involontaire*. La posture se rééquilibre et améliore de ce fait la santé.

Mais la marche peut aussi se réapprendre directement par *l'involontaire* et *le spontané*, c'est *l'éveil des marches* (voir chapitre 11). Les muscles guident la posture et le déroulé du mouvement selon les besoins de l'organisme. Autoriser les genoux ou les pieds en dedans, les vrilles ou courbures de la colonne, les pivots du bassin…, aussi curieux que cela puisse paraître, réconcilie l'organisme avec son histoire, du seul fait de leur pertinence immanente. La marche, dans ce cas de figure, s'améliore : elle résulte de la perception des *besoins internes* et de la réponse adéquate qui leur est apportée.

Il se passe quelque chose de semblable avec la respiration. Donnée à la naissance, elle peut se réapprendre à tout âge. Le hatha yoga et le prana yoga m'avaient enseigné à déconstruire puis reconstruire tous mes réflexes respiratoires. L'approche la plus volontariste et consciente m'a pourtant été transmise par mon père (voir chapitre 11). En animant le diaphragme, ainsi que les côtes en alternance avant-arrière, la respiration aide l'organisme à retrouver son élasticité. L'effet est bénéfique sur toutes les fonctions vitales.

Mais la respiration involontaire et consciente sait répondre elle aussi aux besoins de rééquilibrage de l'organisme, comme nous l'avons vu avec la pratique du *mouvement régénérateur*. Toutes ces approches se conjuguent.

Savoir les distinguer et les situer permet de les utiliser ou les laisser venir à bon escient.

On pourrait dire que la pratique du *yukidō*, exerce à la fois *l'involontaire* et l'inconscient, tout en familiarisant peu à peu le volontaire et le conscient avec cette facette moins visible de l'organisme. Des liens se tissent constamment entre ces quatre pôles. L'accueil du réel se fait par la mise en concordance des perceptions du corps et du psychisme.

Lorsque la perception consciente n'est plus en train de juger l'expression de *l'involontaire*, elle capte directement ce qui est interne au corps. Mais, en premier lieu, de quel corps parlons-nous lorsque nous le percevons à travers ses *sensations internes* ?

LE CORPS PLEIN SANS ORGANES

L'homme est malade parce qu'il est mal construit. […]
Lorsque vous lui aurez fait un corps sans organes
alors vous l'aurez délivré de tous ses automatismes
et rendu à sa véritable liberté.
Alors vous lui réapprendrez à danser à l'envers
comme dans le délire des bals musette
et cet envers sera son véritable endroit.

Artaud (1947)

Initié par Antonin Artaud, le concept du *Corps sans organes* a été repris par Deleuze et Guattari (1980) puis commenté par Zourabichvili (1996), Arsenie-Zamfir (2005) et Razac (2006, p. 243-278).

J'utilise le terme *Corps sans organes* pour signifier un corps fait d'intensités et de *flux internes* qui ne s'arrêtent pas aux organes ni à la frontière de la peau, ni à la volonté ni à la conscience.

Dans « Pourquoi le Corps sans organes est-il plein ? », Raluca Arsenie-Zamfir (2005) évoque « *ce qui se trouve derrière les régularités visibles du corps, que la science inventorie avec tellement d'élan* », et un « *mouvement originaire, situé au plus profond du vivant, peuplé uniquement par des intensités* ». Elle écrit plus loin :

Le corps sans organes ne conteste pas la réalité de la matérialité tangible. Pourtant, si nous y restions, cette matérialité pourrait altérer et désincarner le corps vivant, tout en le réduisant à une somme des fonctions physiologiques, alors qu'il inclut plus que le mécanisme biologique et qu'il s'en différencie précisément par sa texture intensive. [...]

Dès le moment où nous cessons de penser par les représentations, les vécus du corps deviennent réels et nous pouvons les considérer comme des faits intensifs du corps vivant. [...]

À la rigueur, chaque vivant commence à avoir des organes dès qu'un d'entre eux tombe en panne.

Arsenie-Zamfir (2005)

Dans « Nouvelles représentations de la vie en biologie et philosophie du vivant », Cherlonneix et Ameisen parlent de « *désorganiciser* » le vivant pour qu'il retrouve sa créativité :

De façon générale, vouloir isoler le vivant comme un objet spécifique se heurte au fait de la symbiose entre l'organique et l'inorganique qui est au fondement de la vie sur la Terre. [...]

« Si la Terre et la vie n'ont pas la même histoire, elles possèdent, pour le moins, deux évolutions aux interférences multiples et permanentes, c'est à dire une véritable co-évolution. » (Babin et Gaillet, 2000)

Dès lors, la question se pose : si l'organique ne s'oppose plus à l'inorganique, est-ce parce que le « vivant » s'apparente désormais à l'inerte, ou bien parce que « l'inerte » est lui-même devenu en quelque sorte « vivant » ? La première option, physicaliste, consiste à dévitaliser la matière et mécaniser le vivant ; la seconde option, naturaliste, consiste à vitaliser la matière et désorganiciser le vivant. C'est cette seconde option que le vitalisme de Deleuze nous propose de suivre et d'expérimenter.

Cherlonneix (2013, p. 204)

Le vivant doit se détacher de l'organicisme pour retrouver la vie et la pensée doit se libérer des représentations pour retrouver la créativité.

Ibid., p. 207

Dans ce processus, le vital est réintroduit au sein de la matière :

Ce qui s'oppose à l'organique, ce n'est pas le mécanisme, c'est le vital comme puissante germinalité pré-organique, commune à l'animé et à l'inanimé, à une matière qui se soulève jusqu'à la vie et à une vie qui se répand dans la matière. L'animal a perdu l'organique autant que la matière a gagné la vie.

Deleuze (1983, p. 76)

Mon approche du *Corps sans organes* va dans le sens de la « désorganicisation » du vivant au profit de la « vitalisation » de la matière telles que Deleuze en parle. Mais elle s'éloigne d'une interprétation dramatique du phénomène – sans pour autant lui enlever l'extrême exigence qu'il requiert.

En le situant dans l'antichambre de la schizophrénie – qui serait constitutive du psychisme humain avant de devenir éventuellement délétère – Deleuze et Guattari font du *Corps sans organes* une expérience à la fois nécessaire et dangereuse, voire mortelle, pour l'âme humaine. Ils comparent le *Corps sans organes* à ce que décrit l'anthropologue Carlos Castaneda du « nagual » (l'être indicible) qui menacerait le « tonal » (l'être social). Le *Corps sans organes* se doterait ainsi d'un pouvoir dangereux, similaire à celui d'une drogue ou d'une expérience mystique qui pourraient être mal contrôlées (Deleuze 1980, p. 197-199).

Éric de Rosny (1997), et plus récemment Corine Sombrun (2007), soulignent de leur côté la nécessité d'une initiation et d'un encadrement aux phénomènes de transe. Le fait que cette incursion dans l'inconscient puisse éventuellement soigner des troubles mentaux en permettant au cerveau d'explorer des états schizophréniques de manière sécurisée, lui confère implicitement un caractère dangereux. Toutefois, cela ne rapproche pas, me semble-t-il, le vécu du *Corps sans organes* de celui du nagual, ni de la transe évoqués par Deleuze. Ce serait même l'inverse.

Le *Corps sans organes* n'est pas le fruit de la perception d'un arrière-monde, ni des Esprits. Il n'est pas du domaine du rêve, ni même du monde supérieur de l'âme que Platon opposait au monde inférieur du corps. Il prend effet dans ce monde-ci, au plus près de la sensation, c'est-à-dire avec un minimum de spéculation ou d'interprétation.

Le fait que Deleuze et Guattari placent par ailleurs le *Corps sans organes* sous l'éclairage de la philosophie de Spinoza plaide pour une réalité du corps vécu dans le *conatus*, cette « puissance d'agir » qui augmente avec la joie et diminue avec la tristesse.

Est-ce cette immersion dans la peinture de Francis Bacon ? Le « volume » s'est imposé à l'issue de l'éveil des sensations. Essayer de retrouver son propre volume, cela en vaut la peine ! Il y a le dedans, le dehors et l'« entre ». La plasticité du volume en nous s'est mise en action : les bras qui gonflent, les mains immenses, le cylindre mobile du buste. Plus grave : ce corps qui coule, s'étale au sol comme de la gélatine, se tord sans raison apparente, s'enfuit sous le tapis, les couleurs et volumes qui se distendent, implosent…

La fragilité du volume m'a submergée : il peut être entamé, accidenté, amputé, rendu poussière. Assez vite, les pieds n'ont plus offert de surface de sustentation suffisante, au sol nous nous sommes répandus en paramécies, ectoplasmes qui s'entrechoquaient sans se choquer. Le big-bang a même été envisagé, nos oreilles prenaient le relais des yeux, bref tout cela était en lien avec la création, de façon évidente et immanente. En prenant du relief, la vie gagne son propre volume…

www.leti.lt/wordpress/danseforum-LeCorpsSansOrganesEtLeVolume

Vivre le *Corps sans organes* par le *toucher de la sensation interne* (chapitre 1) ou par la *danse de l'immanence* (chapitre 11) ne le surimpose pas au corps organique. Il en est la face interne indissociable. C'est d'un retournement qu'il s'agit, ou d'une bascule, plus que d'un changement corporel. Percevoir cette union entre le corps organique et le *Corps sans organes* est profondément bienfaisant et structurant : quelles que soient les déconstructions qu'il opère, l'être semble sortir renforcé de ce contact involontaire et inconscient avec sa sensation (voir chapitres 12 et 13).

Dans cette « *ligne de fuite* » hors temps et hors espace, ce « *corps d'intensités* » anime des *flux* que la main a la capacité de « réfléchir ».

La main ne peut prévoir ni diriger ces *flux* sous peine d'y devenir insensible. Elle n'a pas le loisir de s'appuyer sur les limites du corps organique, ni sur aucune visualisation ou représentation du corps « imaginal » (Padoux 2003, p. 173). Les précis d'anatomie, chakras, points et méridiens énergétiques lui sont inutiles. Enfin, l'extrasensoriel reste hors d'atteinte du *senti*.

Dans ces conditions, où et comment situer le *toucher de la sensation interne*? Il nous faut trouver ce qui « ouvre » le *Corps sans organes* à notre perception et développe son *conatus*. Sans jamais l'avoir nommé, à ma connaissance, le *seitai* en a pourtant trouvé la clé.

SANS CONNAISSANCE, SANS TECHNIQUE ET SANS BUT

Énoncer cette triple négation[44] – sans proposer pour autant d'affirmation – ne fut probablement pas immédiat ni facile. Dès le début de l'histoire du *seitai*, les connaissances ont été développées, vérifiées, répertoriées et transmises. La technique s'est enrichie et affinée, les buts se sont définis. Le *seitai sōhō*, la « méthode *seitai* », reste aujourd'hui un art du soin éminemment structuré, où connaissance, technique et but trouvent place dans une formation longue et exigeante.

Néanmoins, Noguchi mettait en garde contre une approche technique du *seitai sōhō*. La dimension unique de chaque individu à tel instant de sa vie rend toute systématisation impossible.

Mais en fait, c'est la nature de ce corps-ci ou de ce corps-là qui détermine si tel point particulier est vital ou non, et il est faux de dire que tel ou tel endroit est un point vital pour tous.

Quand je n'ai pas envie d'entrer dans les détails, il m'arrive moi aussi de mentionner certains points du corps. Et alors tout le monde commence à donner des traitements en suivant ces indications. Pour ma part, je ne fais pas cela. Pour moi, n'importe quel endroit du corps peut être traité comme un point vital.[45]

Noguchi Haruchika (n.d.-b)

6 | MATÉRIAUX ET OUTILS

{44} Cette formule vient d'Itsuo Tsuda (2014 posthume, p. 85). Elle résume et rassemble les éléments énoncés par Noguchi pour décrire la manière d'approcher le *katsugen undō* et ce qui fait sa spécificité.

{45} *But in fact, it is the nature of this or that body that determines whether a particular point is a vital one or not, and it is wrong to say that such and such a place is a vital point on everyone's body. [...] When I don't feel like going into great details, I, too, sometimes speak in terms of certain places of the body. And then everybody starts giving treatment accordingly. I, however, do not do this. For me, any place on the body at all can be treated as a vital point.*

Comme nous l'avons vu, la « non-technique » commence avec le *katsugen undō*, et se développe avec le *katsugen sōhō*, tous deux invoquant le « sans connaissance, sans technique et sans but ». Le *yukidō* est dans cette lignée.

Itsuo Tsuda a probablement contribué à l'éclosion à grande échelle d'une « pratique autonome de *l'involontaire* ». Rendu accessible au plus grand nombre, le *mouvement régénérateur* incarne les bases du *seitai* sans pour autant verser dans la facilité. Il n'y a rien de plus difficile à aborder que le simple : celui-ci embrasse toutes les complexités de façon si adéquate qu'on ne les perçoit pas.

L'involontaire ne peut être approché de l'intérieur « que » sans connaissance, sans technique et sans but, si l'on veut apprendre de lui. Cette antienne de Tsuda était admise intellectuellement par nous, ses élèves, en lien avec ce que nous comprenions de la philosophie du *seitai*. Puis, au fil des ans, la compréhension passe dans les corps. À force d'échecs et de tâtonnements, celui qui « fait » le *mouvement régénérateur* sur le long terme finit par laisser tomber toute certitude, habileté, velléité ou même intention. Sa pratique y gagne en clarté, son organisme en régénération, et son approche de la vie en profondeur.

Au sein de la pratique de *l'involontaire*, nous voici donc : sans connaissance ni représentation anatomique, physiologique, énergétique (points et méridiens, chakras, mandalas…) ; sans technique structurelle, magique, manuelle ou gestuelle… ; sans but thérapeutique, de détente ou de bien-être…

Comment, dans ces circonstances, envisager d'*accompagner* ce corps fait d'intensités ? Par quel moyen approcher ses *flux internes* en termes de températures, consistances et mouvement ?

Tsuda et Noguchi parlaient, pour les débutants, « *d'appliquer la main où l'on sent qu'il le faut* », et « *de toute façon, le ki ira où se trouve le besoin* ». C'est avec cette double indication que j'ai commencé, et c'est avec elle que je chemine depuis. Je n'en connais pas de meilleure en fait. Elle évite au mental de se raidir (est-ce que je pose ma main au bon endroit ?) et permet aux sensations tactiles internes d'être perçues.

Rester un éternel débutant est le sine qua non de l'expérience du *yuki*. Le *yuki* éveille à la fois la sensation et le besoin qu'elle exprime, la main se laisse guider. Cela se fait tout seul, dans le *non-faire*. Étienne Chambonnet ne disait pas autre chose en parlant du *don* quand il pratiquait le *reboutage*.

Le *non-faire* est-il négation ? Vide ? Soustraction ? Seule l'expérience peut révéler ce qu'il apporte dans le champ de l'action. Peut-être pourrait-on dire que les interférences du volontaire cèdent la place à l'élan vital lui-même.

La main qui *accompagne* selon le *non-faire* voit les sensations s'exprimer et « éclore » du simple fait de l'attention qui leur est portée. Débarrassée de toute connaissance, technique ou même but, et incidemment des (bonnes) intentions que l'on avait pour elle, c'est comme si la vie pouvait enfin se prendre en main d'elle-même. « *On ne sait pas ce que peut le corps* » écrivait Spinoza dans l'éthique (1999 [1677]).

Sans connaissance, sans technique et sans but, que reste-t-il pour nous guider ? Les sensations, véritables ambassadrices de *l'involontaire*. Lorsqu'on devient capable de les approcher sans les altérer et en apprenant d'elles, elles forment cette base à partir de laquelle va pouvoir s'élaborer la pratique du soin *domestique* que j'appelle le *yukidō*.

Dans la relation de soin, celui qui déchiffre est un signe lui-même déchiffré. On ne peut que sauter dans la marmite, se mouiller, aller au charbon de sa propre vie, gratter les apparences à s'en noircir les ongles, découvrir les joyaux de créativité, les ressources et résurgences, le foisonnement du monde.

Dans cet espace de l'entre-deux se joue la relation, l'écho que l'on reçoit, le regard que l'on porte. Sans lui, point de salut, avec lui les difficultés commencent : il s'agit d'y aller avec tact, à deux mains, à deux corps.

Une relation à l'autre parle du cœur et de la périphérie, du noyau et des électrons libres. Elle est faite d'approches et de reculades, elle demande de soupeser et de savoir donner son poids, ou sa légèreté selon.

Elle parle de la fin et du commencement, sans cesse, ou alors c'est une suspension du temps, une élongation de l'espace.

DEUXIÈME PARTIE

MA PRATIQUE DU YUKIDŌ

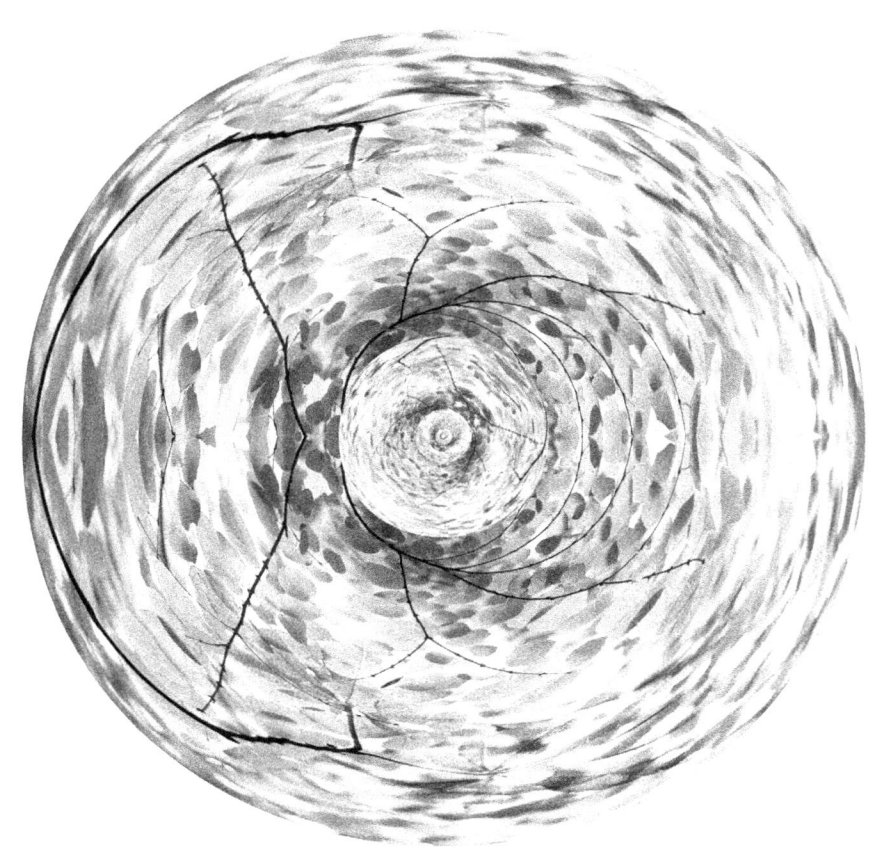

Le Corps accordé

7

Un savoir domestique

Construire ce savoir revient à jongler entre autonomie, *auto-apprentissage coopératif* et dialogue avec les autres savoirs. Le «sens de la main» voit, fait, interprète, hésite, s'étonne. Ce sens a besoin de repères quand il s'exerce, se perd, se trompe. Le *ki do ma* façonne, les garde-fous exercent la vigilance. Apprentissage et *auto-apprentissage* restituent à ce *savoir domestique* une complexité nécessaire. L'*approche coopérative* et l'éducation de *l'esprit de discernement* sont au cœur de nos ateliers de recherche. L'auto-évaluation est mise en écho avec l'évaluation par l'*accompagné*. Enfin, la micropolitique des groupes est appelée à la rescousse face à l'entrechoc des sensibilités et histoires individuelles.

Hors des lieux de pouvoir où s'exercent parfois la *pensée sauvage* ou *savante*, construire un *savoir domestique* ne va pas sans poser problème. Sa force est de passer inaperçu. Pour que cela ne devienne pas une faiblesse, son élaboration ne peut se cantonner à une position de repli. Comme tout savoir, le *savoir domestique* doit se remettre en cause régulièrement, en s'exposant et en échangeant avec les connaissances disponibles.

L'autonomie d'esprit nécessaire au *savoir domestique* ne peut se forger en accusant ni en flattant les autres savoirs, mais plutôt en élaborant grâce ou avec eux des outils de réflexion critique pour sa propre gouverne. Il s'agit d'élaguer ses habitudes de pensée, de faire le tri dans le bric-à-brac de ses trouvailles sans avoir à coller des étiquettes partout, de laisser décanter sans laisser rouiller (ou alors se servir de la rouille).

À l'inverse des savoirs didactiques cumulatifs, le *savoir domestique* a toujours l'impression de retrancher : il lui faut chaque fois repartir de zéro, du pas grand chose, du minimum, sans pour autant ignorer ou nier l'acquis.

Revenir à cette beauté du galet poli par l'usure que seuls les enfants et les poètes ramassent comme quelque chose de précieux. Tout ce qui est spontané, involontaire et inconscient est un trésor bien caché. Difficilement accessible, il ne rutile pas – on ne peut en retirer aucun mérite, puisqu'on ne fait même pas exprès ! C'est lorsqu'il n'est plus là que le *savoir domestique* nous manque : il n'y a plus d'endroit pour explorer sans compter son temps, pour créer sans avoir à justifier, par la seule force de sa propre exigence.

Aussi, l'élaboration de ce savoir n'est-elle pas linéaire. Elle est faite d'incertitudes, remises en question des acquis, fulgurances, prudence : la liste déroute. *Le senti* demande un « abandon » à ce qui est, mais son foisonnement même, pour pouvoir se révéler, nous oblige à discerner chaque inflexion, chaque hésitation ou tentative de contrôle par le mental : visualisation, projection, bonne intention…

Pour situer plutôt que juger – ce qui aurait pour conséquence inévitable de « raidir » la sensibilité – des repères s'élaborent progressivement, non pas comme exemples à suivre ou éviter, mais comme des bouées de signalisation, phares ou sémaphores résistant aux vents et marées dans le paysage des sensations.

L'apprentissage et la transmission sont encore plus délicats à approcher. Ce qui sclérose et emprisonne donne au moins une structure contre laquelle s'arc-bouter. Y renoncer tient à des petites victoires ordinaires qui semblent bien dérisoires. Il faut l'œil et la main ignorants pour qu'ils deviennent catalyseurs et non démonstratifs, le désir intact pour que la résurgence

II – MA PRATIQUE DU YUKIDŌ

Le Corps accordé

trouve une ouverture après le cheminement souterrain. Des années sont nécessaires avant que la baguette de coudrier puisse confirmer que oui, il y a bien là un filet d'eau, nourri dans l'antre de la terre pour pouvoir jaillir à l'air libre, sous le feu des regards, à commencer par celui de la main.

Le sens de la main

Il faudrait revenir à cette idée de la proximité par distance, de l'intuition comme auscultation ou palpation en épaisseur, d'une vue qui est une vue de soi, torsion de soi sur soi, et qui met en question la coïncidence.

Merleau-Ponty (2011, p. 168)

Répondre intuitivement au besoin perçu, faire *écho* ou *miroir* sans interférer, être présent à l'épaisseur de la chair sans volonté ni intention, ne pas interpréter ni questionner les coïncidences si vite « récupérées » par l'imaginaire, est exactement ce que fait notre main lorsqu'elle se pose spontanément là où nous avons mal. Ce geste « réflexe » n'est pourtant jamais le même.

Si la cheville vient de subir un choc, les mains s'immobilisent autour d'elle, la réchauffent le temps que la douleur aiguë passe. Une crise de rhumatisme la rend douloureuse ? On la réchauffe aussi avec les mains, mais en massant doucement. Quand l'os a été choqué, on comprime autour de la zone, le temps que la douleur intense diminue. Enfin, si rien de tout cela n'est pertinent, les mains se portent au cœur, ou à la tête : le besoin prioritaire est celui d'apaisement. En somme, l'*accompagnement* par les mains est le *savoir domestique* le plus communément partagé.

Il serait fallacieux de croire que seule une technique ou un *don* permettent de développer le *toucher de la sensation interne.*

Les pères et les mères le pressentent bien, eux dont les mains soulagent durablement l'enfant blessé, de façon « naturelle », simple, sans calcul ni pensée. Mais le plus souvent, ils ne savent pas que leurs mains savent.

Les mains sont particulièrement sensibles et compétentes à ces périodes privilégiées que sont l'enfantement et les premiers mois du nouveau-né, alors que toutes les « antennes » sont déployées. Les parents sont alors pleinement gratifiés d'un savoir qui n'a rien de didactique. Leurs ressources intérieures sont vivifiées par l'enfant venu se développer en leur giron.

Un ami sceptique mais enthousiaste voulait comprendre comment « cela se fait », toutes ces sensations « dans » les mains, d'où elles viennent, où elles vont, s'il faut une condition particulière…

Je recopie ici le dialogue que nous avons eu alors :

L'accompagnement n'a pas besoin d'explication convaincante, ni d'un être parfait pour l'accomplir. Le héros le sait bien, lui qui se voit faire les gestes qui sauvent, sans comprendre pourquoi ni comment. L'ami le sait bien, à tendre sa main pour aider à passer la rivière, lorsque plus rien n'existe, ou n'existera désormais.

La main qui touche la mort connaît le froid immobile et raide. Celle qui touche la vie avec une infinie patience découvre une galaxie de sensations en un foisonnement grouillant et pourtant ordonné de flux et de reflux. Entre braises et glace se déploie une myriade de formes en mouvement, élans ou résistances.

Comment discerner les sensations qui viennent de la main de celles dues à la mise en contact ? Une seule solution, explorer et observer, le plus possible sans a priori et avec rigueur. Dans l'univers des sensations, il est facile de s'illusionner. Prendre le pouls de la terre ou percevoir la vibration d'un arbre reste le privilège des poètes.

L'accompagnant doit composer avec « son opacité de voyant et la profondeur de l'être » (Merleau-Ponty 2011, p. 107). *La main qui accompagne un corps vivant et animé dialogue avec l'image qu'elle reflète comme le ferait un miroir toujours mouvant. Cette mouvance l'oblige à se faire silencieuse comme l'enfant devant la beauté, qui ne peut se permettre de cligner des yeux. Dans le champ infini des possibles, un seul geste est propice à chaque instant.*

La main se fait chaude, froide ou fraîche, avec toutes les variantes possibles. Si l'on se donne le temps, on perçoit la température, plus ou moins sèche ou humide, voyager dans la main comme dans le corps accompagné. C'est ce que j'appelle l'accompagnement des « flux de températures ».

La consistance se révèle peu à peu. Elle exerce sa souplesse, son élasticité ou sa détente. La main, ou une partie de la main, devient dure ou molle, raide ou flexible, tendue ou relâchée, c'est sa façon de répondre aux besoins exprimés par les « flux de consistances ».

Simultanément, la main reçoit une infinie variété de mouvements et d'immobilités qui la guident. De l'intérieur, elle sent des picotements, fourmillements, crépitements, grésillements, piqûres, poussées, fluctuations, suspensions, pressions, stagnations, rebondissements, étirements, resserrements, torsions, vibrations, aspirations, démangeaisons... Je ne pourrai jamais énumérer tous ces « flux de mouvements ».

Parfois, la douleur perçue par la main est si intense que l'on se retient de crier pour ne pas perturber... piqûre, crampe ou pincement. Le corps accompagné par les mains « ex-prime », au sens littéral du terme, sa douleur. Souvent, l'accompagnant n'y comprend rien, le froid l'intrigue, les tiraillements le mettent mal à l'aise, les vibrations le surprennent, les spirales le ravissent, l'immobilité l'ennuie. Parfois il ne sait plus si la sensation vient de lui, ou de l'autre, s'il accompagne ou s'il est accompagné. Mais chacun ne peut qu'être en extase devant le spectacle de la vie en mouvement, qui défie toutes les frontières : celles de la peau, de l'habitude et de ses repères, de la pensée et de son imagination même.

– Et la sensualité ?

– La dimension affective du toucher est toujours présente et rend la sensualité incontournable et bienfaitrice. Dans le cadre d'un accompagnement, elle doit rester primale, non intentionnelle.

– Oui, mais concrètement, que dois-je faire ?

– Rien, ou vraiment pas grand-chose.

Quand la main du thérapeute s'exerce, elle perçoit sous elle les pouls, la circulation de la lymphe, la motilité des organes, la consistance et la température du derme et de l'épiderme, la souplesse des muscles, la résistance des plexus, l'élasticité des tissus..., toutes choses utiles au diagnostic médical et à l'établissement d'un traitement. Ces données ne concernent pas le soin domestique, clairement situé hors du champ thérapeutique. Je n'y porte donc pas mon attention.

En faisant abstraction de ce qui se passe « sous » la main, je peux percevoir la sensation « dans » la main. Ma main, en devenant chaude ou froide, tendue ou crampée, piquante ou grésillante etc. se fond avec le terrain. La frontière entre soi et l'autre se dissout. Avec cette question sous-jacente : la main fait-elle simplement écho ou miroir, ou déjà ce qu'elle devient répond aux besoins sensibles ?

L'accompagnement est ici affaire de tact et de contact. À deux, pour contacter ce qui se passe en l'autre, le meilleur moyen est encore d'observer ce qui se passe en soi – en contact avec l'autre. Cela permet d'assumer notre part de subjectivité.

Et cela ne va pas de soi. Notre conditionnement s'immisce entre la sensation et sa perception consciente, par le biais de l'interprétation. L'accompagnement en est affecté.

Comme dans une gélatine évanescente, la main qui perçoit une mollesse n'a plus aucun repère, rien ne lui résiste et pourtant elle sent une consistance. Jusqu'à récemment, cette sensation s'enfuyait de mes mains aussi vite qu'elle apparaissait. J'en concluais qu'elle était très rare, parcimonieuse dans son expression. Elle m'alertait, sans que je sache vraiment pourquoi. Était-ce parce que pendant longtemps, je ne l'ai rencontrée que dans des cas de maladie avérée ?

Puis un jour, j'ai observé ma propre résistance à la mollesse : elle représentait tout ce que j'ai toujours évité dans ma vie, mais peut-être me privais-je de quelque chose d'essentiel ? Au moment précis où je me posais la question, ma main, qui venait de contacter une mollesse au niveau du crâne, est devenue molle. Et cela s'est produit : j'ai vu ma main dériver sur des méandres inconnus et non répertoriés. Ce qui m'a surtout surprise c'est que les sinuosités remontaient presque autant qu'elles descendaient et s'échappaient dans tous les sens, me faisant perdre mes repères. Le mouvement arrivé à son terme, une foison de tensions extrêmes se sont exprimées comme fleurs au soleil pour disparaître peu après. Au fil de ma pratique, je me suis aperçue que la mollesse n'est pas réservée aux cas graves, elle est liée à une incapacité de l'organisme à se tendre ou contracter normalement. L'accompagner lui permet de retrouver cette capacité, pour de bon ou par moments seulement.

– Revenons à la frontière. Si elle se dissout, comment savoir si le toucher est envahissant ou non ?

– C'est une question « d'épaisseur de feuille de cigarette », dirait Tsuda.

Cela nous amène à la distinction entre frontière et distance. Le toucher de la sensation interne abolit ce qui sépare, mais promeut l'espace de l'entre-deux : c'est la « proximité par distance » de Merleau-Ponty. Cet espace n'est pas quantifiable. Je le conçois comme un espace de relation, qui rend à l'accompagné/soigné et à l'accompagnant/soignant leur liberté d'êtres autonomes.

Nous pourrions dire que c'est dans la mesure où cet espace de l'entre-deux existe que la frontière entre la main et la partie qu'elle accompagne peut se dissoudre.

– Oui mais, la peau, elle, ne se dissout pas, les os ne deviennent pas mous !

– C'est là que j'en viens à un autre temps et un autre espace, à cette « plongée ».

Ce que j'appelle le toucher de la sensation interne modifie à la fois la dynamique et la perception du geste. Mes yeux peuvent ne pas voir bouger ma main, la perception kinésique du mouvement est démultipliée. Chaque seconde devient éternité même si je garde en parallèle la conscience du temps de l'horloge. Intervalle et durée devient élastiques et mouvants, selon les intensités dont elle est le témoin.

Il y a la durée ressentie, et la durée du temps objectif.

Mais il y a plus que cela. La main fait penser à un « microscope tactile » de l'espace et du temps, qui s'adapterait au moindre changement. Les impressions sensorielles d'accompagnement diffèrent des sensations tactiles des flux accompagnés (températures, consistances et mouvements internes). Elles semblent psychédéliques car elles se déploient au gré des flux : ma main a l'impression de suivre des vagues, s'enfoncer dans les chairs et modeler les os, de gonfler, fondre, disparaître, jaillir, devenir soie, laine, coton ou lin, liane ou serre, algue…

Cette bascule dans le temps et l'espace mouvants s'exerce du volontaire à l'involontaire, du conscient à l'inconscient sans que les uns n'excluent les autres. Une perception sensorielle prend le pas sur une autre à un moment, et l'inverse à un autre moment, se conjuguant comme le sac et le ressac au long d'un accompagnement qui bouleverse les conventions. Ceci sans faire appel à l'extrasensorialité, qui elle peut s'exercer à distance disent les magnétiseurs, mages ou devins.

– Et la barrière osseuse du crâne ?

– Elle semble n'offrir aucune résistance. Cela ne se situe pas au niveau des sutures osseuses qui restent tout à fait immobiles sous mon toucher, bien heureusement. Les flux par contre traversent les organes en les modulant, donc la peau, les os, les fascias… Il s'agit d'impressions sensorielles.

– Mais de quoi sont faits ces flux que la main perçoit ?

– Je ne sais, mais je peux faire des parallèles à partir de quelques exemples.

Le froid

Comme immergés dans un froid intense, mes doigts s'engourdissent et ont l'onglée lorsque j'accompagne une personne souffrant de fatigue et de peur chroniques, qui vont de pair avec une névralgie parfois si douloureuse que le suicide devient la seule réponse qu'elle envisage. Il suffit pourtant que je déplace ma main de quelques centimètres pour que mes doigts retrouvent presque instantanément leur température normale. Mais je reste bien en place, j'attends et observe. Le chaud revient peu à peu, c'est très ténu au début. Puis il s'enhardit, la main s'adoucit, et la douleur s'estompe un peu plus tard. Il faut du temps.

Le chaud

Inversement, la main peut devenir très chaude, brûlante comme lorsqu'elle s'approche d'un poêle en activité. Si elle s'écarte de quelques centimètres, elle redevient normale. Quand elle revient en place, elle retrouve la chaleur, jusqu'à ce que celle-ci se transforme, en grésillements, picotements etc. ou

Le Corps accordé

qu'elle s'adoucisse, ou que le froid prenne le relais : impossible de savoir à l'avance.

Les grésillements

Ma langue ressent l'électricité quand elle touche en même temps les deux pôles d'une pile, ça grésille. C'est cette même sensation que la main perçoit en accompagnant des adolescents survoltés ou des adultes surmenés nerveusement. Les flux de grésillements sont souvent longs à évoluer, mais au fil des séances s'estompent ou se transforment.

Les crampes

Mes mollets se crampent lorsque tension mentale et fatigue trouvent une échappée. Une crampe semblable mais moins forte sculpte ma main en action : la tension perçue est si serrée qu'elle tord un peu la main avant de se défaire.

Le trouble

Mon ventre ressent un « trouble » face à une situation si déstabilisante et compromettante qu'elle s'inscrit dans les viscères. La main perçoit cela très bien, à sa propre façon d'être « troublée » par un micromouvement qui donne l'impression de ne pas savoir où il souhaite aller.

La sidération

Mon corps entier se fige parfois face à un événement grave et dangereux dont je ne sais comment sortir. La sidération est perçue par mes mains comme un « arrêt sur image » des sensations. Lorsqu'elles retrouvent toute la palette des sensations, la personne est sortie de sa sidération, les flux se réactivent.

Le vide

Parfois, c'est un vide vertigineux que mon ventre éprouve devant ce qui pourrait être irrémédiable, ou qui l'est devenu. La main qui accompagne vient contacter ces vides, atteint le fond, et elle doit attendre parfois plusieurs secondes, voire une ou deux minutes, pour qu'une force venant du ventre vienne la ramener à la surface. Mais toujours cette force se manifeste des profondeurs et comble le vide.

L'immobilité

De la même manière, si un organisme a été d'une manière ou d'une autre, il dit : « Stop ! On ne me bouge plus ! » Je retrouve ce besoin d'immobilité derrière la plupart des affections chroniques. Il est si intense que la main reste en lisière, une séance, deux séances, le temps qu'il faut. Mais le désir du corps de bouger est généralement le plus fort, et un frémissement annonce le retour de la mobilité interne.

La spirale

Lorsque j'ai des vertiges, j'ai l'impression de tomber et cela fait une spirale dans ma tête. C'est très exactement ce que la main perçoit au niveau du crâne, quand une chute « sort » en s'exprimant. La spirale peut être plus resserrée ou plus étale, double ou triple, assez rapide ou extrêmement lente.

Un jour, une connaissance vient me voir pour des maux de dos que rien ni personne n'arrivait à expliquer ou soulager depuis trois ans. Pour la première fois, je vois mes doigts au niveau du crâne faire trois spirales décalées sur quelques millimètres. Je lui dis que je n'y comprends rien, c'est inconnu au répertoire de mes sensations, et lui demande s'il n'aurait pas fait trois vols planés. Il réfléchit un moment, puis il me dit : « Mais bien sûr ! Il y a trois ans et demi, je suivais un entraînement militaire, nous faisions un exercice de char d'assaut. Je me tenais debout au-dessus du char et le copain à l'intérieur n'a pas vu un obstacle. Il a dû freiner brusquement et je me suis trouvé projeté comme un fétu de paille, à faire un triple salto avant d'atterrir, indemne. Sauf le dos bien sûr… ». À la suite de la séance, le mal de dos chronique est parti en dix jours, ainsi que les vertiges que cet homme éprouvait souvent depuis, sans raison apparente. Pour être tout à fait exacte, les vertiges sont revenus, comme presque toujours le soir du réajustement, au moment de s'allonger, pour ne plus jamais réapparaître.

Si la spirale a des spires interrompues par de courts moments réguliers, la personne a probablement dévalé les escaliers…

Ah! Oui! J'oubliais. Lorsque la spirale correspondant à une chute a fini ses tours centrifuges, elle s'arrête et donc la main aussi, qui attend le signal pour le trajet centripète du retour, exactement par le même chemin, mais en plus lent. Si la personne s'est évanouie à la suite d'une chute, ma main doit attendre quelques secondes avant d'entamer le chemin de retour, toujours indiqué par le corps lui-même.

Les traits de Pollock

Le tracé le plus étrange qu'il m'ait été donné d'accompagner s'est révélé chez une habitante de L'Aquila en Italie, un an après le tremblement de terre du 23 juillet 2009. La qualité du mouvement était là, avec ce glissé doux des fascias, qui permet de les reconnaître. Mais son dessin semblait défait, ressemblait plus à des traits de Pollock qu'à ceux de la coquille d'un escargot. Mon interprétation – et j'insiste ce n'est qu'une interprétation bien que confirmée par la personne – c'est que le tremblement de terre a été vécu comme une chute multiple, avec la sensation plusieurs fois répétée que le sol manquait sous ses pieds, qu'il allait l'engloutir.

J'accompagnais deux autres membres de sa famille, me disant qu'il allait se produire le même phénomène. Pas du tout, même si les manifestations furent très fortes : fatigue extrême pour l'une (« comme si un train lui était passé sur les jambes »), et sidération pour l'autre qui avait vécu, avec le tremblement de terre, la réactivation d'un accident ancien.

– Bon, mais alors comment la main sait où aller et ce qu'elle doit faire?

– Cela aussi c'est mystérieux pour moi, je n'ai que des hypothèses.

La main se laisse guider : la sensation lui dit où le travail se passe et de quelle manière répondre à ses besoins.

Les flux dirigés par l'involontaire manifestent leurs besoins en termes de températures, consistance et mouvements (ou immobilité). Et on vérifie à chaque instant l'adéquation de la réponse tactile, à la manière dont les sensations vont se comporter.

Un toucher adéquat n'est pas forcément agréable, les pressions révélantes peuvent parfois être douloureuses, mais il donne au corps de l'accompagné comme de l'accompagnant une impression paisible, une tranquillité de fond.

Si l'on se contente de percevoir la sensation sans répondre aux besoins qu'elle exprime, elle s'exacerbe au point de devenir vraiment désagréable pour l'accompagné, et si l'on répond « à côté », elle s'efface. Non comprise et non gratifiée, la sensation se retire avant de se reformuler à nouveau ou de se déplacer, et ce jusqu'à ce que le besoin premier soit comblé. Une main qui reste chaude au moment où le froid s'exprime, ou souple alors qu'une crampe est en train de « sortir », ignore le « toucher de la sensation interne ».

Accompagner les besoins sensibles, pour autrui comme pour soi, c'est laisser la main répondre au fur et à mesure (par sa propre température, consistance et mouvement ou immobilité) à la perception qu'elle en a, à tel ou tel endroit du corps. Ceci sans passer par l'analyse ni la déduction, sans en avoir le temps, ni l'espace. Avec la paume, la pulpe des doigts, le bout des doigts, leurs articulations, les ongles, le dos des ongles, le dos de la main, son « talon », ses bords ou l'intérieur du poignet, les possibilités de toucher sont infinies. La main s'échauffe ou se refroidit, se contracte ou se détend : on pourrait dire qu'elle prend forme constamment et involontairement, ce qui va lui permettre de contacter, situer, se déplacer avec justesse sans même le vouloir. Elle glisse, s'accroche, s'enfonce, pousse, tire, suit, s'éloigne, dévie, s'écarte, vibre… et le reste du corps en est le témoin attentif, discret mais sensible. Le mouvement tactile nécessite une infinie subtilité, impossible à atteindre ! Heureusement, le vivant semble avoir un certain degré de tolérance à la maladresse, pourvu qu'elle soit perçue et rectifiée à temps.

La main est-elle la seule à avoir ce talent ? Je me souviens de ce jour où enfant j'étais brûlante de fièvre et de souffrance. Ma mère toucha mon front du sien : seule la brise fraîche d'un matin radieux au sommet d'une *montagne majestueuse peut donner un aperçu de ce que j'ai ressenti à cet instant et les jours qui suivirent.*

Bien sûr, l'expérience grandit tout au long de la vie, et nos apprentissages sont influencés par tout échange, mur rencontré, gouffre enjambé. Des générations se sont penchées sur tel et tel problème. Parmi eux, celui du geste adéquat, que nous aborderons par une formule simple, avant de se lancer dans son apprentissage et sa mise en pratique.

Ki do ma

Pour ma part, je dis que cette chose est libre qui existe et agit par la seule nécessité de sa nature, et contrainte cette chose qui est déterminée par une autre à exister et à agir selon une modalité précise et déterminée. [...] Vous voyez donc que je ne situe pas la liberté dans un libre décret, mais dans une libre nécessité.

Spinoza (1955 [1674], p. 303)

Le *seitai* a adopté une expression pour désigner ce qui peut rendre une action ou un geste adéquats, dans une libre nécessité entre soi et « l'autre ».

Le *ki do ma* (auquel se réfèrent aussi les arts martiaux) trouve son origine dans le chán[46] (zen chinois). La qualité d'une action dépend de trois facteurs : elle doit se faire au moment propice, avec une intensité appropriée et à la juste distance. Cela rappelle les trois catégories d'effort que Rudolf von Laban appelait « moteurs d'action » : temps, intensité, espace. Comment se réalise le *ki do ma* ?

Entre la connaissance et l'application, il y a un abîme à franchir. [...] La peur de l'inconnu, voilà ce qui empêche les gens de passer à l'application, même après trente ans d'apprentissage.

Tsuda (1980, p. 48)

{46} Le bouddhisme zen japonais a pris racine dans le chán chinois, lui-même issu du dhyāna indien (shivaïsme cachemirien).

L'inconnu dont parle ici Tsuda, c'est le moment, le rythme et la durée propices (« *ki* »[47]). Pendant que l'*accompagnant* se recentre, « s'ancre » dans la terre, « purifie » ou « vide » son esprit, et l'*accompagné* se demande déjà ce qui se passe. Il a le temps de s'interroger (avec raison) sur les aptitudes mobilisées à son service. Trop longue ou trop courte, la séance laisse une impression d'inabouti. Une durée standardisée convient à l'agenda de l'*accompagnant*, mais rarement aux besoins et attentes de l'*accompagné*.

L'inconnu, c'est l'intensité appropriée (« do ») et le juste poids. Le geste doit-il être lourd ou léger, appuyé ou rebondissant, sur un rythme soutenu ou dilettante ? Par rapport à qui ? À quoi ? Le temps d'y réfléchir, et l'*accompagné* se trouve projeté comme dans un jeu de quilles ou au milieu du désert.

L'inconnu, c'est la juste distance entre soi et l'autre, entre la main et le corps. C'est le juste espace entre un geste et le suivant (« ma »). L'*accompagnant* veut bien faire, c'est la moindre des choses pense-t-il. Mais à quelques millimètres près, l'*accompagné*, lui, se sent oublié ou envahi, honteux de ne pas savoir accueillir tant de bienfaits…

L'inconnu, enfin, c'est la rencontre de ces trois dimensions : temps-intensité-espace. Chacune peut être adéquate, pourtant le geste peut devenir importun et la séance part en vrille : il y a toujours une part qui échappe à ce que l'on peut concevoir ou sentir.

L'*accompagné* « entend penser » celui qui agit ; de son côté, l'*accompagnant* se persuade qu'il sait ce qui est bon pour telle personne à tel moment. Entre un manipulé et un manipulant, il ne peut y avoir que manipulation.

Où trouver l'attention réciproque, garante du *ki do ma* ? Comment exercer le regard sur ces trois inconnues que représentent le temps, l'intensité et l'espace du geste adéquat ?

Les repères du senti

Ce que l'on fait de manière autonome demande l'exercice du discernement et de l'esprit critique. C'est ce que nous appelons, dans nos ateliers *yukidō* : l'auto-apprentissage réflexif.

Lorsque la main qui approche « se » demande ce qu'elle fait là, si elle dérange, si elle va être intrusive…, on peut être sûr qu'elle n'est pas à sa place. Soit on marque une pause, soit on arrive à (re)trouver une attitude

---

{47} Ne pas confondre ce ki (機) avec le *ki* (気) utilisé par ailleurs.

II – MA PRATIQUE DU YUKIDŌ

plus neutre et non velléitaire. L'*accompagnement* peut alors reprendre, entièrement tourné vers les sensations et les nécessités qu'elles expriment.

La subjectivité des sens demande des points de repère pour que l'*accompagnement* puisse être évalué, pour évoluer de l'intérieur, c'est-à-dire à partir de la sensation elle-même. Le premier repère est celui de la main elle-même.

Lorsque la main entre en contact avec un corps vivant (le sien ou celui de l'autre), est-elle pour autant toujours assaillie de sensations ? Assez souvent, pour l'*accompagnant* débutant, c'est le désert qui l'attend.

LE SILENCE DES SENSATIONS TACTILES INTERNES

La *normalité* des *sensations internes* fait qu'aucune « n'accroche » l'attention : températures, consistances et mouvements filent entre les doigts comme de l'eau douce. Ce n'est pas une absence de sensation mais plutôt le *ressenti* d'une *normalité* et d'une très légère *fraîcheur* souple et régulière qui se dégage. Nul besoin d'*accompagner*.

Quand le besoin est là, si la sensation *extéroceptive* s'impose, l'attention n'est pas portée dans la main, mais vers sa *sensation externe*. La *sensation interne* reste muette.

Avec une main maladroite, velléitaire, la *sensation interne* affleure puis repart, elle ne trouve pas le temps ni l'espace pour s'épanouir et cheminer selon sa propre dynamique. Si l'on insiste pour vérifier, le besoin lui-même s'enfouit, au moins provisoirement.

Ou encore les doigts sont allés à l'endroit douloureux, et ce n'est pas là que le travail de réajustement spontané est en train de se faire.

Parfois, tout simplement, la personne n'a pas envie du soin : elle s'est laissée convaincre par untel ou untel, mais sans être tout à fait d'accord. Son organisme se protège et les *sensations internes* ne sont plus perceptibles.

Lorsque la main exercée ne perçoit « rien » alors que la personne est en souffrance et désireuse d'être *accompagnée*, cela peut être intriguant. Tout semble suspendu comme avant un orage. Ou bien presque rien ne se révèle : le corps peut s'être désensibilisé à la suite d'un accident (choc, anoxie) ou sous l'influence de certains médicaments ou drogues. Dans les deux cas, la consultation médicale aidera à faire la part des choses.

Mais parfois, l'organisme est simplement dans l'urgence, auto-concentré sur lui-même, il s'*auto-accompagne* en quelque sorte. Rien n'accroche à la sensation tactile. Il faut alors attendre quelques jours avant que le corps exprime un besoin d'*accompagnement*.

Enfin, la main peut ne pas avoir reconnu le moment où la séance est finie, et les sensations se taisent car le travail d'*accompagnement* est accompli.

Parmi tous ces scénarii, comment savoir quand commencer et quand finir une séance ?

Approcher la main au moment opportun, au bon rythme, à la bonne distance et au bon endroit se fait sans réfléchir. L'intuition (au sens du *kan*) guide, elle-même constituée d'une multitude d'informations captées inconsciemment et qui dirigent le geste. Il n'y a ni attente ni hésitation, pas plus que lorsqu'une main attrape une balle au bond.

Puis l'*accompagnement* se déroule avec autant de conscience que possible… jusqu'à quand ?

Ma petite chienne pincher ne laissait jamais une séance avoir lieu sans se coucher sous le lit, au niveau de la tête de la personne allongée. Je la voyais souvent sortir de son antre à un moment précis, peu avant que mes mains ne s'enlèvent. Un jour, nous avons été synchrones et cela s'est confirmé par la suite. J'ai observé la sensation dans mes mains : la *fraîcheur* était omniprésente.

Quelques mois plus tard, Kuniaki Imoto, lors d'un stage à Paris les 12-13 avril 2003, dit en passant : « *Le but du seitai, c'est de rafraîchir l'organisme* ». Cette phrase a été une des plus importantes pour ma pratique. Elle confirmait ce que je sentais tactilement depuis des années sans en prendre conscience.

Mais comment parvenir sans impair à cette *fraîcheur* globale qui dicte l'arrêt d'une séance ?

LES GARDE-FOUS

Il est rassurant de constater que je ne peux *accompagner* que ce que je perçois, et je ne perçois que ce que je peux *accompagner*. C'est mon tout premier garde-fou.

À chaque instant, la main peut savoir si son geste est adéquat, selon que la sensation se révèle, se modifie et poursuit son chemin, ou au contraire s'efface.

Vouloir « pour l'autre » est une interférence suffisante pour que l'imagerie mentale alourdisse le geste. Nous en avons fait maintes fois l'expérience en atelier. Dans cet état d'attention au *toucher de la sensation interne*, la moindre intention dirigée vers l'autre devient un poids. La main ne peut plus percevoir que sa propre étrangeté. On appelle cela : « forcer le *ki* ».

Ce n'est jamais bon de forcer le ki sur quelqu'un. En d'autres termes, le ki n'est pas un tour de passe-passe qui va toujours donner des résultats étonnamment bénéfiques. Le receveur doit être en demande active de ki, sinon le traitement peut avoir des effets secondaires désagréables. Vous ne pouvez pas blesser quelqu'un avec le ki au sens de produire un effet durable et persistant. Néanmoins, une impression d'inconfort, de nausée ou même d'anxiété peut se manifester si le ki du receveur n'accueille pas celui du donneur.[48]

Fromm (1998, p. 10)

Dans nos ateliers d'*accompagnement* « non interventionniste », et dans ma pratique du *yukidō*, nous nous sommes rendu compte que le malaise dû au forçage résulte d'un *accompagnement* inapproprié, et qu'il peut être perçu par l'un comme par l'autre des protagonistes.

Le débutant perd la sensation dès qu'il interfère ou veut continuer à faire le *yuki* alors qu'il n'y a pas ou plus nécessité. C'est un moindre mal.

L'apprenti plus exercé arrive, lui, à garder la sensation tactile interne. S'il ne renonce pas à ce qui est invasif dans son geste, son corps entier commence à signaler un mal-être, une fatigue inhabituelle ou un ennui profond. Une nausée, légère au début, s'amplifie s'il continue. S'il n'en tient pas compte, les battements de son cœur s'accélèrent, ou il ressent un froid interne en même temps qu'une anxiété de fond. Ainsi, son propre corps lui sert d'indicateur. Il n'a pas de moyen plus fiable pour sentir en lui ce qu'il fait « pour » l'autre !

Si l'*accompagnant* reste sourd à ces alertes, l'*accompagné*, lui, peut très bien les percevoir, pourvu qu'il y soit attentif : son cœur bat plus fort et désagréablement sans cause apparente, une légère nausée l'indispose sans que ce soit un travail de fond, ou un froid s'ajoute à l'endroit où les mains sont posées et perdure plusieurs heures voire jours. Cette dernière impression est à distinguer du délestage court et global *ressenti* par certaines personnes en fin de séance, lorsqu'elles évacuent un froid interne : elles ont besoin de se couvrir un peu plus pendant une vingtaine de minutes.

Chacun peut être sensible à certains types d'alerte et pas à d'autres. Cela vaut aussi pour l'*auto-accompagnement*.

{48} *It is never good to force ki on anyone. In other words, ki is not a party trick that will always produce surprisingly beneficial results. The recipient must actively want ki, or treatment may produce unpleasant side-effects. You cannot hurt anyone with ki in the sense of leaving a lasting or lingering effect. However, a feeling of discomfort, nausea or even anxiety may occur if the ki of the recipient does not welcome that of the provider.*

La tragédie, c'est que ces manifestations sont souvent interprétées par ceux qui utilisent leurs mains pour soigner comme des « retours » des maux du malade. Le *seitai* n'est pas exempt de cette façon de voir, qui nous vient des magnétiseurs, et en amont, de la magie (chapitre 1).

Il suffirait de revenir à une position neutre, à une disposition non volontaire et non intentionnelle – à un *non-faire* – pour que ces signaux se calment instantanément. Ils indiquent en fait une grande sensibilité et sont précieux, donnant des repères fiables pour savoir ce qui se passe dans cette interaction à deux.

Personne ne devrait servir de cobaye à aucun moment de l'apprentissage de la pratique du *seitai,* du *reboutage* ou du *yukidō*. Le débutant ne doit *accompagner* que ce que sa main perçoit. Une sensation « dans » la main, libre d'intention ou de volonté, s'épanouit à son rythme, suit son cours et varie sans cesse. Elle peut alors s'estomper ou se transformer, faisant évoluer l'équilibre interne.

Ce processus n'est pas inné : l'apprentissage est nécessaire. Mais qu'entendons-nous par « apprentissage » ?

Apprentissage et auto-apprentissage

Les vingt dernières années de la vie de Noguchi ont été le théâtre d'un repositionnement du *seitai* pour lequel l'*accompagnement* des ressources du corps s'est mis à primer sur une technique reproductible. Le *katsugen undō* (la pratique autonome du *mouvement régénérateur*) que Noguchi avait préconisé dès le début de sa carrière (Tsuda 1973, p. 17) a pris désormais une place déterminante.

Cette évolution du contenu du *seitai* a influé sur sa transmission. Dans sa conférence « Régulariser l'organisme », rediffusée par la radio japonaise en hommage à Noguchi lors du quatrième anniversaire de sa mort, celui-ci s'exprimait ainsi :

> *Le seitai, c'est vous-mêmes qui régularisez votre organisme. C'est par erreur que l'on croit qu'il faut faire appel à quelqu'un d'autre pour se seitaïser.*

> Noguchi Haruchika (1980)

Ne compter que sur soi pour se *seitaïser* introduit la notion d'autonomie à l'épreuve de la pratique. Cela questionne l'apprentissage d'une part et l'autorité des experts d'autre part.

Noguchi au Japon comme Tsuda en France étaient exigeants. À différentes époques de leur vie, ils ont été amenés à remettre en question leur enseignement, mécontents de ce qu'il en était fait. Noguchi se plaignait régulièrement que « *tout ce que voulaient apprendre ses élèves, c'était la technique, comme s'ils étaient des garagistes* » (Fromm, communication personnelle). Tsuda a même suspendu tout enseignement, fin 1976, pendant une dizaine de mois.

Pour ma propre gouverne, j'ai réalisé que la tentation est grande de simplifier ce qui est difficile d'accès, au risque de dénaturer l'enseignement tout en croyant le rendre accessible et clair.

> *Ainsi, le paradigme de simplicité est un paradigme qui met de l'ordre dans l'univers, et en chasse le désordre. L'ordre se réduit à une loi, à un principe. La simplicité voit soit l'un, soit le multiple, mais ne peut voir que l'Un peut être en même temps Multiple. Le principe de simplicité soit sépare ce qui est lié (disjonction), soit unifie ce qui est divers (réduction).*

Morin (2005 [1990], p. 79)

La *pensée simplifiée* la plus courante en matière de soin consiste à prendre son cas pour une généralité, ou présenter un remède (intervention, méthode, conseil…) comme une panacée. On réduit les autres à soi et on généralise l'effet individuel. Noguchi comme Tsuda n'ont eu de cesse de pointer la complexité du rapport entre l'individu et sa santé, ouvrant ainsi un espace infini d'apprentissage en même temps que d'autonomie pour chacun.

La transmission du savoir devient simplifiante quand elle désigne l'apprentissage d'une technique comme un plus et celui d'une non-technique comme un moins. Suivant l'adage « qui peut le plus peut le moins », l'apprentissage du *seitai sōhō* étant d'une rare complexité, celui du *katsugen sōhō* « sans connaissance, sans technique et sans but » serait acquis d'avance et simple à aborder. C'est réduire la complexité du vivant à celle d'une technique et ne pas questionner le regard de l'observant sur ce qu'il observe.

> *La pensée simple résout les problèmes simples sans problèmes de pensée. La pensée complexe ne résout pas d'elle-même les problèmes, mais elle constitue une aide à la stratégie qui peut les résoudre.*

Morin (2005 [1990], p. 111)

Une démarche didactique, théorique et pratique a de nombreux atouts : la technique, ses fondations et même son « esprit » peuvent être transmis. Ils subviennent au manque d'expérience de l'apprenti et le guident sur une route que son manque d'expérience et ses perceptions encore endormies ne lui permettent pas d'emprunter seul. Mais le *seitai* peut-il se réduire à ce qui peut être compris, analysé et imité, donc « signalé », selon l'étymologie du mot « enseigner » ? Que devient ce qui appartient au vivant, au « mouvant », à l'inattendu, ses désordres et aléas ? Que devient le *yuki* ?

Le rebouteux a résolu le problème : il laisse agir ses mains et « ça agit ».

Cette partie inaccessible à la compréhension, de l'ordre de la sensation, de l'intuition et du discernement intime, est au delà de toute imitation puisque rien dans le vivant ne se reproduit de manière rigoureusement identique.

En *seitai sōhō*, l'apprentissage dirigé induit chez l'élève une volonté de maîtrise alors que son enseignant n'a de cesse de lui demander de renoncer à toute attitude volontariste.

Comment donc apprendre ? Quand l'imitation est impossible, l'« éveil » et l'observation des sensations deviennent un véritable creuset de réflexions, ouvrant la porte de la *pensée complexe* :

> [...] *si la pensée simplifiante se fonde sur la domination de deux types d'opérations logiques : disjonction et réduction, qui sont l'une et l'autre brutalisantes et mutilantes, alors les principes de la pensée complexe seront nécessairement des principes de distinction, de conjonction et d'implication.*

Morin (2005 [1990], p. 103-104)

L'enseignement de Noguchi, tel qu'il apparaît retranscrit à partir de ses conférences pour ses élèves, et tel que Tsuda nous en parlait, fait ressortir très clairement ces trois principes de distinction, conjonction et implication.

La pratique du *seitai sōhō* ne peut se réaliser sans distinguer les phénomènes d'*accompagnement* entre eux et par rapport aux autres techniques. Le *yukidō*, à son tour, conjugue les informations recueillies par le soignant et par le soigné, impliquant l'un et l'autre de manière égale. Plus on avance dans la complexité d'une pratique du soin, plus ces trois principes (distinction, conjonction et implication) s'avèrent nécessaires à tous les niveaux, faute de quoi elle deviendrait une technique « clé en main », assimilable en quelques mois et reproductible à l'identique.

Axer la transmission du *seitai* sur le *katsugen undō* pouvait devenir réducteur. C'est l'inverse qui s'est produit. En revenant aux « sources », c'est-à-dire à *l'involontaire* et au « sans connaissances, sans technique et sans but », le *seitai* tout entier a bénéficié d'un éclairage qui révèle sa complexité réelle. Ceci sans renier le côté *savant* du *seitai sōhō*, auquel Tsuda rendait hommage, mais au contraire en lui restituant une profondeur qui sinon serait restée insoupçonnée, dissimulée derrière une apparence de virtuosité. La conjonction a été favorable.

Enfin, la recommandation de Tsuda de (quasi) gratuité ou de pratique entre amis, au sein de la famille, comme condition sine qua non de la transmission du *katsugen undō*, a permis de former des groupes hors du cadre rassurant mais pesant d'une école qui coûterait cher pour se vendre mieux en distribuant ses diplômes.

Nous pourrions dire qu'Itsuo Tsuda n'a eu de cesse d'amener ses élèves à sortir de la pensée compliquée pour mettre en œuvre la *pensée complexe* du *seitai*. Dans ce cheminement vers « l'esprit du *seitai* », il encourageait chacun à développer le *yuki* et à observer les sensations. Il nous affirmait qu'avec la patience, la technique nous serait donnée en prime et qu'elle viendrait d'elle-même.

Je n'avais aucune idée que cela pourrait devenir vrai. C'est resté gravé en moi. Parfois j'en ai voulu à Tsuda de ne pas nous apporter sur un plateau ce que nous avions sous le nez sans y prêter attention. Je lui suis reconnaissante aujourd'hui de ne pas m'avoir dirigée dans ce que pouvait représenter concrètement pour moi « le corps accordé » ou « l'harmonisation de la posture », et de s'être gardé de toute influence qui m'aurait conduite à vivre au Japon. Je n'ai pas eu non plus à lutter contre une certaine « japonisation » du *seitai* en Occident.

MISE EN PRATIQUE ET TRANSMISSION

Tsuda nous a ouvert la porte, ou plutôt le regard, sur le monde des sensations et de *l'involontaire*. Je pense même que ce qu'il a dévoilé ainsi de l'essence du *seitai* est d'une importance aussi capitale que le fut en son temps la découverte de l'inconscient.

À aucun moment Tsuda ne s'est immiscé dans un apprentissage que je perçois aussi intime et « naturel » que peut l'être la faculté d'enfanter. Tous ceux qui l'ont approché témoignent de ce sentiment de liberté que l'on avait à son contact, assez déstabilisant pour qu'on la prenne à pleines mains.

La démarche a été identique avec Étienne Chambonnet : pas de technique à imiter, j'ai été renvoyée à mes sensations et rien d'autre. Si le *don* « autorise » moralement celui qui le reçoit à devenir rebouteux, il ne fait pas de miracle : sans pratique longue et assidue, les mains restent « sourdes et muettes » face au plus petit bobo.

Je me suis vite aperçue que ce retour sur soi auquel j'ai été amenée n'est pas suffisant. J'ai raconté combien, pendant une vingtaine d'années, pratiquer le *yuki* sans rien en apprendre, n'avait pas permis à mes mains de percevoir autre chose que l'excès de chaud et quelques tensions ou picotements.

L'*auto-apprentissage coopératif* s'est imposé à moi par une triple nécessité. J'ai réalisé qu'un *accompagnement* au plus près du vivant ne peut s'imiter de quiconque. Il me fallait préserver l'état de *non-faire* dans ma pratique ; et en même temps développer un regard averti, critique et pluriel sur ce qu'elle implique, à chaque instant comme sur le moyen et long terme. J'appelle cela acquérir la « technique de la non-technique ».

L'INFRA-TECHNIQUE

J'ai développé dans ces pages en quoi la « technique » du *katsugen sōhō* puis du *yukidō*, découverte « de l'intérieur » au fil des ans, préserve cette *approche complexe*, où l'essentiel n'est pas reproductible.

Peut-on encore parler de technique ? Le néologisme que nous avons inventé : *infra-technique,* paraît plus adapté. Quelque chose qui ne se voit pas mais donne à voir ce qui n'est pas autrement visible : l'univers des sensations et son fonctionnement. C'est le terme que nous avons adopté en 2009 dans nos ateliers de danse recherche, avant de l'utiliser aussi en *yukidō*.

Marge 8 | L'« infra-technique »

Ce néologisme nous est apparu avec la pensée que nous n'abordons pas la danse sous un angle technique, et que, pour autant, ce que nous faisons est précis et exigeant. Il y a bien quelque chose qui œuvre et nous permet de développer la danse en nous, même en dehors de toute technique acquise par un apprentissage volontaire et guidé de l'extérieur.

Donner à voir ce qui ne se voit pas d'habitude, c'est ce que cherche à faire un artiste. C'est éduquer le regard, le sien et celui du spectateur, pour le déconditionner, déformater, surprendre, hors jugement mais avec discernement.

Cette éducation du regard s'accomplit bien sûr avec un apprentissage technique, mais il est parfois tellement demandant, astreignant, que la finesse peut manquer à l'appel. Il faut alors cette « imprégnation » auprès de quelqu'un ou de quelque chose, dans certaines conditions, imprégnation qui donne à voir, à penser, à sentir, à vibrer.

Par infra-technique, on désigne ainsi toutes ces mises en action presque imperceptibles qui développent une qualité, une versatilité des points de vue, un recul avec ce que l'on fait.

On pourrait dire que l'infra-technique est à la technique ce que la poésie est à la littérature : elle en fait partie, mais à moins qu'on focalise son attention vers elle, elle ne se perçoit ni se développe.

Les gitans affirment « ne pas apprendre le flamenco » alors qu'ils le pratiquent hardiment sous le regard de leurs aînés. Je dirais qu'ils imbibent l'infra-technique et ainsi deviennent des techniciens hors pair. Ils vivent avec la danse et la développent, par la seule force exubérante de leur vie.

www.leti.lt/wordpress/danserecherche-LInfraTechnique

Le problème s'est posé à moi de façon récurrente : comment transmettre un *accompagnement domestique* fait d'*infra-technique* ou de non-technique, et de micromouvements impossibles à reproduire ?

Une approche coopérative

Que de tentatives de ma part, réussies ou non, pour arriver une fois pour toutes à renoncer à enseigner ce qui ne peut s'imiter, même par le non-enseignement ! Car il ne suffit pas de ne pas l'enseigner pour transmettre le *yukidō* tel que je le pratique. J'allais renoncer à la notion même de transmission lorsque trois expériences sur le long terme ont révolutionné ma notion d'apprentissage. Il s'agit des ateliers d'*auto-apprentissage coopératif* de Guy Poitevin (2002), de l'éducation de l'esprit critique et créatif de Paolo Freire (2002 [1970]) – concept repris par Augusto Boal (2006) – et de la *micropolitique* des groupes de David Vercauteren et Thierry Müller (2011 [2007]).

Ces approches m'ont permis de développer des outils de transmission qui se complètent et répondent aux exigences de l'*accompagnement domestique*, à savoir : « l'*auto-apprentissage coopératif* », « l'éducation du discernement », « l'auto-évaluation », « l'évaluation par l'*accompagné* » et « la *micropolitique* des groupes ».

AUTO-APPRENTISSAGE COOPÉRATIF

Les ateliers de Guy Poitevin ont été mis en place avec des animateurs sociaux du Maharashtra en Inde dans les années quatre-vingts et continuent depuis. Voir œuvrer sur le long terme cette forme d'apprentissage à la fois autonome, coopératif et réflexif, comprendre comment il s'articule dans un groupe et découvrir les capacités qu'il révèle, a été fondamental pour Bernard Bel (2004) et pour moi. Je me suis beaucoup inspirée de cette expérience pour nos ateliers de danse et ce qui est devenu le *yukidō*.

Bien que l'*infra-technique* soit unique à chaque instant, les sensations qui lui donnent forme sont reconnaissables d'une personne à l'autre, d'un moment à l'autre. Lorsque nous observons un phénomène pendant l'*accompagnement*, le retour oral de ce que nous en comprenons permet de « mettre le doigt » sur ce qui nous questionne : les phénomènes observés, nos doutes, nos croyances…

C'est ainsi que nous partageons nos découvertes en enrichissant mutuellement nos observations. Chacun trouve son rythme, avec la sensibilité qui lui est propre.

Y aurait-il d'autres exemples d'apprentissage similaire autour de nous ? Ils concernent le plus souvent des partages de « savoirs constitués », plus que l'élaboration en commun d'une recherche en action. Le partage suppose une organisation non hiérarchique où peuvent évoluer les connaissances partagées.

Mallory Fromm a ainsi participé à Tokyo pendant plusieurs années à une association informelle nommée « Te no Kai ». Sont réunis deux heures par semaine praticiens, apprentis et débutants autour des connaissances et questions que chacun peut partager sur la pratique du *seitai*. Il n'y a pas de « leader ». À chaque rencontre, des groupes se forment ponctuellement selon les centres d'intérêt, ou se rassemblent autour des questions consensuelles. Peu de paroles et beaucoup de pratique, entre autres de *katsugen sōhō*.

Dans le monde de la danse, Després (2000) décrit le même processus d'apprentissage non hiérarchique par rapport à la conceptualisation de la « danse contact » élaborée par Steve Paxton et que des danseurs du monde entier se sont appropriée.

ÉDUCATION DE L'ESPRIT DE DISCERNEMENT

Paolo Freire (2002 [1970]) a élaboré ce concept en introduisant la *problématisation* dès 1970, reprise par Deleuze (1980) et Foucault (1984). Quand le regard porté sur un problème cherche à le résoudre, cela se fait le plus souvent aux dépens de sa *complexité*. La *problématisation* consiste à questionner les opinions et diversifier les angles de vue, pour aller vers une créativité qui émerge du déconditionnement des habitudes de penser et d'agir. Il s'agit de déconstruire les a priori pour en discerner les enjeux et ouvrir les possibilités.

Dans la même lignée, Augusto Boal a développé le *Théâtre forum*, le Théâtre de l'opprimé et le Théâtre invisible (Boal 1978; 2006). Une pièce de théâtre succincte présente un problème social, économique, politique etc. Le « spectacteur » propose des « solutions » en montant sur scène. La problématique se transforme ainsi par le jeu du public. Le but n'est pas forcément de résoudre le problème de départ, mais de faire évoluer une situation pour apprendre d'elle.

Dans nos ateliers de *seitai domestique*, puis de *yukidō*, l'expertise, l'implication et la créativité ne produisent pas une parole énoncée comme une vérité, mais un matériau de réflexion qui s'exerce au discernement, en un processus lent et incertain. La facilité des raccourcis n'est qu'apparente, elle empêcherait toute maturation.

Sans ces rencontres et ateliers, jamais je n'aurais pu écrire cet ouvrage, ni pratiquer en constante réévaluation de ce que je fais et ne fais pas, lorsque j'*accompagne* quelqu'un ou moi-même avec mes mains et mes mots.

AUTO-ÉVALUATION AU SEIN DE L'APPRENTISSAGE

Pour que le regard crée le moins possible d'interférence avec ce qui est observé, il se doit d'évaluer sans poser d'enjeu (réussite, reconnaissance etc.). L'auto-évaluation individuelle ou en groupe rend-elle plus facile l'éclairage porté sur l'objet ? Pour reprendre Isabelle Stengers, dans tout laboratoire de recherche « *le corps vivant fait obstacle à la preuve* » :

> La « *question de l'imagination* » *est le symptôme d'une contradiction pratique entre les exigences qui définissent le laboratoire et les exigences qui définissent le mode d'existence des êtres qui y sont interrogés. Le laboratoire a besoin qu'un système réponde à une définition en termes de variables, telle qu'il puisse le « faire parler » alors que les vivants à propos desquels se pose la question de l'imagination « répondent » en un tout autre sens, selon la signification qu'ils prêtent eux-mêmes à leur environnement. Comment éviter l'artefact si le laboratoire doit éliminer, pour donner au scientifique le pouvoir de poser ses propres questions, le contre-pouvoir que constitue l'« interprétation » consciente ou non, de ce qui leur arrive par les êtres interrogés ?*

Stengers in Nathan & Stengers (2012, p. 147)

Bien entendu, nous sommes confrontés au même genre de dilemme dans notre micro-laboratoire expérimental et informel. Comment procédons-nous ? Dès qu'ils émergent à la conscience, le pouvoir (du questionnement) et le contre-pouvoir (de ce qui est questionné) sont *problématisés*.

Ainsi nous demandons-nous assez régulièrement si l'auto-évaluation est utile. Une « pratique de l'instant », de l'intuition (*kan*), du *senti* peut-elle être évaluée de l'intérieur et remise en question ? La réflexion peut-elle gêner cette pratique ? Ou au contraire la nourrir ?

Est-il bien utile de nommer une sensation, de savoir ce que l'on en fait ou ne fait pas, puisque nous sommes normalement dans le laisser-faire et le non-agir ? Pouvons-nous même nommer une sensation sans l'enfermer ni la trahir ? Cela peut-il l'empêcher, la modifier ? Lui permettre de s'épanouir ?

Il nous a fallu mettre en question le processus lui-même. Comment ne pas tomber dans le jugement, la compétition et leurs enjeux ? Comment expérimenter, non pour prouver quoi que ce soit, mais au contraire pour confronter l'esprit à la réalité qu'il observe ?

Nous délaissons toutes formes d'exercice : ils impliquent d'avoir un but précis à atteindre, favorisent l'imitation et nécessitent d'être reproduits pour améliorer l'objet comme le sujet de l'étude. Tout cela est impossible à envisager pour nous, les phénomènes vivants étant singuliers.

Nous préférons élaborer ensemble des stratégies, sous forme de *mises en situation*, pour observer ou vérifier ce que nous faisons à chaque instant. Elles se doivent d'être choisies avec soin. Le vivant ne se laisse pas ausculter sans perdre de sa spontanéité. Il faut se contenter de lui donner un cadre provisoire où s'ébattre, d'où l'on pourra l'observer sans le gêner et sans être soi-même embarrassé.

Nous pourrions dire que le regard porté sur le vivant se doit d'être vivant lui-même ; il se projette sur ce qu'il observe en même temps qu'il observe ce qu'il est. Le seul fait de contacter une *sensation interne* nous place sous les projecteurs : que l'on agisse ou pas, que l'on reste ou s'en aille, cela aura une incidence, instantanément comme plus tard. C'est ainsi que la posture physique et mentale de chacun, le degré et la qualité de la concentration, la profondeur de la respiration nous interrogent.

Nous formulons nos questions, et « *la bonne vieille opposition entre matière soumise et esprit libre* » (Stengers in Nathan & Stengers 2012, p. 148) se renverse en « matière libre et esprit soumis ». Cela exige du discernement.

Ce que nous ressentons dans nos mains, n'est-ce pas le fruit de notre imagination ? Ces températures, ces consistances et ces mouvements, ne seraient-ils pas autosuggérés ? Sommes-nous victimes d'illusions sensorielles, dans le phantasme ou le délire ? Comment savoir si ce que l'on fait convient à la personne, agit sur elle ?

L'imagination peut-elle rendre nos mains chaudes, brûlantes, ou froides voire glacées ? Nous nous sommes aperçu qu'il nous était impossible de faire varier significativement la température de nos mains par le seul fait de notre visualisation ou intention volontaire, quel que soit notre degré ou qualité de concentration. Encore moins d'obtenir une main en partie chaude et en partie froide, ou bien une main chaude et une main froide dans une température ambiante stable.

Il en est de même pour les sensations de consistance ou de mouvement. Ces crampes qui prennent ma main, ou mon bras, ne sont-elles pas dues à ma position qui, si elle persiste, me tend ? Je déplace mes mains ou mon corps pour les éloigner de l'endroit *accompagné* puis je vérifie si la sensation perdure, et comment. Cette vibration picotante dans mes mains vient-elle de moi ? Est-elle la même en contact avec l'air, le sol, le bois, l'arbre ? Que devient-elle en contact avec ma tête, avec la tête de l'*accompagné* ? Cette *aspiration* qui plaque ma main, ce *coussin d'air*, *d'huile* ou *d'eau* qui la maintient à distance, ce *dégagement* qui la repousse, tout cela n'est-il pas une affabulation ? Nous l'expérimentons sur nous-mêmes, puis avec l'*accompagné*.

ÉVALUATION PAR L'ACCOMPAGNÉ

Dans le cadre de nos ateliers, l'auto-évaluation ne serait pas complète si elle n'était confirmée ou infirmée par le partenaire. Celui-ci n'est pas pris en otage, il est ni docile, ni doctrinal : il apprend à être *accompagné*. Il témoigne de son *ressenti* immédiat : si l'*accompagnement* a été pour lui invasif ou libérateur, inopérant ou ajusté, désagréable ou apaisant. Il décrit si le toucher a pris place selon lui au moment propice, avec l'intensité adéquate et à la juste distance. Un tel toucher rassure et détend profondément.

Pour parler, l'*accompagné* se base sur son *ressenti* le plus proche possible du *senti*, et non sur une opinion qui ne pourrait que flatter ou blesser les ego. Si malgré tout le jugement s'exprime en premier, nous « partons » de lui pour apprendre quelque chose de nous.

Nous nous exerçons à :

> [...] *une parole adéquate, adhérente, adhésive qui ne laisse aucun interstice entre ce qui est senti et ce qui est dit, une parole qui parcourt, qui épouse la continuité de ce qui advient, qui explore et qui visite, bref une parole qui touche au sens littéral du mot.*
>
> Roustang (2009 [2000], p. 62)

Le partenaire se manifeste mais ne donne pas de conseils. Ce faisant, il éduque son regard et sa capacité à signaler ce qui ne lui convient pas, sans pour autant s'immiscer dans l'apprentissage de l'autre. La première initiative que nous prenons, c'est la liberté de dire non, ou stop, à un *accompagnement*, et d'être attentif à la manière de le faire.

Le but est d'éveiller l'intuition (*kan*) sans la diriger ni lui accorder une confiance aveugle. L'équilibre est dur à trouver. C'est à cette laborieuse exigence que l'on doit de gagner peu à peu une « confiance éclairée » en ses propres sensations et capacités d'*accompagnement*. Mais pour cela, il faut veiller au groupe.

MICROPOLITIQUE DES GROUPES

Le retour verbal est indispensable pour permettre un apprentissage réflexif et coopératif, mais l'exercice est difficile. L'idée de former un groupe qui n'enferme pas et arrive à se remettre en question sans éclater, nous a fait nous intéresser à la *micropolitique des groupes*. Il s'agit d'identifier « *les différents poisons qui circulent et affaiblissent le corps d'un groupe* » (Vercauteren et al. 2011 [2007]).

David Vercauteren et Thierry Müller (2011 [2007]), ainsi que leurs amis militants en Belgique, ont passé plusieurs années à analyser pourquoi leur groupe, et d'autres très nombreux, aussi talentueux et couronnés de succès soient-ils, finissent un jour ou l'autre par se dissoudre, se déchirer ou ne plus fonctionner de manière satisfaisante.

La dimension politique de telle ou telle « école » de pratique – même lorsqu'elle concerne *l'involontaire…* – n'échappe à personne : conflits d'intérêt, guerres intestines, blessures narcissiques, tout cela arrive ici comme ailleurs quel que soit le désir d'harmonie et d'entente de chacun. Autant partir de cette réalité et l'analyser de manière critique et problématique, pour lui donner une chance de s'autoréguler et de devenir source de créativité.

Dans nos ateliers, laisser éclore les questionnements et exercer notre discernement est devenu un véritable apprentissage. Chaque élément est soupesé, questionné, sans cesse remis sur le métier, la forme comme le fond. Rien n'est jamais acquis.

Le chemin est aride. Les *problématisations* et *mises en situation* peuvent dérouter. Le rapport que nous entretenons avec une consigne – pourtant prise collégialement – est à réévaluer sans cesse, faute de quoi elle peut nous assécher ou nous fourvoyer. Aucune piste n'est dessinée d'avance. Nous ne sommes pas dans le cadre d'une formation établie ni dans « la recherche de la vérité abstraite et générale ».

Je peux dire que l'*éveil des sensations internes,* de la main comme du corps, et l'exercice de l'esprit critique envers nos paroles et nos actes, ont permis aux participants de découvrir et assimiler ces dernières années ce que j'ai mis des décennies à approcher. Mon propre *accompagnement* s'en trouve chaque jour enrichi.

Marge 9 | Le pli, l'ego et l'agora

Nous étions seize, comme les quarante voleurs
de savoirs
à l'ignorance si riche
en trésors
à la nuit si profonde
à la pensée si légère
le thème du pli a émergé
comme la crème du lait baratté
par la mise en contact avec les sensations
pliages et dépliages
où les ego en ont vu de toutes les couleurs
en ont fait pic à pendre
pour que cette agora se laisse un peu faire
pour plier la problématisation en mille

Voleurs novices ou expérimentés
grandes bouches ou petits corps
parfois invisibles parfois algueux ou même stellaires
avec pourtant un brin de terre
accroché aux basques
un coup de pinceau
devenu fleur au cœur humide
si, c'est possible
des coups de feutre pour disperser
quelques poèmes le long d'un élastique
du papier éparpillé en mille morceaux
le reste plié en dix et coincé dans les plis
danse folle comme une beauté
une plume de paon frivole et une conche des profondeurs
des écharpes languissantes
cette pomme qui roule
l'œil de la caméra n'a rien loupé, ni un ni une

la musique les a malaxés à souhait
Le tout sur trois espaces : la scène de l'action
l'antichambre de la cogitation
et l'entre-deux, membrane cellulaire rouge
lieu de tous les possibles, de tous les passages
chacun avait sa place, son tour
sa trouvaille, ses frustrations
nécessaires pour ne pas de se la couler douce
malgré les recommandations à l'escargot sur le mont Fuji
le débridement
pour une fois

www.leti.lt/wordpress/danseforum-PliEgoAgora

Le savoir autonome n'est pas un corpus académique qui se transmettrait clé en main et qu'il suffirait d'appliquer pour devenir affranchi en matière de santé. Il n'y a pas d'application stéréotypée de ce savoir qui pourrait nous rassurer, de mentor pour nous guider. Il nous faut nous mettre à l'épreuve de la réalité toujours mouvante du vivant, la laisser nous inspirer et nous enseigner.

Dans le paysage de la santé, les engourdissements, les tensions et les pressions me paraissent au cœur de l'apprentissage, comme nous le verrons dans les chapitres 8, 9 et 10.

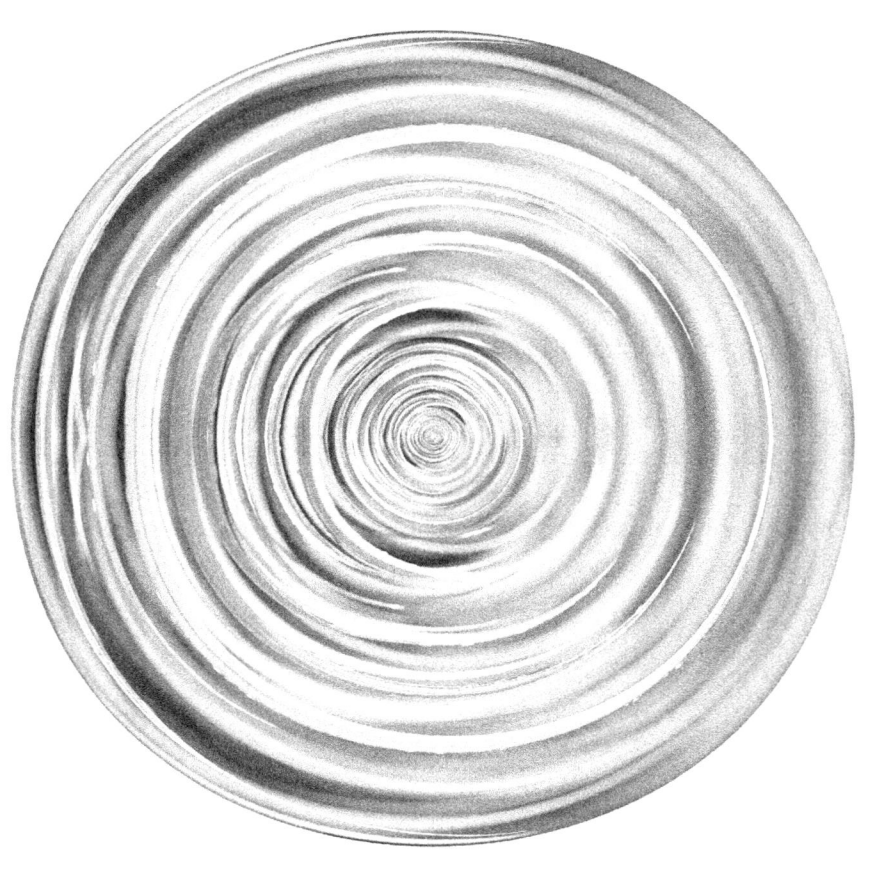

Le Corps accordé

8

Se
désengourdir

Nous abordons ici les engourdissements endogènes en nous interrogeant sur leurs origines, leurs facteurs et leurs causes. Leur *accompagnement* est décrit à travers l'exemple des acouphènes. Les processus de sensibilisation et les efforts autonomes du corps permettent de décrypter les phases ponctuelles de désengourdissement : sensibilisation/détente, hypersensibilité, puis évacuation. Leur répercussion est lisible dans la vie d'une personne.

C e n'est que progressivement et sur des années que j'ai pris conscience de la sensation tactile interne d'engourdissement pendant un *accompagnement*, au point de la définir par ce terme.

On connaît la sensation d'engourdissement après que la tête ait exercé une pression sur le bras pendant que l'on dormait. Au relâchement de la pression, le bras est d'abord engourdi : il semble épais, raide à l'intérieur et mou à l'extérieur, comme anesthésié. La douleur sourde évolue très vite en fourmillements intenses et piquants, avant de s'estomper – ce qui marque la fin du désengourdissement.

Dans cet exemple, le *ressenti* est causé par l'extérieur (le poids de la tête sur le bras) qui affecte la circulation sanguine. Mais la sensation peut être produite de l'intérieur. L'observation du phénomène m'a conduite à certaines hypothèses, dont voici quelques-unes.

Engourdissements endogènes

Les engourdissements endogènes semblent concerner les fluides corporels, les influx nerveux et hormonaux : tout ce qui permet les changements de températures, de consistances et de mouvements dans le corps. Ils peuvent être directement perçus par l'organisme. Au réveil, le matin ou après une sieste, les mains, les bras ou les pieds éprouvent parfois cette sensation sans cause apparente. Parfois, c'est la langue, ou des parties du visage qui sont concernées. D'autres fois, ces engourdissements sont constants. La main qui *accompagne* s'engourdit à son tour.

Les phases de l'évolution du *terrain* sont bien connues en *seitai*. Nous verrons que celles de l'engourdissement les suivent parfaitement.

> *Avant de se normaliser, le terrain subit trois phases d'évolution : détente, hypersensibilité et évacuation. Le terrain normalisé seitai se révèle par la normalisation de sa sensibilité. L'écart entre la pensée et l'action diminue. Il existe une facilité plus grande pour la concentration et pour la détente, les besoins se font sentir plus nettement et l'évacuation se fait de tout ce qui est étranger et inutile. Il se débarrasse donc de toutes sortes de protections, de béquilles qui deviennent inutiles.*

Tsuda (1973 p. 173)

J'ai perçu avec mes mains des engourdissements d'une infinie variété, au niveau du crâne, du cœur, du ventre, des vertèbres, ainsi qu'à chaque partie du corps où s'était installé un symptôme chronique.

Un engourdissement se développe, évolue et éventuellement se défait spontanément, de lui-même ou avec l'*accompagnement*. Il peut être immobile ou en mouvement, dur ou mou, épais ou fin, de surface ou profond,, chaud ou froid etc. avant d'évoluer.

Certains engourdissements apparaissent au *toucher de la sensation interne* pour s'enfouir à nouveau, et il faut attendre une autre occasion pour qu'ils se révèlent. Mais si la main sait répondre à la nécessité de mouvement ou d'immobilité, les engourdissements se dévoilent à leur rythme infiniment lent et dans toute leur amplitude. Une partie de la main devient engourdie, chaude ou froide, grésillante ou picotante, ou bien la main entière ou encore le bras, en symbiose avec la partie contactée. Il faut alors rester sans attente ni velléité, attentif à la seule évolution de la sensation.

Mon hypothèse est que les engourdissements endogènes sont un mécanisme de survie, un enfouissement du choc ou de la douleur, une sorte d'anes-thésie physiologique et spontanée plus ou moins étendue dans l'attente de forces nouvelles ou de temps meilleurs. Ils semblent participer à un état de protection de l'organisme qui, dans un processus continuel d'adaptation, cherche à évoluer vers sa *normalité*.

Noguchi allait dans ce sens.

> *L'apathie est ce qu'elle est, mais c'est une façon d'équilibrer votre vie.* [...]
> *Rendre de nouveau sensible une partie engourdie de soi, c'est envisager de se passer de l'aspect protection de l'apathie. Quelquefois, il arrive aussi que l'hypersensibilité protège une faiblesse. À moins d'observer les gens sans l'a priori que l'hypersensibilité et l'apathie sont mauvaises, vous ne pourrez appréhender leur sensibilité interne.*[49]

> Noguchi Haruchika (n.d.-b)

C'est ainsi que l'on trouve les engourdissements derrière chaque hypersensibilité chronique : intolérance alimentaire, allergie respiratoire, éruption cutanée, angoisses et déprime etc.

{49} *Dullness is dullness, but it is one way of completing your life.* [...] *To make a dull part sensitive again is to get rid of the protective aspect of that dullness into the bargain. It is also sometimes the case that hyper-sensitivity covers a weakness. Unless you observe people from a point of view other than that assuming that hyper-sensitivity and dullness are bad, you cannot properly grasp their inner sensitivity.*

Après un désengourdissement important – par sa durée, son étendue ou sa profondeur – une amélioration du symptôme et de l'état général de la personne devient possible.

F. avait des sinusites à répétition depuis des années. Antibiotiques, antihistaminiques et cortisone ne venaient pas à bout de cette allergie, ni de l'extrême douleur associée à l'inflammation sèche des sinus.

Les premières séances ont eu lieu à l'intersaison hiver-printemps.

Des compressions anciennes subies par le crâne se sont d'abord résolues. L'engourdissement est apparu dès le deuxième accompagnement, perceptible à la fois par F. et par ma main, au niveau de la tempe gauche et de l'occiput du même côté une bonne demi-heure. L'excès de chaud puis les picotements se sont évacués assez facilement, laissant le crâne frais en fin de séance.

Le froid est apparu à la troisième séance au même endroit de l'occiput, puis le chaud de la même façon à droite. Pommette et aile droite du nez se sont mises à travailler en de grands mouvements de fascias. F. a pu alors se moucher sans avoir la sensation de brûlure. C'est la phase de détente.

Un peu plus tard, des crampes engourdies et froides perçues par mes mains ont annoncé le désengourdissement au niveau du ventre, avec une diarrhée d'un jour (sensibilisation des intestins à leur excès de froid) puis une colite (vieux symptôme d'excès de chaud et d'irritation, récurrent chez cette personne), suivie d'une constipation de quatre jours (sensibilisation intestinale à l'excès de chaud). C'est la phase d'hypersensibilité.

Des courbatures dans tout le corps et des suées nocturnes ont détoxiné l'organisme lors de la phase d'évacuation. Les sinusites ont cessé pendant de longs mois.

Un deuxième travail de fond a eu lieu ultérieurement, avec un engourdissement réapparu au niveau du temporal gauche, plus profond que la première fois, libérant une manifestation ponctuelle de tachycardie durant quelques heures.

Enfin, la région autour de chacune des oreilles a révélé son engourdissement, et en tout dernier lieu, l'occiput à droite a fait de même. Le « terrain » s'est alors peu à peu normalisé et la sinusite n'a plus eu besoin de réveiller l'organisme, les engourdissements s'étant défaits et résolus un par un, en deux mois. Plusieurs années après, le terrain était toujours « normal ».

Mais le travail de *normalisation* peut nécessiter beaucoup plus de temps avant que l'organisme retrouve une sensibilité, ni amoindrie ni exacerbée. L'*accompagnement* est une histoire de long terme pour favoriser une évolution autonome. Chaque détail a son importance et je prends soin de le consigner par écrit pour garder une trace précise de l'évolution en cours.

Cela a pris cinq ans à M. pour pouvoir manger de tout. Je l'ai connu à l'âge de dix mois. Le diagnostic de fructosémie a été posé sans pouvoir être confirmé car cela aurait demandé aux parents et à l'enfant un ou plusieurs séjours aux USA pour faire des analyses complémentaires adaptées. Mais de fait l'enfant ne pouvait manger que de la viande ou du poisson.

Il avait des maux de ventre, des renvois acides et du muguet dans la bouche qui le faisaient se réveiller en hurlant des heures entières. Pris de vomissements jour et nuit, ses diarrhées alternaient avec des constipations récurrentes. Il tapait son ventre contre le lit régulièrement, ne souriait plus depuis six mois et ne prenait plus de poids depuis un trimestre. Le traitement médical se limitait à l'évitement des aliments contenant du fructose ou du lactose.

L'expression et l'accompagnement des tensions, crampes et aspirations (du vide comme du plein) ont permis, dans un premier temps, à l'enfant de « souffler ». Les nuits ont été moins agitées, son sourire est revenu. Le ventre n'a plus été projeté sur le lit mais balancé, d'avant en arrière, ou de haut en bas selon la position de départ. La maman a pris le relais les jours où je ne venais pas et s'est mise à accompagner quotidiennement son fils.

Deux mois après le début des séances, M. a fait sa première nuit d'un trait. Le mois suivant, il a pu manger des légumes et des fruits. Le travail de poussée des dents a favorisé celui du réajustement des os crâniens, et des compressions des fascias osseux (périoste) se sont résolues. Stress, énervement, excès de chaud et de froid divers se sont manifestés pendant deux ans et demi.

Les engourdissements se sont réveillés un à un, au niveau du crâne, du ventre et des hanches, régressant en crampes, tensions et picotements douloureux, selon la sensation tactile. Rhumes et eczéma ont ponctué ce parcours, sans subir d'interférence médicamenteuse. Différentes phases de croissance et d'apparentes régressions ont eu lieu au cours des ans, accompagnées de fièvres inexpliquées mais respectées par le médecin comme étant nécessaires à l'organisme.

Ce n'est que lorsque le désengourdissement a opéré presque totalement que M. s'est mis à réclamer et manger du yaourt, puis petit à petit de tout. Cette phase de trois mois a été longue et un peu douloureuse, avec la réapparition atténuée des premiers symptômes. Le régime alimentaire de l'enfant s'est adapté spontanément à cette nouvelle phase, ajoutant ceci, supprimant cela, revenant à ceci, puis à cela etc. Depuis le début, l'enfant a senti ce qui était bénéfique ou nocif pour lui, ou encore stimulant, et il a décidé de sa diète, m'a dit sa mère. Elle le surveillait, mais s'il arrivait à l'enfant de porter à sa bouche par envie un aliment qui ne lui convenait pas, il l'éloignait immédiatement sans croquer dedans, ou le recrachait.

PROBLÉMATIQUE DES ENGOURDISSEMENTS

Dans les exemples que nous avons donnés, la protection concerne l'intégrité physique, mentale et émotionnelle de la personne. Les affections *bonades* et sporadiques apparaissent comme des préventions ou des résolutions potentielles.

Certains engourdissements peuvent-ils devenir dangereux? Si l'organisme est trop insensibilisé pour pouvoir les circonscrire, on peut imaginer qu'ils s'étendent sous l'effet de nouvelles agressions environnementales (toxines exogènes, virus, transmutations génétiques…). Les maladies où le corps semble «se retourner contre lui-même», tumeurs cancéreuses ou maladies auto-immunes…, sont là pour nous rappeler que mère Nature ne peut pas tout. Le simple fait que nous soyons mortels et de pouvoir souffrir d'un handicap à vie nous prouve, si besoin était, que nos défenses et ressources internes ont des limites.

Mais ce n'est pas pour autant qu'il faille mal les juger. Dans une maladie chronique, on perçoit souvent les inconvénients de l'engourdissement, rarement ses avantages. Que se passerait-il si l'organisme ne pouvait pas mettre en place cette protection ? À la suite d'une anoxie laissant une paralysie définitive, les mains ne perçoivent la plupart du temps que quelques picotements ou tensions légères – pas d'engourdissement.

Ce constat incite à chercher plus avant dans l'histoire d'un engourdissement.

Origines des engourdissements

L'interrogation sur l'origine et l'impact des engourdissements semble nécessaire à leur compréhension et à l'évolution des *sensations internes*, même si nous ne pouvons émettre que des hypothèses.

> *Pour compenser une partie apathique du corps, l'hypersensibilité se manifeste ailleurs.*[50]
>
> Noguchi (n.d.-b, p. 9)

L'enfance apparaît comme un temps de fragilité qui sollicite des engourdissements protecteurs. Michel Odent, dans son livre « La santé primale » (1986), parle du sentiment d'"helpnessness", cette détresse et ce sentiment d'impuissance qu'éprouve le bébé lorsqu'il appelle désespérément ses parents et que ceux-ci ne répondent d'aucune façon, jusqu'à ce qu'il s'endorme d'épuisement et de chagrin, alors qu'ils sont tout près le plus souvent... Perturbation qui peut laisser des traces et être à l'origine de comportements liés à l'insécurité.

Van der Klok (Mahé et Morizet, 1999) décrit comment, jusqu'à trois ans, les lobes frontaux de l'enfant ne sont pas encore opérationnels, alors que leur rôle est essentiel pour relativiser un événement perturbant. Le lobe frontal droit en particulier, relié à l'hippocampe, autorise mais aussi régule la peur. Sans son activation, l'enfant n'a aucun moyen de « se raisonner ».

Mon hypothèse est que l'engourdissement compense ou se substitue à l'aptitude nerveuse qui fait défaut à ce stade précoce, en servant de « tampon amortisseur » face aux chocs et souffrances d'origine physique ou psychique. Ceci en attendant une maturité qui va lui permettre de faire face.

{50} *To compensate for a dulled part of the body, hyper-sensitivity occurs elsewhere.*

Il est raisonnable de penser que des engourdissements se créent aussi plus tard, dans ces périodes de fragilité ou de raideur qui nous font tout subir de plein fouet.

Ces chocs n'ont pas besoin d'être dramatiques ni exceptionnels pour avoir un impact. Le bruit assourdissant des sonorisations poussées à fond (boîtes de nuit, concerts médiatiques…) insensibilise peu à peu l'oreille au point qu'elle développe plus tard des acouphènes, et/ou perd une partie de son audition. Le même processus peut être observé avec les parfums synthétiques qui envahissent les intérieurs et dénaturent l'odorat probablement tout autant que les additifs dans le tabac. Les saveurs chimiques formatent le palais et la langue au point de se sentir agressés par les saveurs naturelles. Les lumières au stroboscope, les flashes de certaines enseignes lumineuses fatiguent la vue. Dans tous ces cas, l'engourdissement s'installe peu à peu : la personne est comme anesthésiée par endroits, souvent elle ne se rend vraiment compte des effets délétères sur sa santé que des années plus tard.

Le réveil de l'engourdissement semble correspondre à un besoin de désengourdissement. Le déclencheur peut être un besoin vital – comme relaté plus haut, pour que M. puisse un jour manger autre chose que du poisson et de la viande. Les changements de saison sont des périodes clés où l'organisme cherche à retrouver sa tonicité. Les modifications hormonales : cycles de croissance, adolescence, règles, grossesse, ménopause sont autant d'occasions pour l'organisme de se remettre « à niveau ». Quant aux sollicitations émotionnelles : une grande peine ou une grande joie, une peur, un conflit, un amour, un deuil, ou un incident faisant écho à une souffrance ancienne encore vive, elles demandent à l'organisme de puiser dans ses ressources.

Bref, tout ce qui met en mouvement le corps de manière soudaine et intense semble favoriser sa *resensibilisation* aux engourdissements, pour les désengourdir.

Pourquoi l'organisme éprouve-t-il dans ces moments le besoin de se resensibiliser ? Mon interprétation est que l'engourdissement pourrait alors devenir pesant ou inapte, trop coûteux à l'organisme. Il serait susceptible d'entraver (comme une armure ou un bouclier), de déséquilibrer (comme une béquille lorsqu'elle n'est plus adaptée) ou de s'étendre dangereusement dans une des *phases basses* de l'organisme, ou sous l'impact de nouveaux chocs, traumatismes ou conditions difficiles.

C'est comme si l'équilibre était sans cesse réévalué, entre les bénéfices de l'engourdissement et ses risques potentiels, incitant l'organisme à aller vers une dynamique qui lui est favorable. Corps et esprit cherchent inlassablement à réguler puis se passer de cette protection. Elle offre l'avantage d'assurer notre survie et intégrité, mais au prix de la mise en « hibernation » d'une partie de nous-mêmes, comme anesthésiée. Toute occasion est bonne pour réveiller et remettre en mouvement souple et réactif ce qui est engourdi et apathique. C'est ce que vont faire les acouphènes pour l'oreille interne.

Acouphènes : hypothèses

Même chroniques, continus et difficilement supportables, les acouphènes restent bénins en ce sens qu'ils ne dégradent pas l'appareil auditif, bien qu'ils signalent un problème, dont ils résultent. Ils sont parmi les symptômes les plus énigmatiques qui soient, en ayant tendance à persister malgré toutes les prises en charge thérapeutiques. On peut néanmoins les contourner. Une prothèse génère un bruit de fond ou une musique de faible intensité qui tend à faire diminuer l'acouphène. Interpréter ce phénomène comme un leurre pour le cerveau résulte d'un biais cognitif selon moi. Le son ajusté (bonne intensité et rythme) anime les cils et soulage l'effort de l'oreille interne pour désengourdir l'oreille interne. Ayant moins à animer les cils par eux-mêmes, les sons endogènes diminuent. Cela peut être un réel soulagement pour certains personnes. Mais voyons en détail le processus.

En premier, porter le regard en amont des acouphènes.

Une maladie de l'oreille interne peut être à l'origine de cette affection chronique et demande un diagnostic médical. Mais le plus souvent, l'accompagnement révèle des traumatismes sonores ou osseux qui à eux seuls peuvent avoir déclenché l'acouphène.

Des chocs sur les oreilles, sur la tête ou aux cervicales (gifles, coups de poing ou accidents), des sons stressants, trop forts ou trop longtemps subis, d'autres violents et répétitifs, des accélérations intempestives (montagnes russes dans le foires etc.) sont des agressions qui peuvent mettre l'oreille interne et les cellules ciliées de la cochlée en danger. À la suite de l'agression, l'engourdissement n'est pas forcément perçu par la personne. Les choses peuvent rester en l'état pendant des années.

Sous l'effet de nouvelles circonstances similaires aux anciennes, alors qu'il ne posait pas de problème auparavant, l'engourdissement s'accentue ou s'étale soudainement. L'acouphène se déclenche. La sensation de la main qui *accompagne* indique un engourdissement qui peut s'étendre au niveau du rocher, du pariétal et du temporal du côté de l'oreille souffrante.

Le son parasite interne, qu'il soit sifflement, bourdonnement, pulsation ou chuintement, est provoqué par une excitation « anormale » des cils de l'oreille interne, par rapport à leur fonctionnement antécédent habituel. Mais peut-on en déduire que cette excitation ne devrait pas se produire lorsque l'oreille a été choquée ou blessée ? Mon hypothèse est que la recrudescence du mouvement ciliaire cherche à désengourdir l'oreille interne par les vibrations ainsi émises, provoquant un son endogène.

Le plus souvent, la main qui *accompagne* repère immédiatement l'acouphène : plus il est fort et installé, plus l'engourdissement est étendu et profond. La sensation tactile est généralement celle d'un engourdissement épais, crampé, parfois grésillant, avec des picotements serrés, brûlants et secs sur un fond froid et humide. La personne dit avoir la tête comme dans un nuage sonore. Mais l'oreille affectée entend parfois mieux pendant l'acouphène que lorsque celui-ci cesse. B., familier avec le *seitai*, résume ce qu'il comprend de sa situation :

Les acouphènes seraient un phénomène normal de désengourdissement ou de crampes succédant à une tension, donc quelque chose qui va dans le sens d'un retour à la normale. Simplement, cela se passant dans le champ auditif, les grésillements etc. sont transmués en phénomènes sonores. Je me souviens très bien quand ils ont commencé : la pression dans ma tête était intenable et les acouphènes l'ont immédiatement soulagée. Avec l'arrêt temporaire des sifflements, j'ai souvent l'impression d'un plâtre qui diminue l'audition, comme un léger engourdissement.

Vu sous cet angle, l'acouphène pourrait être considéré comme une régulation de l'engourdissement de l'oreille interne, lorsque ce dernier risquerait de devenir invasif et d'affecter l'audition. Mais également, en permettant à la pression interne du cerveau de diminuer, on peut imaginer que l'acouphène sert de soupape de sécurité face à des situations stressantes. Dans tous les cas, on assiste à une négociation du vivant pour garder si possible toutes ses aptitudes.

Le plus souvent, la négociation est rapide et tout rentre dans l'ordre en quelques jours, heures ou même secondes. D'autres fois, elle devient chronique, voire invalidante et très difficilement supportable. Comment cela se fait-il ? Il nous faut chercher ce qui empêche les acouphènes de se résoudre spontanément.

Accompagner les acouphènes

Si lutter contre les acouphènes persistants ne sert à rien, comment les aider par l'accompagnement tactile ?

Le *besoin d'immobilité* est souvent au rendez-vous pour la main qui *accompagne* et peut durer de quelques minutes à quelques heures réparties sur plusieurs séances : l'organisme a été bousculé, soit par des chocs, soit par des manipulations vertébrales musclées, souvent par leur conjonction. Puis les premiers mouvements apparaissent, grésillements, picotements etc. tous engourdis. Il n'est pas rare qu'ils forment alors, ailleurs sur le crâne, une *aspiration* que la *main assistante* perçoit très nettement.

Il arrive aussi qu'un froid interne ait besoin de se dégager en premier pour que l'organisme puisse se décontracter. L'engourdissement s'exprime alors et « travaille » à se défaire : la main active attend que le besoin de pressions en mouvement se manifeste pour y répondre de manière sensible et non velléitaire. Le désengourdissement peut commencer.

L'amélioration n'est pas régulière, elle marque des hauts et des bas, mais souvent les acouphènes baissent de tonalité et deviennent moins crispants. C'est un peu comme si le corps avait besoin de revenir sur le travail, chaque fois à partir d'un angle différent. Globalement, avec un *accompagnement* pertinent et régulier, soit les acouphènes faiblissent, soit les crises s'espacent ou raccourcissent pour éventuellement ne plus revenir.

Les acouphènes continuels mais récents passent relativement facilement. S'ils sont anciens, l'*accompagnement* doit s'étaler dans le temps et c'est une difficulté majeure : souvent la personne se décourage. Soit elle ne perçoit pas assez vite une amélioration significative pour elle (alors que son corps a fait un gros travail de réajustement, si j'en crois la sensation dans mes mains), soit d'autres symptômes anciens resurgissent, et elle n'est pas toujours prête à les accueillir même si elle en a été prévenue. Aussi, l'*auto-accompagnement* est-il bienvenu pour prendre la relève entre les séances :

Lorsque J. a décidé d'accompagner avec mon aide ses acouphènes chroniques et perturbants depuis des années, ce sont d'abord ses maux de tête et les luminosités devant ses yeux qui ont « travaillé » à se résoudre. Le froid sibérien qui s'est exprimé, au sens littéral du terme, a libéré tensions et crampes. « L'aspiration du vide », cette sensation si particulière des mains comme aspirées par la partie accompagnée, avait duré près d'une heure quand elle s'est produite. Maux de tête et luminosités ont disparu pour ne plus réapparaître.

J. « travaillait » lui-même quotidiennement ses tensions par l'observation minutieuse des points d'impact, le laisser-agir et quelques massages doux. Les acouphènes incessants ont eu des plages de répit et surtout ont baissé en volume sonore pour devenir tolérables. J. les a acceptés, au point d'en arriver à les « oublier ».

Lors d'une autre série de séances, trois ans plus tard, les engourdissements se sont manifestés avec force, dégageant crampes, pressions, tuméfactions, laissant le terrain plus « dégagé », souple et apaisé. La détente a agi de façon imperceptible, mais peu à peu les sifflements se sont réduits au point de ne plus du tout importuner J. Il les sent parfois, mais juste comme des rappels à prêter attention à son vécu du moment pour l'améliorer.

Derrière ces exemples se dessinent des processus de sensibilisation. Ils demandent des efforts à l'organisme et se déroulent selon des phases caractéristiques.

Les stratégies de l'organisme

Globalement, l'organisme semble avoir une stratégie de mise en route de ceci, de repos de cela, qui dépasse nos prévisions les plus fines, mais surtout notre représentation de la santé comme une carte postale idyllique où l'on ne ressentirait rien de déplaisant.

Comme nous l'avons vu avec le mal de dos et l'acouphène, le corps exprime souvent, avant toute autre sensation, son *besoin d'immobilité* pour retrouver confiance et animer en liberté ses *flux internes*. D'autres fois, il lui faut en premier évacuer, au sens littéral du terme, un froid interne pour se décontracter et retrouver son élasticité. Peuvent alors commercer les picotements, piqûres, pincements, vibrations, excès de chaud, contractures, torsions etc., toutes choses qui sont étranges mais participent, avec les symptômes bénins, à l'effort de l'organisme pour essayer d'aller mieux.

Ce n'est que pour mieux assouplir les tissus en les réchauffant que l'inflammation immobilise l'articulation molestée ou fatiguée. Ce n'est que pour mieux se détendre et retrouver son élasticité que le corps se tétanise, pour quelques minutes ou quelques heures. En contracturant la nuque (torticolis), la région dorsale (dorsalgie) ou lombaire (lumbago), il se forme une sorte de *plâtre musculaire*, non douloureux en position antalgique, infernal si l'on ne respecte pas ses signaux.

Quelques jours de repos complet plus tard, il aura facilité réparation, assouplissement et *détoxination* des articulations, muscles et tendons concernés. En échauffant la tête pour dilater les capillaires et débarrasser les cellules nerveuses de leurs déchets, la migraine va mieux pouvoir délester le cerveau de ses tensions et toxines. Les exemples sont innombrables qui préviennent ou résolvent un engourdissement.

Les éternuements, toux, fièvres, suées, démangeaisons, vomissements, diarrhées, écoulements, éruptions, tics, spasmes, les changements ponctuels des rythmes (agitation des jambes ou du corps, tachycardie…) sont autant de mises en mouvement interne et involontaire qui s'extériorisent.

Mobilisant le corps ou mobilisé par lui, le mental n'est pas en reste : ruminations, cauchemars, angoisses, bouffées de colère, replis de tristesse, irritations, contrariétés etc. Lorsqu'on tremble ou vibre, les spasmes dégourdissent en le réchauffant le corps/esprit de la même façon que l'on remue plus ou moins vivement le bocal de graines trop longtemps délaissé, pour détacher chaque particule et lui restituer sa mobilité potentielle.

Face aux symptômes douloureux, on peut adopter plusieurs attitudes. L'indifférence caractérise la personne qui fait confiance a priori à son corps ; le mépris, celle qui ne veut pas se « prendre la tête ». Mais chacun intervient le plus souvent pour enrayer ou précipiter le processus et répondre le plus vite possible au seul besoin de soulagement. Or, ne pas tenir compte des besoins en amont de la douleur, c'est l'inviter à revenir dès que l'on renoncera à la faire taire d'autorité.

L'*accompagnement domestique* est ni interventionniste, ni passif : il perçoit et répond aux besoins exprimés sur le moment par l'organisme. Le corps *accompagné* dans ses besoins a moins d'effort à fournir. Assez vite, la douleur devient tolérable. A contrario, la douleur stagne ou s'enkyste si l'on va « contre » les besoins qu'elle exprime. Un exemple frappant pour moi a été l'expérience transcrite ci-dessous, aux côtés de trois autres, autour d'un même symptôme.

Quatre scénarios pour un phlegmon :

À l'âge de vingt et un ans, un phlegmon des amygdales se déclare. [Aujourd'hui, je dirais que ma gorge était engourdie et en excès de froid.] *L'inflammation aiguë réchauffe ma gorge mais me rend incapable* de tenir debout, je me calfeutre dans mon lit. Ayant froid malgré une forte fièvre, je me couvre au maximum. Ma sensation est bonne, mon corps fait un énorme travail. Je ne souffre presque pas. Une voisine arrive à me convaincre de mettre de la glace sur mon front. En quelque vingt secondes, un froid mortel m'envahit. La douleur commence à augmenter, et même après avoir enlevé la glace, je souffre beaucoup pendant trois heures environ. Je me réchauffe enfin et retrouve un certain apaisement. Depuis le début, n'ayant pas faim, je n'ai fait que boire, et du chaud (tisanes et citron à l'eau avec du miel). Le quatrième jour, les amygdales enflent au maximum, je respire spontanément par toutes petites prises d'air, mais sans peine. La douleur s'intensifie, mais reste supportable : je sens mon corps travailler au mieux. Puis vient la période la plus difficile, où j'ai l'impression que les abcès ne vont jamais percer, la douleur devient presque insoutenable. Ce stade de l'évolution dure 20 minutes environ.

Puis l'abcès perce, le pus s'écoule, avec le soulagement immédiat de la douleur, qui devient pareille à un simple mal de gorge. Les deux jours suivants, je ne fais que cracher du pus. La cicatrisation s'accomplira en quelques jours, et je n'ai plus mal du tout. C'est la convalescence, pendant trois jours. J'ai très peu maigri. Je me sens renaître.

Ma résistance en général s'est accrue par ce phlegmon, au froid et à la fatigue surtout. À aucun moment je n'ai senti ma vie en danger, si ce n'est les quelques heures suivant l'application de glace, qui n'aurait pas dû être.

Un mois plus tard, mon conjoint a lui aussi un phlegmon. Le scénario est à peu près identique, sauf que la voisine reste tranquille et qu'il ne subit pas la glace sur le front. La douleur est restée supportable et les abcès ont percé un peu plus vite.

À la même époque, mais ailleurs en France, un ami à nous, professeur de yoga, a lui aussi un phlegmon. Voici son témoignage.

Voulant se guérir « naturellement », il s'alite et jeûne car il n'a pas faim. Mais quand vient la difficulté respiratoire, en bon adepte de la respiration profonde, il commence une série d'inhalations et expirations lentes, amples, en détente, a contrario de ce que demandait son corps. Au bout d'une demi-heure de ce « régime », la douleur devient proprement *insupportable, et surtout les amygdales se mettent à enfler de façon à rendre toute respiration impossible. Envoyé d'urgence à l'hôpital, ses abcès sont percés au bistouri, il reçoit des antibiotiques qui lui sauvent la vie. Lorsqu'il nous revoit, six mois plus tard, il n'est toujours pas remis de cet incident, se fatigue vite et manque de résistance générale.*

Le scénario médical usuel :

Le phlegmon est diagnostiqué. Traitement antibiotique immédiat. Peu de douleur. Peu ou pas de repos. Pas de « nettoyage interne ». Pas de sensation de convalescence.

Une question subsiste : si le corps peut venir à bout lui-même de ses engourdissements par des affections douloureuses mais bénignes, pourquoi certaines affections chroniques s'installent-elles ?

Les efforts autonomes du corps

Si l'on observe sa propre vie, on constate que l'organisme a souvent mis en route très tôt des tentatives de désengourdissement : reflux gastriques répétés des nouveau-nés, agitation, eczéma, « coliques » récurrentes, nez bouché ou écoulements abondants, cris, colères et pleurs que rien n'arrête chez l'enfant etc.

Tant que le besoin de désengourdissement persiste, si on contrarie les efforts du corps, avec le temps, de nouvelles stratégies plus difficiles, plus longues et douloureuses se mettent en place (allergies, migraines, diverticules intestinaux etc.).

Associées à un *terrain* fragilisé, certaines émotions rentrées vont mettre le corps en tension et en déséquilibre. Des crises de spasmophilie ou de tétanie mettent en route leur processus de recentrage. En montant d'un cran ou avec d'autres facteurs, viennent les convulsions, délires, paniques et phobies diverses, dépression, tics et TOC etc. Nous verrons en quoi l'*accompagnement* de ces symptômes peut révéler une capacité spécifique de régulation plutôt qu'une déficience de l'organisme.

Leur fréquence et importance pendant les séances de soin ont fait que je me suis mise à observer les engourdissements dans leur évolution.

Avec les années, j'ai été amenée à faire une distinction entre les phases de sensibilisation-détente, d'hypersensibilité puis d'évacuation. Il n'y a pas de frontière nette entre ces trois phases, me semble-t-il, d'autant moins que les engourdissements sont multiples et que leur manifestation s'étale dans le temps.

SENSIBILISATION-DÉTENTE

Dès que l'engourdissement vient à la perception du corps ou de la main qui l'*accompagne*, il se modifie. On le voit en quelques minutes, heures ou jours se révéler peu à peu et « éclore » en prenant toute son ampleur. C'est alors qu'une réponse ajustée se révèle nécessaire, pour permettre le désengourdissement progressif.

La main qui perçoit l'engourdissement sans intention ni velléité sait se laisser guider « activement » : rester immobile ou vibrer, étirer, pousser, tordre, pincer, presser, suivre, s'éloigner etc., en autant de micro-mouvements conscients et spontanés, le plus souvent infiniment lents et précis, réadaptés à chaque instant à la sensation du toucher. C'est en renonçant à modifier la sensation que la main lui permet le mieux de se modifier. En retour, la sensation sculpte et dirige la main.

Ne pas aller dans le sens des besoins exprimés, ou contrarier les efforts du corps, aboutirait à ce que l'organisme renonce à s'exprimer pour attendre une prochaine opportunité. Au quotidien et pour chacun, mettre du froid là où le corps essaie de se réchauffer, détendre volontairement ce qui recherche la tension, ou encore ne pas se reposer quand on en sent vraiment le besoin, tout cela fait que le corps reporte à plus tard le travail amorcé.

On peut ressentir une fatigue prégnante sur plusieurs jours, semaines ou mois à la suite de ces crises avortées par des interventions manuelles ou médicamenteuses. Heureusement, lorsque le besoin est intense, il revient le plus souvent. Et ce jusqu'à ce que l'organisme puisse bénéficier de plus d'écoute et de confiance.

Parfois, les symptômes s'estompent d'eux-mêmes sous l'impact d'un changement de situation ou d'environnement. D'autres fois, devant la non-réponse aux besoins, l'aggravation des symptômes et de la douleur nécessite une aide thérapeutique. Le « rien-faire » est relayé par l'intervention médicale, on est passé d'un extrême à l'autre.

Après un *accompagnement* adéquat, une sensation de bien-être, faite de détente profonde et de bonne fatigue, envahit la personne. C'est probablement le fait de se sentir compris dans ses besoins qui opère en nous ce changement, inconsciemment et involontairement. Mais avant la délicieuse sensation de convalescence qui clôt le chapitre, il y a le plus souvent une sorte de « passage obligé » qui comporte deux phases : l'hypersensibilité et l'évacuation.

HYPERSENSIBILITÉ

L'évolution d'un engourdissement passe par des étapes qui font penser à une régression de son histoire et des symptômes. C'est à ce moment d'apaisement, alors qu'on se croit débarrassé du problème, que de vieilles douleurs oubliées peuvent se rappeler à nous ponctuellement pour pouvoir se résoudre ensuite avec la *normalisation* des *sensations internes*.

L'organisme, grâce à sa détente profonde, se remet en activité et peut évacuer ce qui l'encombrait.

Dans les heures ou jours qui suivent, le corps va s'activer en vue de se désengourdir : spasmes, picotements, fourmillements, grésillements, sueurs, pâleur, échauffement, refroidissement, cris, pleurs, soupirs, tremblements, impatiences…

Cette phase d'*hypersensibilité* n'est pas destinée à réactiver le trauma, ce qui ne ferait que l'amplifier, mais à déclencher une *évacuation* qui permettra une régulation.

ÉVACUATION

Le symptôme qui apparaît alors est souvent différent de celui qui nous préoccupait, comme nous l'avons vu dans les exemples précités (J.L., M. et F.).

Lorsque le trouble est d'origine psychique (angoisses, dépression etc.), l'hypersensibilité « s'incarne » et donne lieu à des douleurs physiques : plexus bloqué, nuque raide, maux de tête, crampes au ventre, sciatique, douleurs intercostales, lumbago, diarrhée, rhume etc.

L'inverse se produit aussi. Les troubles physiques font ressortir des douleurs psychiques ou une tension mentale. Il n'est pas rare d'éprouver alors une courte déprime, tristesse ou colère, angoisses etc. Cette phase d'évacuation n'est guère agréable mais passe relativement rapidement , car c'est l'organisme dans son ensemble qui a choisi quoi faire, quand et comment.

Les symptômes d'évacuation induits par l'*accompagnement domestique* (du *katsugen sōhō*) sont plutôt courts et supportables après des séances assez longues et nombreuses. Ceux provoqués par le *seitai sōhō* – tel que décrits par exemple dans les récits de Mallory Fromm (1998) – peuvent durer longtemps et être plus prégnants, suite à des soins plutôt courts et peu nombreux. Il se pourrait que ce que l'on gagne en temps de soin, on le passe en temps de réactions, et vice versa.

Pour la personne, il est important d'*accompagner* le désengourdissement avec autant de zèle que l'engourdissement et de prendre sa douleur en patience. Elle peut être très aiguë et soutenue, mais elle répond bien à un nouvel *accompagnement* (mains, bouillotte, bains…) qui l'adoucit et la rend supportable. La sensation de renouveau pendant la convalescence, phéno- mène presque oublié aujourd'hui, peut alors se manifester.

La boucle est refermée, l'organisme retrouve son mouvement interne souple, doux et régulier, allant vers une santé qui résout ses problèmes au fur et à mesure, avec vigueur, rapidité et facilité.

Les anciens symptômes peuvent revenir, mais simplement pour servir de baromètre interne et indiquer sur-le-champ ce qui ne nous convient pas. Le corps resensibilisé est en confiance, ses messages sont plus lisibles et nous savons mieux y répondre.

Marge 10 | Entre désir et besoin

Au début, l'idée de survie : face à une montagne que l'on pense infranchissable, faire un pas, puis un deuxième et ainsi de suite, pour s'apercevoir que le présent n'est pas aussi difficile à surmonter si le futur reste à sa place.

Connexion revivifiée entre bouche et col de l'utérus, comme au moment de la sortie de l'enfant… ou pendant l'orgasme. Sensibilisation du bas du corps, ventre, jambes, pieds, puis dos. Essorage de la colonne vertébrale et cette sensation d'eau qui s'écoule en soi lorsque le corps se détend, entre ténèbres et lumière, froideur et chaleur. C'est comme si à nous tous nous formions un seul corps, chacun s'occupant d'une partie.

Le sentiment de paix est venu comme un pivot pour d'autres mouvements, toujours renouvelés.

Entre besoin et désir, ne retrouve-t-on pas le même espace qu'entre mouvement et danse ? Comment tendre vers la danse sans renoncer à l'écoute purement sensitive des gestes ?

Cela donne des mouvements d'oiseau pour les passionnés d'ornithologie, des ondoiements marins pour fonds océaniques, des flamboiements pour grands vents, des spirales pour déjouer les rigueurs de l'espace, des secousses telluriques pour ventres qui enfantent…

Au fond du fond, la différence entre mouvements et danse ne viendrait-elle pas de ce besoin et désir de connexion à l'autre, de s'assembler, de s'accorder ? Ramper entre les couches du désir et du besoin, aller vers plus de lumière, réconcilier sensation et émotion.

Les images naissent comme si, en dansant dans cet espace de l'entre, on faisait quelque chose de très ancien. Les mots prennent sens avec le silence.

Avec la naissance du désir vient l'éclosion des choix : voir ou ne pas voir, contacter ou s'abstenir, bouger ou danser…

Et c'est là qu'intervient l'intensité, cette tension qui fait bouger les lignes et revisite les espaces, leurs couleurs, loin de tout ennui.

Il y eut l'épaisseur du regard, les bulles de quotidien sur scène, les bulles d'extra-quotidien en hors-scène.

Plus d'écoute et moins de mouvements, plus de danse, plus de danse, plus de danse…

www.leti.lt/wordpress/danserecherche-LesCouleursEntreDesirEtBesoin

D'autres engourdissements peuvent apparaître plus tard et ailleurs, ou de plus profond. Mais il semble qu'un désengourdissement accompli le soit pour de bon.

Il ne fait pas que résoudre le symptôme correspondant. Réveiller une partie de soi, souvent après des années de « Belle au bois dormant », ne peut pas être sans incidence sur sa vie.

Les événements auxquels nous nous étions insensibilisés (renoncement, abandon, injustices, malveillance…) nous paraissent de nouveau abordables. Nous cessons de les considérer comme normaux, anodins ou au contraire insurmontables. Nous pouvons enfin leur faire face sans éprouver le traumatisme qui à l'époque des faits leur était associé, sans nous enliser dans le ressentiment, la haine ou le dédain. L'apaisement est profond et dynamique. La vie se réveille à grands pas…

En amont comme en aval de l'engourdissement, les tensions font partie de cet éveil de l'organisme. Dans un monde qui prône la « zénitude » comme panacée, il serait temps de donner quelque chance aux tensions, et pour ce faire, de les *problématiser*.

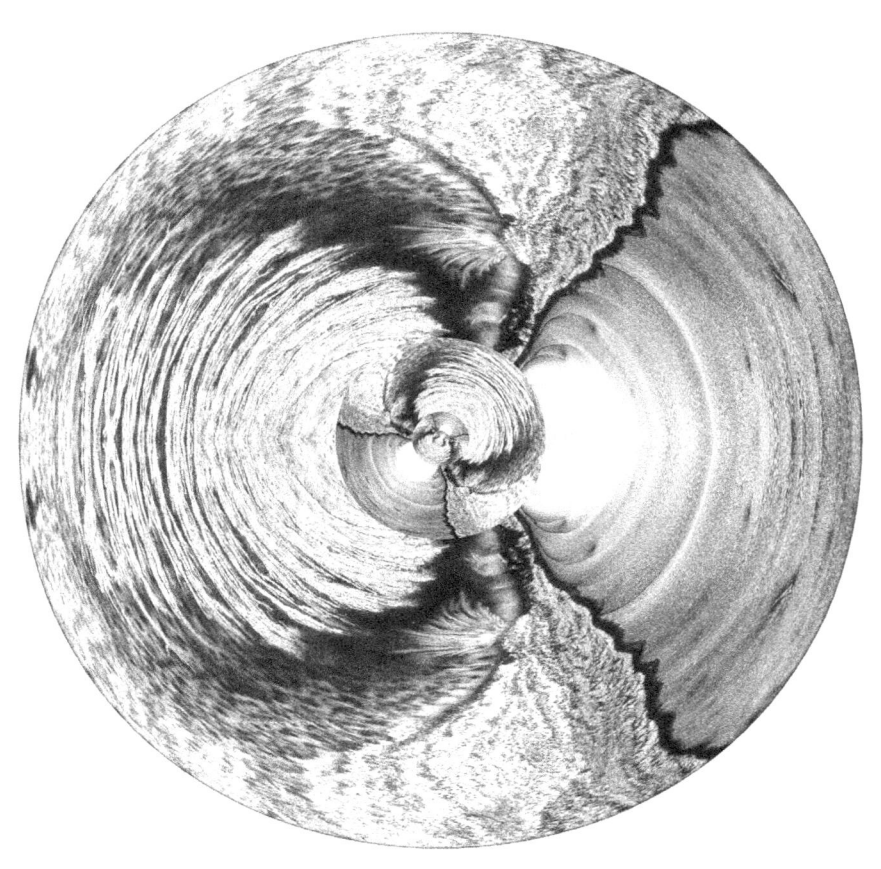

Le Corps accordé

9

Se tendre

Définir une tension, son rôle et ses caractéristiques nous permet de décrypter les besoins physiologiques qu'elle signale et d'y répondre. Pour donner une chance aux tensions persistantes de se résoudre, nous décrivons comment percevoir et faciliter le travail des tensions bénignes. C'est l'occasion de parler des *taisō involontaires* qui se manifestent parfois dans la pratique du *katsugen undō* (*mouvement régénérateur*) : les tensions adéquates répondent à des tensions inadéquates. Ceci nous conduit au besoin des tensions elles-mêmes. Contractions, contractures, crispations, crampes et stress en sont des formes proches ou associées. Le besoin de repos est lui aussi pris en compte. *Problématiser* les tensions et leur *accompagnement* pose la question d'un idéal de détente.

D ans l'univers des sensations, certaines jouissent d'une interprétation positive (le chaud, le souple, le régulier…) alors que d'autres sont regardées comme négatives. Mais il est une sensation qui peu à peu s'est trouvée bannie du vocabulaire de la santé, c'est la tension.

C'est une opinion bien établie aujourd'hui et partagée par presque tout le monde : être tendu serait en tout point néfaste à l'équilibre. Cela prouverait que quelque chose ne va pas dans notre corps et notre psychisme. Les tensions seraient source de tous les maux et tout devrait être entrepris pour lutter contre elles : yoga, sophrologie, kinésithérapie, ostéopathie… et même dentisterie.

Je propose ici de multiplier les points de vue pour restituer aux tensions leur complexité, faisant la part entre inconvénients et bénéfices.

À première vue, les inconvénients sont nombreux.

La diminution des réflexes et de la souplesse sont attribuées aux tensions persistantes avec raison. Migraines, anxiété, problèmes de peau, réduction de la motilité des organes et dissymétrie posturale lui sont associés. On la confond volontiers avec le stress ou encore avec l'hypertension artérielle, intercrânienne, oculaire. Par contre, on fait rarement le lien avec les crampes qui pourtant ne sont que des tensions en torsion – d'origine diverse : fatigue, perturbation, déshydratation etc. – en train de s'exprimer pour alerter et se dénouer.

La personne «tendue» est donc invitée à se détendre. Pour cela s'offre à elle une large panoplie de soins. La colonne vertébrale est contractée et douloureuse ? On va l'étirer avec des exercices physiques ou des machines. La posture est en torsion ou en déséquilibre ? Semelles orthopédiques, corsets, manipulations ou exercices physiques la corrigent. Les mâchoires sont serrées ? Leur tension est «déprogrammée» par une «gouttière» mise la nuit, qui empêche les dents du haut et du bas de se joindre. Ou bien on va corriger les surfaces de pression en les limant, puisqu'elles ont une influence sur l'équilibre des tensions. Les nœuds musculaires, tendineux ou énergétiques sont défaits par les mains expertes, les aiguilles permettent de rééquilibrer les «points et méridiens d'énergie»…

Des techniques mentales sont là pour nous apaiser. Elles ont en commun de tenter de rendre volontaire un processus involontaire : la détente. Par un contrôle savant de la respiration et de la visualisation, autosuggestion ou hypnose, la personne tendue va connaître les bienfaits de la relaxation, le lâcher-prise, son regard va positiver son existence.

En l'absence de tensions, n'est-on pas bien dans sa peau, avec une respiration ample et des gestes bien huilés ? « Un esprit serein dans un corps détendu » est devenue la devise préférée de nos contemporains.

Mais observons à présent ce qu'est le rôle d'une tension et ce qu'elle essaie de faire dans l'organisme.

Forces en présence

La tension est l'état de ce qui est tendu.

En physiologie, la tension (vasculaire) est la résistance opposée par la paroi aux liquides ou aux gaz contenus dans la cavité ou le conduit qu'elle limite. En électricité, c'est la différence de potentiel.

En physique, c'est une force expansive : pression d'une vapeur, d'un gaz. Enfin, avec la tension superficielle est introduite la notion de forces de cohésion intermoléculaires qui s'équilibrent au voisinage de toute surface de séparation liquide-gaz, liquide-solide ou solide-gaz.

Lorsque l'instrument à accorder est un organisme vivant, la tension spontanée a pour propriété de s'adapter de façon immédiate et automatique. Le corps s'ajuste à son passé, présent et futur anticipé, le plus efficacement possible.

Mentale, émotionnelle ou nerveuse, la tension va de pair avec la résistance (être plus ou moins résistant aux aléas de la vie), la pression (subir des contraintes plus ou moins fortes) et la force de cohésion (comment préserver son intégrité quel que soit son vécu).

Si les organismes vivants étaient des machines calibrées, ils auraient toujours besoin de la même tension. Mais elle fluctue en mouvements involontaires simultanés à ce qui la cause. Elle est la réponse de l'organisme à ce qui pourrait le faire se décentrer, éparpiller ou déséquilibrer.

Avant même de prendre conscience de ce qui nous bouscule ou tiraille, quelque chose en nous se tend, physiquement et/ou mentalement. Nous sommes alertés et prêts à agir.

Ainsi la pesanteur est devenue clarté
par l'espace mis entre les cellules
le sommeil s'est lové dans la tête
le froid s'est éloigné
à petit feu de respiration

L'autre va assumer c'est sûr…
la collision est façon de rencontre
entrer dans son champ
avec l'envie irrépressible de mettre

Le bout du bâton
dans les rayons de la roue qui tourne
anticiper l'appréhension

Le désir organique loin de toute velléité
dans cette attention flottante au monde
comme fétu de paille voguant au gré des flots marins…

www.leti.lt/wordpress/danseforum-LaRencontre

Face à une situation qui demande vigilance, action ou fuite, une absence de tension signifierait l'apathie ou la paralysie, et non la détente. La relaxation spontanée vient dès que notre vécu nous convient à nouveau.

LES TENSIONS PERSISTANTES

Le problème se déclare avec ce qu'on appelle les tensions persistantes, quand le vécu ne peut être modifié ou que les traces de traumatisme perdurent. Le passé ne revient pas en arrière et on ne change pas facilement de travail ni d'environnement, encore moins d'habitudes posturales.

Les tensions persistantes sont parfois bénignes, mais certaines peuvent être délétères : elles demandent une réponse thérapeutique.

La dangerosité de l'hypertension artérielle, celle de l'hypertension oculaire etc. nous rappelle que toutes les tensions ne sont pas bonnes selon leur nature, leur localisation et le degré qu'elles atteignent.

C'est justement pour ne pas atteindre ce degré de dangerosité qu'il est important de comprendre comment permettre aux tensions bénignes de s'exprimer et de s'apaiser.

Nous allons d'abord essayer de cerner les tensions dans leur aspect bénin, puis les aborder dans leur spontanéité et enfin déterminer à quels besoins elles peuvent répondre.

LES TENSIONS BÉNIGNES

L'organisme semble maintenir ses tensions bénignes tant qu'il n'a pas retrouvé son équilibre.

Quand il grince des dents, l'enfant serre les mâchoires et de ce fait détend la région de sa fontanelle supérieure ; en suçant son pouce, il presse son palais et détend son cerveau ; en rongeant ses ongles il apaise ses terminaisons nerveuses… Ces régulations préventives ne sont pas idéales et charrient leur lot de problèmes. Mais sans savoir ce qu'elles ont protégé ou évité, nous ne pouvons en déduire qu'elles sont néfastes.

Comme facteur d'adaptation nécessaire, la tension bénigne a une constance à se manifester quoi que l'on tente contre elle. Lorsque, par un fait extraordinaire, un torticolis, une dorsalgie ou un lumbago disparaissent du fait d'une manipulation, soit le corps était prêt – dans ce cas il se serait détendu un peu plus tard de toute façon – soit elle ressurgira ailleurs, parfois des mois plus tard et de façon chronique. Qui fera le lien ?

Un choc disperse, éparpille. Un verre brisé ne se reconstitue pas tout seul. Mais l'être vivant a une nécessité et un pouvoir de cohésion à tous les niveaux : physique, mental, émotionnel. Inlassablement, la vie œuvre à rassembler ce qui a été dispersé, pour retrouver son unité grâce à ses tensions.

Le centre de gravité de l'être humain se situe à son point d'équilibre sur la ligne allant du nombril au coccyx, entre le *hara* (situé à la partie antérieure du ventre) et le *koshi* (plus en arrière). L'axe principal du corps est proche de la colonne vertébrale. Les tensions d'un organisme bousculé vont diriger leur effort vers ce point et cet axe, en lui redonnant force et vitalité, quitte à exercer une vrille ou une torsion. Cela jusqu'à ce que le besoin de cohésion qui protège l'intégrité de l'être ne soit plus menacé.

Ce qui provoque une sensation de tension peut paraître inadéquat pour telle personne à telle période de sa vie, mais ce n'est pas la tension constatée qui est inadéquate. La réponse physiologique préserve ce qu'elle peut de l'équilibre perturbé. Mon hypothèse est que les maux de tête, crampes, torticolis, lumbagos, sciatiques etc. sont des moyens du corps pour « ex-primer » ses tensions, au sens littéral du terme, et une fois qu'elles ont fait leur travail de recentrage, s'en délester. La question se pose alors des ressources du corps pour dénouer lui-même ce qui le tend.

Laisser agir ce besoin, c'est d'abord observer les mises en tension spontanées qui ponctuent la journée, dont le bénéfice est visible immédiatement et sur le long terme.

SE TENDRE POUR SE DÉTENDRE

Le premier exemple est celui de l'étirement au réveil. Le corps se grandit puis se tend, se cambre, se tord parfois et vibre légèrement en un mouvement involontaire absolument inimitable et très agréable. En quelques étirements, la personne est fraîche et dispose pour commencer la journée.

Le bâillement prend le relais quand la fatigue s'installe, pour détendre le corps. L'inspiration va écarter et tendre les mâchoires, le voile du palais, rétracter la langue, presser les os crâniens et gonfler la cage thoracique dans un premier temps. Puis, après une courte suspension et grâce à une ample prise d'air supplémentaire pendant cette même inspiration, le diaphragme est pressé vers le bas, poussant les intestins et le bas ventre.

Cette mise en tension exercée en douceur induit la détente et le rafraîchissement du cerveau et des viscères. On se sent revivifié. Pour obtenir une détente spontanée et stimulante, le corps a besoin de tensions involontaires. Le soupir est une courte mise en tension du même ordre, l'accent étant mis sur l'expiration.

Il arrive que la personne se mette à bâiller ou soupirer par salves. Peu à peu dans les jours ou semaines qui suivent, le besoin se fait moindre. Le corps a retrouvé sa capacité à se tendre et donc à se détendre, de sorte que soupirs et bâillements viennent ensuite spontanément et discrètement ponctuer la journée.

Le mouvement involontaire des jambes, qui s'agitent lorsqu'on est en position assise, désengourdissent la région pelvienne et les vertèbres correspondantes. L'agitation pendant le sommeil paradoxal est indispensable : le corps tout entier dénoue la nuit ce qu'il n'arrive pas à manifester le jour.

Quand l'organisme a été mis à rude épreuve, le corps déclenche spontanément toutes sortes de mouvements ressentis comme profondément bénéfiques, pourvu qu'on les accueille. Ce peut être un hurlement qui distend les mâchoires en contractant gorge, thorax et ventre, ou bien des soubresauts intempestifs des membres, des hanches ou du ventre, des tremblements, spasmes, balancements, tournoiements…

Tous ces mouvements peuvent prendre place pendant la pratique de *l'involontaire* et du *spontané* : *mouvement régénérateur, éveils*…

On voit aussi surgir des gestuelles inhabituelles. Elles ressemblent aux *taisō* du *Noguchi seitai*, ces exercices corporels enseignés pour être reproduits à la maison (voir chapitre 11). Mais ici la tension se construit progressivement de manière involontaire, non intentionnelle et inattendue. Je les appelle les *taisō involontaires*. La personne se tend par étapes des pieds à la tête, se cambre ou se vrille lentement et chaque fois de manière particulière et complexe, puis revient peu à peu à la normale.

Pendant l'*éveil des sensations*, les *taisō spontanés* sont également efficaces. Volontaires, involontaires ou spontanés, les *taisō* visent à être des mises en tensions adéquates.

Les nouveau-nés sont maîtres dans cet art du réajustement autonome. Il n'est pas rare de les voir passer par des mises en tension et torsion, avant de s'apaiser durablement. C'est assez impressionnant à observer, mais dès que l'on comprend que le corps ne fait que s'exprimer, on en vient assez vite à apprivoiser ces manifestations involontaires de l'organisme.

La cohésion semble ne pouvoir se retrouver qu'avec une tension assez forte pour « recoller les morceaux ». Elle peut atteindre des paroxysmes parfois très douloureux – les crampes en attestent.

Lorsqu'on voit quelqu'un pleurer à « fendre l'âme », sangloter ou hurler de détresse, on pourrait le croire en train de souffrir terriblement. Il n'y a que la personne qui s'exprime ainsi pour savoir qu'au fond elle est en train de retrouver un peu de son calme, suivi d'une sensation de *fraîcheur*, *détente* et régénération. C'est avant la crise qu'elle souffrait terriblement. Exprimer tout son tourment la soulage.

La réévaluation mentale, à la fois de sa situation et du traumatisme, opère une « reconstruction » lui faisant voir la vie et l'avenir sous un angle un peu meilleur.

Il en est de même avec l'expression d'une tension due à l'anxiété, ancienne et tenace qui, réactualisée, se manifeste à travers une crise de tétanie par hyperventilation. Aussi impressionnante et désagréable soit-elle, elle reste indolore si l'on ne lutte pas contre elle. Il suffit d'attendre patiemment, parfois une heure ou plus, et au chaud si possible : la détente opère de façon précise et progressive. Il est facile de concevoir que si l'on ajoute une contre-tension à la tension par des efforts de détente, cela ne peut qu'empirer.

Plus la crise se sera exprimée librement, plus elle agira vite et bien. La suivante sera moins forte, celle d'après moins longue, une autre plus espacée, et bientôt l'organisme (corps et psychisme) va acquérir une détente qu'il n'avait parfois jamais goûtée.

Je reprends ici mes notes :

D. souffrait de défauts posturaux des mâchoires et des hanches extrêmement douloureux, par périodes récurrentes. Le limage occasionnel très fin de certaines dents et le « déblocage » ostéopathique du dos apportaient quelque temps un soulagement. Mais les tensions sur le long terme s'aggravaient, rendant impossible tout effort soutenu et difficile la vie quotidienne. Le côté héréditaire de ces affections laissait entrevoir un avenir assez sombre.

D. pratiquait régulièrement le mouvement régénérateur depuis trois ans, en groupe ou seule. Mais elle sentait que son corps n'allait pas au bout de ce qu'il pouvait faire et que mentalement elle retenait son mouvement. Parallèlement, l'accompagnement seitai resensibilisait son organisme, lui permettant d'être plus attentive à ses besoins et favorisant les dégagements autonomes de tensions, excès de chaud etc.

Dès qu'un début d'élasticité l'a permis, « cela » s'est produit.

Les crises de tétanie ont au début beaucoup inquiété D. Elles s'annonçaient par un froid interne et une tension au bulbe rachidien qui la faisaient grelotter. Voir son corps vibrer et se tendre involontairement, sans contrôle possible, l'effrayait. Mais le bien-être et le retour du chaud après une crise étaient si évidents que la détente et ses bienfaits sur le long terme ont commencé à agir comme jamais auparavant.

Le besoin était tel que ce mouvement de tension s'est fait « malgré elle ». Peu à peu, D. a apprivoisé le processus, rassuré son entourage, en arrivant à souhaiter une crise parfois.

La route est sinueuse, mais le travail de fond est nécessaire pour ne pas s'arrêter à une détente de surface et de contrôle. Aujourd'hui les crises ne se produisent plus que lorsque tension et fatigue, ou encore un froid soudain, dépassent son seuil de tolérance. Tout en servant d'avertisseur et de régulateur, de jour en jour les crises se sont espacées, ont diminué en intensité, jusqu'à ne plus être nécessaires sur de longues périodes.

Tout cela prend des années d'observation, d'écoute neutre comme de remises en question. La « pilule miracle » est bien loin !

LE BESOIN DES TENSIONS

Comme nous le voyons dans l'exemple ci-dessus, lorsque le mental fait barrage à certaines expressions de *l'involontaire*, ou si le besoin de réajustement dépasse notre capacité d'autorégulation quotidienne, l'organisme va mettre en route des *mouvements internes* exprimant les tensions ponctuelles nécessaires à son équilibre.

Ces tensions, comme toutes les sensations corporelles qui alertent, expriment des besoins pour pouvoir faire leur travail de rééquilibrage *homéostatique*. Elles vont être perçues plus ou moins chaudes ou froides, mobiles ou immobiles. Plutôt en excès de chaud et mobiles, elles « parlent » de cogitations, ruminations, irritations, énervements etc. Froides et mobiles, elles sont du côté de la peur, de la tristesse, de la contrariété. Émotions rentrées, frustration, sentiment d'impuissance et colère provoquent des tensions chaudes et stagnantes. Froides et stagnantes, elles signent les angoisses paralysantes, l'incompréhension et le dégoût.

La main ressent en même temps que les tensions des picotements, piqûres, fourmillements, grésillements… Je les appelle donc des tensions picotantes, piquantes, fourmillantes, grésillantes… Plus ou moins chaudes, elles se transforment parfois en mouvements que la main suit : pressions, étirements…

C'est la différence d'amplitude entre tension et détente qui donne la mesure de l'élasticité de l'organisme.

Lorsque la tension comme la détente ne s'exercent pas librement pour permettre au corps de retrouver son élasticité, il peut devenir dur, perdre de sa mobilité en même temps que sa souplesse. Le plexus solaire se raidit et empêche le mouvement du diaphragme, la respiration et la motilité des organes se réduisent.

Sur le long terme, la santé peut en être affectée. Ou pire encore, l'organisme devient mou, apathique, ne perçoit plus l'anormalité : il s'insensibilise. On parle alors de raideur et de mollesse, qui précisément empêchent de se tendre, « donc » de se détendre.

Laisser le corps faire son travail initial de mise en tension est parfois inconfortable ou douloureux, mais pourrait être un acte de prévention. Toutefois, pour cela il y a une condition à remplir.

LE BESOIN DE REPOS

Marge 12 | La fatigue

Danser la fatigue qui nous habite n'est pas banal : mouvements intérieurs invisibles. Re–fabriquer la peau pour pouvoir endosser l'habit.

Interaction de différentes fatigues, contamination. Ou au contraire éveil accéléré des forces de restauration.

Le côté émotionnel de la fatigue a été perceptible. Toucher du dos sa fatigue a fini par la délier, en lui rendant sa neutralité.

Le chant slave a entamé la marche de l'humanité, une femme entre deux hommes progressant contre vents et marées, là où seule la voix peut encore s'envoler en liberté.

www.leti.lt/wordpress/danseforum-LaFatigue

Le repos forcé est une ineptie : le corps se ramollit et s'affaiblit. Mais dans tous les cas où se reposer est activement souhaité par l'organisme, se trouve une bonne raison. Chaudes ou froides, mobiles ou immobiles, les tensions dépensent de l'énergie et, si cela perdure, une fatigue récurrente s'installe. Le problème est qu'il suffit de combattre pendant une minute ou deux un « coup de pompe » – ce besoin irrésistible de s'allonger – pour qu'il disparaisse comme par miracle, avant de revenir plus tard quand l'occupation se ralentit un peu. La personne en déduit que son besoin n'était pas si important ni urgent. Elle continue son activité au même rythme, « pique du nez » dès qu'elle est au repos mais n'y prend garde. Elle s'acclimate : ne connaissant plus la sensation élastique du corps reposé, le point de comparaison disparaît.

Un ami médecin me disait que, si toutes les fatigues ne causent pas des affections puisque la plupart se résolvent avant de « s'installer », derrière 80 à 95 % des symptômes chroniques se cache une fatigue profonde « non écoutée ». Physique, mentale ou émotionnelle, elle refroidit et raidit la partie du corps où elle s'exerce, ce qui amène l'organisme à opérer les réajustements nécessaires.

Les vertèbres concernées vont faire se contracturer les muscles adjacents : torticolis, dorsalgie, lumbago donnent des exemples de *plâtre musculaire* protecteur.

L'inflammation d'une région dorsale invite au repos, sans forcément avoir besoin de rester immobile.

Les tendons du poignet, du coude, de l'épaule, de la cheville… cherchent à se défatiguer et se réchauffer par l'inflammation, qui incite à ne pas se servir de l'articulation. L'apport de chaleur locale va aider le rééquilibrage.

De même pour les muqueuses (sinus, œsophage, trachée artère, bronches, intestins…) en excès de froid tendu sous l'effet d'une fatigue générale ou locale. Elles déclenchent tout ce qui peut les réchauffer et dynamiser : sinusite, œsophagite, trachéite, bronchite, colite…

Lorsque le caractère se raidit, la moindre contrariété devient un problème, la personne se cogne physiquement comme psychiquement, elle est souvent frileuse, ou au contraire, « bouillante ».

Dans tous ces cas, l'organisme dit on ne peut plus clairement : « Stop, on se (re)pose ! ».

Ah, le repos, ce mot devenu tabou ! Fainéantise, complaisance, nombrilisme, politique de l'autruche, refuge qui s'ignore, fuite devant les responsabilités sont les qualificatifs accordés au repos « supplémentaire ». Même en *seitai*, il est généralement considéré inutile d'écouter ce besoin. Dans l'école de Noguchi, il fallait que l'élève interne (uchi deshi), lorsqu'il était malade, n'en puisse vraiment plus pour qu'il ait le droit de rompre son rythme quotidien, très soutenu. La nuit avancée pouvait tout aussi bien être le moment choisi par le maître pour que l'élève exerce son *sōhō*. Tsuda comme Noguchi ne s'accordaient qu'un nombre infime d'heures de sommeil.

Parfois, la personne a appris depuis l'enfance à se culpabiliser si elle s'accorde le moindre répit. D'autres fois elle est en colère contre sa fatigue, qu'elle ne comprend pas puisqu'elle « fait des efforts pour se reposer ». Le plus souvent, les priorités ne sont pas réévaluées et l'emploi du temps inchangé : rester tranquille est vécu comme un renoncement à ce qui fait plaisir ou à ce qui est important pour soi.

Le repos total chez soi pendant quelques jours donnerait le plus souvent le temps nécessaire au corps de récupérer et au psychisme de réévaluer les priorités.

Mais les pressions et tensions sociales ou familiales arrivent à être telles qu'elles incitent parfois les individus à préférer se faire hospitaliser et opérer plutôt que de prendre un congé ! Dans mon entourage, ces quelques dernières années : hernies discales, canaux carpiens, prolapsus de l'utérus, de la vessie, auraient pu éviter le bistouri avec un repos absolu de quelques jours, aux dires du médecin traitant. Tout le monde est perdant dans le non-respect de ce droit : la personne surmenée et fragilisée, les hôpitaux surchargés, la Sécurité Sociale déficitaire.

Assumer une situation – donc prendre sur soi – et en même temps ne pas cacher son état, est un équilibre souvent difficile à réaliser, mais les deux sont nécessaires pour que l'entourage puisse comprendre ce qui se passe, être rassuré et devenir coopératif. Lorsqu'un membre de la famille veut pouvoir rester inactif quelques jours, tout doit se réorganiser autour de lui. Le meilleur argument en faveur du repos est peut-être celui-ci : se reposer, ce n'est pas rester désœuvré. C'est laisser son organisme travailler hardiment en le délestant de toute autre tâche que dormir, digérer, rêver… et se « réparer ».

Bénignes et de différentes intensités, les tensions n'en sont pas moins polymorphes lorsqu'elles se mêlent à d'autres expressions voisines, avec lesquelles on les confond souvent : je parle des contractions, crispations, contractures, crampes et stress.

Formes voisines

CONTRACTION

Il faut des tensions périphériques pour pouvoir contracter le centre du corps.

Lorsque la contraction correspond à un besoin physiologique d'expulsion (vomissement, éternuement, accouchement…), elle garde l'organisme frais et dispos dans la mesure du possible. Ceci pourvu qu'on n'essaie pas de la contrôler : elle se transforme alors en stagnation ou en contracture douloureuse.

Sous l'influence de la peur, l'organisme se tend d'abord vers l'action : affrontement ou fuite. Si la peur est trop forte, elle le contracte et le raidit ; si elle devient extrême, elle le ramollit : jambes « cotonneuses » et relâchement des sphincters. Froid et peur vont ensemble. S'ils affectent les intestins, une diarrhée spontanée se déclenche. De manière générale, le froid contracte, il raidit sans tendre. Lorsque le froid s'évacue, le corps se décontracte, physiquement et mentalement.

CRISPATIONS

Contractions involontaires qui apparaissent en surface, elles viennent de la profondeur de l'être et sont parfois douloureuses. La « bonne raison » de la plupart des crispations paraît être de prendre en charge la tension à l'origine des engourdissements. Visage et cou pour les tics les plus prégnants, sacrum et lombaires pour l'impatience des jambes. Ces manifestations persistent tant que l'organisme n'a pas trouvé d'autre moyen pour résoudre ses tensions et ses engourdissements.

CONTRACTURES

Ce sont des contractions prolongées et involontaires d'un ou plusieurs muscles sans lésion tissulaire. Si les tensions et contractions sont rarement douloureuses, si les crispations le sont parfois, les contractures le sont toujours. Quand l'ocytocine artificielle transforme les contractions de l'accouchement en contractures, ces dernières invitent littéralement la péridurale.

Le mécanisme de défense des contractures est bien connu des sportifs, il pose les limites à ne pas franchir en termes d'élongation ou de fatigue musculaire.

Une contracture est une contraction maximale qui perdure. Lumbago, dorsalgie et torticolis sont des exemples de contractures physiologiques, spontanées et le plus souvent gérables en position antalgique avec un apport local de chaleur. Elles immobilisent, resserrent et recentrent, pendant le temps nécessaire, la partie du dos en danger de déplacement vertébral.

CRAMPES

Parmi les contractions involontaires, la crampe est sans doute la plus douloureuse, mais peut-être l'une des plus utiles qui soient sur le plan de la santé : elle préserve autant que faire se peut le tonus musculaire de l'organisme, et par les torsions qu'elle exerce, son équilibre postural. Que le corps soit face à un risque de mollesse ou de dureté, il déclenche des crampes. Ceci explique probablement pourquoi elles se font plus longues et plus nombreuses chez les personnes âgées, ou simplement anxieuses.

Si les crampes ne suffisent pas, il n'est pas rare que le syndrome des jambes sans repos prenne le relais. Ô combien énervant voire douloureux quand il s'aggrave, ce syndrome provoque des mouvements involontaires qui aident au désengourdissement de la région lombo-sacrée à l'origine de la baisse de tonus des jambes.

Avec la crampe, la mollesse est combattue pour redonner leur dynamisme aux parties concernées. La dureté est aussi évitée, par le délestage des tensions trop prégnantes qui finiraient par rigidifier certaines autres parties du corps – celles-là même qui probablement essaient de compenser la mollesse. Pendant la nuit ou lors du repos, pieds, mollets, cuisses sont de bons réceptacles des crampes qui régulent les influx nerveux sans porter atteinte aux tissus organiques.

À ce jour, les témoignages que j'ai recueillis vont tous dans le même sens : quand la personne réussit à faire disparaître ses crampes quotidiennes par un artifice médicamenteux autre que des compléments en magnésium et calcium, elle est soulagée, mais elle se sent devenir amorphe, ou bien raide, ou les deux à la fois.

Par contre, après une série de crampes, on peut souvent observer un renouveau physique et une baisse de tension mentale ou émotionnelle. Je vérifie avec mes mains l'élasticité retrouvée de l'organisme avec un apaisement de ses *flux internes* (consistance, mais aussi température et mouvement).

Mon hypothèse est la suivante : en contractant de manière extrême certains tissus, le corps se préserve d'un manque de tension (qu'il comble) et/ou d'un trop plein de tension (qu'il évacue). Il retrouve une amplitude salvatrice entre contraction et détente, en même temps qu'une certaine tonicité.

Pendant une séance de *yukidō*, les mains peuvent ressentir des crampes de la même façon que les tensions, au niveau de la tête, pendant plusieurs minutes, sans qu'elles ne soient perçues par l'*accompagné*.

Le champion toutes catégories est mon ami A. Je me mordais parfois les lèvres pour ne pas laisser échapper un cri de douleur quand mes mains entraient en contact avec sa tête, pendant que lui ronflait benoîtement ! Les crampes aux jambes le pliaient littéralement en deux depuis des années au gré de séries de crises, de jour comme de nuit qu'il appréhendait de plus en plus. Elles, ont cessé durablement après quelques séances seulement d'accompagnement des tensions.

L'année suivante, les difficultés de la vie se sont accumulées, les crampes ont repris et, à la suite d'une otite, des acouphènes ont commencé à se manifester, pour devenir constants à l'oreille gauche. Dans mes mains, les crampes intenses et brûlantes étaient perceptibles sur toute la partie gauche du crâne. Puis un engourdissement s'est concentré au niveau du rocher gauche, avec différents mouvements de pression sur la tempe, la pommette, l'occiput et la partie avant gauche du cou. Le lendemain, la pression dans l'oreille était déjà moins forte.

À la séance du jour suivant, toute l'aire qui la veille était sous pression s'est crampée. Avec le relâché des pressions, l'engourdissement s'est défait en tensions. La nuit a été paisible et le troisième jour les acouphènes étaient très faibles mais encore audibles. L'œil gauche s'est mis à travailler en tension piquante, relançant les pressions de la pommette et de l'oreille du même côté. À la fin de cette troisième séance, les sensations se sont libérées, soulevant littéralement ma main comme si le crâne irradiait. J'ai su alors que les acouphènes s'estomperaient peu à peu, la région de l'oreille n'étant plus engourdie et n'ayant plus besoin d'être agitée par des spasmes de désengourdissement.

Itsuo Tsuda nous disait qu'après une crise de tétanie, le sang retrouve son équilibre minéral. Si cette hypothèse est un jour confirmée, pourrait-il en être de même avec les crampes ? Savoir qu'elles sont positives pour la santé aiderait à mieux les supporter.

LE STRESS

Le stress spontané et ponctuel ne pose pas problème : il se défait comme il se fait, de manière instantanée et simple. Ce stress-là, on l'appelle le coup de frayeur, le speed, le trac. Ils ont tous à voir avec une situation difficile à gérer mais provisoire. Un chant d'oiseau en plein vol, le sourire d'un passant ou l'écoute d'un auditoire, et tout revient à la normale. Il faut bien prendre les aléas de la vie à bras le corps.

Le stress qui pose problème est celui qui s'installe, parfois durablement. Comment distinguer ce stress d'une tension ? L'organisme stressé paraît soumis à une multitude de tensions qui, au lieu d'être dirigées vers un centre comme pour les contractions, crispations, contractures et crampes nous tiraillent dans tous les sens. Avec pour résultat de nous laisser sur place, impuissants.

La main qui contacte une tension ou une crampe se tend ou se crampe. Or la main ne devient pas stressée lorsqu'elle contacte un stress « installé ». Une sorte de *coussin d'air* hermétique est perceptible entre elle et le crâne, comme un casque de protection que la main ne peut franchir sans occasionner une gêne pour la personne *accompagnée*. Au fil des minutes, heures ou séances, le *coussin d'air* diminue puis disparaît. Ce qui était stress peut se défaire en grésillement brûlants, crampes, tensions, picotements, pression etc. Ces sensations vont à leur tour travailler à la *normalisation* de leur ensemble.

Si la personne gère son stress sans parvenir à l'évacuer, elle éprouve une fatigue nerveuse. La main qui *accompagne* perçoit d'emblée des grésillements brûlants et secs, sans que le *coussin d'air* n'ait à s'exprimer auparavant.

Tension et stress apparaissent comme deux formes opposées de protection. La première prône l'action, la seconde réclame l'inaction, ou du moins de prendre du recul.

Les causes du stress installé semblent plus dommageables que celles à l'origine des tensions : le corps éprouve le besoin de se protéger en diffusant durablement son cortisol et les hormones associées. Le stress exacerbe les symptômes chroniques : éruptions cutanées, acouphènes, allergies, asthme, douleurs au ventre etc. Ses effets possibles sur le long terme sont redoutables si l'organisme est par ailleurs fragilisé. On lui attribue certaines dépressions, infarctus, burn out, AVC…

Pour éviter ces extrêmes, aider la régulation des protections tout en respectant la stratégie du corps est primordial. Mais pour cela, il nous faut questionner notre rapport à ce qui sous-tend le stress, je parle des tensions.

Un autre rapport aux tensions

La problématique de l'*accompagnement* pose la question de notre rapport aux tensions elles-mêmes.

Si les tensions bénignes sont si bénéfiques, régénératrices et rééquilibrantes comme nous l'avons vu plus haut, pourquoi la personne reste-t-elle parfois tendue toute sa vie, allant de symptôme en symptôme ? On pourrait imaginer que l'équilibre se réalise et conduise à la détente et l'apaisement.

FORÇAGE ET RÉAPPROPRIATION

L'équilibre se produit en fait si on laisse les tensions bénignes faire leur travail. Encore faut-il éviter le mécanisme du « forçage » qui peut facilement devenir un modus vivendi chez certaines personnes hypersensibles et « volontaires ».

C. ressent absolument tout ce que mes mains perçoivent. Elle peut décrire à voix haute le moindre changement de température, de consistance ou mouvement à chaque instant de l'accompagnement, parfois juste avant ou après que je n'en prenne conscience moi-même. Voici une de ses descriptions après coup :

« Les spirales qui se traçaient, les engourdissements, tes doigts gelés sous fluide glacial, les pelotes d'épingles, les ondes de grands froids qui remontaient le long du dos, œufs qui semblaient sortir de ma tête sous tes mains, les libérations de tensions fort désagréables ; et les grands sommeils après ! »

Pour C., cette sensibilité aux flux accompagnés l'a aidée à comprendre que quelque chose d'important se passait avec, selon ses propres termes, une « participation conscientisée ». Il aurait fallu probablement vérifier que la volonté ne se cache pas derrière cette attitude d'accompagnée « active ». Mais toujours est-il que les innombrables tensions handicapantes qu'elle éprouvait dans son corps ont fini par s'assouplir un temps et devenir gérables de façon autonome.

Lorsque nous nous sommes rencontrées, C. combattait une algodystrophie qui s'était installée en 15 ans, lui immobilisant le bras gauche à 80 % et le bras droit à 50 % – à côté d'autres désordres organiques et d'un syndrome de Reynaud. C. tire quelque fierté de son mode d'action par forçage : porter des pierres lourdes malgré la douleur, travailler jusqu'à épuisement complet, sont pour elle des espaces de compétence et de liberté qu'elle revendique. Pourtant chaque fois son corps proteste vigoureusement.

La toute première sensation de mes mains lors de l'accompagnement a été celle de stagnation et d'apathie. À la deuxième séance, des picotements serrés et piqûres douloureuses se sont manifestés. Ce n'est que la fois suivante que les tensions ont commencé à « pointer leur nez » avec le dégagement du froid interne. L'organisme a commencé à « bouger ». Les tensions ont pris toutes les formes possibles et imaginables : brûlantes, glacées, piquantes, crampées, engourdies, tuméfiées, crispées, grésillantes etc. Un mois et demi et 18 séances plus tard, la première amélioration tout à fait perceptible des symptômes et de l'état général a été notée.

Un mois de repos avec des séances journalières a été nécessaire pour que le rapport aux tensions commence à se modifier. L'acceptation par C. de leur réalité et l'observation de leurs causes (aller toujours au delà de ses forces, banaliser l'épuisement généralisé….) ont permis un progrès, même si leur perception reste aujourd'hui encore désagréable. L'apaisement puis l'autonomie de régulation des tensions sont venus en un an environ, avec une plus grande amplitude des mouvements des bras. J'écrivais dans mes notes : « Nette amélioration, la dynamique s'est mise en route. L'élasticité se reconstruit. » Une autre année encore et les bras avaient retrouvé toute leur capacité de mouvement, avec l'aide de bains chauds et d'une diète adaptée mise en place par C. Dans ce parcours, il y a eu naturellement des régressions, des découragements. L'algodystrophie bilatérale s'est reproduite cinq ans plus tard, après une période particulièrement éprouvante où C. a dû dépasser de loin ses limites de fatigue. Mais elle a observé des améliorations incessantes au fil des années.

Le comportement se réajuste au fur et à mesure que la perception des besoins s'affine et que le forçage diminue.

Cette «réappropriation des tensions» peut se faire également pendant l'*auto-accompagnement* (voir chapitre 11). La main distingue crampe, contraction, crispation, ou contracture en devenant crampée, contractée, crispée ou contracturée. Les *taisō involontaires* lors de la pratique du *mouvement régénérateur*, les *taisō spontanés* pendant l'*éveil des sensations*, procèdent de la même manière que la main : le corps se «sculpte» sous l'effet des tensions qui s'expriment.

En accueillant toutes ces formes de tensions et en répondant à leurs besoins en termes de température et mouvement, on constate qu'elles évoluent, bougent, s'espacent et se résolvent dans le temps.

Respecter nos différentes tensions bénignes, être à l'écoute de leur travail de rééquilibrage *homéostatique*, leur apporter quelque crédibilité quant à leurs bienfaits, n'est pas une mince affaire dans un milieu social et culturel qui place l'idéal de détente au dessus du maintien de la «santé autonome».

À vouloir la détente à tout prix, on met en défaut certaines postures physiques, mentales ou émotionnelles. Aussi fragile et incertain qu'il soit, l'équilibre tendu et en torsion, celui qui rompt la symétrie, n'en est pas moins un équilibre : il tient compte de toutes les forces en présence. Il représente souvent la «perfection» pour telle personne à tel moment de son histoire. La tension bénigne du corps n'est ni bonne ni mauvaise. Elle est.

L'*accompagnement domestique* de cette perfection qui n'est pas «idéale» peut lui permettre de s'acheminer peu à peu vers d'autres horizons, toujours réadaptés aux circonstances et au vécu… Et, pourquoi pas, lorsque l'organisme est apaisé, rejoindre la détente à laquelle chacun est en droit d'aspirer, quelles que soient les pressions subies.

Tension et pression forment un couple inséparable. Pour mettre en tension quelque chose ou quelqu'un, il faut exercer une pression et vice versa. Seule varie l'intensité de l'une par rapport à l'autre : face à une situation difficile, on va se trouver plus tendu ou plus (op)pressé.

Il nous faut donc explorer ce qui se mêle très souvent aux tensions au point d'être confondu avec elles et qui permet de les *accompagner*. Je parle des pressions, dont l'ultime recours pourrait être la «dépression».

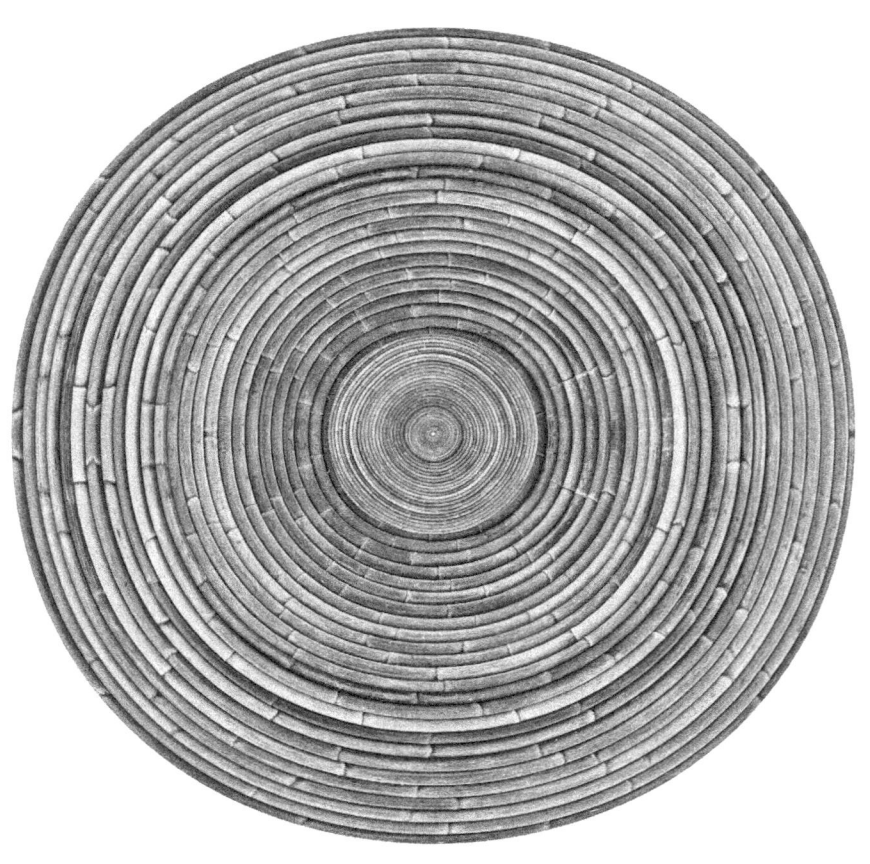

Le Corps accordé

10

Pressions
et dépression

J'ai été amenée, au fil des ans, à distinguer dans ma pratique les pressions exercées selon leur type d'action (révélante ou apaisante) et ce qu'elles *accompagnent* (le plein ou le vide). Les *pressions du plein* se distinguent par leur orientation et leur étendue, *large* ou *ciblée*. Elles induisent des *impressions sensorielles* et des gestes d'*accompagnement*. *Trouble* et *sidération* sont pris pour exemples de *pressions du plein*. Les *pressions du vide* se manifestent par l'*aspiration du vide*, le *creux*, les *lignes en creux*, avant de parler de dépression. J'introduis une *approche sensitive* de la dépression, entre l'*approche biologique* (*cognitive*, *systémique*) et l'*approche psychique* (*analytique*). La sensation est réhabilitée comme outil de santé, avec pour conséquence de devoir mettre en question sa perception.

Pression : PHYS. Force exercée normalement sur une surface par un fluide, un corps pesant ; mesure de cette force rapportée à l'unité de surface.

TLF (n.d.)

La pression exercée par ou sur le contenu va influer sur la tension du contenant, et vice versa. Il faut être danseur pour se pencher chaque jour sur les différences de qualité et de vécu entre les pressions, qu'elles soient données ou reçues.

Marge 13 | **La pression**

La mise en scène a consisté à placer un danseur face à des pressions diverses exercées par trois ou quatre autres danseurs. Nous avons essayé différentes combinaisons. Les pressions ont été ressenties à tour de rôle comme initiatrices de mouvement, ou au contraire comme une contrainte, un danger, une oppression. Pourtant, des moments de grâce ont jailli où la pression donnait un appui pour se mobiliser, réagir, se mettre en action.

Ce n'est qu'avec la perception de l'oppression que le nœud gordien s'est défait, libérant son énergie. Comme si aucune bonne raison ne justifiait de tolérer l'intolérable, la pression est devenue libératrice, tout dépend de l'interaction…

www.leti.lt/wordpress/danseforum-LaPression

Inadéquate et subie, une pression écrase, opprime, humilie. Adéquate et accueillie, elle donne de la force, celle du point d'appui, de l'axe, du levier. Légère, elle peut être ressentie comme une offense, un manque de respect. Balourde, il arrive qu'elle soit finalement bien tolérée. On peut infliger une pression. Ou au contraire lui donner l'occasion de rebondir : c'est ce que fait la main en appuyant, elle exerce une certaine capacité de résilience chez la personne *accompagnée*.

Au quotidien, la plupart des pressions reçues sont bien acceptées : poignées de mains, tapes amicales sur l'épaule ou massages. Limites et conseils pertinents peuvent exercer des pressions psychiques structurantes.

Que se passe-t-il lorsque les pressions et les tensions sont perçues comme injustes, mortifiantes ? Mon hypothèse est que l'inadéquat appelle l'adéquat, pour les pressions comme pour les tensions.

Toutes les techniques *savantes* de soins manuels utilisent des pressions. Shiatsu, acupression, *seitai sōhō*, chiropraxie, ostéopathie, kinésithérapie etc. pressent les corps avec les doigts ou les mains, selon qu'il s'agit de points précis ou d'aires corporelles. Chaque geste est répertorié, prévu, situé avec un but précis demandant connaissance et technique. Une grande sensibilité tactile est nécessaire, liée à un savoir didactique éprouvé (Lalauze-Pol 2003).

L'*accompagnement* « sans connaissance, sans technique et sans but » du *seitai domestique* (*katsugen sōhō*), du *reboutage* et du *yukidō* exerce aussi des pressions manuelles, mais celles-ci sont simultanées à la sensation, et non subséquentes à leur analyse. Avec le *toucher de la sensation interne*, la main se « sculpte » involontairement, ses mouvements sont aussi inattendus que précis et sans cesse réévalués. Initialisation, vitesse, rythme, chemin emprunté, aire concernée, poids ou intensité, durée, enchaînement avec un autre mouvement : le geste est unique et multiforme à chaque instant.

Dans ces conditions d'imprévisibilité, essayer d'enseigner les pressions adéquates exercées par les mains serait impossible et non souhaitable. L'accompagnement ainsi imité serait forcément en décalage avec la sensation qui évolue sans cesse.

Entre des pressions aussi légères qu'un duvet et celles qui nécessitent de mettre tout son poids, entre les immobiles et les mouvantes, les ralenties et les fulgurantes, j'ai pu néanmoins observer quelques traits récurrents, présents lors d'un *accompagnement domestique*. Ils ont déterminé peu à peu mon lexique : *appui, glissé, enfoncement, rebond, remontée, dégagement* etc.

Une pression manuelle exercée en réponse à un *besoin sensible* est très rarement douloureuse, et si elle l'est, elle est bien supportée, attendue, comme souhaitée. Mais en général, c'est au plus fort de l'*appui* que la personne en profite pour s'endormir et ronfler « tout son soûl »…

La force imprimée va le plus souvent vers le centre ou l'axe central du corps ou des membres, rarement vers l'extérieur. Dans ce dernier cas, ce n'est alors que pour mieux rejoindre ce centre ou cet axe indirectement.

Pressions révélantes ou apaisantes

J'ai discerné les *pressions révélantes* le jour où je me suis aperçue qu'appuyer sur un corps pouvait faire s'exprimer chaleur, froid, picotements, grésillements, tensions, crampes etc., selon le moment, l'endroit contacté et la personne. Les *pressions apaisantes*, par opposition, semblent dissoudre chaud, froid, picotements etc. entraînant ponctuellement soupir et détente profonde.

Qu'elles soient *révélantes* ou *apaisantes*, je distingue les *pressions du plein* des *pressions du vide*, selon qu'elles *accompagnent* les besoins d'un plein – trop de pensées, de stress, de sensations, d'émotions… – ou d'un vide : le manque, l'apathie, le doute…

Les pressions du plein

Trop de pensées, de stress, de sensations, d'émotions… peuvent trouver une accalmie dans un quotidien qui se réorganise : côtoyer les êtres qui nous font du bien, entreprendre de réaliser son rêve, reprendre une activité sportive, artistique, des études etc. Dans la plupart des cas, ces changements sont assez déterminants pour que l'organisme retrouve élasticité et *fraîcheur*. Mais parfois le nouveau mode de vie n'est pas assez déterminant ou se révèle impossible, et les *pressions du plein* persistent.

Ces pressions-là ont été pour moi les plus faciles à contacter et *accompagner*, bien qu'il m'ait fallu de nombreuses années pour savoir percevoir le *besoin sensible* qu'elles expriment. Ce n'est qu'avec l'enseignement spontané d'Émilie (décrit au chapitre 1) que mon geste a gagné peu à peu en liberté et adéquation.

Les *pressions du plein accompagnent* une résistance dès leur début et cheminent à leur rythme selon toutes sortes de trajectoires : parallèle, perpendiculaire ou en bais par rapport à la surface touchée. Elles apparaissent sous diverses formes, dont une est tout à fait caractéristique.

LES GLISSÉS

La main appuie très légèrement, et soudain le mouvement se met à glisser : j'appelle ce geste d'*accompagnement* les *glissés*. Ils semblent concerner les *fascias*, ces tissus membraneux qui entourent les organes, méninges, muscles, os, nerfs, veines etc.

Si les *fascias* contactés sont juste sous la peau, la main se met à glisser comme elle le ferait à la surface de l'eau, sans plus de résistance. Arrivée à bon port, elle revient par le même chemin, mais plus lentement. Le *fascia* a repris sa place et laisse apparaître dans et sous la main une sensation de *fraîcheur* là où se trouvaient le plus souvent crampes piquantes, fourmillantes ou grésillantes et excès de chaud intense.

> *M. souffrait du dos depuis cinq ans. Les examens médicaux ne laissaient rien apparaître d'anormal. La position debout ou assise lui était vite douloureuse, allongé il n'avait pas de repos. Mes mains « en présence » à plat sur son dos, ont presque instantanément glissé trois fois sur une dizaine de centimètres vers le haut, une fois en partant des basses lombaires, puis des basses dorsales, puis de hautes dorsales, chaque fois pour revenir plus lentement à leur position initiale. Un engourdissement intense, picotant et chaud s'est alors révélé.*

> *Je dis à M. que je n'y comprends rien : on dirait qu'il a heurté trois fois son dos dans un même mouvement. Il réfléchit un moment, et m'explique qu'un mois et demi avant d'avoir ces douleurs, il a fait une chute à ski assez spectaculaire, rebondissant sur trois bosses rapprochées.*

> *Le mal de dos a commencé à s'estomper une demi-heure après ce travail des fascias, et a disparu définitivement trois heures plus tard. C'est un des rares cas où l'accompagnement domestique paraît presque miraculeux : une fois les fascias en place, la douleur s'évacue rapidement, sans se reporter ailleurs et sans que l'organisme n'ait besoin d'exprimer ponctuellement d'autres symptômes plus anciens.*

Le mouvement d'*accompagnement* des *fascias* profonds ne rencontre pas plus de résistance. On sent la main s'enfoncer un peu puis glisser parallèlement à la structure osseuse, ou selon le sens du choc selon les cas. Le geste est unique pour chaque *fascia* déplacé et/ou choqué. Lorsque ce dernier a retrouvé sa place et sa forme, il n'a plus besoin d'être *accompagné*. Et pour l'ensemble du corps ?

Les *pressions du plein* servent de levier aux températures, consistances et mouvements qui trouvent là une liberté de s'exprimer. Le geste a un « aller » (pendant que la main appuie) et un « retour » (la main relâche la pression), avec une exception : l'*aspiration du plein*, et deux exemples singuliers : le *trouble* et la *sidération*.

Les allers

Selon la pression subie à l'origine, la *pression du plein* se manifeste le plus souvent par un *appui* de la main, un *glissé* ou un *enfoncement*.

Les *glissés* répondent à des déplacements ou altérations de *fascias*.

Les *appuis* sont les plus nombreux. Leur diversité va de pair avec celle des pressions subies, physiques, mentales ou émotionnelles.

Les *enfoncements* sont plutôt rares, on les rencontre si un choc ancien ou une *(com)pression* exercée longuement sur une structure osseuse se mettent à « travailler ». La main glisse en un micro-mouvement s'enfonçant à la verticale jusqu'à atteindre un fond, avant de remonter.

Les retours

Chaque pression exercée par la main se libère avec un *retour* de l'*appui* (*rebond*, *dégagement*), un *retour* du *glissé*, ou une *remontée*, selon que la main rebondit, s'éloigne, ou revient à son point de départ, ou remonte.

De manière générale, les *retours* semblent emprunter le même chemin qu'à l'aller, mais plus lentement.

Plus ou moins dynamiques et importants, immédiats ou retardés, les *retours* témoignent de la capacité de résilience du corps, qui réagit et se mobilise pour se réajuster.

Le *dégagement* est particulier. Il a lieu suite à l'ensemble des *retours*, lorsque le travail réparateur a été suffisant pour que l'organisme en fasse état. L'impression est celle d'une résolution interne : picotements, tensions et chaleur (par exemple) « s'évacuent » en repoussant doucement la main, perpendiculairement à la surface touchée. Souvent, ces expressions du corps (au sens littéral du terme) laissent place peu après à la *fraîcheur*.

Ⅱ – MA PRATIQUE DU YUKIDŌ

L'aspiration du (trop) plein

Elle a un statut un peu spécial. Ni *appui*, ni *rebond* : la main qui affleure ou se maintient à petite distance, donne soudain l'impression d'aspirer hors du corps, en s'éloignant, les picotements, crampes, chaleur intense etc. La sensation se transforme et/ou se dissipe, au rythme et selon un parcours dicté par le corps *accompagné*.

Les magnétiseurs ont un geste similaire, mais plus ample, rapide et répété : ils disent « enlever le mal » à l'aide de grandes « passes magnétiques » au dessus de la partie souffrante. Ils témoignent de cette sensation d'aspiration dans leurs mains, comme s'ils tiraient le mal hors du corps de la personne.

Dans l'*aspiration du plein*, le geste ne se déroule qu'une fois, dans un mouvement infiniment lent et sur un parcours singulier, jamais identique d'une personne à l'autre, ni d'un moment à l'autre. Plus tard, l'*accompagné* dit parfois se sentir délesté d'un trop-plein, d'un encombrement physique, mental ou émotionnel.

ÉTENDUE ET DESSIN DES PRESSIONS DU PLEIN

Les *pressions du plein* sont plus ou moins *larges* ou *ciblées*.

Les plus *larges* sont de grandes étreintes : les mains suivent le besoin d'enserrement doux et ferme, qui peut être très puissant. Les lignes de force entre les mains sont opposées ou forment un angle plus ou moins ouvert. La personne dit parfois ressentir un grand bien-être et quelque chose de similaire à ce qu'elle imagine être le passage utérin. Les grandes étreintes peuvent aussi s'adapter à un membre ayant subi une blessure ancienne mais qui a gardé des séquelles.

Les pressions moins *larges* se font à partir de la paume, du talon de la main, de l'intérieur du poignet, du tranchant ou du dos de la main, de l'articulation entre deux phalanges, de la pulpe des doigts mais parfois de l'avant-bras entier. Chacune répond à un besoin spécifique immanent. Tapotements et vibrations sont possibles.

Ciblées, ce sont les pressions du bout des doigts. Elles s'exercent sans suivre des cartes de « points » ou « méridiens énergétiques » prédéterminés, mais plutôt selon une infinité de localisations plus ou moins concentrées, qui évoluent et se déplacent selon les *flux accompagnés* : le geste de chacun des doigts est guidé par la seule sensation du besoin de pression/tension.

Parfois unique, la *pression ciblée* rassemble toutes les forces en un point. Même avec un *appui* minime, on la sent pénétrer profondément. Mais elle est rarement seule : une autre partie de la *main active* l'*accompagne*, la tempère comme un ancrage, à un autre endroit.

Les pressions simultanées de plusieurs doigts peuvent rester sur place ou se rapprocher les unes des autres ; d'autres se déplacent en restant parallèles entre elles. Les doigts en appuyant arrivent aussi à converger vers un point central, réactivé de ce fait. Les points sont alignés ou forment des dessins plus ou moins réguliers, en cercle ou en ligne ouverte.

Lorsqu'elles ne sont pas simultanées, les *pressions ciblées* se succèdent ou alternent à un rythme régulier ou irrégulier. Si le mouvement imprimé va dans dans le sens de l'étirement ou de la poussée, il semble « articuler » entre elles pressions et tensions.

Mais le plus souvent, la main conjugue *pression large* et *pression(s) ciblée(s)* en utilisant deux points de contact, l'un servant d'appui ou de pivot à l'autre, de manière simultanée ou consécutive. Ce ne sont que des exemples.

Dans tous ces cas, les deux mains doivent rester alertes, chacune dans son rôle et vérifier si elles répondent réellement au besoin perçu, ou si l'habileté prend le dessus sur la sensation, ce qui ne pourrait que l'induire en erreur. La *main active* réévalue à chaque instant son trajet, le temps mis pour le parcourir et avec quels poids, force ou intensité. La *main assistante* ne prend pas l'initiative mais reste coopérative, au service de la *main active*.

TROUBLE ET SIDÉRATION

Lorsqu'elles s'installent dans l'organisme après un choc émotionnel dévastateur, ces deux empreintes causent défiance de soi, pour la première, et immobilité comme suspendue, pour la seconde. Elles font partie des *pressions du plein*, car la personne a subi de fortes pressions. L'*appui* rencontre un plein et une résistance avec une forme déterminée.

Trouble et *sidération* peuvent être des états sévères qui perdurent des années et laissent la personne désemparée. Elle témoigne se sentir comme « perdue » bien qu'elle reste active face à une situation qui la force à se battre.

Le *trouble* empêche toute confiance en soi, en son corps, ses réflexes et jugements. Il semble brouiller les cartes : son mouvement interne donne à la main l'impression de ne pas savoir où il veut aller, son dessin est incertain. La *sidération* évite toute modification d'un état, qui, aussi douloureux soit-il, reste un point d'ancrage. Elle indique à la main une suspension contractée, un « arrêt sur image » par grippage , et un besoin d'immobilité. Il faut parfois de longues minutes avant que le besoin de mouvement ne se manifeste.

Dans ces deux cas, les *rebonds, remontées, aspirations du plein*. signalent que les sensations enfouies sont prêtes à venir en surface pour se résoudre. Chauds, froids, engourdissements, grésillements etc. prennent un peu de temps, mais finissent par s'apaiser au fur et à mesure de leur expression, et avec eux, la personne.

Les pressions du vide

À l'opposé des *pressions du plein* se trouvent *les pressions du vide*.

Lorsque les *sensations internes* de vide se font sentir chez une personne, avec leur lot de doute, de manque et d'insensibilité, certains événements peuvent suffire à les résoudre : un changement positif dans les relations sociales, un nouvel environnement plus sécurisant, des activités structurantes…

Mais parfois, malgré cela et en dépit de toutes les tentatives, le vide ressenti fait renoncer à l'effort, à la révolte ou à exercer ses droits. Souvent il isole.

Si, une fois *accompagnées* et/ou résolues les *pressions du plein* paraissent délester l'organisme de ce qui l'encombre, les *pressions du vide*, elles, semblent vouloir « (r)emplir » l'être de ce qui lui manque.

Elles sont de toutes formes, rythmes et poids. Certaines sont remarquables en cela qu'elles apparaissent plutôt rarement : *l'aspiration du vide*, le *creux* et la *ligne en creux*.

L'ASPIRATION DU VIDE

C'est la première *impression sensorielle d'accompagnement* d'une *pression du vide* qu'il m'ait été donné de percevoir et qui m'ait intriguée.

Son mouvement est opposé à celui de *l'aspiration du plein*. La main qui affleure est soudain comme aspirée plus ou moins fortement par la partie *accompagnée*, à la manière d'une ventouse.

Dans certains cas, elle peut se sentir enserrée. De quelques minutes à une heure environ, la main reste immobilisée, en contact étroit avec la peau (recouverte ou non d'un tissu).

Dans tous les cas, l'impression est celle d'un besoin vital qui se comble en apaisant l'organisme.

Parfois la personne témoigne, dans le mois qui suit, avoir repris courage et élan dans sa vie, être sortie d'un carcan. Elle dit se révéler à elle-même.

Les *aspirations du vide* sont relativement rares : elles semblent s'exprimer après que la personne ait vécu une détresse qui peut être ancienne mais vivace au moment de l'*accompagnement*.

LE CREUX

Cette *impression sensorielle d'accompagnement* est la plus impressionnante pour moi.

Depuis un mois environ, P. avait du mal à « démarrer » chaque matin : il restait assis au bord de son lit au moins une heure, déprimé, à ne pas pouvoir bouger. Il disait ressentir un engourdissement au côté droit de son visage. Une fois qu'il s'était mis en route, tout semblait se dérouler normalement sans que P. ressente autre chose que de la fatigabilité. Le médecin avait conseillé du repos, mais pour un agriculteur, avec le regain de travail en ce début de printemps, cette recommandation était impossible à appliquer.

Mes mains ont d'abord perçu des crampes au niveau du crâne, puis une spirale sur le pariétal gauche m'indiquant une chute qui avait eu lieu quatre ans plus tôt. Cela a libéré un excès de chaud, puis soudain ma main a paru tomber dans du vide et sans que la voûte crânienne ne paraisse concernée. Le mouvement (perpendiculaire à la surface du pariétal gauche) s'est arrêté au bout de ce qui m'a semblé être une éternité. La main est restée dans cette position de longues minutes. Puis j'ai senti une vague très ténue au début, venant du « fond du crâne », une force soulevant ma main avec une infinie lenteur jusqu'à la surface, comme si le crâne se remplissait sur toute sa moitié avant et médiane gauche. Ensuite, la main a continué son mouvement en s'éloignant un peu, libérant une vague de chaud sec, intense et grésillant. Le rebond a duré environ une demi-heure.

Le soir, P. a « senti avoir froid ». Après un jour de douleurs lombaires et de crampes dans les jambes, le rééquilibrage entre la droite et la gauche de son corps comme de sa tête lui était perceptible.

La séance de la semaine suivante a libéré un excès de froid glacé au niveau de la tête pendant 10 minutes, puis des tensions chaudes, des crampes, et un premier engourdissement est apparu sur le pariétal droit. Dès le lendemain, mal de tête et nuque raide pendant trois jours, crampes aux jambes et gros coups de fatigue sont apparus. Pendant la semaine, moins de mal à la tête, mais le sommeil est difficile, avec une hyperactivité mentale. Les crampes deviennent plus rares et moins intenses. La nuque n'est plus du tout douloureuse mais encore un peu raide.

La séance suivante révèle un excès de froid intense, qui se dégage de l'ancien engourdissement du pariétal droit pour laisser place à cinq crampes successives. Un deuxième engourdissement moins étendu vient sur le pariétal gauche, avec des crampes, et des pointes de feu sur le préfrontal. Le front est en « ébullition ».

C'est le lendemain qu'apparaît une douleur en haut de l'épaule gauche et une sensibilité au genou droit. Les crampes durent moins longtemps, le mal de tête est presque parti et P. sent diminuer cette « chape d'engourdissement » à la tête, selon ses propres termes. P. me dit qu'un an auparavant, son père a fait une hémiplégie.

Le froid qui s'exprime lors de l'accompagnement suivant est encore intense, et les mains perçoivent des crampes pendant les deux heures que dure la séance. La tension de désengourdissement du pariétal droit est vive, le front droit commence aussi à se désengourdir, et les picotements intenses précèdent la fraîcheur générale qui apparaît pour la première fois de façon nette.

Une semaine plus tard, P. se sent mieux, il démarre son activité dès le réveil, même lorsque la nuit a été courte à cause des insomnies encore présentes. Ma main perçoit des crampes au niveau du pariétal gauche, suivies d'une « aspiration du plein » intense d'une vingtaine de minutes sur tout le côté gauche de la tête, entraînant avec elle grésillements brûlants sur fond d'engourdissement. L'arcade sourcilière gauche devient grésillante, puis des pressions larges (tempe et front gauche – occiput droit) font apparaître la fraîcheur sur toute la surface du crâne.

Les jours suivants, les crampes sont encore là, mais le sommeil revient, et il n'y a rien d'autre à signaler. À la 7e séance, l'accompagnement n'est pas nécessaire.

Je préviens P. qu'après cet apaisement des symptômes, il faut nous attendre à une phase d'hypersensibilité. Elle ne tarde pas. Les crampes dans les jambes reprennent, le sommeil est souvent interrompu. Au toucher, le front est tendu. P. vit une période de remise en question. Le bras gauche devient très douloureux vers l'épaule, P. a forcé malgré la douleur pour avancer dans ses cultures. La séance révèle des crampes au niveau du bras gauche et un dégagement de l'engourdissement du pariétal droit. À son domicile, P. apprend à accompagner ses douleurs : bouillotte, bras en bandoulière, douches chaudes. Le médecin recommande seulement du repos. L'examen clinique de l'épaule révèle que le cal osseux qui empêchait P. de lever son bras à la verticale depuis des années est dissout.

En tout, les douleurs intenses à l'épaule ont duré trois semaines. Les maux de tête ne viennent à présent que si angoisse et contrariété sont là. P. témoigne que sa concentration est meilleure et qu'il « gamberge » moins. Au fil des séances, le désengourdissement s'estompe à son tour avec la phase d'évacuation. Seules les arcades sourcilières et le front restent tendus. Les séances ne durent plus qu'une demi-heure. Puis l'ensemble des sensations internes se normalisent, et avec elles, l'activité de P.

LES LIGNES EN CREUX

Dans ce cas, la main posée à plat sur le ventre ou le thorax ne perçoit d'abord que peu de sensations. Soudain, elle sent le besoin de se mettre sur son bord externe, selon une ligne droite ou courbe, puis elle s'enfonce sans trouver aucune résistance jusqu'à atteindre un fond. Cela peut être juste en dessous de la surface habituelle de la peau ou plus en profondeur. La personne témoigne souvent, après la séance, avoir « attendu » cette pression, comme si son corps la réclamait depuis longtemps. Elle induit un grand soulagement.

La main reste « enfoncée » tant que le signal interne de la remontée ne lui est pas signifié. À un moment donné – cela peut aller de quelques secondes à plusieurs minutes – la main perçoit une force qui la pousse vers le haut. L'intensité de cette force ne peut être comparée qu'à la douceur de la main du nouveau-né qui prend le doigt qu'on lui tend pour se hisser.

Descente et *remontée* ne se font généralement pas au même rythme ni de manière uniforme. Les mouvements peuvent se dessiner d'un trait ou procéder par étapes, les variations sont infinies.

Revenue en surface, la main se remet à plat. C'est alors un « feu d'artifice » : le *dégagement* fulgurant d'engourdissements, crampes, grésillements… insoupçonnés à cet endroit. Un peu comme si le fond contacté s'exprimait enfin, retrouvait ses sensations, et ce faisant, pouvait les révéler. En cela, les *lignes en creux*, comme les *creux*, sont des *pressions apaisantes* lors de l'*appui*, *révélantes* lors du *rebond*.

Généralement, un seul geste d'accompagnement est nécessaire pour répondre au besoin des creux ou lignes en creux. Au plus, lorsqu'il n'a pu le faire en une fois, le reste du mouvement s'accomplit à la séance suivante, de manière un peu décalée par rapport à la première fois : autour, à côté ou à un autre endroit relié. Ou bien d'autres besoins de pressions adéquates se révèlent plus tard, selon la stratégie choisie par le corps.

Les personnes témoignent souvent par la suite ne plus avoir cette impression d'effacement des sensations au seul profit de ce « vide » qu'elles situent généralement dans la tête, le thorax ou le ventre. Plus tard encore, il leur arrive de dire ne plus souffrir de telle absence d'élan, phobie ou boulimie récentes.

Mais si le vide n'est pas comblé et devient trop important, l'appel du vide et le mouvement vers le bas que ressent la personne sont parfois inéluctables. Il reste à voir en quoi cette descente consiste et comment l'aborder.

Le mouvement de dépression

Le nombre de personnes déprimées en France a été multiplié par sept entre 1970 et 1996. […] Nous assistons impuissants à une véritable épidémie de dépression. Comment cela est-il possible alors que personne ne fait l'hypothèse d'un virus ou d'un germe quelconque ? La dépression serait-elle quand même une maladie transmissible ? Mais alors, comment peut-elle bien se transmettre ? Comment la dépression a-t-elle pu émerger de l'ensemble formé par les troubles mentaux et s'imposer comme le premier d'entre eux ? […] On peut déjà dire : nous avons fabriqué la dépression, et simultanément, la dépression nous fabrique.

Pignarre (2012 [2001], p. 11-12, 34)

À vouloir l'universaliser, selon Philippe Pignarre (*ibid.*), la dépression est devenue une maladie « transmissible » entre les générations et les peuples. Même si elle peut nécessiter une thérapie pour certains patients, son caractère « épidémique » est discutable. Elle n'existait pas avant le 19ᵉ siècle et elle n'est toujours pas d'actualité dans nombre de pays. Isabelle Stengers voit dans cette épidémie un exemple révélateur de "disease mongering" (Nathan & Stengers 2012, p. 184-185). Comment se réapproprier ce symptôme pour celui qui en souffre ?

« Je touche le fond, prends appui, et là je remonte, comme le nageur du fond de la piscine. » Cette expérience, dont la description est quelque peu naturaliste, nous avons été nombreux à la faire. Je ne voudrais pas écarter cette façon simpliste de voir la dépression sans chercher si elle ne recèle pas quelque bon sens et potentiel d'analyse.

Déprime, dépression, cela parle d'un mouvement qui descend, d'un creux profond et d'une base qui peut nous aider à remonter et refaire surface. Si le fond était celui du désespoir, jamais le rebond ne pourrait avoir lieu. Cela nous anéantirait – et c'est parfois ce qui se passe lorsque l'organisme n'a pas trouvé son « mouvement vers le bas ». C'est un peu comme si la personne cherchait à nager à contre-courant d'une spirale descendante.

Ce « fond », qui nous donne appui et nous aide à remonter, ne peut être que le « fond de soi ». Contacter sa nature profonde pour revenir à la surface, c'est ce que nous incitent à faire la tristesse, le regret, le sentiment d'injustice ou de culpabilité, la perte d'innocence, tous ces sentiments que l'on éprouve pendant de longues périodes lorsqu'on a perdu tout espoir de voir la situation qui nous préoccupe évoluer favorablement.

J'entrevois un lien entre pressions et dépression, à travers le mouvement qui les *accompagne*.

Être sous pression peut prendre différentes formes, physiques, mentales ou émotionnelles. L'*accompagnement* par les mains va « avec » ces pressions, qui contiennent des tensions infiniment variées, telles que décrites plus haut.

Se pourrait-il que des pressions, lorsqu'elles deviennent trop nombreuses et trop imposantes pour l'organisme, lâchent toutes ensemble en un mouvement de dépression ? Les *pressions du vide* pourraient-elles être constitutives ou partie de ce que l'on dénomme aujourd'hui « dépression » ?

Elles peuvent être perçues par la main avant même que la dépression ne se déclare. Tant qu'une personne ne parle que de « déprime », les *aspirations du vide, les creux* et *lignes en creux* apparaissent clairement. Le corps perçoit sa sensation de vide et l'exprime.

Quand la déprime s'accentue, le diagnostic de dépression est posé, elle est alors généralement médicalisée. Avec la diminution de la souffrance, la lecture des sensations s'atténue.

APPROCHES DE LA DÉPRESSION

Les recherches de la psychiatrie transculturelle font apparaître la relativité des approches face aux symptômes et la diversité des remèdes envisagés. Pignarre (*op. cit.*) évoque deux grands types d'approches thérapeutiques *savantes*. Je résume ici les avantages et inconvénients qu'il mentionne pour proposer un troisième point de vue.

L'approche biologique de la dépression

Pour la dépression – comme pour tout autre symptôme – l'évocation d'une cause d'origine biologique déculpabilise celui ou celle qui en souffre : les remèdes pourvoient à des manques dont la personne ne peut être tenue pour responsable.

Cette vision « *sauvegarde l'âme par rapport aux difficultés du corps* » (Pignarre *op. cit.*, p. 131). L'inconvénient est que le médecin comme le patient peuvent négliger l'importance des causes extérieures, du regard qu'on leur porte et des modifications à mettre en œuvre quand cela est possible.

L'approche psychique de la dépression

Elle redonne voix à l'intériorité de la personne en relation avec son entourage et son environnement. Mais chacun peut constater que les mêmes causes ne produisent pas les même effets chez des personnes différentes ou à diverses époques. On en vient à postuler une prédisposition du patient à déprimer. Réelle ou pas, celle-ci peut l'amener à se culpabiliser. Agresseurs et environnement sont dédouanés. La société est parfois jugée coupable, ou bien la responsabilité est diluée entre tous et personne ne se sent concerné. À travers leurs inconvénients et malgré leurs avantages, ces deux approches peuvent amener le patient à être dépossédé de son symptôme, le rendant dépendant d'une thérapie, ou le faisant plonger dans l'addiction.

L'alcoolisme et les toxicomanies aux stupéfiants et aux médicaments
[…] peuvent être considérés comme des formes d'auto-médication de
la dépression. Le remplissage addictif apparaît comme l'autre face du
vide dépressif.

Ehrenberg (2012, p. 167)

Y aurait-il une autre façon d'envisager la dépression ? Considérer les pressions comme une origine plausible de la dépression apporte un point de vue nouveau que je qualifie de « sensitif ».

Une approche sensitive de la dépression

À l'interface du biologique et du psychique, *l'approche sensitive* pourrait me semble-t-il conserver les avantages évoqués plus haut tout en évitant les impasses.

La perception de la *sensation interne* relie la personne à son entourage et environnement. Elle lui permet d'envisager le « *conglomérat de causes extérieures* » : les aléas de la vie (conflits, deuils, faillite…) ou les difficultés relationnelles (manque de considération, harcèlement…), sans rendre pour autant la société responsable :

La « société » ne peut servir d'explication, car c'est elle qu'il faut expliquer.

Pignarre (2012 [2001], p. 142)

Cette approche ne peut pas passer outre la subjectivité de l'individu, ni ce que cela implique dans son malaise. Ce faisant, elle reconnaît les influences extérieures et intérieures.

Plus que de prédisposition, la sensation nous parle de disposition face à un événement, avec les empreintes du vécu passé, présent, et même futur tel que nous l'imaginons. Là où une prédisposition dirige le regard vers le passé, une disposition parle de la personne au présent avec un potentiel nouveau.

Les dimensions objective et subjective de l'individu sont mises au premier plan, ainsi que ses capacités de résilience face aux pressions et tensions endurées. Enfin, la sensation redonne valeur et légitimité au vécu de la dépression sans négliger de porter un regard sur ses causes.

RÉHABILITER LA SENSATION

Conjointement aux multiples raisons détaillées par Pignarre pour expliquer cette «épidémie» de la dépression, je vois la perte du repère de la sensation que l'on a de son propre corps, au profit de l'imaginaire et du représenté/interprété.

> *Quand «l'autre scène», celle justement des phantasmes et des rêves, devient la scène principale, l'imagination acquiert plus d'intérêt et de force que la banalité des situations quotidiennes. Un voile de plus en plus épais sépare de ce qu'il y aurait à entreprendre, car on pense n'en savoir jamais assez avant d'engager une action. De préalables en préalables toujours nécessaires à inventorier, c'est le cours de la vie qui se dessèche. L'organisme n'étant plus irrigué par le toucher du monde, la dépression est au rendez-vous.*

Roustang (2009 [2000], p. 66)

La responsabilité de lobbies pharmaceutiques ou d'associations d'usagers dans le processus du "disease mongering" comme évoqué plus haut par Stengers, ne peut nous dédouaner de notre propre responsabilité : la méfiance que chacun entretient avec ses sensations. Il en résulte une incapacité à construire un savoir à partir d'elles.

En renversant cette tendance, la perception sensorielle par le sujet de son interaction avec le monde permet la lecture de ses *besoins sensibles*. Cette lecture fournit la clé d'une réponse à leur apporter, de manière autonome, avec la participation de l'entourage ou d'un thérapeute. Ne pas s'isoler dans son mal-être permet de reprendre un contact sensoriel avec le monde selon ses axes de *résonance* et ainsi sortir de ses propres fixations. Mais, avec la sensation, une question se pose immédiatement : celle du conditionnement perceptif. Le repère donné par la sensation n'est pas une panacée.

Plonger dans la réalité des engourdissements, tensions et pressions, revient à naviguer à vue dans le paysage de la santé. Nous avons développé dans ces trois derniers chapitres comment la sensation, perçue par l'*accompagné* et/ou par l'*accompagnant*, nous permet une réappropriation concrète des symptômes. Celle-ci va de pair avec une réponse la plus adéquate possible à apporter aux *besoins sensibles* qui s'expriment. Comment vérifier la pertinence de cette réponse ? Par les sensations elles-mêmes et leur *accompagnement*.

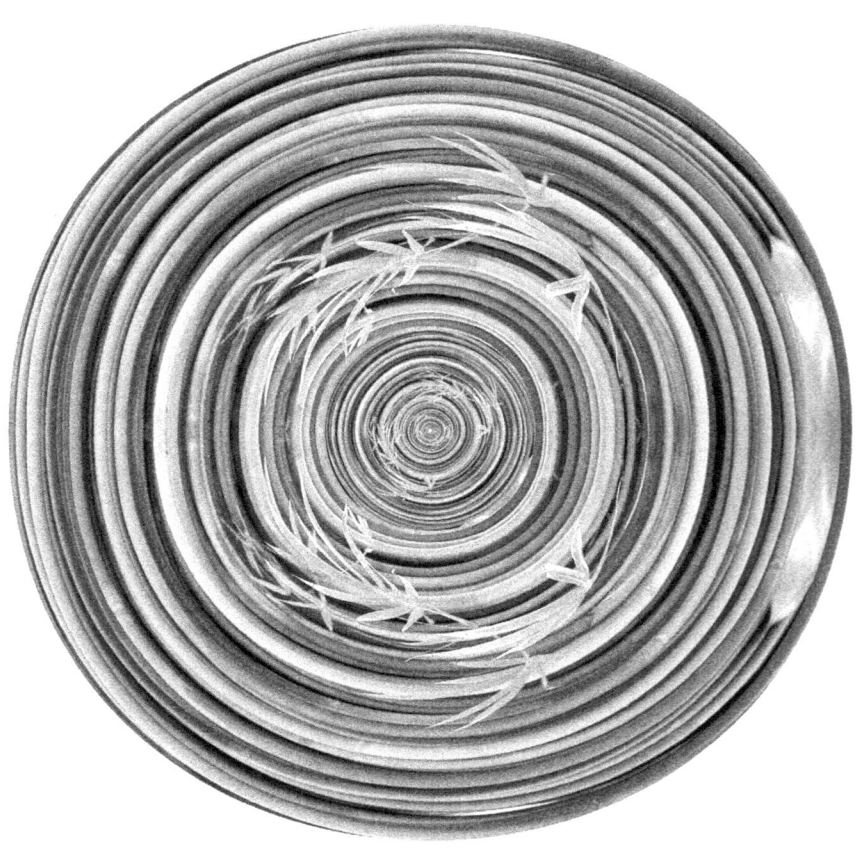

Le Corps accordé

11

Accompagnement et auto-accompagnement

Le *seitai domestique* conduit à l'*accompagnement* tel que le *yukidō* l'envisage pour autrui mais aussi pour soi. L'*auto-accompagnement* est à distinguer de l'automédicalisation. Il nous donne accès à une double *sensation interne* : celle de la main qui *accompagne* et celle du corps *accompagné* – le nôtre en l'occurrence. Les apports au *savoir domestique* sont à portée de main : les éléments et les aliments, ainsi que les contraintes du quotidien qui modulent la gestuelle du corps. À besoin simple réponse simple : nous sommes dans le registre du *bricolage* tel que décrit par Levi-Strauss et de Certeau. Se pose alors la question de la frontière entre *accompagnement* et intervention. La lecture des températures voyageant dans le corps reste un mystère : migraine, foulure et bosse sont citées en exemples. Existe-t-il des panacées ? Les limites du pouvoir de l'argile, comme celles du *seitai*, méritent d'être posées. Aux frontières de *l'involontaire*, l'*éveil des sensations* et l'*éveil des muscles* sont autant d'inspirations venues et à venir, avec *le spontané* pour nous guider. Dans toutes ces «approches du sensible», il s'agit de désapprendre – quoi et comment. Pierre de touche du *yukidō*, l'*auto-accompagnement* permet de situer celui-ci par rapport à une approche thérapeutique, grâce à une évaluation individuelle, immédiate et sensible de ce qu'il met en jeu.

Du soin savant au soin domestique

Situer le *katsugen undō* (*mouvement régénérateur*) et le *yuki* (plénitude du *ki*) au cœur du *seitai* a induit un glissement historique du *seitai sōhō*, *savant*, vers le *seitai domestique*. Cette pratique qui privilégie nos propres sensations et décisions ouvre le chemin pour retrouver un « corps en bon ordre ». L'« autonomie de la santé » s'envisage pour l'*accompagnement* d'un tiers comme pour l'*auto-accompagnement*.

Haruchika Noguchi est allé de village en village dans la région de Tokyo, alors dévastée par la guerre. Il enseignait le *yuki* et le *katsugen sōhō* aux personnes ayant subi un traumatisme. Il leur inculquait des notions de base et leur recommandait de s'exercer quelques minutes par jour à faire le *yuki* entre eux. Ceux qui ont persévéré en ont tiré un grand bénéfice pour leur santé et celle de leurs proches. Ils en ont témoigné à Noguchi des années plus tard.

Le fait que tout un chacun puisse mettre en œuvre chez soi le *yuki* pose de nombreuses questions. Comment définir cette pratique ? Sur quoi se base-t-elle ? À quelles difficultés doit-elle faire face ? Quelles en sont les limites ? Quel est son apport ?

Avec raison, l'automédicalisation n'est pas conseillée au médecin-thérapeute qui manque de distance pour évaluer comment intervenir dans son propre cas. Son objectivité de thérapeute est mise en concurrence avec sa subjectivité de patient. Où situer la différence qui permet au *soin domestique* d'être pratiqué par et pour soi-même ou pour un proche ?

L'EXEMPLE DU BAIN

L'hydrothérapie, la balnéothérapie et certains *bains seitai* placent le soignant en expert : diagnostic, protocole et bilan lui appartiennent. S'appuyant sur une connaissance et des moyens d'analyse qui font défaut à celui qui fait appel à lui, son influence est prédominante.

Le bain *domestique* n'est pas pour autant vierge de tout conditionnement : les coutumes, l'expérience et les contraintes influent sur sa mise en œuvre.

Néanmoins les décisions multiples (température, durée, fréquence, adjuvants…) sont prises par la personne selon la sensation immédiate qui est la sienne, et sans cesse réévaluées. La réaction du corps devient de plus en plus lisible au fur et à mesure de la pratique, ce qui fait du bain un moment de bonheur doté d'une certaine efficacité.

Si le cœur accélère, le bain a été trop long ou trop chaud ; si aucun bien-être ne se fait sentir, il a été trop court ou pas assez chaud. Par tâtonnements successifs, alternant réussites et frustrations, la personne éveille sa sensibilité. Sa lecture des besoins du moment se fait plus fiable, la réponse apportée plus pertinente, sa santé lui en est reconnaissante. Le bain va éviter ou guérir un refroidissement, réduire l'hyper ou l'hypotension, *détoxiner* l'organisme en le faisant transpirer, le défatiguer en lui rendant son élasticité ; il va assouplir les articulations, le déstresser, bref « lui faire du bien ».

Préventif et curatif sans qu'on ne sache l'expliquer, le *soin domestique* au quotidien ne demande pas de connaissance *savante* mais développe un savoir-faire empirique et expérimental qui s'acquiert par simple « imprégnation » et observation critique.

Le bain du nouveau-né est révélateur à cet effet.

Faire prendre un bain chaud à son bébé en étant attentif à ses propres sensations et celles de son enfant, cela donne un morceau d'ontologie pour praticiens *seitai* (Tsuda 1983, p. 46-48, 141-151). Au fil du récit, on suit les essais et trouvailles nécessaires à ce qui paraît si simple au départ. Les tâtonnements, doutes et peurs de chacun des deux parents côtoient les moments d'adéquation parfaite et simple.

Savoir quand et comment faire entrer le bébé dans l'eau, à quelle température, quand et comment le sortir : ces décisions se prennent avec l'enfant, à trois si père et mère sont dans le bain. Essayer selon ce qu'indique la sensation, puis vérifier. Un bain réussi laisse la peau du bébé souple et presque sèche, il paraît relaxe, sérieux et paisible à la fois, intense des sensations nouvellement perçues dans son corps. Et ses parents ont grandi de ce contact intime avec ce que réserve la vie dans sa simplicité.

POUVOIR OU VOULOIR

Plus généralement, nous pourrions dire que l'approche *savante* et thérapeutique perçoit « où et jusqu'où le corps peut aller ». Elle est appliquée à toutes sortes d'affections, des plus bénignes aux plus graves. Pour être efficace, l'*accompagnement* thérapeutique a besoin d'intervenir, de provoquer les capacités de l'organisme, voire de se substituer à elles. En cela, il ne se prête pas à l'auto-accompagnement : il demande du recul et des connaissances *savantes*.

En médecine manuelle, le kinésithérapeute, l'ostéopathe, le chiropracteur, l'étiopathe, l'expert en *seitai sōhō* vont chacun à sa manière localiser avec la main les nœuds musculaires, les contourner, les amener à se détendre peu à peu, si possible indirectement. Les tissus avoisinants vont être sollicités, la structure réorganisée. Charge au corps ensuite d'intégrer le changement opéré.

L'intervention vise à proposer de nouveaux schémas que le corps va accepter, refuser ou tolérer. S'il accepte d'emblée la proposition, il était prêt. Le refus du corps invite clairement le thérapeute à faire machine arrière. Mais si le corps ne fait que tolérer la proposition et si le thérapeute en profite pour pousser un peu plus loin le geste, au delà de la résistance, les chances d'acceptation deviennent infimes. Dans tous les cas, attendre que le corps manifeste son désaccord signale un acte invasif et contre-productif : aller trop loin n'est pas anodin, on ne peut faire machine arrière sans laisser de traces.

L'approche *domestique*, elle, voit « où et jusqu'où le corps veut aller » : le nœud se révèle ou pas. Il est contacté et laissé libre d'évoluer. L'immobilité ou la transformation sont *accompagnés* et non dirigés. Seul le travail autonome du corps guide la main. Le parti pris est non interventionniste et actif à la fois : il répond aux seuls *besoins sensibles* exprimés par l'organisme. Il concerne les affections bénignes et peut faciliter les traitements thérapeutiques des affections graves. Aussi a-t-il toute sa place dans l'auto-accompagnement.

AUTO-ACCOMPAGNEMENT VERSUS AUTOMÉDICALISATION

Une automédicalisation suppose une thérapie appliquée à soi-même. L'expertise vient de l'extérieur : tel ami donne un conseil, tel livre fait autorité, ou sa propre expérience sert de référence thérapeutique. Le do-in par exemple, permet d'appliquer une technique à soi-même en suivant les points et méridiens énergétiques selon les préconisations. L'automédication se substitue à la consultation thérapeutique ou en fait l'économie. Elle peut être l'occasion, pour celui qui s'y emploie, de développer ses connaissances sur les médicaments.

L'*auto-accompagnement*, quant-à lui, sollicite nos sens et nos propres ressources, avec un savoir et un savoir-faire *domestiques* et autonomes vis-à-vis des pratiques médicales. La capacité de l'être humain à percevoir et apprendre des sensations – les siennes comme celles d'autrui – lui permet d'utiliser au mieux les apports extérieurs simples et immédiats de l'univers domestique. Pour cela, il est précieux de percevoir les besoins pour ajuster les réponses à leur apporter.

UNE QUESTION D'ÉQUILIBRE

Marge 14 | L'équilibre

Rien de simple.

Face à une tension : besoin d'étirements et de fluidité ? Pas sûr. Chercher le juste milieu entre tension et relâchement ? Peut-être. Recherche de l'équilibre, oui, mais à quel prix ? À quelles conditions ? Ce fut notre problématique.

Quand l'engourdissement froid envahit nuque, épaules et dos, de grandes tensions au ventre viennent réchauffer l'ensemble… et c'est plutôt agréable. Le vide du ventre peut enfin réclamer son dû d'attention.

Le dos en torsion se frotte au sol comme le ferait un chien, et la souplesse revient. La tension chemine de la hanche gauche vers l'épaule droite et s'assouplit.

Et puis il y a le corps content, tranquille, pour qui tout mouvement est un bonheur. L'équilibre dynamique le pousse vers le haut, comme les plantes vers la lumière. Les mouvements inattendus ravissent l'âme, et pourtant ce sont les pieds qui sont en l'air.

Il y a l'équilibre avec des béquilles, qui donne le pouvoir de « s'affaler sans s'affaisser », les emmêlements que cela permet. Aussi, lorsque la marche est venue comme une suite de petits déséquilibres, c'est l'horizon qui s'est ouvert en plénitude avec le regard.

> Une danse d'ombres et de lumières, d'involontaire et de volontaire,
> le corps flottant, léger, devenu harmonieux, où la dissymétrie est
> vécue comme une richesse. Une écriture organique entre ciel et terre.

www.leti.lt/wordpress/danseforum-LEquilibre

C'est par tâtonnements que s'élabore ce que j'appelle le *savoir domestique* qui reconnaît à l'être sa compétence à sélectionner et utiliser au mieux ses aptitudes, son environnement et les « moyens du bord », pour garder son équilibre. Il s'agit de bricolage :

> *Arrangement fait avec les « moyens du bord », production « sans rapport à un projet » et réajustant « les résidus de construction et déconstruction antérieures ». [...] C'est une « mythologie » dispersée dans la durée, l'égrènement d'un temps non rassemblé, mais disséminé en répétitions et en différences de jouissances, en mémoires et en connaissances successives.*

de Certeau (2012, p. 252)

À disposition immédiate

Le *bricolage* implique, pour le maintien de notre santé, de se servir des outils et ressources « à disposition immédiate » : la main, mais aussi les éléments, ceux-là même qui composent les aliments, et enfin la gestuelle du quotidien et de l'*extra-quotidien*.

LA MAIN, DE SOI À SOI

Par toutes saisons et sous toutes les latitudes, il existe (normalement) un outil toujours à disposition et gratuit pour *accompagner* sa santé de façon autonome, c'est sa propre main. L'extrême sensibilité à la fois des mains et de l'organisme les fait entrer en *résonance* réciproque.

Pendant l'*auto-accompagnement*, la perception de la main qui fait le *yuki* est double, comme celle du corps.

Ce que perçoit la peau, j'en fais abstraction (comme développé au chapitre 2). Je porte attention au *toucher de la sensation interne* qui se manifeste dans la main. Elle devient ce qu'elle ressent : tendue, crampée, chaude, piquante etc.

Mon corps touché est aussi le siège de deux perceptions. L'une correspond au contact habituel externe et je la laisse de côté. Je privilégie ma *sensation interne* de tension, crampe, chaleur, picotements etc., en écho ou réponse à celle de la main qui *accompagne*.

Dans l'*auto-accompagnement*, je reste donc en présence d'une double *sensation interne* : celle dans ma main et celle dans mon corps, en « dialogue » réciproque. Les sensations ne sont plus distinctes, chacune étant le reflet de l'autre et les deux évoluant ensemble. On ne sait plus ce qui vient de la main ou de la partie touchée, ni qui *accompagne* qui. L'union se fait entre soi et soi, comme elle se fait entre soi et l'autre dans une pratique à deux.

Cette double perspective du *toucher de la sensation interne* – de soi à soi, de sa main et de son corps – permet un regard en double miroir avec possibilité de vérifier ce que l'on fait et comment on le fait.

CE QUI COMPLÈTE LE TOUCHER

La main n'est pas la seule à pouvoir répondre aux *besoins sensibles*. Tout dépend de la culture dans laquelle on se trouve, et de notre aptitude à adopter certains éléments d'autres pays qui peuvent être pertinents dans notre environnement.

En ce qui concerne les températures : je peux apporter du chaud ou du froid (sec ou humide, mobile ou immobile, intense ou doux…), avec tel support (soleil, vent, brise, embruns, eau, vapeur, argile, boue et sable…), de telle manière (exposition intégrale ou partielle, à température constante, progressive ou alternée…), avec l'aide de tel environnement (mer, fleuve, montagne…) et de tel instrument (bouillotte, coussin thermique, sèche-cheveux, radiateur…).

Pour les consistances : entre tension et relâchement, raideur et hyperlaxité, dureté et mollesse, je peux percevoir la nécessité de tension adéquate (sports, arts, *taisō*…) ou de stimulation (bain, jeux, balade…), de douceur (repos, laisser-aller…) ou fermeté (massages, décisions, mises en œuvre…), de pressions adéquates (shiatsu, *seitai*, *reboutage*, *yukidō*…) ou effleurements (massage de bien-être, humour, caresses…).

Quant aux *mouvements internes* : picotements, grésillements, piqûres, spirales etc., ils vont appeler l'activité ou le repos dans leur infinie diversité, entre mouvements volontaires, spontanés, *semi-involontaires* et involontaires. Nous sommes dans «l'univers des sensations» et de ce qu'elles nous enseignent.

Les éléments

Le *savoir domestique* nous relie aux «éléments»: la terre (argile, boue, sable, sel…), l'eau (sources, lac, rivière, mer, embruns…), le feu (soleil, lune, chaleurs sèches ou humides, couleurs…) et l'air (vents, sons, senteurs…).

Rien ne pousse sur l'argile, et pourtant elle représente un bienfait pour la peau et les os. Désignée comme « chirurgien du corps » par des médecins militaires pendant la Première Guerre mondiale, elle continue de faire la renommée des centres de cure thermale.

Les femmes sous-alimentées en Afrique, en Inde ou au Ladakh etc. mangent (le plus souvent en cachette…) de l'argile prélevée dans les murs de leur maison. Elles contribuent ainsi à préserver leur équilibre minéral.

Boue et sable chauds sont actifs pour la peau et les articulations. Les bains de boue stimulent et apaisent à la fois. S'enfouir sous la couche chaude du sable baigné de soleil, tout en gardant la tête à l'ombre, sollicite la transpiration et améliore l'état articulaire grâce à la silice du sable dit-on.

Les mines de sel calment, par l'air qu'on y respire, asthme et allergies. La mer Noire, par sa forte teneur en sel et son ensoleillement, a vu fleurir les centres de thalassothérapie pour réguler troubles de la croissance, acné, psoriasis, eczéma… L'iode de la mer énergétise.

La lune rythme les marées et la croissance des végétaux, l'agitation des enfants comme celle des malades. Cultivateurs, éducateurs et soignants le savent bien.

Les eaux minérales sortent du ventre de la terre. De même, les sources d'eau chaude. Elles peuvent soulager articulations et voies respiratoires, circulation veineuse, maladies de peau…

Selon les pays et les usages, les bains chauds sont d'une grande diversité: pris à l'extérieur ou à l'intérieur, bouillonnants ou paisibles, en une ou deux étapes (la deuxième plus chaude), intégral ou partiel selon les douleurs à apaiser, seul ou à plusieurs.

La vapeur d'un hammam (préférée dans les climats méditerranéens) ou la chaleur sèche d'un sauna (pour les pays froids) n'augmentent que très peu la température du corps. Elles sollicitent surtout le froid interne pour lutter contre l'excès de chaud ambiant. Tant que la peau frissonne ou reste fraîche, on peut rester dans cette atmosphère saturée de chaleur, se doucher (à une température qui convient à chacun), entrer de nouveau etc. C'est au moment précis où la chair de poule s'arrête, quand le corps se détend et ne lutte plus contre le chaud excessif, que la température du corps pourrait augmenter fortement et qu'il faut sortir. Trop tôt, l'action n'est pas complète, trop tard, le cœur force.

Les *fomentations* humides font office de bains de vapeur local. La différence de température avec le reste du corps dynamise l'ensemble.

Les rayons du soleil matinal revigorent. L'après-midi, ils apaisent. Dans tous les cas, le temps d'exposition de la peau doit être réduit à cette sensation de bien-être intense que provoque au début le soleil, soit cinq à dix minutes, rarement plus. Si l'on prolonge la durée, le bénéfice est remplacé par une torpeur, et la peau souffre.

Filtrés par une large feuille de bananier ou de plante de chez nous, les rayons du soleil matinal calment et régénèrent les yeux et le foie.

Les « sages » d'antan le savaient : les pieds au soleil et la tête à l'ombre. Celle du noyer était redoutée, trop froide et humide ; celle du marronnier, trop épaisse ; celle du tilleul, la meilleure. Ils disaient que le corps a deux pôles, et que pour être en pleine santé, il faut avoir la tête fraîche et les pieds chauds. Les exemples sont légion d'un savoir-faire ancien développé par Hippocrate puis Galien, toujours renouvelé.

Si le froid est recherché, on rafraîchit la tête (chapeau de paille, brumisation du visage, eau derrière les oreilles ou sur la nuque), ou le centre du corps (*bain de siège*, *bain dérivatif*). Si le besoin est celui de chaleur, on réchauffe la tête (chapeau de feutre, bonnet de laine) ou les extrémités des membres (gants ou chaussettes chaudes, bains chauds de pieds ou de mains, bouillotte aux pieds…). Dans les deux cas de figure, l'organisme en sort *rafraîchi*.

Les bains froids ne sont jamais meilleurs que dans les remous des vagues ou des torrents. Mais une douche froide fait presque le même effet. Les jambes lourdes y retrouvent vigueur et souplesse veineuse. Les organes génitaux sont stimulés par le froid mouvant et avec eux la libido et l'énergie vitale.

La bouillotte n'a de désuet que son nom. Son apport local de chaleur sèche n'est pas qu'un antalgique, elle « accompagne » crampes au ventre, torticolis, lumbago, sciatique, arthrose et refroidissements multiples. Lorsque le foie est trop gros et en excès de froid interne, combler son besoin en chaleur l'assouplit et l'aide à maigrir.

Boire chaud ou à température ambiante après un bain chaud, un gros effort physique, ou pendant la fièvre permet d'hydrater le corps en le rafraîchissant. Boire froid ou glacé dans ces mêmes conditions, c'est le bousculer. Une tisane ou un thé chauds pris en mangeant ou juste après le repas peuvent faire diminuer certaines indigestions ou inflammations intestinales. Face à une difficulté de déglutition, penser à réchauffer la collation et le bol alimentaire.

Les aériums se situent à 1000 mètres. La légère raréfaction de l'oxygène dans l'air provoque une augmentation des globules rouges et de l'hémoglobine favorable à un renouveau de santé.

Chaque couleur a sur nous une influence, on peut s'y rendre attentif comme à un parfum ou à une saveur : c'est l'art de s'habiller avec des teintes qui nous siéent selon les saisons et notre humeur, de décorer un intérieur ou dessiner un jardin…

Les couleurs nous nourrissent psychiquement, et leur absence nous défatigue. Dormir dans le noir est nécessaire à une bonne vision et à l'organisme en général pour se régénérer lors du sommeil ou du repos. Le jour, nos yeux se reposent si on fait l'obscurité autour d'eux avec nos mains, selon le *palming* de William Bates (Huxley 2004 [1970]). On place les mains sur les yeux pour obtenir le noir complet tout en laissant libres les paupières de s'ouvrir. La paume des mains est creusée et permet ainsi que la lumière ne filtre pas. Si les yeux sont fatigués, une sensation de fraîcheur survient presque instantanément. On laisse les mains en place tant que cette sensation perdure.

Conjuguer le balancement de la marche avec l'obscurité nocturne permet d'entretenir les bâtonnets, cellules de la rétine qui perçoivent la brillance. La vision en est améliorée. Pendant la journée, ce sont principalement les cônes qui sont sollicités par les couleurs.

Les formes nous affectent d'autant plus, et leurs correspondances : cathédrale de verdure ou forêt d'immeubles, ballet d'oiseaux sur symphonie de klaxons… chacun peut y trouver son compte. Les « bruits de vie » enchantent ou exaspèrent, comme la musique : au delà des mots, danse intérieure de l'espace et du temps.

Les senteurs de la mer, de la montagne, des fleurs, des bois, des écorces, des racines, des feuilles, des champignons, des lichens et des algues, des animaux et des insectes, de la peau et des cheveux, l'haleine des steppes, l'odeur des pierres baignées de soleil, tout cela influe sur nous, durablement, au plus profond de notre mémoire. Il n'y a que les parfums, aujourd'hui synthétiques, pour semer la zizanie dans l'orgue olfactive. Où sont nos « nez », qui n'ont de cesse de rendre tenace un parfum au delà de 24 heures – ce qui est en contradiction absolue avec le plaisir de l'odorat – et prétendent que l'on peut synthétiser n'importe quelle fragrance sans que la synergie d'un parfum n'en soit affectée ?

Les cycles circadiens endogènes rythment temps de sommeil et d'activité. Chronobiologie (Reinberg 1994, 2003 ; Bourre 2012, p. 14) et chrononutrition (Delabos 2012 ; Mestre & Rapin 2012) s'en sont inspirées.

L'aube fait apparaître le contour des choses et la bonté du monde. Le crépuscule apaise les tourments et sertit la nuit.

Le cycle des saisons permet de repartir du bon pied tous les trois mois. Sous nos climats, crampes et grésillements fleurissent au printemps. L'été évacue le trop chaud interne, l'organisme se rafraîchit en suant un bon coup. L'automne chasse engourdissements et fourmillements ; l'hiver ne supporte pas le froid interne. Chaque intersaison travaille au renouveau.

Les aliments

Produits par les éléments et adaptés à eux, les aliments nous comblent de parfums, de saveurs… et de santé.

Le nez, les lèvres, la langue, le palais et l'estomac savent si tel aliment nous convient et s'il est bien préparé. Fruits et légumes de saisons et de régions différentes, cuits ou crus, nous pourvoient en chaud, froid, sec ou humide selon nos besoins, différents pour chacun. Le sarrasin est un aliment plus « chaud » que le riz. Le yaourt réchauffe ; dilué à l'eau, il aide à lutter contre la chaleur. La mangue rafraîchit. Cuite à la flamme dans sa peau avant maturité, elle embaume la maison et la consommer fluidifie le sang.

Le goût pour les aliments de tous les pays peut ainsi être guidé par la pertinence de leur accord avec la saison, le climat, le lieu où l'on se trouve, et par sa correspondance avec l'état dans lequel on se sent.

La valeur des aromates et épices pour la santé n'est plus à démontrer. Je prendrai pour seul exemple le gingembre, assez peu connu chez nous. Il accompagne de ses bienfaits légumes, viandes, poissons et fruits, tout en valorisant leurs saveurs.

Frais et râpé en petite quantité (une demi-cuillerée à café), mélangé à du miel et à quelques grains de pollen, il réchauffe et calme la gorge enflammée. Avec de l'eau, du citron vert et du sucre roux, aux proportions que l'on aime, puis filtré, il donne en été une boisson tonique et rafraîchissante. Au début de l'allaitement, une décoction elle aussi filtrée, que l'on applique chaude à l'aide d'une serviette de bain trempée puis essorée, agit comme une *fomentation* : elle désengorge et assouplit les seins, guérit leurs gerçures. Associé au curcuma (qui devrait figurer au panthéon des épices bénéfiques à la santé) dans une préparation culinaire, il en décuple la biodisponibilité, et leur cocktail régénère les intestins en éloignant les parasites. Le gingembre, pris à la juste mesure dictée par la sensation, aseptise en réchauffant, fluidifie le sang et la lymphe, tonifie et rafraîchit l'organisme. Chacun des ingrédients d'une cuisine pourrait être ainsi décrit dans ses bienfaits, les manuels ne manquent pas à cet effet.

Mais le *savoir domestique* culinaire demande d'être « averti » : alors que la chair du piment est bénéfique pour lutter contre la chaleur, les graines sont nocives pour les personnes fragiles du cœur. Les germes d'ail et d'oignon doivent être enlevés, comme ceux des pommes de terre, cette fois avec toute la racine du germe : ils sont toxiques. En revanche, les germes de blé, de pois chiche, d'alfafa (luzerne) etc. sont énergétisants.

Amandes et noisettes gagnent à être trempées quelques heures avant d'être consommées. Leur eau de trempage est à jeter, comme celle des céréales complètes et des légumineuses avant de les cuire. Ceci les rend plus assimilables. Au contraire, l'eau dans laquelle gonflent les fruits secs (abricots, pruneaux, raisins, goji…) est excellente à boire. L'amande du noyau d'abricot est comestible, celle des pêches est un poison violent etc.

▨ La gestuelle du quotidien

Il m'a fallu apprendre à danser en Inde les gestes du quotidien[51] pour percevoir la richesse et la subtilité de la gestuelle de ma propre culture. La manière de dire bonjour, de s'asseoir, de se mouvoir et de se placer relativement aux autres, la distance observée entre les êtres selon leur degré d'intimité, tout cela obéit à des codes sociaux, à des logiques de climat et d'environnement domestique qui fondent une gestuelle au quotidien. Noguchi voyait ainsi dans le *seiza*, cette manière de s'asseoir sur les talons, la quintessence de la culture japonaise.

Chaque habitude gestuelle favorise telle ou telle aptitude. Vivre près du sol, comme cela se fait traditionnellement dans les pays asiatiques, sollicite dès l'enfance la force et la souplesse des jambes, du bassin et de la colonne vertébrale. L'ensemble donne des gestes et une marche ondoyante d'une beauté sans pareille.

Dans une culture moderne à l'occidentale où chaises, fauteuils et canapés sont de mise, où la voiture évite la marche à pied et où la mécanisation supprime bon nombre d'efforts physiques, le sport et la technologie enrichissent les connaissances sur le dynamisme de l'organisme et la genèse

---

{51} Le kathak, qui partage deux influences, hindoue et moghole, place la « saveur » du geste quotidien au cœur de l'expérience esthétique.

des mouvements. Ces approches contribuent, chacune à sa manière, au patrimoine postural et gestuel de l'humanité.

Avec tout ce que la « Nature » nous a apporté, la simplicité de la lecture des *besoins sensibles* et des réponses à leur donner devrait aller de soi. Tel n'est pas le cas, sinon la médecine et les thérapies diverses n'auraient pas aujourd'hui l'impact qu'elles ont sur nos modes de vie et seraient réservées aux affections graves. Mais avant d'explorer la complexité qui se cache derrière la lecture des symptômes les plus bénins et de leur *accompagnement*, nous devons nous demander ce qui distingue ce dernier d'une intervention et si les deux approches sont incompatibles.

ACCOMPAGNEMENT OU INTERVENTION

L'*auto-accompagnement* est-il une intervention dans le processus spontané du corps pour se guérir ? Si l'organisme possède toutes les capacités pour se maintenir en bonne santé, avec une pharmacopée interne complète pour réguler ses affections bénignes, pourquoi un apport extérieur hors du strict quotidien et de ses habitudes serait-il nécessaire ?

Si l'idéal est « ce qui est », on pourrait supposer qu'il n'y a rien à faire, rien à toucher ni accepter de l'extérieur. Une simple tisane deviendrait une intervention, puisqu'on la prend pour aller mieux. Les cataplasmes chauds, bains de soleil, cure d'argile etc., ou encore l'*auto-accompagnement* par les mains, tout cela serait-il de l'ordre de l'intervention ?

La question vaut la peine d'être posée. Elle souligne dans un premier temps la différence entre intervention et réponse aux besoins perçus par la personne. On intervient dans le cours d'un événement quand il ne se déroule pas de façon satisfaisante. Mais la limite n'est pas si tranchée.

Le gingembre par exemple aide à résoudre mal de gorge, rhinite, pharyngite… Ici, l'intervention répond aux besoins : tout en aseptisant, elle réchauffe et désengorge les tissus. On pourrait dire que le gingembre a agi « avec » le symptôme, et non contre lui. Ce dernier disparaît, mais pour de bonnes raisons.

Entre non-intervention ou abandon, et non-assistance à personne souffrante, la marge est étroite et les excès possibles. Pousser à l'extrême le raisonnement des capacités internes de l'organisme peut amener à une forme d'auto-isolement et d'autocensure. Le malade renonce à demander de l'aide ou des informations, à se soigner ou se faire du bien, parce qu'il pense qu'il peut tout supporter et de cette manière tout contrôler.

De manière plus générale, entre l'interventionnisme à tout crin qui sous-tend nombre de méthodes thérapeutiques et le renoncement à tout ce qui pourrait faire du bien de l'extérieur, il y a une articulation à trouver pour rendre à la vie son bon sens et aux êtres leur capacité fraternelle et discernante à interagir.

EXERCICE RESPIRATOIRE

Les exercices de respiration élaborés et transmis par mon père sont pour moi l'exemple édifiant d'une intervention réussie car adéquate, qui m'a donné tout au long de ma vie l'impression d'être *accompagnée* par le souffle.

Mon père avait été gazé pendant la guerre et s'était sorti seul de ce mauvais pas, après avoir quitté l'hôpital militaire, encore très faible. Quotidiennement, sur la plage de Monte Carlo et face à la mer, il s'est mis à explorer les mouvements favorisant la respiration. Un jour, il s'est aperçu que quelques personnes reproduisaient ses exercices. Le groupe s'est étoffé au fil des jours et des mois, et les mouvements, dont je ne peux dire s'il les a inventés ou empruntés, se sont structurés.

Ce sont des exercices d'une grande simplicité et efficacité, que l'on voit parfois exécutés un peu n'importe comment, ici ou là. Tout est dans le détail. Voici comment je peux les décrire aujourd'hui :

L'idée d'André Pouzalgue (1894-1977) était que les poumons se remplissent bien lorsqu'ils se vident bien. Ainsi chaque mouvement se fait-il en expirant bouche ouverte pour que l'air soit expulsé rapidement et à fond. L'inspiration nasale se fait par simple appel d'air, sans volonté de gonfler les poumons. Il n'y a pas d'hyperventilation. Les mouvements peuvent être rapides ou lents voire très lents, selon les besoins. Les phases de respiration s'accordent spontanément au mouvement. Le nombre de répétitions dans une série dépend de chaque individu, il peut augmenter ou diminuer avec le temps et la pratique. Ce nombre gagne à être régulier lors d'une pratique quotidienne, mes indications ne sont là que pour servir d'exemple.

L'ensemble des exercices se décline en trois séries : 1) les moulinets des épaules, coudes et bras, 2) les torsions du buste et 3) les rétentions d'air.

1) La première série *est composée en trois temps, avec des moulinets par les épaules, puis les coudes, puis les bras.*

On se tient debout sur les pieds stables, écartés selon la largeur des épaules. La respiration est induite par le mouvement lui-même : à chaque moulinet, toute la cage thoracique est mobilisée, l'avant et l'arrière alternativement. Le corps ondule des pieds à la tête grâce aux jambes qui restent souples et au bassin qui participe au mouvement. Les hanches pivotent selon un mouvement avant-arrière puis arrière-avant qui se fait tout seul en suivant les phases du mouvement. On laisse la respiration moduler le rythme de chaque cercle : le mouvement ralentit un peu à l'inspir donnant l'impression de se suspendre, et il s'accélère un peu à l'expir, qui se fait à fond.

1 a – Les premiers moulinets concernent les épaules qui dessinent des cercles sagittaux simultanés, un par respiration. Leur vitesse est très lente, quatre fois dans un sens, quatre fois dans l'autre. Les deux épaules se rapprochent vers l'avant en « ouvrant » le dos, ce qui amène la poitrine à se creuser. Elles montent ensemble pendant l'inspir et descendent par l'arrière en serrant les omoplates pendant l'expir, alors que la poitrine s'ouvre. Ceci quatre fois de suite. Puis dans l'autre sens, de l'arrière vers l'avant. On remarque que, dans le premier sens, la cage thoracique s'ouvre à l'arrière pendant l'inspir et à l'avant pendant l'expir, alors que dans l'autre sens, elle s'ouvre à l'avant pendant l'inspir et à l'arrière pendant l'expir. L'ondulation du corps est visible sans emphase.

1 b – La deuxième sorte de moulinets se fait de la même façon mais par les coudes, avec des cercles les plus grands possible. Le mouvement est deux fois plus rapide que 1 a, huit fois dans un sens, huit fois dans l'autre en soufflant à chaque tour. Les bras sont repliés sans tension, les mains sur les épaules. Dans le premier sens, les deux coudes se rapprochent devant le buste en montant ; dans le sens inverse, ils s'écartent vers l'arrière en montant, tout en resserrant les omoplates. L'ondulation du corps est présente, mais sans exagération.

1 c – Les moulinets bras tendus sont la troisième variante. Ils se font encore deux fois plus vite que la précédente, seize fois dans chaque sens. Les mains se touchent devant soi lorsqu'on monte les bras dans le premier sens de rotation, de même lorsqu'on les descend dans le sens inverse. L'ondulation du corps reste visible car même si la vitesse réduit son amplitude, elle conserve au mouvement sa souplesse.

En plus d'assouplir les épaules, les trapèzes et le dos, les moulinets stabilisent le bassin en l'assouplissant. Les poumons se déploient côté poitrine et côté dos, en rendant une amplitude de mouvement aux côtes et au diaphragme.

2) La deuxième série introduit les torsions du buste. Une fois qu'on a trouvé son rythme, on le garde.

2 a – La torsion transverse demande d'avoir les pieds écartés de la largeur du bassin qui reste stable, le buste est droit. Les mains sont fermées l'une sur l'autre, sans tension. Elles décrivent huit larges cercles horizontaux autour de soi, à hauteur des basses côtes, emmenant buste et bras en soufflant. La tête et le regard restent droits devant soi, pendant que les épaules pivotent à droite puis à gauche en envoyant bras et mains serrées vers l'arrière. L'épaule qui dirige est celle du côté où vont les bras, l'autre épaule ne fait que suivre.

2 b – Dans un deuxième temps, les mains se libèrent, les bras ballants sont projetés vers l'arrière en soufflant, d'un côté puis de l'autre, huit fois. La tête accompagne le mouvement en pivotant sur son axe, tout en balayant l'horizon du regard. Ces torsions opèrent un véritable essorage des lobes pulmonaires inférieurs, les vidant de tout air vicié.

2 c – Puis vient la torsion multilatérale, où les mains qui se tiennent l'une l'autre décrivent sur le plan frontal huit cercles verticaux complets, les plus grands possible autour du centre du corps (hara). Les mains jointes montent à la verticale au dessus de la tête puis entament un cercle sur le côté gauche, passent devant les pieds et remontent sur la droite. Les jambes restent droites sans tension, le cou est souple, la tête dans le prolongement du buste et des bras. Ces derniers sont tendus sans raideur. On arrête le cercle en haut puis on descend les mains devant le hara. La même série se fait en remontant bras et mains à la verticale, puis en descendant sur la droite et en remontant par la gauche. La respiration est libre. L'« essorage » des lobes pulmonaires est progressif, diversifié et complet.

3) La troisième série se fait avec des rétentions d'air.

La deuxième idée d'André Pouzalgue était que pour assimiler l'air et ses bienfaits, les poumons ont besoin d'élasticité, et c'est l'alternance des rétentions d'air poumons pleins et poumons vides qui va les y aider.

3 a – On démarre à la verticale, pieds positionnés selon l'écart des ischions, mains jointes devant le hara. Elles montent avec les épaules, les bras se tendent vers le ciel pendant que la cage thoracique s'ouvre largement. On bloque la respiration. La rétention poumons pleins se fait sans forcer, en laissant les épaules se baisser doucement et en amenant lentement les mains jointes devant le hara. Quand on en sent le besoin, on relâche l'air dans cette position et on laisse la respiration se calmer. On inspire largement, puis en expirant, on laisse la tête se baisser, la colonne s'enrouler et les mains descendre vers les pieds. On s'accroupit genoux parallèles pour finir de bien vider les poumons. On bloque le souffle et on remonte lentement à la verticale, d'abord en tendant les jambes puis en déroulant la colonne. Les mains reprennent leur place devant le hara, la tête revient droite en dernier et on laisse l'inspiration se faire quand elle en a besoin. On attend que la respiration se calme pour recommencer le tout une fois ou deux.

3 b – Les rétentions d'air peuvent ensuite reprendre avec la torsion multilatérale (de la deuxième série) lorsque les mains jointes décrivent de grands cercles frontaux et verticaux tout autour du hara.

On monte les mains au dessus de la tête en inspirant largement. On retient le souffle et commence quatre tours complets en commençant par la gauche, dans le sens inverse des aiguilles d'une montre. On s'arrête les mains en haut, au dessus de la tête, et on les ramène devant le hara, doucement en expirant. On reste ainsi le temps que la respiration se calme. On inspire largement, puis sur l'expir, on laisse la tête se courber et les mains descendre devant les pieds. Pendant la rétention poumons vides, on remonte par la droite, faisant le nombre de tours complets (de 1 à 4) que l'on peut tenir poumons vides sans forcer. On arrête en bas, mains devant les pieds. L'inspir se fait en remontant le buste puis la tête, les mains revenant devant le hara. On attend que la respiration revienne à la normale. Puis on recommence en inversant les sens par rapport aux rétentions poumons pleins et poumons vides.

Pendant tous ces exercices, le corps est détendu et tonique. La sensation corporelle doit être bonne et agréable tout au long de la pratique. Elle apporte bien-être et fraîcheur à l'organisme.

Ainsi, *accompagnement* et intervention, loin de toujours se contrarier, peuvent se compléter mutuellement. Afin de pouvoir aborder des exemples courants mais douloureux (migraine, bosse et foulure), je dois auparavant développer une des notions les plus intrigantes pour moi, je veux parler de l'agencement des températures dans le corps.

Le mystère des températures

La température interne est ce que j'appelle à la fois le plus petit commun dénominateur de la santé, son alpha et son oméga. Les symptômes se signalent, se développent et s'arrêtent avec des variations de température, locale et/ou globale. Nous en avons donné de nombreux exemples.

Face à une douleur ou à un inconfort, il est bien rare de ne pas trouver une réponse qui soulage avec des moyens on ne peut plus simples : bouillotte, bains chauds ou froids, gargarismes d'eau chaude salée, *fumigations*, *fomentations*, cataplasmes, compresses, ventouses… Lorsque l'effet apaisant n'est pas là, cela veut dire le plus souvent qu'on n'a pas assez affiné la perception des besoins en température, ni la réponse à leur apporter… ou bien que le besoin se situe principalement au niveau des consistances ou mouvements. Ou encore que l'on n'est plus dans le cadre d'une affection bénigne et qu'il faut consulter un médecin.

Les températures internes s'expriment et la main fait *miroir*. Aussi pourrait-on s'attendre à ce qu'elles soient identiques entre la main qui les perçoit et le corps *accompagné*. En fait c'est bien plus complexe. Cela dépend du lieu où se porte l'attention, un excès de froid pouvant très bien « se cacher » sous un excès de chaud et vice versa. Parfois le chaud et le froid sont imbriqués, et cela ne fait pas du tiède. Les grésillements peuvent être brûlants sur un fond stagnant froid. Dans ce cas, la perception changera selon que l'on porte attention au mouvement (grésillant) ou à la consistance (stagnante).

Il peut paraître étrange que, même lorsque mes mains deviennent glacées ou brûlantes, leur contact « fait du bien » : les personnes auxquelles j'ai posé la question me l'ont toutes confirmé. Comment cela se fait-il ? Cela semble indiquer que le *toucher de la sensation interne* ne fait pas seulement office de « miroir », ou bien il s'agit d'un miroir interactif répondant instantanément aux besoins perçus.

Ainsi, lorsqu'un excès de froid se cache derrière un excès de chaud, ou vice versa, la main se module spontanément et involontairement. Elle répond aux besoins de l'organisme, selon les priorités du corps, qui déterminent sa stratégie. Observer quelle température prend la main, comment elle devient (souple ou raide, crampée ou détendue…) et quel mouvement est accompli, déjoue toutes les prévisions : la complexité est trop grande.

En ce qui concerne les soins avec un apport externe de température (eau, bouillotte etc.), de la même manière, aucune recette n'est valable pour tout le monde. Les tensions froides ou chaudes signalent-elles au corps un besoin inverse ? Pas toujours. Seule la *sensation interne* peut nous faire apprécier à chaque instant quand la réponse est ajustée.

Les bains d'eau chaude ou de vapeur favorisent la sudation, soulagent et assouplissent les tissus pris par certaines tensions froides. Mais si en interne l'excès de froid compense un excès de chaud, ce dernier « demandera » d'abord une dépense active d'énergie. Le sport ou le défoulement peuvent dégager une énergie stagnante, qui, faute d'être utilisée, se consumerait en soi – provoquant une grande fatigue ou excitabilité autrement inexpliquées.

De la même manière, les bains froids du centre du corps (*bains de siège* ou *dérivatifs*) ont un bon effet sur certaines tensions chaudes. Mais si l'excès de chaud interne compense un froid sous-jacent, celui-ci appellera d'abord le réchauffement des extrémités, pieds et/ou mains. Dans tous ces cas, nous ne sommes pas dans l'anesthésie de la douleur, mais bien dans le soin des tissus organiques.

Enfin, il est une dimension que nous n'avons pas encore abordée, qui caractérise une température et participe à son action, je parle de son degré d'hydratation.

LE SEC ET L'HUMIDE

Le chaud et le froid peuvent être plus ou moins secs ou humides, et on voit la main affiner la réponse aux besoins en exprimant cette qualité intrinsèque aux températures. Elle module ainsi le contact, en devenant elle-même sèche ou humide, en *écho* ou miroir à la partie du corps *accompagné*.

La mise en place des moyens externes (*fomentations*, coussins thermiques etc.) devient elle aussi plus précise.

Le chaud sec convient aux inflammations et raideurs articulaires (arthrose, lumbago etc.). Chacun peut observer que dans ces cas, le soleil est royal (quelques minutes par jour sur la peau dénudée), mais aussi toute source de chaleur sèche : bouillotte, radiateur, compresses sèches passées au four (serviette de toilette ou feuille de chou écrasée), coussin thermique chauffé au micro-ondes.

La chaleur humide est favorable quand le froid interne est dû à une fatigue locale, une évacuation de toxines ou un choc. Les sinus irrités vont s'apaiser avec des inhalations de vapeur au dessus d'un bol d'eau chaude. La gorge enflammée guérit facilement avec des gargarismes d'eau chaude et salée. Bronches et poumons se réchauffent avec les ventouses, cataplasmes de moutarde ou *bain seitai* des mains. Les seins douloureux et durcis lors des règles, au début de l'allaitement ou au passage de la ménopause vont retrouver une élasticité *normale* avec des enveloppements chauds et humides. Tendinite et arthrite, articulation foulée ou luxée, déchirure musculaire sont soulagées par des *fomentations* ou des bains chauds.

L'ALTERNANCE DES TEMPÉRATURES

Certains naturopathes recommandent d'appliquer de la chaleur ici (sinus par exemple) puis du froid là (gorge par exemple) pour faire dériver les toxines vers une voie d'évacuation.

Le *bain dérivatif* (Guillain 1999), inspiré du « bain friction » de Louis Kuhne (2007 [1962] ; 1992), est décrit comme une « pompe à toxines ». Bénéfique à jeun (loin des repas), il doit être évité aux périodes où l'organisme a besoin de chaleur : pendant la digestion, lors d'une grande fatigue, d'un état de faiblesse ou pendant les règles. L'induction ponctuelle de la bascule thermique se fait entre le centre du corps refroidi et sa périphérie qui reste au chaud. Ceci, ajouté au léger va-et-vient des températures — le temps de remouiller gant de toilette et d'appliquer l'eau froide sur toute la région du plancher pelvien, sexe et anus — stimule l'organisme.

Les *fomentations* chaudes font aussi alterner les températures : pendant que l'on réchauffe la serviette de bain dans l'eau et qu'on l'essore pour l'appliquer de nouveau, la partie découverte se refroidit légèrement. Tiède ou fraîche, la douche rythme de la même façon les différentes étapes du hammam ou du sauna.

Ici encore, toujours préférer la sensation aux recommandations et recettes : l'alternance du chaud avec le tiède ou le froid peut convenir à certaines personnes et pas à d'autres, à certains moments seulement. Je ne transcris mes observations que pour indiquer différentes possibilités d'apport du chaud ou du froid, secs ou humides pour rééquilibrer l'organisme.

L'approche est douce, elle permet généralement de se passer du choc thermique de la cryothérapie locale ou du corps entier.

J'ai coutume de dire que lorsque le froid interne s'exprime pendant un *accompagnement*, « tous les espoirs sont permis ». Il faut quelquefois plusieurs séances pour qu'un excès de froid intense se manifeste dans toute sa vigueur. Mais, après qu'il ait rendu mes mains glacées pendant de nombreuses minutes, l'excès de chaud peut se manifester. On observe alors une décontraction de l'organisme et par la suite, un possible rééquilibrage ou la stabilisation d'un état qui se dégradait (voir le cas de T., plus bas).

Si l'excès de chaud s'évacue en premier, un apaisement général du mental et du corps est ressenti ; puis l'excès de froid sous-jacent se manifeste pour disparaître à son tour.

LA NORMALISATION DES TEMPÉRATURES

Dès que les températures perdent leurs excès, elles se normalisent. Des symptômes récurrents, que l'on pourrait situer dans la zone de recouvrement entre *bonadie* et maladie, trouvent une voie vers le bénin et éventuellement la fin du trouble. Des hyper ou hypotensions soutenues mais bénignes, des névralgies aigües, des allergies chroniques, des angoisses récurrentes parviennent à s'apaiser grâce à l'écoute des températures et des besoins qu'elles signalent. De même, certaines maladies avérées se trouvent ainsi stabilisées. L'exemple peut-être le plus frappant que j'ai rencontré donne une idée de la complexité des messages donnés par les températures.

Quand il vient me voir, T. souffre depuis dix ans de ce qui a d'abord été diagnostiqué comme une polyglobulie héréditaire (fabrication excessive de globules rouges), puis comme une maladie de Vasquez. Le traitement médical, en plus de la chimiothérapie, consiste en des saignées : pratiquées à présent tous les trois mois, elles jugulent le taux d'hématocrite (pourcentage du volume des globules rouges par rapport à celui du sang).

Parallèlement, des acouphènes constants perturbent la vie de ce musicien et la phobie de la vitesse le prend dès qu'il dépasse 110 km/h sur autoroute. Sentiment de solitude et tachycardie se relaient, avec la sensation d'une barre à la poitrine, des vertiges ponctuels et une impression de casque autour du crâne. Sportif de haut niveau, T. éprouve depuis des mois du mal à courir, il est très vite fatigué. Des douleurs aux jambes se font sentir en station debout.

Tous ces symptômes sont apparus à la suite d'un divorce mal vécu et aujourd'hui encore problématique, qui, sans en être la cause, semble avoir servi de déclencheur.

La première séance fait apparaître un « trouble » et un froid sur toute la surface du crâne. Mes mains perçoivent un coussin d'air épais entre elles et la tête pendant dix minutes, signalant un stress persistant. Puis un chaud piquant et crampé, venu s'installer à la partie avant de la tête, oreille gauche incluse. Le thorax exprime des « pressions du vide ». La région de la rate est crampée et piquante, volumineuse sous ma main. Le colon descendant donne une impression de fragilité, de « trouble ». L'occiput exprime des crampes piquantes et chaudes. La fraîcheur vient au bout d'une heure trente environ.

Une semaine plus tard, les acouphènes ont perdu leur gros bourdonnement et le sifflement a un peu diminué. Un « coup de pompe » a obligé T. à se reposer pour de bon. La barre à la poitrine a bien diminué. Il a moins de vertiges.

L'accompagnement fait ressortir de nouveau les crampes piquantes de l'avant de la tête, puis un chaud brûlant, humide et picotant dans la zone entre la tempe et l'arcade sourcilière gauches. Le chaud s'exprime dans la partie supérieure du buste, le froid dans le bas-ventre et les hanches. Un « coussin d'eau » garde la main à petite distance de l'arrière du crâne. Il se transforme en crampes piquantes et chaudes perceptibles au niveau de l'occiput.

Dix jours après, une saignée a eu lieu, les acouphènes ont encore diminué en intensité, mais la barre est redevenue sensible.

Ce jour-là le froid « sort », pour la première fois humide et intense pendant toute la séance de plus d'une heure. Mes mains perçoivent, de manière sous-jacente au froid, un excès de chaud piquant, dont je n'ai pas noté s'il était sec ou humide, ce qui signifie probablement qu'il était neutre. Puis des crampes engourdies remplacent les crampes piquantes de l'avant du crâne, celles de l'occiput persistent telles quelles.

Une semaine encore, et les acouphènes sont moins présents, au point de se faire oublier, il n'y a que l'effort du sport qui les rende sensibles. La barre a diminué de nouveau. Mais la panique en voiture persiste. Solitude et anxiété se manifestent au quotidien. Un rhume s'est déclaré deux jours après la séance.

La fois suivante, le froid humide et intense perdure une demi-heure, et seulement à l'avant du crâne. Il est remplacé par un chaud intense, piquant et crampé à l'extrémité gauche de l'arcade sourcilière et de la pommette proche. Le froid piquant et crampé lui aussi se retrouve au niveau du buste, alors que le dos est chaud dans sa partie supérieure et froid aux lombaires et hanches. Un chaud piquant au point d'être douloureux est perceptible à l'occiput. La fraîcheur en fin de séance se surimpose au chaud piquant.

Après quinze jours, l'amélioration est perceptible. Les acouphènes varient en intensité et tonalité, le rhume est encore un peu présent. T. se sent mieux mentalement. La tachycardie s'est manifestée trente minutes sur l'autoroute pour venir, mais le retour est moins angoissé.

La séance fait remonter en mémoire un accident de voiture évité de justesse, à grande vitesse, il y a quelques mois. Puis un autre souvenir : avoir les oreilles martyrisées tout au long d'une année scolaire fatidique, pour cause de dyslexie non décelée en primaire. Avec pour conséquence une angoisse et un dégoût de l'école se poursuivant tout au long d'une scolarité rendue difficile.

Les mouvements perçus par les mains à la suite de cette remémoration sont actifs, puis suspendus comme en attente et enfin apaisés avant de laisser s'exprimer une fraîcheur nette partout.

Encore six jours, et le mieux est général. Les acouphènes ont eu une poussée, et depuis sont très faibles. Conduire est encore angoissant. Les essais de course à pied ne sont pas concluants.

Les séances continuent. Le froid s'écoule comme une fontaine pendant une vingtaine de minutes puis est remplacé par des crampes piquantes brûlantes sur les deux côtés avant de la tête, puis à l'avant du cou côté gauche.

Un engourdissement crampé est perceptible par les mains au niveau du cœur et du bas-ventre, tout le long de la colonne vertébrale et à l'arrière de la tête.

La semaine suivante, T. court mieux. Les acouphènes sont très faibles et n'augmentent qu'après une immersion dans un environnement bruyant. Les analyses de sang sont bien meilleures, même si les saignées sont encore pratiquées régulièrement. Les angoisses sont encore là.

Le froid aussi. Mes mains le perçoivent humide et intense pendant une heure. Il se crampe, pique, mais des vagues plus chaudes apparaissent ponctuellement.

T. court cinq fois dans la semaine, sans fatigue. L'état général s'améliore. Pour la première fois, le trajet en voiture de 30 km pour venir chez moi s'est bien passé, même à l'aller. Les crampes sur froid humide laissent place aux crampes sur chaud humide. L'avant du crâne et la pommette gauche sont crampés. La région du cou est à peine serrée, le bas-ventre est moins tendu et plus chaud, l'occiput est crampé et piquant.

Quatre mois après le début des séances, je marque dans mes notes : « Attendre le désengourdissement ».

Il ne vient pas tout de suite. Le mieux se confirme, le soulagement apporté aussi, avec des acouphènes presque imperceptibles malgré un environnement sonore intense. La course à pied ne cause plus de fatigue (mais le mal aux jambes côté externe persiste, surtout à droite). Les palpitations en voiture ont cessé même s'il faut encore maintenir une vitesse réduite, les analyses du foie sont bonnes, les maux de tête récurrents ont presque cessé. La prise de sang mensuelle et l'attente des résultats sont chaque fois angoissantes pour T.

À la sensation de mes mains, le froid est piquant et humide partout, remplacé par des crampes piquantes et engourdies plus ou moins fortes. Je marque : « L'ensemble est moins chargé, continuer. Désengourdissement à venir. »

Cela prend cinq jours de plus.

T. me dit que l'hématocrite reste plus élevé que la moyenne mais, pour la première fois, dans les normes. Qu'il a eu hier un mal de crâne intense avec l'oreille droite douloureuse et qu'il sent un engourdissement crampé dans toute la tête. Pourtant, il se perçoit globalement mieux et moins fatigué.

L'excès de chaud humide, piquant et crampé est partout sous mes mains, mais je le sens diminuer, l'excès de froid étant lui-même moins extrême.

Quinze jours après, des vertiges reviennent en nombre et force, la tête est lourde et douloureuse, me dit T. Impression de bouchon dans l'oreille droite, les acouphènes sont bas et la forme physique haute.

Les choses suivent leur cours, les analyses se stabilisent et surprennent les médecins. Plaquettes et globules blancs sont « impeccables ». À chaque analyse les résultats sont un peu meilleurs. Les vertiges deviennent importants à l'approche du studio d'enregistrement, mais T. se sent plus détendu. Il appréhende encore de conduire.

Lors des accompagnements, chaud et froid alternent et diminuent tour à tour. Quinze jours encore et les vertiges finissent par partir en même temps que les maux de tête.

Angine et conjonctivite prendront le relais trois séances plus tard, faisant monter un peu le taux de plaquettes sans que cela n'inquiète les médecins. L'hématocrite est à présent normal et la voiture ne provoque que du bien-être. Remontées acides, bronchite de trois semaines et mal de dos seront bien vécus grâce à des analyses excellentes sept mois après le début des séances. Il n'y a pas besoin de saignée ce mois-là et les angoisses sont passées. Les acouphènes se manifestent très rarement, comme les vertiges, maux de tête et de jambes. La sensation de casque a disparu.

Les engourdissements affleurent souvent pendant toute cette période de récupération. Depuis, les saignées restent espacées, parfois de cinq ou six mois, ou de neuf à douze mois. T. sent son symptôme « stabilisé », avec son traitement médicamenteux. Le moral est bon et la vie a repris son cours.

Les données en température sont ainsi tellement complexes que seule la sensation peut guider celui qui veut s'approprier sa santé, et un peu d'expérience… Prenons trois exemples types : la migraine, la foulure et la bosse.

LA MIGRAINE

Généralement bénigne, de causes et d'effets différents, elle se traduit par des douleurs chaudes, prégnantes ou lancinantes, d'un côté de la tête. Les crises durent de un à trois jours en moyenne.

Le cycle infernal surmédication-sevrage-surmédication n'est pas rare, tellement ce symptôme, une fois chronique, peut devenir difficile à supporter. Les crises qui au début n'étaient que mensuelles ou hebdomadaires se font quotidiennes. La médecine propose alors un sevrage médicamenteux. Mais au bout de quelque temps le cycle des crises peut reprendre.

Comment sortir de cet engrenage ? Le foie est souvent concerné, le stress ajoute au problème, aussi la naturopathie ou les médecines alternatives complémentaires peuvent-elles parfois aider sur le long terme. Voyons ici ce que nous pouvons faire par nous-mêmes, à travers quelques exemples de tâtonnements de l'*accompagnement domestique*.

En amont

L'*auto-accompagne*ment est assez accessible lorsque les signes préliminaires sont perçus : un besoin inhabituel de dormir, une tension ou douleur au dos, aux épaules et/ou à la nuque, une pression encore faible à la tête.

Se reposer est alors nécessaire, au calme et dans le noir. Le *toucher de la sensation interne* au niveau du crâne va faire s'exprimer le plus souvent excès de chaud, excès de froid sous-jacent, crampes et pressions, grésillements etc. La main devient chaude, puis froide, crampée et grésillante… et répond aux besoins au fur et à mesure de l'*accompagnement*. Ceci permet quelques fois que la migraine ne s'installe pas.

❖ Pendant

Comprendre l'action du corps et la soutenir aide à mieux supporter la douleur. La tête chauffe pour dilater les vaisseaux sous forme de fins capillaires qui nourrissent les cellules nerveuses et les débarrassent de leurs déchets. Les raisons de ce besoin de dilatation à tel ou tel moment pour une personne donnée sont multiples et d'une grande complexité, mais nous pourrions dire que le phénomène est physiologique : il ne dégrade pas les tissus. Le corps est indemne et la personne témoigne souvent d'une sensation de renouveau quelques jours après la crise.

Lorsque la souffrance est installée, l'*auto-accompagnement domestique* se voit confronté à une difficulté : discerner le besoin du corps, de l'envie de faire taire la douleur.

Il faut parvenir à déplacer la focale de la douleur vers les sensations qui la composent. Ce n'est pas facile – ça chauffe, presse, pointe, bat, pulse, enfonce, fourmille etc. – mais les sensations sont alors à même de nous indiquer quoi faire.

Quels sont les moyens d'*accompagnement* de la migraine ?

Nous nous penchons en premier sur les températures. Rafraîchir un front migraineux avec un gant froid et humide soulage un instant, mais quelques secondes après, le mal de tête revient plus fort, comme s'il rattrapait le retard. On peut supposer qu'en renforçant l'excès de froid interne (sous-jacent à l'excès de chaud qui essaie de le compenser), on demande au corps de fournir plus d'effort. En revanche, aller se promener et s'oxygéner en respirant l'air frais soulage plus durablement : l'ensemble du corps est rafraîchi.

C'est par l'expérience que l'on apprend que le chaud local convient mieux que le froid à la tête migraineuse – mais pas de n'importe quelle manière. Le soleil est prohibé : il inonde toute la tête, qui a l'impression de vouloir exploser. Par contre, le jet de douche chaude ciblé à l'endroit précis de la douleur soulage parfois plusieurs heures. De même la bouillotte placée à l'endroit où l'on a mal à la tête, ou vers le foie.

Le *bain seitai* des mains soulage également, en facilitant le rééquilibrage des températures. Il se prend en deux fois. La première réchauffe les deux mains ensemble. Ensuite, on augmente la température et retrempe la main du côté migraineux. La migraine s'amoindrit. Tous ces moyens d'action semblent seconder les efforts de l'organisme.

Parfois, l'apport en chaleur peut convenir au début, mais ensuite rester sans effet.

～

Le besoin lié aux consistances prime alors sur celui des températures. Vouloir supprimer la douleur avec la main en comprimant l'afflux du sang donne un peu le même effet que le gant frais sur le front. Le soulagement ne dure que quelques secondes puis le mal empire, on finit par appuyer n'importe où et rien ne soulage.

La main exercée se place où la *sensation interne* du besoin appelle. L'*accompagnement* se décline en pressions ou effleurements. En appuyant, la *main active* perçoit la justesse de son geste à la réaction de détente dans le corps entier. L'intensité, la direction et la vitesse de la pression sont sans cesse réévaluées et la douleur diminue petit à petit. La migraine reviendra moins forte le lendemain. Le troisième jour, la tête est encore « en travail », mais tout reste supportable.

Les « pressions passives » s'exercent en utilisant le poids de la tête dans les mains, coudes appuyés. Les paumes prennent appui de chaque côté du front tout en se rapprochant de son centre en entraînant la peau. Cela étire les *fascias* de tout le pourtour de la tête, apportant un soulagement qui perdure si l'on tient la position assez longtemps et un nombre de fois suffisant. Cela peut parfois résoudre la migraine et elle revient alors moins vite ou moins souvent.

Les migraines vont souvent de pair avec des douleurs cervicales et/ou dorsales.

Si une aide extérieure est possible, les « pressions actives » des doigts peuvent exercer un *appui ciblé* et soutenu à la base du crâne, puis le long des deux « gouttières » arrières du cou pour les prendre en pince, à certains points des trapèzes et en suivant l'arrête de l'omoplate ou sous elle, du côté souffrant. Le migraineux peut diriger très précisément la main amie qui exerce ces pressions. Le soulagement est souvent notoire et persistant. La migraine est encore douloureuse mais reste supportable, le temps dont a besoin le corps.

Un petit rouleau de tissu très serré peut aussi faire l'affaire. On s'allonge dessus en le plaçant sous l'occiput et on relaxe tout le haut du corps. On peut à certains moments avoir envie de rouler dessus pour l'amener sous le haut du dos, puis sous les omoplates. On ajuste la position du buste selon le besoin de pression. La plupart du temps, les pressions résolvent en grande partie la migraine et durablement.

Mais quelquefois, ni l'apport de chaud, ni les pressions ne suffisent.

~

On se rend alors attentif au troisième type de besoin : celui de mouvement ou d'immobilité.

Au calme et dans la pénombre, on reste allongé la tête surélevée, ou confortablement assis. L'immobilité ou les mouvements très lents limitent le plus souvent la douleur migraineuse. Mais on peut avoir aussi le besoin de bouger, aller se promener au frais un moment. Ou bien un va-et-vient involontaire, rapide et répétitif de la tête sur son axe, ou du corps en entier, se déclenche involontairement. Il n'est pas rare que le vomissement libérateur qui s'ensuit en soit facilité.

Rien n'interdit d'aller et venir entre ces différentes attentions au corps. Chaque fois que l'on a su répondre aux besoins que les migraines signalent, elles diminuent et/ou reviennent moins souvent.

En aval

Pour que les crises s'espacent et/ou diminuent, le plus important est peut-être de veiller à l'après crise. À la suite du gros effort de migraine, le corps se fait lourd pendant un ou deux jours, se sent comme roué. Cette période de récupération est l'occasion d'une véritable convalescence. Voici mon témoignage, écrit à l'été 2014 :

Après avoir su les accompagner (chapitre 1), *je vivais mieux mes migraines et surtout elles se sont espacées, laissant entre les crises des répits d'un mois ou deux. Si les conditions s'y prêtaient, j'arrivais à faire le yuki et la migraine s'apaisait. Mais j'étais toujours surprise de les voir réapparaître, la plupart du temps en week-end, dès que je pouvais leur consacrer du temps. Je me les représentais comme une soupape de sécurité. Dès que la crise était finie, je rattrapais mon retard au niveau des tâches quotidiennes.*

Parfois, il arrivait que l'idée même de trois jours et nuits de douleur potentielle me devienne intolérable. Je prenais alors deux comprimés d'antalgique léger, puis je m'accompagnais avec mes mains jusqu'à ce que la douleur passe. Ainsi le travail autonome du corps pouvait se faire me semblait-il. Pourtant, les rendez-vous migraineux persistaient.

Un jour en début d'été 2012, une forte migraine s'est produite. Je me sentais lasse, préoccupée et tendue, et j'ai donc pris un cachet pour pouvoir supporter la douleur.

Une fois soulagée, sans savoir exactement pourquoi, au lieu de me lever et travailler, je suis restée plusieurs heures assise à ne rien faire. Et là, le travail de fond s'est mis en route. Une fatigue incroyable à mes yeux s'est manifestée et m'a clouée au lit pendant un jour. Le lendemain, j'avais à faire, aussi ai-je dû interrompre le processus.

La migraine a repris quinze jours plus tard et les mêmes étapes ont eu lieu. Cette fois, j'étais bien décidée à laisser faire le travail du corps jusqu'au bout.

Il m'a fallu trois jours de lit, avec la sensation du coureur de fond qui arrive au but.

Ce n'est que trois mois plus tard qu'une migraine intense d'un jour a demandé un autre jour de repos complet après que la douleur soit partie.

Pendant deux ans, je n'ai eu que de très légères, rares et succinctes douleurs à la tête (qui passent avec du repos) – ce qui n'était pas arrivé depuis une vingtaine d'années. Depuis, les migraines fortes, lorsqu'elles viennent exceptionnellement, me servent d'avertissement quand je dépasse mes capacités de résistance à la fatigue physique, mentale ou émotionnelle.

Pour la première fois depuis si longtemps, je sens de la fraîcheur sur mon front lorsque j'y porte attention.

La sensation et le résultat sur le long terme valent mieux que tous les discours et théories. Pour un symptôme douloureux, chronique et bénin, chaque fois que l'on prend le temps d'être à l'écoute du corps, la douleur au fil des jours revient moins souvent et/ou moins fort, pour éventuellement disparaître tout à fait. L'organisme se rééquilibre, les symptômes disparaissent peu à peu spontanément puisqu'ils n'ont plus de travail spécifique à accomplir.

FOULURE, BOSSE, TRAUMATISMES ET GLACE

Une foulure, un choc ou encore un mouvement répétitif et forcé, refroidissent la partie du corps concernée. L'inflammation veille alors à réchauffer tendons, muscles et *fascias*, à faciliter les circulations du sang et de la lymphe. Le gonflement immobilise l'articulation et préconise le repos.

L'application de glace après un choc physique (cryothérapie locale) est devenue aujourd'hui une panacée, à la maison comme à l'hôpital. Pourtant, il a encore quelques décennies, le chaud était préféré. La glace anesthésie la douleur : elle resserre les vaisseaux et jugule l'inflammation mais ne guérit en rien l'articulation. Pour une cheville foulée, l'avantage certain est qu'elle n'enfle pas, ou peu ; la personne parvient tout de suite à remarcher ou claudiquer, et surtout la douleur est moindre.

Mais les inconvénients sont nombreux. Le repère de la douleur est très atténué, l'articulation peut «fonctionner» comme si elle allait bien. Parfois elle demanderait à être remise en place par simple élongation des muscles antérieurs de la jambe. D'autres fois, elle nécessiterait un repos immobile pour réparer les tissus. Sollicitée par la marche, l'articulation foulée se fatigue un peu plus et peut se fragiliser. Dans ce cas, l'inflammation perdure, avec une douleur persistante et «sourde». Plus tard, la cheville restera sensible au changement de pression atmosphérique. Alors, comment faire ?

Mettre en premier ses mains autour de la cheville qui vient d'être foulée : cela apporte la bonne température et rend la douleur supportable. Quand on a moins mal, l'excès de froid interne dû au choc appelle un bain de pied chaud (avec une eau saturée de sel gris marin), pris à une température et sur une durée dictées par la sensation. La douleur est un peu ravivée, mais de manière positive : elle bouge, on la sent faire du bon travail, puis s'apaiser assez rapidement. Ayant moins à réchauffer la cheville, l'inflammation diminue spontanément en quelques bains, ainsi que le gonflement, redonnant de la mobilité en quelques jours, sans séquelles.

La glace soulage parfois l'algodystrophie qui s'installe à la suite d'un choc, foulure ou fracture, mais le problème s'enracine d'autant plus que l'articulation traumatisée a un grand besoin de chaud. Les mesures à prendre ensuite peuvent être contraignantes et invasives : on «vide» le membre de son sang pour le remplacer par de la cortisone et des antalgiques puissants. Les effets secondaires de ces traitements sont lourds, et à leur tour devront être pris en charge. Jusqu'où aller dans l'escalade de la médication ?

UNE COMBINAISON REDOUTABLE

Ajouter du froid au froid interne ne suffirait probablement pas à endommager les tissus organiques. Mais la combinaison : froid plus compression, est redoutable, comme nous allons le voir dans ce cas de bosse.

> *M., 9 ans, avait les bras et mains engourdis le matin, cela faisait trois mois qu'il était pâle, fatigué au point de manquer souvent la classe. Il se sentait frileux, avec des acouphènes à l'oreille gauche et de petits vertiges.*

> *Ces symptômes étaient apparus peu après un coup violent au front côté droit, qui avait fait une énorme bosse. L'infirmière de l'école l'avait « rentrée » en appuyant dessus avec les doigts, puis des glaçons avaient été appliqués au même endroit. Au bout de trois mois, devant l'inquiétude des parents, l'IRM prescrit n'avait décelé aucun traumatisme cérébral.*

> *En approchant mes mains, les mouvements étaient « retenus », immobiles comme chaque fois que l'organisme a été bousculé, mais déjà un engourdissement puissant était palpable à gauche, au niveau du front et sur l'oreille gauche. Il a fallu attendre la troisième séance pour que se révèle au front droit, à l'endroit du coup, un froid extrême et humide. Alors seulement la compression subie par l'os frontal a pu venir à la sensation. Les mains la reconnaissent au besoin d'appui qu'elles accompagnent, comme si le corps refaisait au ralenti le chemin de son traumatisme, pour le défaire. Une crampe engourdie s'est alors révélée au niveau de l'oreille gauche, puis du bas-ventre. Ce n'est que lorsque le froid s'est évacué tout à fait que les choses se sont remises peu à peu en place et la fatigue est partie. En deux mois, tout était revenu à la normale.*

Mon hypothèse est qu'en appuyant sur la bosse pour obliger le front à reprendre sa forme et en appliquant de la glace, on a créé une compression osseuse et renforcé le froid interne causé par le choc. Alors que simplement avec la chaleur de la main et un repos de quelques heures ou d'une journée, le périoste blessé aurait guéri sans laisser de séquelle, comme cela a lieu le plus souvent.

Est-ce à dire qu'une approche la moins interventionniste possible face aux traumatismes de l'organisme est toujours adéquate ? Comment se prémunir de toute confiance aveugle ? Comment éviter tout prosélytisme ?

Des panacées?

Certains produits ou gestes, du fait qu'ils sont dits « naturels » et efficaces pour un grand nombre de cas, incitent à les considérer comme des panacées dont tout le monde devrait bénéficier. C'est oublier que chacun est différent et que ce qui est en trop est rarement anodin. Tout acte de soin devrait passer au filtre de l'esprit critique, pas seulement pour se préserver des abus, mais aussi pour apprendre d'eux et de leurs conséquences. Nous prendrons comme sujets d'observation l'argile et le *seitai*.

L'ARGILE

L'argile est un bon exemple de remède promu au rang de panacée dans les livres de naturopathie. Or elle est active dans certains cas – certes nombreux – mais il y a des exceptions.

Parfaitement adaptée à une utilisation domestique, elle sort rarement de ce cadre. Son maniement assez contraignant doit s'adapter au cas par cas, jour et nuit. Pas de protocole possible pour les cataplasmes : température, épaisseur et durée d'application dépendent de la sensation de la personne, de sa température, de son état général…

Ses effets

L'argile blanche est souvent la plus utilisée en prise interne pour les « cataplasmes intestinaux », la grise (ou la blanche ou la rose) est idéale pour les masques de beauté, la verte (illite ou montmorillonite) pour les affections cutanées externes, ou internes (œsophage, estomac et intestins).

Certains médecins reconnaissent son efficacité pour la peau, les muqueuses et les os. L'argile a un potentiel curatif remarquable, dû semble-t-il à l'action conjuguée de ses minéraux, de ses propriétés antiseptiques et de son double pouvoir : celui d'adsorption (elle adhère à la peau) et d'absorption (elle absorbe ce que le corps rejette). Brûlures, eczéma, zona, infections, empoisonnements, tumeurs, déminéralisation, fractures, blessures, coupures, cicatrices récentes… trouvent souvent une amélioration avec l'argile.

En application externe, son pouvoir d'absorption offre l'avantage de tirer hors du corps les impuretés (échardes, éclats etc.) et l'excès de chaud (brûlures). Elle nettoie la plaie en absorbant le pus. On retire le cataplasme dès les toutes premières sensations de tiraillement et on le renouvelle aussi souvent et longtemps que nécessaire. L'argile devient juste assez compacte pour être enlevée sans irriter la peau. Si elle est trop sèche, passer sous l'eau tiède toute sa lisière, l'eau s'infiltre et permet d'enlever le cataplasme sans causer de douleur (même sur une plaie).

En prise interne, elle sert de pansement intestinal pour les parois, qu'elle aseptise et nettoie en absorbant les impuretés. On peut ajouter au moment de boire l'eau argileuse un demi citron, et la synergie des deux ingrédients semble remarquable pour *détoxifier* les intestins, par exemple après l'ingestion de crustacés avariés. Un cataplasme d'argile sur un zona ou toute affection qui signale le besoin du corps de se *détoxiner*, gagne à être complété par la prise interne d'eau argileuse.

▪ Fausses alertes

Les critiques médiatisées dont l'argile fait l'objet cherchent plus à faire peur qu'à soulever des questions. Prise en interne, elle pourrait s'amalgamer avec l'huile végétale par ailleurs ingérée lors des repas, provoquant une constipation. Il suffit d'un peu de bon sens pour ne pas avaler un verre d'argile épaisse, mais juste l'eau, remuée ou non, dans laquelle l'équivalent d'une cuillerée à café d'argile a trempé la veille.

Certaines modes commerciales recommandent de remuer l'argile verte avant de l'appliquer en cataplasme. Je ne connais pas de meilleur moyen pour en faire un emplâtre compact et inopérant : on malaxe l'argile pour en faire des pots et précisément pour lui faire perdre son pouvoir absorbant. D'autres vendent l'argile en tube ou en pot, à un prix exorbitant.

Sa radioactivité naturelle n'est pas dangereuse, pas plus que celle du sol auvergnat ou du soleil sous les tropiques.

Mais l'argile est-elle bonne pour tout symptôme et favorable tout le temps ?

▪ Vraies limites

En évaporant son eau grâce à la chaleur du corps, le cataplasme d'argile refroidit localement les chairs. C'est dans certains cas un atout. Dans d'autres, cela constitue une entrave à son efficacité.

Pour les brûlures, l'adéquation est optimale : l'excès de chaud vient de l'extérieur. L'argile absorbe la chaleur et, par son adhérence à la peau, évite que la brûlure gagne en profondeur au contact de l'oxygène de l'air. Le soulagement de la douleur est immédiat, le changement de cataplasme est quasiment indolore. L'argile sèche rapidement en absorbant l'excès de chaud : elle doit être renouvelée souvent. Elle évite infections et vilaines cicatrices.

Là où les choses se compliquent, c'est quand l'excès de chaud est une réaction endogène, comme l'inflammation. Une articulation, un tendon, un muscle, une veine, la peau ou un os ayant reçu un choc (foulure, arrachement tendineux, claquage musculaire, bleu, fêlure ou fracture), ou bien fatigués et encombrés de toxines (tendinite, arthrite…), se caractérisent par un excès de froid sous-jacent, qui déclenche l'inflammation.

Les manuels (Dextreit 2011 [1952]) conseillent de réchauffer l'argile au bain-marie avant de l'appliquer, si elle est mal tolérée froide. Mais elle va se refroidir progressivement dès qu'elle est en place. On peut freiner son évaporation par une application de feuilles de chou crues pour maintenir le cataplasme sans qu'il prenne trop de chaleur au corps. On peut aussi garder au chaud le cataplasme avec une bouillotte.

Le problème est qu'avec ce procédé on diminue le pouvoir d'absorption de l'argile et les résultats ne sont pas toujours au rendez-vous. Le réchauffement intense, parfois nécessaire à la partie du corps concernée, est rendu impossible.

Plus que de l'argile, une tendinite demande surtout du repos, des bains chauds ou des *fomentations* chaudes qui déclenchent la sudation de la partie douloureuse. La main qui *accompagne* perçoit un fort excès de chaud (sur un excès de froid sous-jacent) et devient brûlante, répondant au besoin en chaleur du tendon fragilisé.

L'argile gagnerait à n'être utilisée que lorsque la douleur due à l'inflammation est passée ou sur le point de l'être. Elle est alors non seulement bien tolérée mais efficace : elle facilite la phase d'évacuation et de nettoyage. Sa fraîcheur est agréable au contact.

Un kyste externe, panaris ou furoncle demandent souvent à être mûris avec du chaud : cataplasme chaud d'eau salée, figue sèche bouillie dans du lait ou sachet de thé appliqués chauds, pour exemples. Une fois le kyste percé de lui-même, l'argile en séchant aspire littéralement l'excès de chaud et le pus. Comme pour les brûlures et les plaies, elle aseptise et aide à la cicatrisation.

C'est un repère précieux pour savoir si et quand appliquer l'argile : le bien-être immédiat et prolongé qu'elle nous procure.

LE SEITAI

En tant que pratique de soin, le *seitai* est-il une panacée ? Pas plus que les médecines alternatives et complémentaires, le *Noguchi seitai* n'a de position claire à mon sens. À lire les ouvrages, on serait tenté de penser qu'il suffit de vivre pleinement, sans se préoccuper de sa santé tout en facilitant l'«auto-régénération» ou en se faisant aider ponctuellement par un expert en *seitai* sōhō, pour que tout problème trouve remède.

Haruchika Noguchi ne traitait pas de la même manière une personne selon les saisons. Il percevait si elle était dans la *phase haute* ou *basse* des *karada no nami* («vagues du corps»). Il respectait les cycles du *ki*, et tenait compte du «mouvement de l'esprit et du cœur». Le *taiheki* était pris en considération, le lustre de la peau, la respiration et le pouls etc., toutes choses qui demandent au praticien de *seitai* sōhō une grande expertise thérapeutique pour pouvoir les interpréter.

Mais Noguchi ne pouvait résoudre tous les problèmes, même si depuis la France nous n'avons que peu de témoignages à ce sujet. La personne soignée a son libre arbitre, subit des contraintes qui la dépassent parfois, et une part d'échec est toujours présente dans une pratique de soin.

Les contours du seitai

Mettre en valeur les processus de «régénération» et réajustement ne doit pas faire oublier que la santé n'est pas donnée à tout le monde dès la naissance, ni tout le temps.

Ma position est que le corps récupère spontanément, certes, mais seulement tant qu'il est *bonade*. Avec une maladie maligne, nous ne sommes plus dans la «régénération» spontanée, mais face à des lésions organiques, une dégénérescence ou une perte de l'intégrité. Les maladies auto-immunes sont là pour nous rappeler que le corps parfois se trompe de cible lui-même.

Bien sûr, le *seitai* peut favoriser les forces rééquilibrantes qui continuent à s'exercer, car l'organisme lutte jusqu'au bout. Mais ne compter que sur ses capacités ne suffit pas toujours à préserver la vie et sa qualité, lorsque justement elles ont été amoindries ou endommagées.

S'appuyer sur les ressources internes exige du discernement, là où les dérives sont possibles : confondre autonomie et isolement, capacité d'«autoguérison» et omnipotence de la «Nature», conviction et prosélytisme.

Le problème est similaire avec le *reboutage*. Aussi, développer des outils critiques, réfléchir à plusieurs, échanger sur nos pratiques me paraît-il essentiel.

Le positionnement du seitai

Le *seitai* ne peut pas tout parce que, en premier lieu, l'*accompagnant* est voué à l'ignorance : une infinité de données lui échappent, nul ne peut se mettre à la place d'autrui et personne ne se connaît si bien que cela.

L'*accompagnant* se doit d'être modeste.

Même les praticiens de seitai sont limités dans ce qu'ils sont capables de faire de leur propre ki. Cela se résume à guider les patients à reconnaître les zones où la circulation du ki est obstruée et à les aider à retrouver le flux naturel du ki, par leurs propres moyens.

Imoto (2012 [2004], p. 19)

Dans le récit le plus réjouissant et sensible qu'il m'ait été donné de lire sur le soin *seitai*, la parole est donnée par Mallory Fromm à Kayoko Matsuura, élève d'Haruchika Noguchi.

Mallory exprimait son infinie gratitude envers celle qui avait réussi là où tous les autres médecins et thérapeutes avaient échoué à guérir sa sciatique invalidante depuis des années, avec pour seule perspective l'opération. Elle lui répondit :

J'ai fait très peu. Vous êtes en bonne santé, même si vous ne le percevez pas encore. J'ai simplement aidé votre corps à retrouver la santé qu'il cherchait. N'importe qui aurait pu le faire.[52]

Fromm (1998, p. 106)

Derrière ces mots, il n'y a pas que la culture japonaise qui dicte la modestie. Il y a la longue expérience d'une praticienne (par ailleurs médecin) qui sait distinguer ce qui est bénin de ce qui est malin. Son pouvoir se limite à solliciter, sans l'entraver, l'organisme dans ses propres capacités de réajustement.

Dans la mesure du possible, le *seitai accompagne* l'organisme pour faire au mieux avec son état. Dans les cas graves, le confort peut être amélioré, la récupération facilitée, les traitements optimisés. Tout cela contribue à redonner vigueur et espoir à la personne. Omura (2013 [2000]) raconte ainsi comment le fait de rencontrer Haruchika Noguchi et la pratique du *katsugen undō* ont été déterminants dans sa vie. Enfant, l'opération d'une tumeur au cerveau l'avait privé de la glande pituitaire. Le traitement médicamenteux

---

{52} *I did very little. You are healthy, even though you don't yet feel it. I simply helped your body regain the health it sought. Anyone could have done it.*

est resté nécessaire, mais le *katsugen* a (r)éveillé l'enfant, l'adolescent puis l'adulte qu'il est devenu à ses propres capacités de vie et de jouissance d'une existence pleine et gratifiante.

Une approche *domestique* de la santé faite de désir d'autonomie et de liberté, loin de toute autorité et qui se dispense de technologie, de machines comme de magie, tout cela peut séduire intellectuellement. Mais elle est loin de convenir concrètement à tous, à tout moment. Une autre approche, qu'elle soit plus *savante* et reconnue, ou plus *sauvage* (au sens anthropologique) avec une part de mystère et d'indicible, peut mieux convenir à telle ou telle personne.

Parfois aussi, les choses s'arrangent d'elles-mêmes parce que le malade cesse de se crisper, ou bien son environnement a changé, il a pris des décisions importantes qui lui sont favorables, ou bien… les scénarii possibles sont innombrables qui permettent à la santé de se rétablir spontanément.

Les limites du seitai

Dans le paysage du *seitai*, la pratique du *mouvement régénérateur* est peut-être celle qui favorise le plus pour chacun «l'autonomie» de la santé. Pourtant, même en ne transmettant délibérément «que» cette partie du *seitai*, Tsuda invitait les pratiquants à faire la part des choses et garder la tête froide.

Quelques élèves «au long cours» ont requis sa permission de s'essayer à faire le *yuki* dans le cadre d'un soin entre amis et pratiquants. Il les encourageait à découvrir l'*accompagnement* par eux-mêmes, et leur recommandait de veiller à ce que la sensation guide le geste, et non les élaborations mentales plus ou moins imaginatives qui s'interposent entre la main et son toucher.

Était-ce le *katsugen sōhō* que Tsuda a ainsi permis à quelques rares élèves de découvrir, vers la fin de sa vie ? Il n'a jamais prononcé ce mot devant nous, utilisant le moins possible de vocabulaire japonais. Je le regrette pour ma part, car en voulant nous épargner quelques efforts, Tsuda a rendu plus difficile l'accès aux termes d'origine et à leur sens profond.

Couper court à toute velléité thérapeutique et technique a probablement fait œuvre salutaire et évité bien des dérives à nous, ses élèves. Tel que je le développe dans cet ouvrage, le *soin domestique* du *katsugen sōhō*, et plus largement du *yukidō,* se positionne clairement hors champ thérapeutique, dans le *soin domestique*.

La limite que je perçois du *soin domestique* – et il est heureux, je pense, qu'il ait une limite sur laquelle s'appuyer et construire – vient de son principe d'autonomie circonscrit aux ressources de l'organisme. Comme nous l'avons vu, elles sont restreintes et fragiles. De même, la limite du *mouvement régénérateur* se trouve dans sa réponse exclusive aux besoins, délaissant les désirs.

Le travail de *resensibilisation* opéré par la « pratique de *l'involontaire* » cesse avec la tolérance par l'organisme d'une situation imparfaite mais tolérable. Ce n'est pas toujours satisfaisant : le désir d'épanouissement, de dépassement de soi et de meilleure santé est légitime.

Les différents taisō

Les maîtres du *seitai* l'ont bien compris en proposant des *taisō*, cette gymnastique corporelle qui, dans ce cadre, rééquilibre les tendances posturales au moyen de mises en tension et pression selon ce que l'on veut stimuler ou apaiser. Chaque maître de *seitai* a élaboré ses *taisō*. Abordables par tous, ils constituent aujourd'hui, pour beaucoup de pratiquants et praticiens, l'essentiel de l'apprentissage technique et la promesse d'un accomplissement. Certains élèves témoignent qu'avec le temps, on arrive à comprendre de l'intérieur les *taisō* que l'on reproduit, et donc peu à peu à se les approprier, améliorant posture et compréhension du *seitai*.

L'avantage est que les *taisō* peuvent être faits chez soi : la personne prend en main son équilibre et sa santé tout en comprenant peu à peu la subtilité des exercices. L'inconvénient est que cette gymnastique est volontaire et standardisée. Pour sortir de cette ornière, Noguchi élaborait des *taisō* pour chaque personne, non seulement en fonction de son *taiheki*, mais aussi de son état général et de sa pratique du *katsugen undō*.

Les *taisō involontaires*, ceux qui se découvrent spontanément parfois pendant la pratique du *mouvement régénérateur,* ou les *taisō spontanés* pendant l'*éveil des sensations* (voir chapitre 11), ont l'avantage d'être ajustés à la personne à l'instant où ils se manifestent. Ils ne sont pas imitables ni reproductibles, même par soi, car beaucoup trop complexes et subtils. Mais ils répondent de manière la plus pertinente qui soit aux *besoins sensibles* de l'organisme à un instant donné, unique. En dehors de toute pratique, ils se produisent lorsqu'ils sont de première nécessité, comme ce fut le cas pour B. (voir chapitre 12).

Comment réconcilier désir et besoin, redonner voix à l'envie d'épanouissement, de dépasser nos limites, sans dépendre de l'expertise d'autrui et tout en développant nos potentialités ?

Éveil des sensations,
éveil des muscles

L'*éveil*, qu'il soit *des sensations* ou *des muscles* est, avec la pratique du *mouvement régénérateur*, l'outil le plus inspirant qu'il m'ait été donné de découvrir, cette fois en l'élaborant avec quelques amis.

Cette découverte a eu lieu d'abord dans le cadre de nos recherches en danse. Très vite, la porosité réciproque avec nos ateliers de *seitai* puis *yukidō* ont nourri cette pratique et ses principes, qui aujourd'hui encore se questionnent et précisent.

L'introduction de *l'involontaire* conjugué avec *le spontané* dans les mouvements dansés a été une révolution dans nos ateliers. Cela correspond aussi, me semble-t-il, à un renouvellement en profondeur de la danse après le formidable développement qu'elle a connu grâce aux notions complexes de poids, de temps et d'espace qui ont marqué l'avènement de la danse contemporaine.

Les danseurs Leonardo Centi, Emma Gustafsson, Toshiko Oiwa, le musicien Étienne Champollion ont participé aux recherches, ainsi que Johanna Bouchardeau, Nadine Gardères et tous ceux qui ont contribué à l'élaboration de la *danse forum* et de la *danse recherche*.

Les artistes de toutes disciplines ont également participé, comme les comédiens Ken Michel, Maïlys Castets et Raphaël Gimenez (de la Compagnie Le Millefeuille[53]) et le conteur Philippe Allary[54]. Le professeur de gymnastique Bernard Pateffoz (1980), Bernard Bel ainsi que des écrivains, peintres et musiciens, tous ont apporté à cette recherche.

Nos ateliers, ouverts à tous, ont été un véritable laboratoire, depuis 2005, pour découvrir et développer une pratique de *l'involontaire* et du *spontané*, grâce au talent de chacun.

Nous avons d'abord élaboré l'*éveil des sensations*, avant de découvrir un peu plus tard l'*éveil des muscles*. Ces échauffements où la part d'involontaire est primordiale servent de base à l'improvisation dansée puis à une approche immanente de la chorégraphie. Parallèlement, les *éveils* ont bénéficié des recherches en *yukidō* tout en contribuant à son développement. En plus

---

{53} Voir : le-mille-feuille.fr
{54} Voir : www.crieurpublic005.fr/?q=content/spectacles

d'être source de créativité, ils se révèlent être un outil innovant d'équilibrage organique et structurel, favorable à la santé.

L'ÉVEIL DES SENSATIONS

L'idée était de découvrir un échauffement et une mise en forme qui partent de nos sensations et de leur accueil inconditionnel, et non de ce que nous supposions bon pour nous par expérience ou connaissance.

Il nous a d'abord fallu apprendre à discerner les sensations des émotions, comme ont regarde les deux faces d'une même pièce. Une tension, une pression etc. ont les deux aspects, physique et mental. Nous nous sommes exercés à distinguer les *sensations internes* (chaud, tension, agitation…) des externes (venant d'un rayon de soleil, de la dureté du sol, d'une musique énervante…) et à les nommer directement, sans passer par des images ou symboles. Face à la sensation de douleur, nous avons appris à nommer ses caractéristiques : chaude ou froide, crampée ou engourdie, pinçante ou picotante etc. En donnant crédit aux émotions par leur versant corporel, elles deviennent plus tangibles et abordables, ce qui en partie les apaise.

Cette attention aux mots a été fondatrice, pour savoir de quoi nous parlions et construire ce savoir. La question pour nous est devenue : que faire de ce contact intime avec soi et le monde ? Accueillir les sensations ainsi nommées sans chercher à les modifier, tout en leur permettant d'évoluer a été un dur labeur. Je le comparerais à la maturation du poussin dans l'œuf : rien ne se voit de l'extérieur. C'est toute l'histoire du *spontané*.

L'ÉVEIL DES MUSCLES

Faire bouger les muscles de façon involontaire. Les muscles vibrent, même au repos, les écouter. C'est comme si le monde se réveillait. Le premier éveil musculaire, c'est l'étirement du matin.

Bernard Pateffoz (communication personnelle)

C'est à Bernard Pateffoz que nous devons le terme d'*éveil des muscles* et ses premières ébauches en 2008.

Articuler cette autre expérience du *spontané* nous a permis de conceptualiser l'ensemble des *éveils* tout en les pratiquant. Je transcris ci-dessous mon propre cheminement concernant les muscles, pour pouvoir décrire ensuite la singularité et la complémentarité de chacun des deux *éveils*.

J'ai commencé par écouter la vibration de mes muscles au réveil, alors que le corps est encore dans *l'involontaire*. Puis j'ai situé une sorte de frémissement : cela a commencé par les muscles profonds du ventre, avec des bascules inhabituelles du bassin. Débuts de mouvement, retournements de direction et hésitations se sont succédé. J'écrivais en 2008 :

C'est quand même un monde, moi qui ai passé ma vie à bouger et danser, je me rends compte que j'avais une « très légère » dépréciation envers les muscles, ils devaient être à mon service, point.
Première chose au matin, je m'allonge au sol, et cela commence, le monde « se réveille » : chaque muscle qui se signale par vibrations se met en mouvement/tension/torsion/étirement, c'est un étonnement de chaque instant, les combinaisons que le corps découvre une inventivité sans fin, dirigée par l'appel de tel ou tel muscle/tendon/ nerf/organe.
Je laisse faire, me mets à leur disposition, et ne peux qu'admirer ce qui advient sans que je l'aie cherché.

Les premières semaines, ce processus se déroulait pendant quelques secondes éparses ici et là. Le reste du temps, je voyais se profiler les années de contrôle que seul le *mouvement régénérateur* parvenait à dépasser ou contourner. Au fur et à mesure, j'ai su reconnaître le forçage dans mes gestes et sa nocivité. Dans cette écoute sensible du corps, la moindre anticipation ou intention déclenchent nausée, accélération des battements du cœur ou froid interne – très exactement comme le fait un *accompagnement* par les mains lorsqu'il est velléitaire (comme nous l'avons vu au chapitre 1).

Quelques mois plus tard :

Je découvre chaque jour des mouvements inédits surprenants, justes et ajustés à mon état du moment à mes forces et mes faiblesses, à mes besoins profonds comme superficiels le tout en continuité avec la séance de la veille, de l'avant-veille depuis la première séance tout est pris en compte ce qui a été exploré, ce qui doit rester encore inexploré…

Lorsque l'*éveil des muscles* a lieu, je suis en état d'étonnement, mon corps se sent intense et d'une précision inattendue. Les muscles s'échauffent d'eux-mêmes, que les mouvements soient visibles ou non de l'extérieur. Ordinaires ou extraordinaires, ces mouvements ne sont pas dans mes habitudes gestuelles, ni dans ma pensée du mouvement. Ils vont dans le sens qui m'est agréable, et en cela rejoignent la logique du *sōtai*.

La fin d'une pratique se signale par une sensation de bien-être profond, un échauffement doux des muscles et une impression globale de *fraîcheur*. Entre deux pratiques, les muscles « éveillés » continuent à l'être pendant la journée, ma posture et ma gestuelle en sont affectées durablement et sensiblement. Sur le long terme, la pratique de l'*éveil des muscles* permet d'observer une rééducation fonctionnelle inopinée. J'en témoignais de la manière suivante :

Hier soir, pour la première fois de ma vie j'ai pu tourner la tête autant d'un côté que de l'autre, avec exactement la même sensation des muscles du cou et du dos.

La veille, dans la journée, ma dorsale qui est souvent sensible m'avait fait mal, puis dans l'endormissement du soir, la première cervicale avait craqué.

Un bruit doux, rond et long, avec l'impression que ma tête se mettait dans l'axe, c'est-à-dire légèrement plus en arrière qu'à l'habitude depuis cinq ans environ, elles craquaient régulièrement et là, de les sentir huilées et libres cela permet un mouvement ample de la tête sans tirer anormalement sur les muscles vertébraux

Du coup, les dorsales ont de nouvelles perspectives déjà, je sens que « ça circule » à travers elles, c'est étroit, mais ça passe.

Ce matin, à l'éveil des muscles, elles tiraillaient encore, mais pas aux mêmes endroits j'ai passé pas mal de temps repliée sur mon côté gauche puis en appui sur une surface minimale et mobile du dos bras et jambes pliés l'apesanteur est venue les mouvements avaient la même fluctuation que le papillon

oscillation imprévisible et irrégulière
mais dans les eaux matricielles
pleurs intermittents et courts, sans souvenirs précis.

Puis, à plat dos les bras se sont croisés sur ma poitrine
de manière à ce que les bords internes des omoplates viennent en
contact avec le sol
pieds en dedans, genoux se rapprochant
immédiatement, ma respiration est devenue difficile
et je me suis revue, à cinq ans
omoplates décollées, respirant par la bouche
marchant les pieds en dedans et tombant régulièrement
dès que je courais
le contact du bord des omoplates avec le sol
une réparation, je ne sais ni pour quoi, ni en quoi
mais quelque chose depuis toujours attendu
de vital.

Plus tard encore, le Chi kong de la grenouille, du papillon… et du poisson :

Toutes sortes de poissons
des petits rouges frétillants, des qui ont des ailes
d'autres avec des voiles en guise de queue
le gros et rond qui gonfle
le long et plat qui nage sur la tranche
la raie qui s'assoupit
et même la murène dans sa grotte marine
impassible ou presque…

Comme pour retracer l'apprentissage de la position verticale, je passais par toutes les étapes : à plat dos, à plat ventre, à quatre pattes, en position assise, accroupie, debout. Chacune de ces postures a pris plusieurs semaines ou mois pour émerger puis se développer. En équilibre sur mes pieds, j'ai senti le flottement du bassin « s'éveiller » à son tour. Moi qui dans ma vie de danseuse redoutais la tenue des « équilibres », je trouvais enfin une dynamique me permettant de les enchaîner sans m'en apercevoir. C'est comme si ma musculature ne faisait plus la différence entre équilibre et déséquilibre, se situant à leur lisière commune.

L'involontaire n'agit pas seul car il y a une part nécessaire de décision dans l'*éveil des muscles* pour que le corps puisse se mettre à *disposition*. Le mouvement n'est pas non plus volontaire. Je le situe, avec beaucoup de prudence, dans *le spontané* : attitude gestuelle la plus simple, créative et difficile à acquérir quand on n'est plus un enfant. J'écrivais en 2009 :

> *Mais qu'avais-je fait jusqu'alors en danse ? Je revois en contrechamp mes échauffements, tous styles confondus, visant la symétrie, l'équilibre, le lissé du mouvement, sa logique constante – aller jusqu'au bout et un peu plus loin – les séquences du geste lui permettant de se faire en détente, sans effort et avec assurance etc.*
>
> *Tout cela est par terre : mon corps me demande des hésitations, des contractions, des incomplétudes, des débuts avortés, des retours en arrière, des tremblements, secousses, mollesses, asymétries et cela dans une jubilation totale. La symétrie des mouvements est fluctuante, faite de dissymétries successives. La réciprocité est là, le mouvement accompli sur ma gauche demande en général à se faire à ma droite, mais pas de la même façon ni par le même chemin. La diversité est infinie, n'ayant pour nécessité que celle intérieure des sensations.*
>
> *Par-dessus tout, les enchaînements me surprennent. J'étais habituée à l'alternance logique des étirements et contractions, mises en tension et relâchements, muscle après muscle de la tête aux pieds ou des pieds à la tête. Mais dans l'éveil musculaire, je n'y comprends rien, les enchaînements paraissent improbables et pourtant se font avec une intelligence inégalée pour mon expérience, ils vont chercher des ressources dans des territoires inexplorés, des muscles deviennent sensibles comme s'ils sortaient d'une gangue, vers un répertoire inconnu.*

Deux pratiques complémentaires

Les deux *éveils*, *des sensations* et *des muscles*, sont très proches dans leur fondement tout en étant opposés et complémentaires dans leur dynamique.

L'éveil des sensations :

> *Échauffement par lequel la sensation physique la plus prégnante est accueillie inconditionnellement, pour la laisser mouvoir le corps*

*spontanément et l'émouvoir au sens littéral du terme. L'organisme se
sensibilise et rééquilibre fonctionnellement par ce processus.*

L'éveil des muscles :

*Échauffement par lequel la sensation des muscles et chaînes musculaires
indique peu à peu au corps entier leur besoin en mouvement ou immobilité
et comment y répondre spontanément. L'organisme se dynamise et
rééquilibre structurellement par ce processus.*

Les *éveils* ont en commun leur « non-intentionnalité » et l'accueil inconditionnel des sensations. Tous deux induisent une coordination, voire une
réparation physique, mentale et émotionnelle. Ils sollicitent la créativité,
procurent un bien-être et un plaisir esthétique. Ils font émerger les émotions
tout en les apaisant.

Dans ces « pratiques de l'instant », les exercices fondés sur l'imitation, la
réplication et la répétition ne sont plus d'actualité. L'instant apporte aux
éveils une qualité de surprise et d'innovation toujours renouvelée. L'état de
conscience est normal (non modifié) et on peut suspendre ou interrompre
le processus à tout instant sans dommage.

Pas de symétrie ni de réciprocité automatique entre la droite et la gauche
du corps, mais une réponse gestuelle à un besoin singulier d'équilibre des
deux parties, différent pour chacun à chaque instant.

Deux dynamiques opposées

L'*éveil des sensations* est centripète : il va du global – la sensation du corps ou
d'une de ses parties – vers le particulier, la sensation et l'activité des muscles.

L'*éveil des muscles est centrifuge* : il va du particulier – la sensation du
muscle, de la chaîne musculaire – vers la sensation globale du corps et son
évolution.

De quoi est faite une *sensation interne* ? Elle concerne les températures
(chaud-froid, humide-sec), les consistances (tension-relâchement, dureté-mol-
lesse, raideur-flexibilité…) et les mouvements (picotements, fourmillements,
grésillements, vagues, spirales…), venant de l'intérieur du corps. Ces sensations appellent une suite de mouvements et positions spontanés qui exercent
pressions et tensions. En équilibrant fonctionnellement l'organisme, et ils
autorisent la réappropriation du vécu physique et émotionnel.

De quoi est fait le mouvement des muscles ? De contraction, détente, mise en étirement, torsion, vibration, ou immobilité. Les indications du corps suivent les chaînes musculaires, en lien avec les organes, donc les *fascias*. En rééquilibrant la structure, les mouvements facilitent l'activité musculaire et organique.

Pendant ces postures et mouvements issus des éveils, les points d'appui (au sol, sur le mur ou tout support) se déplacent selon un jeu complexe et précis de leviers. Les pressions et tensions actives ou passives ainsi occasionnées sont agréables, puissantes ou douces, comme attendues par le corps. Elles induisent des mouvements et poses insolites, dégageant une vitalité inhabituelle. Le tout fait penser à un *auto-accompagnement* spontané, global et extériorisé.

Au cours d'une pratique et avec l'expérience, il n'est pas rare d'alterner les deux *éveils* une ou plusieurs fois, au gré du besoin et du désir. Cette alternance se révèle bénéfique. Elle paraît exercer un véritable soin sur l'organisme. Ou plutôt l'organisme découvre des outils pour prendre soin de lui-même de manière consciente, spontanée et adéquate.

Marge 15 | La musique du corps

À quatre, nous avons voulu clarifier la distinction entre mouvement régénérateur semi-involontaire et éveil des muscles spontané.

Dans le mouvement régénérateur, pas de sensation particulière dans les muscles, plutôt celle de mouvement. Une fois accompli, il a rempli son office et l'on reprend le cours de la vie avec les mille choses qui nous occupent.

L'éveil des muscles, lui, explore le plaisir du corps et de tous ces muscles qui restent plus ou moins muets au quotidien. Nous sommes tombés d'accord pour dire que c'était rapide, efficace et jouissif. Une fois un muscle éveillé, il le reste toute la journée et parfois les suivantes.

L'éveil des muscles, c'est accepter les tensions comme antidote aux aléas de la vie, avec un *ressenti* de paix et de bien-être.

> Les tensions deviennent source de mouvement, avec plusieurs fils directeurs possibles : la mobilité revient, les tripes se remettent à parler. Les écouter.

> *www.leti.lt/wordpress/danserecherche-LaMusiqueDuCorps*

Une autre approche du mouvement me paraît avoir de nombreux points en commun avec l'*éveil des sensations* et l'*éveil des muscles* confondus : le "Non-Directed Body Movement" à Cambridge (USA) tel que l'a élaboré Marvin Solit[55].

Avec le *sōtai*, le lien est surprenant mais réel puisqu'il choisit lui aussi la voie du corps. On dirait un cycle qui se renouvelle sans cesse : le *sōtai* a contribué au *seitai*, qui l'a développé à son tour (voir « Sources et confluences du seitai »). Le *seitai* a nourri l'éveil des sensations et des muscles. Les éveils retournent au *sōtai* en l'ouvrant sur *le spontané* et en élargissant ses possibilités gestuelles.

Éveils et technique

Il était important pour nous que cette approche du mouvement n'éloigne pas le danseur (l'acteur, l'aïkidoka, le praticien à main nue…) de sa technique mais au contraire facilite son appropriation et l'enrichisse. *L'involontaire* et le spontané ne sont pas les ennemis du volontaire, bien au contraire : nous pourrions dire qu'il en est la fondation et l'étayage.

En chorégraphie, l'un et l'autre se sont conjugués dans plusieurs spectacles[56] au Pavillon noir d'Aix-en-Provence, avec Leonardo Centi[57], Toshiko Oiwa[58], Emma Gustafsson[59] et Étienne Champollion[60].

Leonardo Centi a participé à l'élaboration de la *danse forum* et aux ateliers de *seitai* dès 2005. Dans le texte qui suit, il détaille en quoi les deux *éveils* peuvent servir de base sensorielle aux techniques de mouvements. Il commence par retracer comment *l'éveil des muscles* s'est construit pour lui, à partir de sa propre recherche en danse et en *seitai*. Puis il articule les deux *éveils* dans leur alternance avant de décrire leur complémentarité.

{55} Voir : www.marvinsolit.site.aplus.net/pgs/health/ndbm_mb.htm
{56} Voir : www.leti.lt/wordpress/variations-toshikoetleo2006/ et www.leti.lt/wordpress/variations-un-jenesaisquoi/ où je tenais la caméra mobile.
{57} Voir : www.leti.lt/wordpress/perso-leonardobiographie/
{58} Voir : toshikooiw.wixsite.com/toshiko
{59} Voir : dansenumerique.com/2013/12/14/emma-gustfsson/
{60} Voir : etiennechampollion.com/

Pour un danseur, comment gérer la fatigue de six ou sept heures de travail intense par jour ? Comment dégager le corps de ses tensions pour retrouver la liberté et la facilité des mouvements dans leur simplicité comme dans leur complexité ?

Comment garder intact le désir de danser, quand le corps demande l'immobilité après une longue journée de travail ? Maintenir une présence active à chaque instant pendant les répétions ?

L'accueil inconditionnel des sensations du corps et de ses besoins, comme nous l'avions abordé dans les ateliers du Tilt en danse et en seitai, était anachronique dans un cours de danse où je me sentais observé et probablement jugé.

Impossible de me laisser aller. J'ai eu un déclic : les danseurs autour de moi échauffent leurs muscles. Pourquoi ne pourrais-je pas observer les muscles, non pas pour les diriger, mais pour écouter leurs besoins singuliers à travers les sensations musculaires ?

Je me suis aperçu, en laissant faire le corps, qu'il s'organise de lui-même pour libérer la structure osseuse portante de manière à retrouver dans les déplacements une articulation libre et fonctionnelle. La connexion se rétablit entre jambes et dos, ceinture scapulaire et colonne, tête et bassin.

Une fois comblé dans ses besoins, le corps aborde ensuite le cours technique plus facilement, à ma grande surprise.

La notion de temps est devenue de plus en plus importante pour moi. En faisant attention au déroulé du geste à chaque instant, j'ai découvert une logique du mouvement non dirigé par la pensée, avec une durée qui se démultiplie.

On prend son temps au lieu de courir après.

La temporalité des différents segments du corps lance une passerelle entre l'échauffement et la danse. La coordination organique fait que le geste « juste » se produit plus facilement et dégage une beauté inattendue.

Il ne manquait plus que le nom : l'éveil des muscles.

Il ne démarre pas tout de suite. Souvent le mouvement régénérateur se déclenche en premier du fait de lâcher prise et de prêter attention à l'involontaire. En général mon cou est tendu et ma tête positionnée légèrement en arrière. Elle commence à osciller d'un côté à l'autre, produisant des vibrations qui libèrent les cervicales, et petit à petit descendent jusqu'aux pieds et vice-versa. C'est une sorte de réajustement postural involontaire. D'autres fois, ces vibrations se situent plus au niveau du ventre et un halètement se déclenche dans toute ma poitrine.

Après vingt ou trente minutes, l'éveil des muscles peut commencer, la plupart du temps par un étirement comme au réveil matinal. Il suit sa logique et parcourt mon corps.

Le corps mobilise les muscles comme pour libérer certaines vertèbres : il commence à s'étirer et se tendre à un endroit précis de la colonne en exerçant une forte pression vers le bas. L'appui peut aussi se faire sur deux zones éloignées en cambrant les reins.

Parfois la colonne se met à bouger latéralement avec un mouvement en S. D'autres fois, les membres inférieurs participent à la pression en venant vers la poitrine tout en étirant le dos. En dernier, la respiration se libère et commence à participer aux mouvements du corps.

Après l'éveil des muscles, le corps se rend disponible pour la journée et prêt pour une technique de danse quelle qu'elle soit.

Le juste effort devient minimal avec une efficacité maximale dans le geste dansé comme dans la vie quotidienne. La justesse acquise par l'éveil des muscles permet de jouer avec le geste, son intensité et sa profondeur.

Parfois la pensée veut prendre le pouvoir sur l'écoute du corps. Si je suis dans un état d'inquiétude émotionnelle, l'éveil des muscles a des difficultés à se mettre en place. Le corps exprime le besoin de se lover dans une globalité où l'éveil des sensations permet alors d'accueillir physiquement les émotions négatives comme positives, sans les subir : elles se déploient et éventuellement se résolvent.

Certaines fois, je commence directement avec l'éveil des sensations : la globalité de mon être parle en premier et m'amène à une gestuelle où ma sensibilité trouve comment se manifester, avec ses propres besoins et désirs.

Le corps joue à explorer l'espace entre volontaire et involontaire en une sorte de va-et-vient continu qui donne au geste une authenticité toujours renouvelée.

Leonardo Centi (26/11/2013)

Passer « à côté » de l'*éveil des muscles* est facile : il suffit de vouloir aller plus vite et plus loin que le corps, sauter les étapes sans mesurer la distance entre les berges… Leonardo et moi reparlons quelques jours plus tard de l'impact de l'*involontaire* dans sa pratique professionnelle de la danse. Il développe :

Avec ce genre d'éveil, je suis à la place où je veux être. Je n'ai pas à pousser ou être poussé. C'est un pur bonheur.

C'est là que tout se construit, se reconnecte, se met en place de soi-même. Un lieu où je peux être avec ma tête, mon corps et toutes mes émotions.

Au début, pressé par la journée de danseur qui m'attendait, je faisais seulement la première étape de l'éveil des sensations et des muscles, jusqu'au moment où la musculature se relâche et l'articulation du corps se délie. Après l'éveil, j'avais toujours besoin de faire de la technique : « tendu », « plié » etc. pour renforcer ma musculature.

Mais en allant plus loin dans les éveils, je me suis aperçu que la musculature peu à peu se contracte et relâche, elle se tonifie et le corps peut alors défier la verticalité. Sa tonicité est renforcée, et avec elle sa musculature, pour satisfaire son désir de faire, de danser. Ce sont des étapes différentes.

Je me suis mis à les pratiquer de plus en plus longtemps, une heure et demie à deux heures en moyenne.

J'observe que le corps se rééquilibre, les tensions se dénouent, les muscles se tonifient par des mouvements étonnamment puissants : contractions, étirements contractés etc. C'est presque insoutenable, comme le bonheur. Cela réveille des peurs : pour un danseur, contraction égale douleur.

À présent, dès que je bouge, je sens tout ce qui se passe dans mon corps. Il a acquis une finesse sensorielle, une maturité qu'il n'avait pas. Une longue carrière de danseur n'explique pas tout. Quand j'enseigne, je vois à présent où cela se passe et ce qui se passe.

Peut-être l'expérience de l'involontaire ouvre-t-elle les portes de la connaissance : mon savoir se reconnecte, l'intuition refait surface. L'involontaire et le conscient se relient. Ma pensée se structure, les cases séparées se rassemblent.

L'involontaire ne signifie pas qu'on est inconscient, au contraire ! La pensée s'articule, apportant des changements dans la vie.

Je ne sais pas si l'on peut parler de « mémoire de l'involontaire », mais je retrouve la sensation physique de l'éveil des sensations et des muscles du seul fait d'y penser.

L'extension énorme du corps dans ces moments fait qu'on ne le perçoit plus, on sent seulement ce qui le traverse et l'entoure. L'involontaire de la pensée pourrait-il s'exercer comme celui du corps, comme un « muscle du cerveau » ?

Leonardo Centi (14/1/2014)

Bien sûr, tout cela ne va pas sans nous questionner : où situer cette pratique parmi les autres approches du mouvement ? Il nous a fallu pour cela imaginer les *éveils* sur une échelle. Nous avons choisi celle qui va de *l'involontaire* au volontaire.

▪ Où placer le curseur ?

Dans nos ateliers, nous en sommes venus à situer l'*éveil des sensations et des muscles* dans *le spontané*, à mi-chemin entre le *semi-involontaire* et le volontaire. Ce qui caractérise un mouvement spontané, c'est qu'il se fait volontiers, sans réfléchir, et qu'il est efficace et créatif. Quand on essaie de le modifier un tant soit peu, il devient biaisé.

Sur une échelle allant de *l'involontaire* au volontaire, nous avons placé les mouvements et leurs pratiques dans cet ordre :

- Les réflexes involontaires, incontrôlables et sporadiques, sont indispensables à la vie comme à la survie. Ils s'exercent d'eux-mêmes : clignement des paupières, spasmes etc.

- Le *mouvement régénérateur semi-involontaire* est assez bref, il répond aux besoins de rééquilibrage du corps : les mouvements durent peu longtemps, se déclenchent par eux-mêmes et peuvent être arrêtés sans dommage. Dès qu'on essaie de les prévoir ou de les orienter, ils deviennent artificiels et inutiles.

- Les *taisō* involontaires : tensions, vrilles et contractions se font et se défont en quelques secondes ou minutes, malgré nous pendant la pratique du *mouvement régénérateur*, et lors d'épisodes occasionnels et bénins de crampes, de tétanie et de spasmophilie. Ils veillent à la tonicité, à l'élasticité et à l'apaisement de l'organisme.

- L'*éveil des sensations* et l'*éveil des muscles* font partie des « pratiques du *spontané* ». Ils peuvent durer de quelques minutes à plus d'une heure et sont d'une inventivité sans borne. On peut interrompre ces mouvements sans problème à tout moment. Mais si on essaie de les diriger, ils se dissocient de l'*immanence* des sensations et se mettent en porte-à-faux. Le chemin emprunté est celui de l'écoute du corps qui choisit à chaque instant ce qui lui est favorable et qu'il désire. En cela, les *éveils* ne se bornent pas aux seuls *besoins internes*, mais écoutent les désirs en lien avec eux.

- Les *taisō* spontanés ont lieu incidemment pendant l'*éveil des sensations et des muscles* : cette pratique favorise leur émergence lors des différentes postures en tension et pression que le corps adopte au cours de la pratique. La différence avec les *taisō* involontaires est que l'on doit se mettre « à disposition » de l'organisme pour « faire » ces mouvements et adopter ces postures.

- Le *katsugen sōhō* et le *yukidō* utilisent *le spontané* pour répondre tactilement et corporellement de manière adéquate aux besoins exprimés par les *sensations internes*, ambassadrices de l'*involontaire*.

- Le *sōtai* est technique et volontaire, mais à l'écoute des ressentis de bien-être ou de douleur. Il propose des exercices qui testent les articulations, puis vont dans le sens agréable indiqué par le corps à un moment M.

- Le *seitai sōhō* accompagne, par une technique *savante* du toucher et du mouvement, les capacités d'« autorégénération » de l'organisme. Il se décline entre volontaire et involontaire, conscient et inconscient.

- Les *taisō* techniques utilisés pendant une pratique de *seitai sōhō* sont volontaires et visent le réajustement harmonieux de l'organisme. Ils sont « dessinés » et reproduits en tension maximale à des endroits clés, le reste du corps restant détendu mais tonique et contrôlé.

- Différentes techniques sont centrées sur l'écoute du corps en vue d'améliorer ses performances : yoga, Feldenkrais, Matthias Alexander et Gerda Alexander par exemple. Elles utilisent le volontaire en lien avec les sensations de manière à équilibrer et harmoniser sciemment l'organisme.

- La danse et autres arts de la scène, les sports et les arts martiaux se basent sur l'imitation et la volonté au service de la créativité. *Le spontané* est favorisé, mais *l'involontaire* y est aujourd'hui encore largement ignoré, ou alors placé si haut qu'il en devient inaccessible.

Proximités

La proximité du *semi-involontaire* avec *le spontané* est probablement la raison pour laquelle *mouvement régénérateur* et *éveils* sont complémentaires. Ils peuvent se servir mutuellement de phase préparatoire. En se familiarisant avec *le spontané*, le corps semble trouver plus « naturellement » le chemin de *l'involontaire* et vice-versa.

Pour résumer, nous pourrions dire que l'*éveil des sensations* et *des muscles* explore toutes sortes de relâchements, incomplétudes et hésitations indispensables au processus de réappropriation par l'organisme de ce qui a pu le déstabiliser ou blesser. Cette gestuelle impromptue trouve quelque écho avec les *taisō* non techniques, involontaires ou spontanés. Également avec le *sōtai*, qui inverse la formule didactique des *taisō* pour donner voix et décisions au corps.

Les techniques que nous avons citées plus haut, de Moshé Feldenkrais (2004), F. Matthias Alexander (2004 [1932]) ou Gerda Alexander (1997), partent de l'écoute du corps. Certes, l'objectif change le rendu. Mais avec les *éveils*, nous ne cherchons aucun déconditionnement ni prise de conscience, encore moins la détente, l'harmonie ou la symétrie. Il s'agit plus d'une exploration de ce que le corps « veut » faire : en nous mettant à sa disposition, nous découvrons au fur et à mesure la pertinence de ses propositions. Toutefois, il n'est pas interdit de penser que ces approches peuvent s'apporter beaucoup mutuellement, grâce au respect de la réalité du corps tel qu'il est au moment où l'on pratique ces disciplines.

En fait, nous n'en étions qu'au début de nos découvertes. Les *éveils* ne pouvaient en rester aux muscles et aux sensations…

L'ÉVEIL DES MARCHES

*Il menaçait de pleuvoir, je m'étais levée tard pour ma promenade
matinale, je décidai donc de faire l'éveil musculaire en marchant
j'ai pris un rythme assez rapide au début, et cela a commencé
d'abord maladroitement
les muscles des jambes interférant avec ceux qui avaient envie de
s'éveiller dans le haut du corps
beaucoup de ratés, de forçage dus à l'habitude, aux images
chaque fois j'arrêtais pour redonner voie à la marche
puis par petites touches
la vibration est venue m'indiquer quel muscle m'appelait
voulait se gonfler, s'étirer, se tordre, s'élonger, se raccourcir
le bassin s'est mis à travailler
les jambes, genoux, chevilles, doigts de pieds
la marche et leur mouvement se coordonnent
puis elle est devenue le mouvement des muscles
et là, cela s'est produit, l'éveil des marches*

*Cela faisait quelques décennies que je cherchais à faire une
chorégraphie des marches
je ne me suis jamais ennuyée dans ma vie car j'ai toujours observé la
façon dont chacun marche
je pouvais imiter absolument toutes les marches, les reproduire
j'avais bien compris que ce qui fait la singularité d'une marche c'est où
se placent les tensions, leur polarité.*

*Mais curieusement
cela ne m'enthousiasmait pas plus que ça
du genre : et après ?*

*Zuhangzi dirait que je forçais la vie et de plus en l'imitant
donc la chorégraphie était dans mes cartons
au chaud car souvent j'y revenais
avec toujours la même déception face à ce que je devinais être autre.*

*Ce jour-là
les marches se sont éveillées, et avec elles celles des hommes et des*

femmes du monde, une infinité de marches
des plus drôles, cocasses, aux plus tragiques, animales ou végétales
sans que jamais je ne cherche à imiter qui que ce soit
ni à produire quoi que ce soit
chacune naissait de l'éveil des muscles et s'épanouissait le long des pas
puis mourait pour renaître dans une autre, sans fin
le rythme a ralenti, puis sa régularité s'est assouplie ou raidie selon, le
poids a varié, l'intensité fluait
tous les handicaps ont défilé dans mon corps, des plus extrêmes aux
plus discrets.

J'ai vu mes tensions prendre visages humains
réconciliation et premiers pas
vers l'éveil de la danse.

Andréine Bel (2008)

L'ÉVEIL DE LA DANSE

Une articulation restait à trouver entre l'échauffement amené par les *éveils (des sensations et des muscles)* et la danse. En 2012, le lien a commencé à apparaître.

Laisser la perception interne s'élargir peu à peu à la *sensation externe* de ce qui nous entoure nous a permis de sortir de la bulle sensorielle individuelle sans altérer la spontanéité du geste.

Un premier déclic était venu avec l'appui vertical. Un mur ou un coin de murs est le plus fidèle des partenaires, il donne un répondant qui fait entrevoir toutes les teintes oubliées depuis que l'apprentissage de la verticalité et de la marche les ont rendues automatiques.

Les variations du poids donné et reçu du mur en retour font que l'importance du sol devient relative et peut même être supplantée. Avec ces deux dimensions pour appui, les muscles répondent à leurs besoins de manière infiniment subtile, et c'est comme si leur mouvement trouvait un relief inhabituel.

La multiplication des intensités et des possibilités fait qu'à un moment donné, tout naturellement, le corps se détache du mur et trouve sa propre verticalité, mais de façon neuve. Chaque partie de soi devient un pivot mouvant et changeant. L'échauffement se transmute en mouvements complexes où le poids s'articule selon un espace et un temps démultipliés. Les correspondances sont illimitées. Le mouvement peut devenir danse.

Entre involontaire et volontaire se trouve l'*immanence* du geste, berceau de la créativité. Pourrait-elle s'inscrire chorégraphiquement ? Leonardo Centi en témoigne :

Chorégraphie de l'immanence

Une écriture corporelle que l'on dessine à l'instant même
sans préméditation
sans suivre d'indication
on se laisse surprendre à chaque instant
on observe sans penser le mouvement
tout est présent au présent
l'attention glisse d'une chose à l'autre
sans anticiper le mouvement
ce n'est pas le vouloir qui agit
ça se passe

Se mettre dans l'immanence opère une sorte de déclic
nécessite une écoute corporelle profonde
un travail constant de recherche
une expression proche de l'être avec sa totalité
ses désirs

Il faut pourtant aller la chercher
sortir des habitudes
être face à soi-même est difficile
pour amener à la surface ce que l'on a à l'intérieur
sans échappatoire

Se mettre à disposition du corps et de son involontaire
demande une partie de volonté
puis je laisse la chose se faire d'elle-même

Les autres techniques apprises se connectent entre elles
les disciplines, les savoirs se relient les uns aux autres
l'immanence fait le lien entre tout au lieu de tout séparer

même la détresse devient créative
l'immanence de la pensée est la plus difficile
il y a une coordination, une sorte de beauté

La beauté de la danse de l'immanence
vient du fait qu'on est relié à la nature de la personne
à ses désirs, à ses passions, à ses douleurs
on touche son humanité

Dans la transcendance il manque du corps
on ne fait plus cette expérience du corps

L'immanence est un processus artistique exigeant
nous sommes face à nos frustrations, à nos limites

Elle explore le désir, le rêve et pas seulement le besoin
l'humain cherche à se nourrir d'autres choses que de la nourriture,
l'artistique englobe tout l'être sans être ordinaire ni quotidien

C'est au fond une forme d'amour
on est en train de changer quelque chose
réaction/partage entre deux êtres
tu t'offres toi-même, c'est pas facile
on n'est pas n'importe où, on ne fait pas n'importe quoi
c'est une façon d'aimer l'autre
quand la connexion est établie, tout va à la vitesse de la lumière
cela se fait tout seul, au delà des volontés, cela se crée
c'est un processus artistique, une expression de quelque chose qui vient
du plus profond

Il faut de l'amour pour transmettre, pour s'exprimer
il faut aimer pour se rendre à l'écoute
pour s'offrir
on est déjà là, d'où l'on est, on est déjà dans le don
l'être éclot

Le processus n'est plus réversible
c'est une philosophie de vie.

Leonardo Centi (29/9/2013)

L'INNÉ ET L'ACQUIS

La pratique des *éveils* va de pair avec un apprentissage spontané, autonome et sensitif. Pourtant, quelque chose pourrait gêner dans cette notion d'auto-apprentissage non didactique. Pour accéder au spontané, ne s'agirait-il pas plutôt de « désapprendre » pour se libérer de l'acquis et du conditionnement qu'il a induit ?

L'opposition entre inné et acquis gagnerait à être remise en question car les deux se confondent à chaque instant de notre vie. Pour accéder au spontané, renier l'acquis reviendrait à essayer de gommer l'histoire et l'existence d'un être qui, naissant immature, se construit peu à peu grâce aux sollicitations qu'il reçoit et aux relations qu'il entretient avec ceux et ce qui l'entourent.

Apprivoiser l'expression de *l'involontaire* quand on est adulte est nécessaire, tant il fait peur ou dérange, par pure méconnaissance et amalgames. De même, en prise avec le monde d'aujourd'hui, *le spontané* reste aléatoire, et pour beaucoup, un vœu pieux.

Accéder à cette faculté d'action non calculée, et pourtant « ajustée », n'est pas immédiat. Il nous faut passer régulièrement par une phase de déconstruction des habitudes forcées en nous, tout en préservant les conditionnements qui nous structurent. Cette déconstruction est involontaire, à la différence de la méthode Alexander, par exemple, qui fait prendre conscience des habitudes nocives pour les déconstruire volontairement.

Une déconstruction « consciente et involontaire » est rarement envisagée. Pourtant elle s'ajuste instantanément à l'histoire de la personne, ses besoins et envies. Elle opère une redistribution constante et inattendue des possibilités de chacun, faisant du *spontané* en lien avec *l'involontaire* le matériau de base de la créativité.

Quelque chose de plus que *l'involontaire* est en action dans la spontanéité : une disposition de soi et à soi, une manière de se mettre en *résonance* et relation avec le monde. Avec nos besoins, certes, mais aussi nos désirs.

11 | L'ACCOMPAGNEMENT

Le désir reprend toute sa place : désir d'accomplissement, d'amélioration de la qualité de vie, de la santé, et par-dessus tout, poésie du corps et créativité (Hautefort & Hervo 2011).

La poésie comme axe, vertèbre, état des lieux, passerelle,
ressource

Flirter avec la rupture, ça commence avec le tsunami
et l'explosion de Fukushima
l'impensable vient de se produire
sans retour comment vivre

Équilibre dans le déséquilibre, fuite en avant
« donnez-moi un point d'appui et je soulèverai le monde »
les peuples du monde arabe s'arc-boutent

Impossibilité de revenir en arrière
alors qu'on peut avancer sans cesse
combinatoire infinie des possibles
pouvoir être piégé dans l'immobilité
exister dans quelque chose qui va naître

L'action pour ne pas céder à la panique, pour rester objectif
observer les lignes de force et de faiblesse
ne pas se laisser submerger
faut-il accepter ?

L'ultime poésie ?
être assailli par les mots de l'instantané
« le corps comme support solide toujours changeant » – Piazzolla

Penser à ne pas penser
La poésie ? une attention portée à la relation
un lieu dans la vie

Le Corps accordé

souvenirs, flash-back, distance zéro, petites gouttes de
conscience, coexistence, respirer autrement

Faire poésie ?
impermanence des choses
faudrait pas que la liberté devienne une dictature

www.leti.lt/wordpress/danserecherche-Poesie

L'*éveil* tel qu'il est envisagé ici est le pain de l'*immanence* : comment ne pas
projeter d'idéal, mais plutôt revenir vers ce qui est dans le cours du temps,
au cœur des choses et des êtres, cet endroit où l'Homme peut poser son
regard créatif et ainsi évoluer ?

Avec la notion d'*immanence*, nous nous retrouvons dans la « naissance au
monde » du geste que l'on pourrait appeler *proto-mouvement*, et son corol-
laire le *proto-toucher*, vers lequel, nous les adultes, ne pouvons qu'essayer
de tendre…

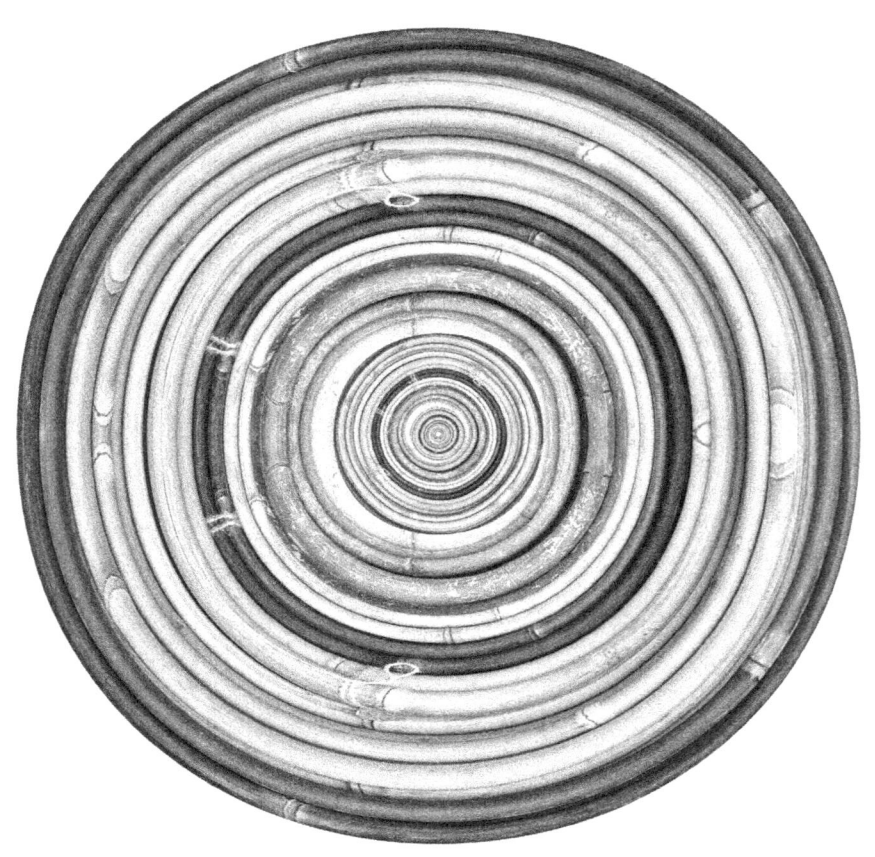

Le Corps accordé

12

Vers le proto-toucher

Il s'agit d'aborder le toucher par la *totalité*, c'est à dire par le *don*, c'est à dire par les bébés, ou encore face à la fin de vie. Comment appréhender l'intolérance alimentaire, les tics et les TOC ? Puis reprendre tout depuis le commencement, c'est à dire la naissance. Je mets en perspective une «culture de la santé» avec ce double mouvement du rapport au soi, la sensation, l'autonomie, et du rapport à l'autre, son regard, son savoir. Dans cette dynamique, le *savant*, le *sauvage* et le *domestique* se donnent la main, *l'involontaire* trouve ses lettres de noblesse aux côtés de l'inconscient, et la *bonadie* redistribue les cartes face à ses deux partenaires : la sensation et la réflexion.

Je reviens sur le sens du toucher, le seul à être inévitablement et instantanément réciproque. En touchant, je suis touché(e), et si quelqu'un me touche, il (elle) est touché(e).

De la qualité du toucher va dépendre le reste de l'histoire.

Au quotidien les occasions affluent, même entre personnes qui ne se connaissent pas. Une poignée de main, la bise, une embrassade, tout cela fait circuler une foule de messages réciproques immédiats, plus ou moins agréables ou désagréables. On est dans le social.

On commence à sortir du quotidien lorsqu'on est touché par les sens qui complètent ou se substituent au tactile : un regard que l'on sent posé sur soi, une intention, une odeur, un mot, une saveur, un son, une musique, une forme, un mouvement… L'impression est durable et profonde. Ces touchers-là nous sculptent, selon notre réceptivité, les protections que nous mettons en place et les possibles que nous autorisons.

Mais il est un toucher qui, au lieu de sculpter, laisse se sculpter l'autre, et donc soi, non pas en fonction d'un idéal projeté, mais en rapport avec l'autonomie de vie de chacun.

C'est ce que je nomme « accompagner la santé », ou la vie, si vous préférez. Un toucher qui n'a d'autre but que lui-même, pour justement sculpter le moins possible, pour laisser se sculpter la vie. Là, nous sommes hors du quotidien et du social.

Chaque fois que j'ai vu ce toucher à l'œuvre, quelque chose s'est mis en place entre l'enfant et sa mère et son père. C'est comme si une brèche s'ouvrait dans un espace et un temps dont avec l'expérience on peut percevoir les moindres variations.

Un autre espace et un autre temps où la vie se réorganise spontanément sans être entravée par les intentions, la volonté de faire du bien, de bien faire, de composer, de régler, d'améliorer. Toutes ces volontés ou désirs, on essaie de faire en sorte qu'ils aillent toujours dans le sens positif et ils forment notre quotidien. Mais bien sûr, s'ils vont dans le sens positif un jour, le suivant ils peuvent aller dans le sens négatif.

On me demande souvent si cela ne « fausse pas le jeu » d'accompagner mon enfant, par rapport à des personnes avec lesquelles il me serait plus facile d'être « neutre ». Non, il n'y a aucune différence. Pas de personnalisation dans ce toucher-là, mais le contact avec un être vivant, autonome, dans lequel la vie œuvre.

Cette réconciliation profonde, indicible entre l'enfant et l'adulte lorsque l'instant ainsi décuplé leur permet d'entrer en contact vital, est une reconnaissance de la vie de l'autre dans son intégrité. C'est peut-être le « don » dont parle Jean-Marie Delassus en maternologie, ce don qui sous-tend le « proto-regard », et que l'on peut imaginer à travers le toucher.

Andréine Bel (24/03/06, liste internet « Santé autonome »)

Le proto-regard

L'enfant naît avec la première inspiration et le regard de sa mère. Le *proto-regard* est cet acte de naissance au monde, lorsque pour la première fois le nouveau-né ouvre ses yeux, totalement démuni (Delassus 2005a ; 2005b). Ce regard est inoubliable pour ceux qui en sont les témoins. Fondateur de la maternologie, Jean-Marie Delassus s'en est fait l'écho devant l'Assemblée nationale française, le 4 mai 2005 :

L'enfant qui naît, après une période de crise d'environ 30 secondes – il faut rappeler une chose, c'est que pendant le passage vaginal, l'enfant est endormi donc ces cris ne sont pas des cris de souffrance physique, ce sont des cris d'arrivée au monde et nous sommes les seuls êtres vivants à crier en arrivant au monde – ces cris donc se terminent et l'enfant jette alors un regard…

Regard qui pour ceux qui l'ont ressenti, est un regard noir, sauvage, sauvage – c'est une expression de parents que j'ai recueillie – terrible parfois, et qui n'est pas le regard : « Je te reconnais ma chère maman, j'arrive, écoute-moi, prends-moi vite dans tes bras… », ce n'est pas du tout cela.

C'est un regard d'effroi, de sidération qui, quand on a eu déjà en soi et dans son ventre par exemple, une relation avec son enfant, ce regard, on ne peut pas ne pas y être sensible et bien plus que ça, on est au sens fort du terme, au sens radical du terme : bouleversé !

Les yeux du bébé rencontrent ceux sa mère ou de la personne près de lui. L'adulte se reconnaît dans cette totalité d'où vient le nouveau-né. Une mère et un père « naissent » avec ce regard. Tout au long de sa vie, l'être va tendre vers cette sensation de totalité, éprouvée dans le ventre de sa mère, retrouvée dans le *proto-regard*. Delassus concluait son discours en 2005 :

Il n'y a pas que l'accouchement physique chez l'être humain, il y a également, au moment où on est accouché, où on vient au monde, il y a cet appel qui n'est même pas un appel, qui est une sidération natale qui touche la mère au plus profond d'elle-même, la ramène à son niveau de don le plus fort, qui touche le père totalement ahuri de ce qui se passe et qui ne s'y attendait pas, et le couple se retrouve en tant que couple sur une parentalité dont on aura, s'il vous plaît, assuré la possibilité en salle de naissance.

Delassus (2005c)

LE TOUCHER DE LA TOTALITÉ

La vie intérieure, c'est être convaincu que voir consiste dans l'acte de regarder, savoir dans l'acte de comprendre, et tenir dans l'acte de s'abandonner.

Lusseyran (2012, p. 126)

Est-ce la naissance des pères et des mères à la venue de leur enfant qui leur donne un toucher si particulier que le bébé semble naître au monde sous leurs mains ? On pourrait concevoir un *proto-toucher* qui contacte de façon si adéquate que la frontière entre peau qui touche et peau touchée se transforme en un espace où les individus en présence se reconnaissent dans la totalité de l'autre, en un accueil inconditionnel et simple. J'ai vu des bébés boire ce toucher-là par tous les pores de la peau qui rencontre la main qui se donne à eux.

Ces hommes et femmes qui touchent leur bébé pour la première fois, et sont touchés par lui, ont des mains plus sensibles que moi qui *accompagne* depuis des décennies. Tout ce que je peux faire, c'est tendre vers ce *toucher de la totalité*, découvrir qu'il peut devenir primal à chaque instant que la vie fait, et m'émerveiller comme un peintre devant le paysage d'intensités qui se déroule alors dans mes mains.

Le premier à dévoiler ce paysage était probablement Paul Cézanne, cherchant à peindre la sensation, interface entre le monde et soi, le visible et l'invisible.

Mais il m'a fallu faire connaissance avec l'œuvre picturale de Francis Bacon pour voir en espace, forme et couleur, les crampes, tensions, lignes de force, mollesses, effondrements, débordements, tuméfactions, bulles d'intensités, raideurs, douceurs… que mes mains perçoivent par le *toucher de la sensation interne*.

Peut-être l'art est-il, dans ses formes les plus diverses entre ombre et lumière, une tentative jamais aboutie de retrouver le *proto-sens*, qu'il soit celui du regard, du toucher, de l'audition, du goût, de l'odorat, ou même du mouvement.

Marge 17 | L'ombre et la lumière

Le contraste des couleurs comme une contraction. Entre terre et ciel, ombres et lumières du corps, parties compactes ou légères, froides ou chaudes, conscientes ou inconscientes. Le haut du corps lumineux, le bas sombre. Les idées claires. Mais le thème est obscur… comme une forêt antique ?

La couleur comme une vibration, chaleur, tension… Le mouvement guidé par les zones d'ombre et de lumière des corps : on ne se cogne pas. Percevoir sans avoir à prévoir.

Réverbération lumineuse sur terre sombre : je me tiens dans la lumière de mon corps, funambule sur lignes au sol. Tango des points d'appuis lumineux.

Une réconciliation : la masse noire de l'intérieur se colore, il suffirait d'un rai de lumière pour faire apparaître ses teintes, ses intensités.

La plaie, le sang qui s'échappe, ne sont-ils pas grenat ? Les tendons et les os bien au chaud ne sont-ils pas nacrés ? Les dents, couleur ivoire ? Plongée en ivresse dans les arcanes du soi reflétant le monde.

Le derviche tourneur : de sa main droite il boit le ciel et de la gauche caresse la terre, faisant tourner dans les plis de sa robe blanche les couleurs du monde.

La mort comme seul obstacle véritable à la danse.

Sensation et représentation nous apparaissent mêlées, indissociables. Plongée dans le monde des associations. Les Grecs anciens pensaient que c'est l'œil lui-même qui projette la lumière sur les choses. La scintigraphie fait-elle autrement ? Où est la réalité, dans l'œil qui regarde, dans la chose regardée, ou dans son reflet ? Rumi, de nouveau, nous a visité. Et Abhinavagupta : percevoir l'obscurité « est » conscience lumineuse (Vatsyayan 1968).

C'est comme lorsqu'on dort et que l'on se réveille tout doucement, l'aurore s'annonce dans le réveil de la lumière. Vertige de la lumière.

Le regard dénué du jugement esthétisant, est-ce ce regard qui met en lumière ? Le bandeau de colin-maillard peut devenir le lieu de tous les abus, de tous les dangers. Mais danser avec les lumières dans l'antre du soi et retrouver ses appuis est possible. Pouvoir de nouveau s'appuyer sur quelqu'un, ne plus craindre. Changement qualitatif plutôt que quantitatif autour des intensités : les gribouillis s'épurent. La lumière se travaille…

www.leti.lt/wordpress/danseforum-LOmbreEtLaLumiere

Comme la lumière qui révèle les choses à elles-mêmes, le *toucher de la sensation interne* à la fois révèle et se travaille. Il est immédiat, immanent, et pourtant généralement inaccessible. Les bébés étaient les mieux placés pour me guider.

L'ACCOMPAGNEMENT DES BÉBÉS

J'ai commencé par les observer. En situation de crise, l'expression d'un bébé est sans équivoque.

Un besoin de *pression ciblée* sur le crâne? Le bébé place sa tête contre un barreau du lit. Le palais tendu? Il le masse avec son pouce – ce que fait par ailleurs l'ostéopathe consulté… Les intestins douloureux? Il se met sur le ventre puis remonte les fesses en arquant le dos pour le détendre, visage pressé contre le matelas. Nerveux? Les doigts de chaque main se referment sur les pouces: apaisement. Il utilise son poids pour presser telle partie, étirer telle autre, tordre une troisième, le tout avec une précision remarquable. Il soulage ainsi ses tensions ou pressions et aide son organisme à se rééquilibrer.

Il m'arrive de voir des bébés en grande souffrance, hurlant et criant jour et nuit sans pouvoir se calmer, se faisant vomir avec leurs doigts après chaque tétée. Le seul moment d'approche possible est quand ils dorment. Le sommeil est de tous les mouvements involontaires peut-être le plus régénérateur. La conscience est endormie, mais comme nous l'avons vu au chapitre 6, la sensibilité reste active et réactive. J'entends encore Tsuda nous dire: «Votre toucher doit être tel qu'il ne puisse pas déranger un nouveau-né endormi!»

Avant de mettre en place une séance de *soin domestique*, je rencontre l'enfant et lui demande s'il en est d'accord. Même les bébés donnent leur réponse d'une façon ou d'une autre. Si les parents et moi ne sommes pas sûrs de l'avoir reçue, nous essayons et sommes vite éclairés: un bébé qui ne veut pas être *accompagné* s'éloigne de façon significative, même pendant son sommeil. Si l'on insiste, il repousse la main.

Le bébé qui souhaite être *accompagné* par moi reste en place ou vient se lover dans mes mains tout en dormant. Parfois même, lorsque je vais à son domicile et entre dans sa chambre, un petit soupir de soulagement m'accueille, l'air de dire: «Enfin, c'est pas trop tôt!». Le bébé présente la partie de son corps qu'il souhaite que je contacte. Ce peut être le dos, le ventre, la tête, les pieds. Il n'y a aucune hésitation chez l'enfant, je n'ai qu'à me laisser guider, et chaque fois je vérifie la pertinence de la proposition: l'endroit présenté est celui où le corps se mobilise dans ses efforts de réajustement.

Au fil de la séance, le bébé «commente» ce qui se passe par sa respiration, ses soupirs, ses étirements, ses torsions. Ses mains ponctuent l'état de tension ou de relâchement en se serrant ou en s'ouvrant. Il change de position très exactement quand je commence à me demander si la sensation ne va pas se déplacer à tel autre endroit de son corps. Il réagit aux compressions osseuses et aux mouvements de *fascias* qui se révèlent, avec une attention intense et douce, alors qu'il est endormi. Sa respiration se fait parfois silencieuse comme s'il écoutait de tout son être ce qui se passe. Il me guide par ses mouvements, parfois même avec ses mains, et la mère ou le père présent voit l'enfant exprimer son vécu et en même temps indiquer comment l'apaiser.

Quelquefois ce ne sont pas mes mains qu'il souhaite mais celles de son parent. Quand, endormi, il tourne la tête ou le dos en s'éloignant, le parent s'approche, et il n'est pas rare que le bébé se retourne alors vers lui. La séance peut commencer et je m'éclipse.

Mais ce que le bébé préfère le plus souvent, c'est le « quatre mains ». La mère ou le père pose ses mains en plus des miennes, et l'enfant en plein sommeil les reconnaît immédiatement : il suspend sa respiration quelques secondes. Les liens se tissent ou retissent, qui ont été chahutés parfois par des accouchements difficiles, des problèmes domestiques ou des dissensions familiales. Une sorte de « *proto-toucher* à retardement » s'instaure entre le parent et l'enfant, fait de reconnaissance mutuelle et d'accueil inconditionnel.

Le parent *accompagne* son enfant et c'est lui qui est *accompagné*. Il « fond » littéralement en sentant dans ses mains évoluer et se transformer, pour se délier, les crampes et engourdissements qui incommodaient son enfant. Il sent les picotements de fatigue, les piqûres de douleur poindre puis se dissoudre. Le tout peut durer de quelques minutes à plus d'une heure : pas de lassitude chez l'enfant avant qu'il n'ait fait le tour de ses besoins.

Les mains ont intérêt à rester vigilantes quant au moment où l'*accompagnement* se termine. La sensation de *fraîcheur* omniprésente sur tout le corps nous prévient pourtant, nous les adultes, que la séance est terminée. Mais il m'arrive encore de vérifier que seule cette sensation perdure. La réponse ne se fait pas attendre. Le bébé repousse la main qui s'attarde… Et le parent témoin éclate de rire.

LA FIN DE L'IMPATIENCE

Je disais que les bébés étaient les mieux placés pour me guider. Les bébés et les mourants : qu'on entre dans la vie ou qu'on en sorte, le *don* est tout ce qui reste, c'est à dire l'essentiel.

Ceux qui me connaissent savent que tout ce que j'ai fait d'important dans ma vie est lié au sommeil, ce haut lieu de créativité où toutes les cartes peuvent se redistribuer. Mes meilleures chorégraphies, je les ai faites en dormant, la poésie ne chemine en moi que dans cet état de flottement où s'accroche dans mes filets ce qui va être le matériau de base de mes agissements.

Assez récemment, le sommeil est venu pendant mon *accompagnement*.

Il m'arrivait de m'assoupir : malgré moi je « piquais du nez », la personne prenait patience et l'*accompagnement* reprenait peu après… Pendant ce temps, mes mains avaient perdu toute *sensation interne* et devaient se repositionner.

C'est en présence de personnes en fin de vie que le sommeil lui-même a pu faire œuvre d'*accompagnement*.

Je croyais jusqu'alors avoir vaincu toute impatience. Quelle que soit la durée d'une séance ou mon état du moment, et malgré les interruptions inopinées, mes mains restaient attentives et ne « perdaient » plus les sensations. Mais certains engourdissements sont tellement enfouis que le moindre mouvement peut les faire disparaître. Complètement immobile, la main fige la sensation. Être à l'écoute d'un engourdissement est d'une telle délicatesse que je commençais à en percevoir la gageure.

Bien que F. fût dans un état critique et en grande souffrance, mes mains ne sentaient presque rien comme mouvements. Tout au plus quelques picotements. En ce beau jour d'hiver, je me suis dit que si je voulais « laisser venir » l'engourdissement que je pressentais, il me fallait lâcher toute attente. Cela tombait bien. Nous étions dans une pièce au chaud, j'étais reposée et nous avions tout notre temps :

F., mes mains et moi avons glissé dans le sommeil, je crois comme on glisse dans l'eau douce. Quand je me suis réveillée, je ne savais plus où j'étais. Mes mains, elles, n'avaient pas perdu le contact, ni leurs sensations. Elles étaient engourdies, ainsi que les bras, jusqu'aux épaules. Je vérifiai qu'il ne s'agissait pas là d'une mauvaise position. Mais non, les avant-bras étaient confortablement appuyés, aucune tension ne pouvait expliquer leur quasi paralysie, ma tête reposant près de mes bras.

J'ai le souvenir de la venue de cet engourdissement, après ce qui m'a paru être un temps très long. J'en étais même étonnée, n'y croyant plus. La sensation est apparue de profond et s'est construite « bribes par bribes ». À mon réveil, elle s'est modifiée légèrement en devenant picotante pendant plus d'une heure. F. s'était réveillée un peu avant que la fraîcheur couvre les picotements. Deux heures et demie se sont écoulées.

Je venais de laisser tomber, grâce au sommeil, peut-être le dernier rempart de l'impatience. Nous n'avons guère parlé, ce que je regrette aujourd'hui bien sûr, mais à cet instant, ce n'était pas de mise. Voir ses traits délassés en disait plus que tous les discours.

Mon *accompagnement* n'a plus jamais été le même. À l'état de veille, ou plus exactement entre veille et sommeil, je parviens à observer, sans le modifier, le mouvement involontaire de mes mains : des mouvements de presque rien, insignifiants. Je ne conçois pas de logique entre eux et leur impact – une première pour moi. Je vois leur précision et adéquation non pas comme autrefois pour leur beauté intrinsèque, ni pour en être l'acteur, mais de par la seule force et précision des sensations perçues, comme si cette insignifiance de mes mouvements était seule garante de leur liberté.

LA PEUR DES SENSATIONS

À l'approche de la mort, l'engourdissement s'étend, ainsi que le froid et l'immobilité. L'insensibilisation qui en résulte permet-elle un « passage » moins douloureux, comme une dernière adaptation à une dégradation fatale de l'organisme ?

Auparavant, tout au long de l'existence, les processus de désengour-dissement (affections qui piquent, chauffent, pincent, crampent, vibrent, tremblent…) offrent une possibilité de retrouver sensibilité et élasticité. L'organisme s'assouplit.

Par souci de retrouver l'unité de l'être, et pour se démarquer d'une médecine symptomatique qui traiterait les effets mais non les causes, les médecines holistiques ont en partie délaissé cette possibilité d'apprendre des symptômes et de les *accompagner* au lieu de les combattre. Mais je situe le refus « d'écoute » du symptôme, toutes médecines confondues, dans la peur culturelle que nous avons de nos sensations dès qu'elles nous alertent.

La peur apprivoisée

À travers les exemples qui vont suivre (l'intolérance alimentaire, les tics et les TOC, la naissance), nous pouvons percevoir le travail souterrain de la peur, mais aussi les résurgences lumineuses lorsque celle-ci est apprivoisée.

L'INTOLÉRANCE ALIMENTAIRE

Elle provoque maux de ventre, yeux purulents, rhumes ou affections ORL bénignes mais chroniques. On traite aujourd'hui cette intolérance principalement par l'évitement des aliments, comme on le ferait d'une allergie.

Une relation a été trouvée entre les laitages, le gluten et ces affections : il suffirait de supprimer les premiers pour que ces dernières diminuent ou disparaissent. Certains praticiens en médecines alternatives parlent de respecter la réaction d'intolérance de l'organisme, allant jusqu'à évoquer un risque de maladie grave sur le long terme, si l'on ne tient pas compte de ce qu'ils appellent une incompatibilité. Cette « information » s'est répandue comme une traînée de poudre depuis près de deux décennies. Nombre de parents suppriment de l'alimentation de leurs enfants gluten et/ou laitages – sans distinction entre lait et fromage, cru ou pasteurisé. Les mères allaitantes en arrivent à soustraire ces produits pour elles-mêmes dans l'intention de soulager leur bébé.

On sait aujourd'hui que moins on mange de gluten, plus on devient intolérant à son ingestion (Rodriguez 2014), et il en est de même pour les fromages. Les privations sont nombreuses et la vie sociale en est affectée. Supprimer gluten, laitages et fromages revient à retirer un pan entier de son alimentation (Bourre 2010). L'incidence de régimes privatifs se mesure sur le long terme, et elle est d'autant plus importante chez un être en plein développement. Les substituts aux laitages posent problème et le rapport bénéfice sur risque pourrait être défavorable : le soja non fermenté fait aujourd'hui l'objet de controverses (équilibre hormonal, ostéoporose) ; les laits de riz, amandes et noisettes ne peuvent être consommés en grande quantité. Comment s'y retrouver dans tout cela ?

La première chose serait me semble-t-il de revenir vers les *besoins sensibles* du corps. Témoignage de la maman d'Anne :

J'avais commencé à me pencher sur cette histoire de gluten quand Anne avait environ six mois. Elle pleurait beaucoup en se tortillant, et on m'avait dit que les enfants porteurs de trisomie 21 ont souvent du mal à digérer les protéines du gluten. Alors j'avais voulu essayer de l'enlever de son alimentation.

À l'époque, j'allaitais, et le gluten passant dans le lait, j'avais moi-même suivi un régime d'éviction. C'était très dur, j'avais tout le temps faim, il fallait mettre en place une nouvelle organisation pour avoir toujours de quoi manger sous la main, mais sans gluten (pas de pain de la boulangerie ni de biscuits classiques !). Nous avions remarqué que ça avait diminué ses pleurs, je ne me souviens pas que ce fût net, mais suffisant pour poursuivre le régime, d'autant que ça semblait diminuer significativement la sorte de conjonctivite qu'elle avait sans arrêt aux yeux, surtout à l'œil droit…

Cela pendant quatre ans. L'allaitement s'était terminé entre-temps, mais nous faisions le régime en famille pour que ce soit plus facile pour Anne. On mangeait du gluten discrètement en parallèle, des biscuits quand elle était endormie… C'était très difficile à gérer, surtout quand nous étions invités chez d'autres personnes, puisqu'il y a des traces de gluten partout dans l'alimentation « moderne », et de toute façon Anne s'empressait d'essayer de manger ce qu'elle trouvait. Mais rien qu'une bouchée était catastrophique le lendemain au réveil pour ses yeux. Tous les six mois environ, nous réintroduisions du gluten à petite dose dans son alimentation, mais les yeux devenaient abondamment purulents le lendemain ou deux jours après, donc nous poursuivions le régime… Nous avions aussi l'impression que d'autres aliments avaient le même effet, comme le lait de vache, les arachides, amandes, noisettes, l'huile de tournesol par exemple. L'entourage vivait mal ces croûtes plus ou moins continuelles sur les paupières. Nous essayions donc de les lui éviter.

Lorsque c'est chronique, on nous fait bien comprendre qu'on est des parents pas sérieux, qui ne s'occupent pas bien de la santé de leur enfant… C'était le cas à l'école l'année dernière, car le rhume peut durer trois semaines chez Anne, et elle a une éruption cutanée au menton d'août jusqu'au printemps suivant, chaque année.

Souvent la trisomie 21 est associée à un surpoids, et donc on met systématiquement ces enfants au régime ; mais ce n'était pas le cas d'Anne, et nous avons toujours voulu qu'elle puisse décider elle-même d'avoir encore faim ou non.

Un soir d'août 2006, on commence, Andréine et moi, à faire une séance de seitai avec Anne endormie. Je ne me souviens plus très bien, c'était il y a deux ans maintenant, mais il y avait des sensations diverses et nettes au niveau des mains. J'avais déjà essayé d'accompagner Anne suite à la lecture de « Accompagner la santé », mais sans succès, c'était « silence radio » au niveau des sensations tactiles. Cette fois, Andréine m'a invitée à mettre la main sur le ventre d'Anne et à exprimer ce que je ressentais, et j'ai ressenti des trucs ! C'était primaire : du « chaud », « ça fourmille », « ça picote ».

Le lendemain, je ne sais plus comment ça s'est fait exactement, on a discuté au sujet de la différence entre intolérance (bénigne) et allergie (dangereuse), et reparlé des enfants qui ont une réelle allergie et recrachent ce qui leur serait nocif ; tandis qu'avec Anne ce n'est pas du tout le cas, elle ne recrachait rien. C'était tellement dur pour moi de continuer à lui imposer des restrictions avec toute cette nourriture variée sur la table et les enfants présents qui se servent à volonté… J'ai trouvé que c'était limite de la maltraitance de poursuivre ainsi.

J'ai eu envie de laisser tomber les « consignes » concernant la nourriture d'Anne et de la laisser manger tout ce qui se présentait à elle et qui lui faisait envie. Je n'ai pas eu besoin de m'y prendre à deux fois pour lui expliquer… Elle s'empressait de tout essayer, de goûter le pain, le lait, les yaourts et autres gourmandises, tandis que ses yeux brillaient de bonheur comme je n'avais jamais vu ! Je ne pouvais pas m'empêcher de me dire que les yeux allaient être « servis » le lendemain au réveil, gorgés de pus à ne plus pouvoir s'ouvrir. La semaine d'avant, elle était avec beaucoup d'enfants qui mangeaient de tout, et Anne essayait de manger ce qu'elle trouvait. Rien qu'une bouchée avait été catastrophique le lendemain au réveil pour les yeux.

Ce soir-là, nouvelle séance à quatre mains avec Anne endormie. Je me souviens qu'Andréine était impressionnée de l'amplitude de l'engourdissement immobile sur toute la région du foie. Il s'est transformé en crampes intenses, picotements et autres manifestations, le tout en une heure et demie au moins. Un véritable « feu d'artifice ». Je me souviens avoir senti beaucoup de choses moi aussi, à un moment ça piquait tellement dans ma main que j'étais sur le point de l'enlever…

Le jour suivant, il y avait un peu de pus dans ses yeux mais rien d'important par rapport aux jours précédents. Je me suis dit que ça allait être pour le jour suivant. J'avais déjà remarqué qu'il y avait parfois un décalage de quelques jours entre le moment où elle était « tombée » sur une tartine de pain par mégarde et l'expression qui s'en suivait au niveau des yeux.

Elle a continué à manger ce qu'elle voulait, avec délectation… Le soir, autre séance, les sensations étaient moins marquées que la veille. Au réveil, toujours pas de « flots » de pus dans les yeux… Elle allait pouvoir manger de tout pour de bon?! Je n'en revenais pas! Cela avait été un cauchemar de l'empêcher d'accéder au pain, aux pâtes, au lait et produits dérivés… Chez nous, c'était encore gérable à la limite, on ne cuisinait pas les ingrédients en question, mais dès qu'on était invités, c'était horrible, elle n'acceptait pas qu'on lui refuse ce que les autres mangeaient… J'en garde le souvenir d'une organisation épuisante.

Peu après ce retour à une alimentation non restreinte dans sa variété, il y a eu un jour où elle est allée à la selle à cinq reprises, et généreusement! D'ordinaire, c'était une selle quotidienne, au plus. Elle avait un ventre très proéminent, un peu comme les bébés africains carencés qu'on voit dans la presse. Je me disais que ça allait rentrer dans l'ordre en grandissant. En fait, c'est parti peu de temps après…

Cette expérience, et d'autres similaires concernant les intolérances aux laitages et gluten, m'ont fait réaliser plusieurs choses.

Il est important de faire poser un diagnostic médical. L'évitement de l'allergène est nécessaire, voire obligatoire pour certaines allergies qui sont dangereuses. La privation est en général bien vécue.

En ce qui concerne l'intolérance, les choses sont plus complexes et méritent d'être réévaluées. Lorsque les symptômes sont dérangeants ou même douloureux, chroniques mais bénins, se demander à quoi ils servent me paraît être la première question.

Dans le cas d'Anne, son foie était « engourdi », c'est du moins ce que le *toucher de la sensation interne* fit apparaître. Le moindre aliment un peu lourd à digérer faisait réagir son foie, provoquant des maux de ventre (surtout quand elle était nourrisson) et l'écoulement de pus dans ses yeux. Pourtant Anne avait une envie folle de ces aliments. On peut envisager la possibilité que l'enfant sentait quels aliments de base lui étaient nécessaires pour son équilibre général : faire réagir le foie, c'est en quelque sorte chercher à le désengourdir, régénérer les intestins et ainsi assurer une meilleure assimilation des nutriments.

Le foie ayant retrouvé son dynamisme optimal, Anne a toléré de mieux en mieux le gluten et le fromage, elle n'a plus été autant indisposée. Dès lors, elle a pu profiter de leur apport nutritionnel. Chaque fois que je l'*accompagne* au niveau du foie, il est en général plutôt souple et apaisé au toucher.

D'une manière générale, l'organisme est construit pour évacuer les toxines naturellement présentes dans la viande, les légumes, les fruits, les laitages etc. (même « biologiques »). Plus on évite les toxines naturelles en supprimant tel ou tel aliment sain, moins on sait les évacuer. L'organisme est surprotégé, on le rend moins résistant alors même qu'on le prive des éléments nutritifs adaptés au lieu et au climat, nécessaires à un équilibre alimentaire qui le renforcerait.

TICS ET TOC

Les symptômes qui s'expriment avec les tics et les TOC, lorsqu'ils deviennent envahissants, sont conçus comme des maladies. Pourtant, on peut se demander si, pour l'organisme, ces symptômes ne sont pas l'expression d'une logique, à la fois, de préservation de son intégrité et de contrôle de l'engourdissement protecteur lui-même. Voici un résumé de mes notes pour C.

Adolescente au moment du soin, C. avait des tics aux yeux depuis l'âge de cinq ans, grinçait des dents la nuit, avec des périodes de terreur nocturne qui lui faisait pousser des cris, sans qu'elle s'en souvienne au réveil. Les tics du visage, devenus constants, étaient extrêmement gênants, et la nuit, faisaient place à des crises de somnambulisme.

Le premier contact des mains n'a pas laissé apparaître grand chose : la séance a révélé un léger « froid couvrant » au niveau de sa tête, puis des crampes piquantes et fortes. Une semaine plus tard, le froid intense et humide est « sorti » comme une fontaine, pendant au moins une demi-heure sur toute la surface du crâne. Alors seulement les pressions crampées, engourdies et piquantes ont pu s'exprimer.

Un mois et trois séances plus tard, C. a commencé à moins crier la nuit et à sentir une amélioration générale. À la quatrième séance, le froid interne s'est de nouveau manifesté, mais cette fois sec et piquant. Les pressions larges et apaisantes donnaient aux mains l'impression de compressions s'exerçant de chaque côté de la tête et en biais. Puis les picotements douloureux sont venus sur le front côté droit, et enfin des crampes piquantes au niveau du cervelet.

Les tics ont commencé à vraiment diminuer, avec une sensation de mieux être et sans cris la nuit. Pendant les deux séances suivantes, l'excès de chaud sous-jacent est venu par vagues de grésillements brûlants et secs au niveau des deux pariétaux. Enfin, des crampes piquantes chaudes et humides se sont étalées plus ou moins sur toute la tête.

Deux mois après la première séance, à raison d'une par semaine, C. a commencé à pouvoir contrôler ses tics sans difficulté. Au même moment, elle abordait la phase de désengourdissement, avec une douleur aiguë à l'épaule gauche, ses yeux louchant parfois. Le froid piquant est revenu, un peu amorphe. Puis il a laissé place au chaud sec, piquant et crampé, au cours d'une même séance.

La deuxième vague d'engourdissement est arrivée un mois plus tard : le mieux-être se confirmait, mais les cris ont recommencé la nuit. L'engourdissement a pris les deux côtés de la tête, aux mêmes endroits où s'étaient exprimées les compressions osseuses subies. Les rêves, inaccessibles à la mémoire depuis des années, sont revenus à la suite de cette séance. C. n'a plus eu mal au visage – jusqu'à ce jour, elle n'avait pas mentionné avoir mal, tant cette douleur était intégrée, m'a-t-elle dit.

Le « terrain » s'est unifié en un peu moins de quatre mois : les crampes piquantes étaient partout, en mouvement et sans engourdissement.

Ensuite, pendant six mois en l'absence de séances, les tics sont revenus seulement comme des signaux d'alerte face aux tracas du quotidien. Le deuxième désengourdissement a attendu les premières règles : douleurs intenses entre les omoplates, et piqûres grésillantes et piquantes. Nous en sommes là aujourd'hui.

Les TOC (troubles obsessionnels compulsifs) sont bien plus longs et difficiles à réguler, surtout s'ils datent depuis des années. Aucune expérience en matière de santé n'est généralisable, mais celle que je vais relater ici, à partir de mes notes et souvenirs concernant B., fournira peut-être quelques pistes permettant d'investir cet espace entre le trouble et son expression.

Les TOC de B. ont été diagnostiqués à l'âge de 13 ans, l'obligeant à arrêter ses études à 16 ans. À 18 ans, B. a décidé de se prendre en main lui-même : il voulait arrêter son traitement médicamenteux lourd et son psychiatre était d'accord pour diminuer peu à peu les doses.

Ses TOC tournaient autour de trois thèmes : la propreté, la géométrie et la moralité. B. gardait le lit la majeure partie de la journée, attendant de rêver l'antidote du cauchemar fait la nuit précédente[61]. Venir à l'heure à un rendez-vous lui était impossible, les rituels prenaient tout son temps et de façon aléatoire. Regarder la télévision n'était pas envisageable, tant les paroles et les images l'agressaient. Il portait chaque jour des vêtements strictement similaires, blancs en haut et noirs en bas, et de grosses chaussures noires renforcées et prenant la cheville, quelle que soit la saison. Il résumait tout cela en disant : « Je ne peux accepter le monde tel qu'il est. Je fais de tout un problème à résoudre ».

Comprendre pourquoi l'organisme met en place ces comportements a été notre première préoccupation, à B. qui vivait avec ses TOC depuis cinq ans, et à moi, qui n'y connaissais rien mis à part le sigle. Ma première hypothèse a été que les TOC permettent à la tension interne et à l'angoisse d'être tolérées.

{61} Cette manière de procéder présente une analogie avec la proposition de soigner la réémergence de cauchemars chez un patient en état de stress post-traumatique à l'aide de simulations électriques susceptibles de déclencher un rêve lucide dont le patient pourrait modifier le contenu (Voss et al. 2014, p. 812).

Je me souviens très bien de ce moment où B. a envisagé ses comportements sous cet autre angle : ils pouvaient signifier l'existence de troubles, mais n'étaient pas forcément des troubles en eux-mêmes. B. avait par ailleurs une conscience aiguë et critique des causes de ses TOC.

Ce jour-là, les « troubles obsessionnels compulsifs » sont devenus, l'espace d'un instant « des comportements d'adaptation à une situation intérieure physique et psychique sur le point de se briser ».

Bien sûr, les inconvénients liés à ses comportements étaient tellement envahissants et stigmatisants pour B. que le point de vue ancien et classique est revenu s'imposer très vite. Mais une brèche s'était ouverte dans la citadelle des TOC.

Il a fallu dix séances en deux mois et demi pour qu'un jour le mouvement régénérateur, sous la forme d'un taisō involontaire, commence à s'extérioriser spontanément, sans même que je ne mentionne cette possibilité à B. Il était assis chez lui sur le bord de son lit, et d'un coup sa nuque et ses reins se sont arqués en arrière, avec des tremblements, pour aller, en une demi-heure environ, toucher le lit de sa tête. Ce n'est ensuite que millimètre par millimètre que la détente lui a permis de reposer son dos sur le lit au bout d'une heure, m'a-t-il dit. Les mois qui suivirent, le mouvement régénérateur est revenu à intervalles irréguliers mais constants, avec des petites variations dans le mouvement de la tête et du buste.

À partir de là, les TOC ont commencé à devenir moins encombrants au quotidien, parallèlement avec l'extériorisation du froid interne. Pour la première fois de sa « vie de TOC », B. avait la sensation « d'avoir la patate » et un début d'activité extérieure au domicile s'est mis en place. Curieusement, les « coups de blues » sont venus en même temps que B. retrouvait sa forme physique. Mais il observait qu'il pouvait de nouveau se contracter sans douleur et s'est mis à faire des abdominaux. Il a commencé à retrouver sa silhouette, perdant le surpoids causé par les médicaments.

Les déplacements de fascias et compressions osseuses peut-être dus à sa naissance difficile se sont exprimés à la 32ᵉ séance, laissant son crâne doux comme celui d'un nouveau-né. Cela a modifié en partie le déroulé du taisō involontaire : le mouvement devenait extrêmement précis et élaboré, avec des craquements progressifs et doux tout le long de la colonne et aux mâchoires. Des acouphènes ponctuels apparaissaient.

Nous avons sabré le champagne lors de la première arrivée à l'heure de B. à notre rendez-vous de la 34ᵉ séance, au bout de huit mois où il avait eu la possibilité de venir avec autant de retard que cela lui était nécessaire. À partir de la 36ᵉ séance, il n'a plus pris aucun médicament, avec l'aval de son médecin.

Les sensations de garrot aux aisselles et sur le temporal droit l'inconfortent encore souvent, avec celle d'avoir la tête dans un étau. Plusieurs fois, B. fait le rêve qu'il perd ses dents. Son dos craque le long de la colonne vertébrale à chaque mouvement réflexe qu'il imprime. Rhume carabiné, gastro-entérite, ongle incarné au pouce du pied au point de devoir être opéré, problèmes de peau, torticolis ont tous été bénéfiques. Invariablement, après les extériorisations autorisées de ces symptômes, l'organisme s'en trouve mieux, et le comportement s'améliore.

Au bout de deux ans et demi, B. a repris ses cours. Enfant surdoué, il a rattrapé en un an les trois ans manqués, malgré ses nombreuses absences aux cours. La transformation est profonde : « Mon caractère refait surface, je redeviens acteur de ce qui m'arrive, digère mieux, métabolise mieux les événements. Je m'extrais de la logique morbide. » B. voit une logique vérifiable dans l'enchaînement des choses, reprend confiance, se tranquillise. Il déniche de bons bouquins de philosophie orientale puis occidentale qui nourrissent sa réflexion.

Le mouvement régénérateur sous forme de taisō involontaire commence maintenant avec un mouvement latéral ample, qui part des côtes et provoque des torsions du cou et du bassin, puis se déroule avec la cambrure arrière. À cette époque, l'ensemble des sensations internes est uniformisé en tension chaude et piquante selon la lecture de mes mains.

D'autres salves d'engourdissements apparaissent, par exemple après une « crève carabinée » évacuant du froid glacé et humide, et des courbatures au visage, dans les mois qui suivent. Il envisage de suivre des séances d'orthoptie.

Sa voix se pose. Le « travail » s'accomplit par étapes, comme si les couches profondes attendaient d'être prêtes pour entrer en mouvement. Une sorte d'ajustement des deux moitiés de la tête se réalise, grâce à un engourdissement perceptible au niveau de la grande fontanelle, suivi par des engourdissements latéraux au niveau des tempes. À cette époque, les diverses sensations internes s'unifient en désengourdissement.

Entrée en fac : les études scientifiques se passent bien. Malgré une nouvelle année presque entière d'interruption pour raisons familiales, les examens sont passés avec succès. La vie sentimentale se construit avec équilibre.

Bien sûr, il y a des périodes noires, où le courage s'en va, où « tout fout le camp » et où B. « pense trop ». Mais il gère ce que la vie lui apporte. Il rêve encore qu'il perd ses dents, mais à présent toutes se renouvellent à la fin du rêve. Régulièrement, le rhume, la sinusite ou la colite, ou encore les maux de tête servent de soupape à sa fatigue et au stress. C'est la « mauvaise humeur » qui s'en va, c'est tout bénéfice, lui dis-je… Il instaure les micro-siestes qui vont l'aider à tenir le coup.

B. décrit ses « bleus dans la tête », des douleurs à des endroits bien précis, qui se déplacent à chaque fois qu'elles se manifestent. En même temps, il sent avoir retrouvé sa sensibilité. Pour moi, c'est une étape fondamentale : la douleur anesthésie le corps et le psychisme car l'organisme se défend contre elle. Si B. dit retrouver sa sensibilité (qu'il n'imaginait pas avoir perdue tant il souffrait) c'est que la douleur a diminué assez pour lui permettre d'être sensible, grâce aux désengourdissements successifs qui ont eu lieu.

La sensation dominante est devenue peu à peu « élastique », même si la tête est encore parfois enserrée et l'articulation des bras comme dans un garrot. Un désengourdissement de l'œil droit s'est manifesté, avec une sensation exacerbée du crâne. Puis, envie soudaine de cornichons, « à s'en rendre malade ».

Alors, la crise de foie a pu avoir lieu, avec écoulement de bile jaune, puis verte. Je l'attendais depuis longtemps, cette crise !

Nous étions à trois ans et demi de la première séance. Était-ce une réconciliation avec l'enfance ? Nous nous sommes posé la question, B. et moi. Nouveau-né, sa flore intestinale avait été endommagée à cause d'une méprise : pour calmer une colite, on lui avait donné pendant des semaines des médicaments dosés pour les adultes. Cela avait rendu ses dents de lait molles et elles avaient dû être arrachées. À l'accompagnement, le ventre était dur, des crampes sur tout le foie demandaient des pressions du plein, fortes et apaisantes. Le foie s'est désengourdi à cette période.

La sensation globale s'est alors « éclaircie ». Les engourdissements se sont d'abord faits plus rares, les sensations moins extrêmes.

Mais nous entrions dans une nouvelle phase de désengourdissement. Les grésillements et le coussin d'air indicateur de stress que mes mains percevaient à la surface du crâne, venaient par vagues de l'occiput. Un ou deux « coussins d'eau » s'étaient révélés, libérant une raideur. B. commençait à percevoir lui-même les sensations dans ses mains en auto-accompagnement. Bouffées de chaleur ont alterné avec un froid interne intense, ce qui l'a obligé à dormir avec une bouillotte sur la tête ! L'humour dévastateur de B. a pu souvent fleurir pendant nos séances, j'avais du mal à l'accompagner tellement le rire me secouait. Hier, carpe diem, aujourd'hui, progression, ai-je marqué dans mes notes. Avec cette constatation que B. était « sorti » de la survie au jour le jour.

Face à une contrariété, B. ne se réfugie plus dans son lit, il fait désormais le mouvement régénérateur. Les siestes et mini-siestes s'espacent. Les nuits se font d'une traite et les rêves sont agréables. « Les bas sont plus hauts que les hauts d'une certaine époque ». Garrots, bleus, pressions, cornichons continuent un peu. Les acouphènes deviennent constants à une période, avec des déficits d'attention. L'oreille gauche travaille dur. Parfois, une séance finit par le mouvement régénérateur qui s'extériorise. La période des examens est toujours délicate mais se passe bien.

Le « terrain » devient autonome, je le vois au fait que les sensations sont souvent en dégagement tout autour de la tête. Elles poussent la main vers l'extérieur, comme si elles irradiaient. C'est ce que nous pressentons être la dernière ligne droite.

Une année est encore passée. B. parfois n'arrive pas à faire « craquer » son dos, même lorsque le besoin se fait sentir. Il a mal au genou droit. L'estomac est alors lourd et froid. Le testicule droit devient douloureux, des plaques rouges apparaissent sous les pieds. C'est une nouvelle phase qui commence, de crampes cette fois. B. décide de pratiquer le mouvement régénérateur tous les soirs, il dort mieux et moins après. Quel que soit son état, B. parvient maintenant à aider les gens de son entourage qui en ont besoin. Ils peuvent compter sur lui, qu'il aille bien ou non. C'est aussi à cette époque qu'il commence à porter des vêtements de couleur.

Au bout de cinq ans, pour la première fois, B. est venu pour rien à la séance : nul besoin d'accompagnement.

Deux mois plus tard, petite rechute, nettoyage d'hiver, avec un torticolis à droite et B. a du mal à être opérationnel le matin. Il est encore sollicité par les TOC mais les vit mieux, bien en fait. Le mouvement régénérateur continue à progresser : les torsions cervicales puissantes se font à présent des deux côtés, puis elles descendent dans les dorsales, entraînent le balancement des épaules, puis la cambrure s'effectue en arrière comme à l'habitude. Le testicule droit cesse d'être douloureux, il aura fallu douze mois.

Nouvelle phase d'engourdissement sur le côté droit de la tête exclusivement, avec migraines ophtalmiques et mal aux deux mains comme s'il avait de l'arthrose. Ces phases d'évacuation et de blues laissent alterner des périodes de grand mieux. De temps en temps, relire mes notes prises à la suite de chaque séance nous aident à faire le point, à nous souvenir. B. réalise le chemin parcouru avec cette impression globale de récupérer plus vite. Le milieu du front travaille beaucoup, ainsi que l'occiput. Colite et tétanie s'enchaînent, et une sensation de plâtre apparaît une seule fois sur le « point de tension » de la tête (un peu au dessus de la racine des cheveux, sur la ligne du nez).

Six ans après le début des séances, B. sent un apaisement qui se stabilise. Il passe certes par des phases d'évacuation et de rituels, mais il les vit bien. Il a trouvé un espace d'épanouissement, adore ses études et réussit tous *ses examens. Il sent sa vie se construire, devient autonome et change de région pour aller vivre là où l'avenir lui tend les bras.*

Un an après lecture de ce qui précède, B. témoignait à ma demande :

Les troubles obsessionnels compulsifs dont je souffrais étaient décrits dans la littérature médicale comme étant à un stade « morbide », ils prenaient la quasi totalité de mon temps.

Mon médecin me disait chaque année que la recherche avançait et que d'ici quelques temps nous aurions un traitement efficace. Il fallait trouver un cocktail avec un dosage qui soit efficace et stable pendant un temps moins long que celui qu'il fallait pour l'élaborer. J'étais dans un état d'épuisement psychique difficilement descriptible et le physique commençait à prendre très sérieusement la même direction.

Le seitai m'a permis d'envisager que ce symptôme, que je combattais de toutes mes forces, devienne un auxiliaire du combat. Le processus pour arriver à cette conclusion, la comprendre et l'accepter pas seulement intellectuellement, prend du temps. Cela a été pour moi un tournant majeur, une clé permettant de me servir du TOC pour combattre le fond des problèmes, au lieu de combattre le symptôme sans faire de travail de fond.

Dès la première séance, j'ai eu des sensations physiques bien particulières qui ne me laissent pas de doute sur le fait que quelque chose se passe. Chaque séance se termine sur une sensation difficilement descriptible mais qui se rapproche de la fatigue saine que l'on ressent lorsque l'on vient de faire du sport en éliminant toutes les tensions nerveuses. Entre fatigue et soulagement.

Le travail a avancé et un jour « le mouvement régénérateur » s'est manifesté sans que je m'y attende et sans qu'Andréine m'en parle auparavant. Surprenant et inquiétant de prime abord, il va devenir une « forme de seitai à domicile » qui me permettra de poursuivre en autonomie le travail des séances. Pour moi, le processus du mouvement régénérateur peut s'apparenter à un pilotage automatique qui permet au corps de manifester ce qui lui est nécessaire (en termes de pression, torsion, contraction…).

Ceci sans intervention volontaire mais avec la possibilité de reprendre les commandes à tout moment. Ces différents besoins me semblent aujourd'hui aussi fondamentaux que respirer, boire ou manger, alors qu'ils sont quotidiennement ignorés.

C'est par ce mouvement que j'ai compris la connexion qu'il pouvait y avoir entre tensions nerveuses et manifestations physiques. Des processus psychiques qui génèrent de grandes tensions nerveuses vont créer pour l'organisme un certain type de besoins qui devront être comblés au même titre que la soif ou la faim. Ils appellent une manifestation physique, qui se traduit par le mouvement régénérateur, la boucle est bouclée.

Les problèmes profonds se sont résolus au fur et à mesure de la pratique et des séances.

Aujourd'hui, les différentes manifestations que j'ai pu connaître et qui de temps en temps se rappellent à mon bon souvenir, n'ont pas le même impact dans ma vie quotidienne. C'est comme si un mécanisme de type fusible avait repris la place qu'il doit avoir, comme phénomène annexe et non comme une recherche d'absolu à travers la perfection des rituels. Bien qu'il soit difficile de se débarrasser totalement d'une manière de vivre qui a duré plus de 10 ans, le fait d'avoir travaillé à comprendre et remettre à sa place un mécanisme de protection, lui permet finalement de jouer son rôle.

C'est un changement de perspective qui autorise une vie « normale » autant que possible, malgré des manifestations désagréables qu'on tolère et qui ne sont plus une gêne majeure au quotidien. Cela permet surtout d'avoir une activité, quelle qu'elle soit et d'entrer dans un cercle vertueux. Ce changement à 180° sur une simple modification du regard permet un avenir. Une transmutation ?

LE TEMPS DU COMMENCEMENT

Pour conclure ce cheminement à travers « l'autonomie de la santé », il nous reste à revenir à la source.

Le début de la vie ne conditionne pas tout, loin de là. La science s'est aperçue assez vite que nos vécus nous modèlent plus que nos gènes (Kupiec & Sogino 2003). Face aux accidents de la vie, la plasticité du cerveau et les capacités d'adaptation et de régulation *homéostatique* de l'organisme dans son ensemble sont des atouts pour faire évoluer notre santé à chaque instant.

Pourtant, la manière dont un phénomène prend forme est toujours un bon indicateur des forces agissantes, et se pencher sur lui peut nous aider à comprendre le sens de ce qui nous anime et à le préserver en lui laissant son champ de liberté. Or la toute première des libertés est celle du rapport que l'on entretient concrètement avec le temps et l'espace, sous la « bénédiction » de *l'involontaire*.

La grossesse et l'accouchement sont les deux événements où l'on perçoit de manière flagrante les implications de notre relation au temps.

En 1963 la durée optimale du travail pour une primipare était estimée à 36 heures, en 1968 elle a été réduite à 24 heures, et en 1972 elle est descendue à 12 heures. Actuellement, on peut compter 8 heures.

Beech (2004)

Voici transcrites quelques observations, nourries de ma propre recherche (Bel 2010) et du partage des mères et pères sur les listes internet « Naissance » et « Santé autonome » entre les années 1999 et 2007. Ces observations lancent des pistes de réflexion et ouvrent des questionnements vis-à-vis de notre culture de la naissance, du parentage et donc de la santé.

Tout commence avec les accès de sommeil irrésistibles pendant la journée, en plus de ses nuits, qui font entrer la femme enceinte dans un autre temps, comme démultiplié. Ces trois premiers mois – alors que l'œuf puis l'embryon se développent et que le corps de la femme se modifie – sont cruciaux pour l'enfant à naître et sa mère en devenir. Ils demandent une « rallonge » de sommeil qui gagnerait à être une revendication majeure : le déroulement de la grossesse et de l'accouchement en seront facilités.

Instinctivement et parfois avant même de savoir qu'elle est enceinte, la femme adapte son alimentation en fonction de ses besoins, au fur et à mesure de la grossesse. Les nausées des trois premiers mois lui indiquent ce qui ne lui convient pas sur le plan physique, mental ou émotionnel[62]. Il

{62} Les nausées de grossesse sont généralement bénignes. Une seule exception : l'hyperemesis gravidarum est une affection dangereuse qui touche environ 1% des femmes enceintes pendant la première moitié de la grossesse, et pour laquelle aucun traitement ne semble bien fonctionner.

est fréquent qu'elle ne tolère plus les odeurs de composition chimique ni les aliments frelatés. C'est le meilleur moment pour elle d'arrêter le tabac, l'alcool ou toute drogue, si elle n'y est pas parvenue avant. Son goût et son odorat la guident pour choisir ce qui lui est bénéfique. Lorsque son visage s'épanouit, le rythme de ses pas change et ses gestes ralentissent. Elle a des contractions qui passent inaperçues, pourtant, celles-ci régulent pour elle le temps de gestation. Le ventre s'arrondit et les seins se développent, la peau s'adoucit, les articulations se « huilent »…

Le premier mouvement du fœtus perçu par la mère est une caresse, une promesse. Les mouvements suivants vont du frémissement à la tempête. Souvent les mères y voient un miroir de l'état dans lequel elles se trouvent.

Vient le temps du renversement de l'enfant : il se met la tête en bas s'il le peut ; en tous cas il cherche et trouve sa position pour naître. Sa mère peut l'y aider en écoutant le besoin de certaines postures et mouvements de son corps.

Puis un beau jour le temps commence à se contracter sur lui-même avec l'imminence de l'accouchement : la future mère « fait son nid », sent le besoin de s'activer, préparer la maisonnée, ajuster la place de chaque objet. C'est le temps de l'attente.

Viennent les premières contractions régulières et la femme entre « dans sa bulle », « hors temps et hors espace », avec parfois de longues plages tranquilles qui permettent l'endormissement.

La perte des eaux se fait spontanément pourvu qu'on ne la provoque pas. Cela arrive d'un coup ou par intermittence. Mais parfois la poche ne se perce pas, l'enfant naît « coiffé » et c'est une chance : les membranes et l'eau matricielle facilitent le passage. D'autres fois la poche des eaux ne fait que se fendre par endroits, et le liquide amniotique se « refabrique », permettant d'attendre un peu.

C'est la perte du bouchon muqueux qui signale quand mère et enfant sont prêts, et rend l'accouchement irréversible.

L'involontaire se met à régler le rythme des respirations qui s'adaptent à chaque contraction et à la progression de l'enfant, selon les besoins des corps, leur constitution, leur histoire. Il indique à la mère comment se reposer entre les contractions rapprochées et comment adapter sa position au cheminement de l'enfant qui lui, très souvent, en profite pour dormir.

Quelques minutes avant la naissance, un temps de suspension très particulier fait parfois dire aux femmes qu'elles ont une angoisse de mort, ou de vie, elles ne savent plus. Le temps s'étire…

Et l'enfant naît. Ce temps avant son premier cri, peu importe ce qu'il dure, il mesure l'éternité.

L'enfant est accouché mais il lui reste à naître au monde, et sa naissance va de pair avec celle de ses parents.

Son premier regard bouleverse celui ou ceux qui le reçoivent. Le *proto-regard* est connu depuis la nuit des temps par les parents, reconnu et nommé par quelques rares soignants aujourd'hui qui en soulignent le pouvoir fondateur pour le lien parent-enfant (Delassus 1995 ; 2005a). S'il ne peut prendre place juste après la naissance, les heures suivantes feront l'affaire, ou plus tard si l'attention est donnée.

Le cordon pulse encore, le temps du passage en douceur de la respiration ombilicale à celle des poumons. Pendant deux à trois minutes, ces fonctions cohabitent chez le nouveau-né. Les poumons se déplient lentement et sans douleur si les ciseaux ont attendu que le cordon cesse de battre.

Quelques minutes ou heures plus tard, la délivrance du placenta se fait sans tirer dessus et sans précipitation. Lorsqu'elle est au chaud, tranquille, sécurisée, son bébé au sein ou dans ses bras, la mère est « délivrée » du placenta en quelques contractions spontanées. Pendant cette dernière phase, la glande pituitaire libère l'ocytocine nécessaire à l'expulsion, puis la sécrétion d'endomorphines et de prolactines qui favorisent elles aussi le lien maternel (Uvnäs-Moberg 2011 [2003]).

L'accouchement et la délivrance accomplis, vient ce temps béni de la couvade, où l'enfant est le centre du monde et sa mère une reine d'un royaume où le temps est roi. Naissance du père et de la mère. Voix douces qu'il reconnaît, lumières tamisées, chuchotements sont de mise. Découverte mutuelle, apprivoisement de ce flot incessant de sensations nouvelles. Naissance de la parentalité.

Besoin pour la mère de humer son nouveau-né, sans se soucier du vernix qui gagne à ne pas être trop essuyé : il protège la peau de bébé. Lécher les yeux de son enfant ? La salive est un antiseptique puissant. Cet échange olfactif/gustatif, c'est le temps de la saveur. Le bébé aime respirer et goûter le sein de sa mère, la peau de son père, sans parfum ajouté.

Pendant un jour ou deux, voire trois, la mère est littéralement imprégnée d'hormones. Elle veille sur son enfant et assez souvent toute fatigue s'évanouit, pour se découvrir mutuellement, se connaître, se parler, se cajoler… Les pères ne sont pas exempts de ce déferlement hormonal qui les tient éveillés. Si les premiers jours ne permettent pas un tel échange, il est toujours temps les jours suivants, ou plus tard.

Le moment de commencer à téter, seul l'enfant le connaît. Le réflexe d'enfouissement et le besoin de réassurance le font parfois prendre le sein immédiatement. On le voit « crapahuter » sur le ventre de sa mère jusqu'à ce qu'il trouve le mamelon. Si l'allaitement au sein ne peut se faire, c'est le moment de lui donner son premier biberon.

Mais, s'il attend le réflexe de faim, le bébé peut tranquillement prendre un jour ou deux, voire trois, pour avoir envie et besoin de téter. Un apport en eau légèrement sucrée ou miellée (produits complets et biologiques), donné à la petite cuillère un peu chauffée auparavant dans la bouche de la maman, lui permet alors de s'hydrater selon son besoin et de développer dans ses intestins la vitamine K. Cette coutume d'attendre la faim de l'enfant, tant décriée car elle était généralisée voire imposée avec l'aide du biberon d'eau sucrée dans nos hôpitaux à une certaine époque, gagnerait à être reconsidérée en fonction de chaque enfant. Aujourd'hui, la préconisation est celle de l'« allaitement précoce ». Tout cela gagnerait à être reconsidéré à la mesure de chaque enfant et parent.

Après que le nouveau-né ait évacué ses premières selles, la faim ne tarde pas si elle ne s'est pas manifestée avant. Les intestins, libres de méconium, sont capables de recevoir et garder d'autant mieux le colostrum que ce dernier ne déclenchera alors pas de diarrhée (Bel 2010).

Lorsqu'il est souhaité, le *sommeil partagé*[63] facilite la découverte réciproque, rassure les parents et l'enfant : ils entendent leur respiration mutuelle (Didierjean-Jouveau 2005). Les pères et mères témoignent des gestes intuitifs qui veillent sur l'enfant de façon involontaire et inconsciente. Ils rassurent le nouveau-né, prennent soin de lui et le protègent contre le froid et le chaud, alors même qu'ils dorment ou sont dans un demi-sommeil.

Le peau à peau aide le nouveau-né à réguler sa température.

Le corps maternel a déjà commencé à se « refermer ». Ses hanches « travaillent » : les ailes iliaques qui s'étaient légèrement ouvertes grâce aux hormones qui ont assoupli tendons et ligaments, vont se refermer l'une après l'autre, par étapes. Le moment des relevailles, la mère le ressent : elle éprouve le besoin impérieux de s'asseoir (ce qui fixe les hanches) puis de se lever. Cela peut prendre de quelques heures à trois ou quatre jours après l'accouchement. Il faudra au bassin environ trois mois pour se consolider, avec des périodes pendant lesquelles porter un poids lourd ou courir ne

---

{63} Le bébé ou le petit enfant dort avec ses parents dans la même chambre ou dans un même grand lit. Le terme anglais 'co-sleeping' est fréquemment employé. Les études montrent que le sommeil partagé régule non seulement la respiration mais la température du bébé, qu'il rassure ainsi que ses parents. Il n'a pas d'incidence sur la mort subite du nourrisson.

convient pas, la nouvelle accouchée le sent très nettement. Dans certaines cultures (en Inde, au Mexique…) la mère aime enrouler en la serrant une longue et large ceinture autour de ses hanches pendant le nombre de jours qu'elle sent nécessaire à leur consolidation.

Il n'y a pas moyen pour la nouvelle maman d'éviter le temps du deuil d'être enceinte, cette sensation de vide. Son ventre ne porte plus l'enfant. Quelle que soit la souffrance que la mère vient d'endurer, elle n'a souvent qu'un désir immédiat : être de nouveau enceinte, « habitée ».

Mais le temps de devenir mère arrive à prendre le dessus dans la plupart des cas. C'est un apprentissage, une découverte, où la femme devient consciente de sa lignée, de sa propre naissance et enfance, de ce qu'elle va ou risque de transmettre. Nombre de mères disent que le « maman blues » pourrait être évité si on les entourait tout en les laissant agir et se comporter comme elles en sentent la nécessité (Maman Blues 2010).

Dans les autres cas, lors d'effondrement indicible ou de dépression qui envahit la mère, il faut trouver en soi la patience et rencontrer l'écoute de l'autre, ne pas rester isolée et tout faire pour retrouver une résilience parentale.

La maternologie peut être le relais de la maternité, c'est-à-dire que quand l'accouchement physique n'a pas donné lieu à la possibilité de l'essor de la maternité, à ce moment là, la maternologie va faire de l'obstétrique mentale…

Delassus (2005c)

Envers les mamans et les papas du monde entier, les pleurs du bébé ont un effet immédiat, incontrôlable : leur ventre se « tord ». Ils prennent l'enfant dans leurs bras, le rassurent et c'est le temps du bercement (Sunderland 2007). Le besoin du petit est un appel irrépressible, que ce soit son enfant ou celui d'autrui.

Le portage aura une incidence décisive sur l'enfant, sur sa stabilité de base. C'est un art difficile : le bébé doit être détendu quand on le soulève puis le soutient avec fermeté mais sans raideur, en accord avec sa respiration et son propre maintien. Le balancement des pas favorise son équilibre. Hamac et balançoire rythment pour lui le temps et l'espace, lui donnent la notion de son poids et de l'élan qu'il permet.

Les épisodes du pipi et du caca se signalent par des agitations et pleurs reconnaissables. Le bébé manifeste son besoin et sourit lorsqu'il est compris, disent les pères et les mères qui pratiquent l'« hygiène naturelle ». Cela évite nombre de couches et surtout de réapprendre au bébé à être propre après lui avoir appris à tolérer d'être sale.

L'allaitement a besoin de choses simples : la paix, le temps et l'intimité, toutes les mères en témoignent. Au sein ou au biberon, ce temps rime avec liberté : « boire à la demande », cela requiert de ne pas mesurer l'heure, ni la durée.

Le sein se prépare de lui-même, adapte la consistance et la richesse du lait aux besoins de l'enfant, au fur et à mesure qu'il boit et selon le stade de son développement. Le biberon doit être adapté de même.

Tirer son lait puis le donner au biberon, démarrer un allaitement après plusieurs jours d'absence ou d'incapacité, reprendre un allaitement interrompu, tout cela est possible avec la détermination des mères et la bienveillance de l'entourage. La composition du lait maternel reste inégalée à ce jour.

L'allaitement au sein va permettre à la mère de consumer facilement les graisses qu'elle a développées pendant la grossesse. Les seins ne s'affaissent pas si on les soutient lorsqu'ils sont ressentis comme lourds (du fait de leur poids ou d'une activité sportive). On les libère le reste du temps, pour exercer leur élasticité cutanée et ligamentaire.

Lorsque l'allaitement maternel dépasse trois mois, la mère a besoin qu'on lui fasse confiance et qu'on s'abstienne des regards sévères et castrateurs qui voudraient remettre en question ce qui a permis à l'humanité de se développer depuis son origine. Mais le « sein à tout prix » est lui aussi moralisateur. Avec l'allaitement, c'est toute une culture de la parentalité qu'il nous faut nous réapproprier, avec discernement.

Après six mois commence peu à peu l'alimentation mixte. Lorsque l'enfant fixe du regard un objet quel que soit le changement de direction de son buste, il tend les mains vers d'autres aliments en plus du lait : il est prêt à enrichir sa palette des saveurs de la vie.

Le bébé semble avoir une préférence pour les aliments qui conviennent à son développement : c'est le temps de la découverte. Son choix peut nous surprendre. Au fil des jours, des semaines et des mois, il peut souhaiter boulotter : jus de carottes crues, viande (gros morceaux crus ou à peine cuits à sucer), œuf cru (le jaune mélangé à un peu de blanc monté en neige), poisson, yaourt, fromage, fruits, légumes souterrains, légumes aériens, et enfin céréales, le tout préparé pour qu'il puisse les assimiler. Bien entendu, chaque enfant est spécifique et ses besoins sont différents.

Les phases qui alternent entre gros appétit et court *jeûne spontané* correspondent au développement du bébé : le bébé grandit plus aux périodes où il mange moins. Avec un gros appétit, il stocke pour les jours de moindre appétit.

Sous nos climats tempérés, avec une alimentation équilibrée comptant graisses, laitages et protéines animales, le lait de la maman est riche et les besoins du bébé se comblent facilement.

Entre neuf mois et un an et demi environ, avec cet apport supplémentaire d'aliments qui lui conviennent, l'allaitement s'écourte puis se fait rare. Le sevrage spontané devient facile pour l'enfant. Un jour, il refuse le sein ou le biberon de manière déterminée, non parce qu'il n'a pas faim, mais parce qu'il n'en a plus besoin. Il trouve son équilibre sans cela. L'autonomie s'affirme, et la mère apprend à laisser partir…

Nous pourrions envisager un temps de révolution, où tous ces temps trouvent place et respect dans le quotidien d'une famille qui s'agrandît. Peut-être la réappropriation du temps et de l'espace est-elle au cœur de celle de la naissance comme de la vie, et donc de la santé.

Une culture de la santé

La santé est un phénomène culturel intimement relié aux sciences, à la politique, aux arts et à la philosophie. Les cultures de la santé n'ont cessé d'évoluer avec leur temps.

L'éloge de la lenteur a bien du mal à trouver ses marques. Quand on redonne voix au corps, le temps mécanique retourne sa veste et découvre le vivant.

Le rapport de chacun au sorcier, à la matrone puis à la sage-femme, au guérisseur puis au médecin ou thérapeute, s'exerce comme toute relation humaine : entre amour et haine, confiance et peur, autonomie et dépendance, désir ou rejet.

Il serait temps de développer le « rapport au soi » comme base d'observation pour les ressorts de la santé. L'affrontement récurrent entre médecine institutionnelle et médecines alternatives est moins prégnant avec la prise en charge par chaque individu de sa santé dans sa sphère domestique, autant que faire se peut.

L'étude de la santé ne se limite pas au cadre d'une physiopathologie normative. Dans cet ouvrage, nous avons envisagé la santé comme une capacité dynamique du corps à s'adapter et à se réguler, en un processus qui peut être appréhendé par l'individu lui-même, dans une écoute attentive de ses sensations.

La notion d'autorégulation organique a longtemps été sous-tendue par celle du *vitalisme*. Aujourd'hui, seul un *vitalisme naturaliste* « à la française » pourrait être éventuellement envisagé en *yukidō*, par la place donnée à la sensibilité :

> *Une tradition française qui accorde la vie à la matière en lui donnant une sensibilité comme Diderot dans le Rêve de d'Alembert : « Le prodige, c'est la vie, la sensibilité, et ce prodige n'en est plus un [...]. Tous les êtres circulent les uns dans les autres, par conséquent, tout est un flux perpétuel... » (Diderot 1769, 1935, p.685 et 689). Ou encore chez Canabis [...] « La sensibilité est le dernier terme des phénomènes qui composent ce que nous appelons la vie... »*

Cherlonneix 2013, p. 202, 203.

Observée sous l'angle de l'adaptation et de la régénération, la santé se sert du symptôme : il indique dans quel sens l'organisme, sous toutes ses facettes, est enclin à « travailler » pour retrouver son équilibre lors des affections bénignes, de loin les plus nombreuses parmi toutes les affections.

Accompagner un symptôme bénin, une *bonadie*, c'est ce que nos ancêtres faisaient avec des moyens simples et efficaces : herbes médicinales, recettes de bonne fame (et/ou « bonne femme »), bercement des enfants, repos complet des adultes, diètes ponctuelles, courts *jeûnes spontanés*, *reboutage* etc.

Jusqu'à très récemment, le soin *domestique* a été un art du quotidien à portée de main pour tous, résistant à l'épreuve du temps et franchissant portails et frontières.

Dans nos contrées, les citoyens devaient « faire avec » le manque d'hygiène dont personne ne connaissait les effets délétères, une vie quotidienne physiquement éprouvante et des apports alimentaires souvent carencés. Le savoir s'est forgé à l'épreuve de ces réalités.

Pourtant, introduire *le domestique* dans la notion de soin donne aujourd'hui l'impression de balbutier. Il faut dire que ce savoir-faire a subi sous toutes les latitudes les assauts de la *pensée sauvage* (enjeux de pouvoir des mages, sorciers, matrones) comme de la *pensée savante* (médicalisation de tout ce qui est relatif à notre santé), au point que la *pensée domestique* semble ne s'être jamais formulée vraiment. Faute de cette médiane, la culture de la santé au quotidien a viré de bord, substituant au pouvoir magique « le tout médical », sans trouver une fenêtre d'autonomie.

Dans le *soin domestique*, il n'est question ni de solidariser le symptôme à la personne, comme le propose le système médical *savant*, ni de le désolidariser selon la thérapeutique *sauvage*. Il s'agit de faire en sorte que la personne puisse se le réapproprier.

Reconnu comme manifestation de *l'involontaire* et de l'inconscient, le symptôme n'est plus ce que l'on subit passivement en attendant la pilule ou la magie qui viendront nous soulager. Il est l'expression même de cette partie indomptée en nous, qui résiste au dressage et au rendement forcé, beaucoup plus qu'à la culture ou même à la domestication. Sa réappropriation – qui passe par celle du temps et de l'espace nécessaires à l'organisme pour aller mieux – réhabilite et vivifie de façon inattendue ce qui est *sauvage* et *savant* en nous, dans une vie « au présent » que l'on prend en main sans la contraindre.

Donner une place à l'involontaire ne peut que bénéficier à l'inconscient en lui redonnant « du corps » Les deux points de vue psychique et physique se relativisent et s'enrichissent mutuellement, participant du même effort de santé. Mais surtout, envisager que *l'involontaire* puisse être structurant pour l'organisme est une révolution qui touche toutes nos activités et façons de pratiquer le sport, l'art, la médecine, le rapport à l'autre et à soi.

Face aux symptômes psychiques, *l'approche cognitive systémique* repose sur la biologie et la pharmacie, *l'approche analytique* se tourne vers les ressources du psychisme. Une *approche sensitive* rend possible une troisième voie, en découvrant le champ de vision de nos propres sensations.

Se relier à nos *sensations internes* n'est pas banal : elles sont peut-être un des derniers remparts contre la mécanisation des corps et des savoirs, celle qui déjà fait du transhumanisme une actualité rejoignant la fiction[64].

La lecture des sensations est néanmoins sujette à caution. Elle appelle une vigilance dans l'interprétation de la réalité perçue par chacun. C'est la clef pour que le soin autonome se préserve de l'affabulation que Mère Nature peut tout, ou qu'elle ne peut pas grand-chose puisqu'un « problème de santé » signerait un aveu de faiblesse de l'organisme.

L'autonomie est à ce prix : elle nécessite l'exercice constant du discernement et de l'esprit critique pour *problématiser* croyances et interprétations, pour questionner les mots et habitudes de pensée. Sans céder à quelque enjeu

{64} De nombreux philosophes s'intéressent aux questions sociétales et d'éthique que posent le corps augmenté, le transhumanisme et le posthumanisme. Voir par exemple le forum de Rennes « 2030 »: www.liberation.fr/forum-rennes-2014-2030,100377

que ce soit : celui qui prend en main sa santé n'a rien à prouver ni à vendre. Garder à l'esprit que l'exemple individuel n'est pas généralisable : c'est à la fois une exigence éthique et une réalité incontournable.

En posant notre regard sur les capacités du vivant et pas seulement sur les maladies, en mutualisant nos observations, hypothèses et expériences, nous redonnons une place à l'insu qui nous éclaire sur ce qui est su. Nous retrouvons une « poésie du *bricolage* » où chaque élément contribue à une compréhension nouvelle de la santé et du soin de soi, conjuguant autonomie et art du vivre ensemble.

美しく
老いたきねがひ
冬の虹

utsukushiku
oitaki negai
fuyu no niji

Avec magnificence
je voudrais tant vieillir —
arc-en-ciel de l'hiver

Akiko Noguchi

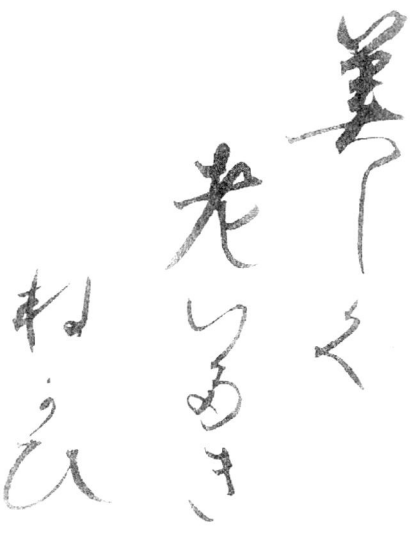

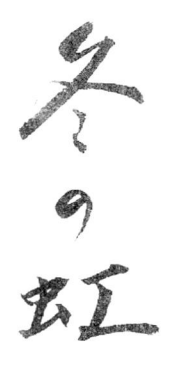

美しく老いたきねがひ冬の虹

韶 子

（昭子）

TROISIÈME PARTIE

SOURCES ET CONFLUENCES DU SEITAI

Réécrire l'histoire

Tout arbre a des racines sans lesquelles il n'aurait pu se développer. Pour l'étudiant d'une discipline, connaître les sources du savoir qui lui a été transmis n'a rien d'évident. Professeurs et maîtres sont des créateurs en ce sens qu'ils réorganisent, expérimentent, trient et si possible améliorent les multiples enseignements reçus au cours de leur vie. À la différence des prophètes, aucun enseignant en matière de santé n'est inspiré au point d'avoir eu la révélation, et personne ne s'est formé seul. Mais les « transmetteurs » ne sont pas les mieux placés pour retracer les influences qu'ils se sont appropriées en les recréant. C'est à l'élève, l'apprenti, de remonter le fil du temps.

Dans la quête des racines, les pièges sont multiples.

Lorsqu'une tradition est revendiquée, le piège le plus commun consiste à réinventer son histoire. Le procédé est simple : on part de l'actualité d'une discipline récente que l'on assimile à des éléments disparates du passé, et les racines semblent toutes tracées. Ainsi, les danses traditionnelles de l'Inde ont été reconstruites par d'authentiques danseuses, érudites et souvent de grand talent, qui officiaient dans les temples ou les cours royales. Lors de son mouvement vers l'indépendance, l'Inde a voulu mettre en valeur la richesse de sa culture millénaire. Certaines de ces danseuses, que l'évocation du statut de courtisane ostracisait, se sont inspirées de sculptures des temples millénaires, du texte du Nāṭyaśāstra, des poèmes épiques[65] et de miniatures anciennes pour donner à leur danse un aspect plus « présentable ». Une fois un consensus trouvé sur leurs formes et composantes, ces danses ont été déclarées classiques et « traditionnelles »… sur la foi de leurs traces dans ce qui constitue la culture savante de l'Inde. C'est une recréation dont on pourrait dire, d'un point de vue historique occidental, qu'elle n'est pas objectivée.

Dans le cas du *Noguchi seitai*, la reconstruction s'opère mais de manière inverse. Le récit sur les origines reste évasif et secret. La création du *seitai* semble reposer sur les épaules d'un seul homme, il en aurait même inventé le nom.

Les écrits d'Itsuo Tsuda, comme le site internet de la Seitai Honbu (siège de l'organisation Seitai), font de Haruchika Noguchi une légende vivante et un autodidacte qui se serait formé à partir de ses seules lectures. Comment revisiter cette image ?

{65} Mahābhārata, Rāmāyaṇa et Gīta Govindam.

Pour ceux d'entre nous qui, comme moi, sont étrangers au Japon et à sa langue, l'histoire du *seitai* et la biographie de son fondateur tiennent en quelques lignes accessibles sur Internet. Très succinctes et parfois inexactes, ces informations sont reproduites de site en site dans les langues française, anglaise, espagnole, italienne et allemande.

Je correspondais avec Mallory Fromm au sujet du *seitai* depuis début 2004 quand nous avons récemment intensifié nos échanges. L'élément déclencheur a été mon projet de constituer un répertoire des lieux de transmission du *Noguchi seitai* dans le monde.

Docteur en études d'Extrême-Orient spécialisé en cultures et religions comparées, Fromm a vécu vingt-sept ans au Japon et enseigné à l'Université Meiji de Tokyo. Il a étudié le *Noguchi seitai* de 1981 à 1985 auprès de (Mme) Kayoko Matsuura (1900-1986). Son livre "The Book of Ki" rend un vibrant hommage à cette praticienne. De 1986 à 1992, Mallory suit l'enseignement de Toshiaki Yanagita, uchi deshi (élève interne) de Noguchi. Il entre en 1990 à la Shintai Kyoiku Kenkyujo où il étudie sous la direction de Hiroyuki Noguchi pendant un an, puis avec Yuusuke Noguchi de 1991 à 1993 à la Honbu. Il complète son apprentissage jusqu'en 2002 auprès de Takayoshi Takarada, admis à la Honbu de l'âge de 15 à 22 ans.

Lorsque j'ai demandé à Mallory Fromm s'il souhaitait partager ses connaissances et hypothèses sur l'histoire du *Noguchi seitai* et de son fondateur, il m'a répondu :

En tant qu'« étudiant à vie » du Japon, je suis toujours intéressé d'apprendre des choses nouvelles concernant ce pays. Après avoir écrit un livre sur les changements scientifiques, religieux et sociaux dus à l'introduction de la théorie générale de la relativité d'Einstein au Japon de l'ère Taisho[66], je suis doublement fasciné par les changements dus aux transmissions culturelles venant d'Europe et d'Amérique. Je suis heureux de partager mes connaissances sur le sujet.

De fil en aiguille, les questions que je me posais au sujet de l'histoire du *seitai* ont émergé. Ceci nous a engagés dans une recherche qui n'en est qu'à son début mais qui, nous l'espérons, se poursuivra. Les quelques pistes

---

{66} Titre de la thèse de Mallory Fromm : "The ideals of Miyazawa Kenji: a critical account of their genesis, development, and literary expression." Kenji (1896-1933) était un érudit qui a contribué à l'introduction au Japon de la théorie générale d'Einstein, à travers ses textes littéraires et ses croyances religieuses.

empruntées ici gagneraient à être poursuivies plus en détail, tant elles donnent du relief au *seitai*, à ses racines probables et leurs ramifications.

Je dois à Mallory Fromm l'essentiel de cette réécriture de l'histoire que nous avons voulue aussi prudente que possible. Elle est le fruit de la collecte d'informations de différentes sources. Le résultat n'en reste pas moins aléatoire, dans la mesure où Noguchi était homme à cultiver le mystère : il a dit très peu sur son histoire, et encore moins sur celle du *seitai*.

Le complément de ce chapitre est de ma main. Le matériau vient essentiellement des livres et des témoignages du vivant d'Itsuo Tsuda, ainsi que des différents sites internet anglais et français que j'ai consultés régulièrement.

Pour dresser ce portrait d'Haruchika Noguchi et l'historique du *seitai*, je croiserai donc plusieurs sources :

1) Le site de la Honbu : www.seitai.org/information.html donne un portrait officiel mais très succinct de Noguchi. Il est complété par le site de son fils aîné Hirochika[67] (2014).

2) Un article de Mallory Fromm sur son site SIKE (Fromm 2005) présente l'envers du décor et le contexte de l'époque. Ponctuellement et avec son autorisation, j'ai également reproduit des passages de notre correspondance sous l'intitulé « communication personnelle », en les traduisant en français.

3) Mallory Fromm a collecté la plupart des citations sur des sites japonais et à partir d'exemplaires de la revue Gekkan Zensei. Dans "The road I walked" Haruchika Noguchi (n.d.-a) décrit brièvement son cheminement pour parvenir au *seitai sōhō*.

4) Le blog de Yoshida Naoki (2014), très documenté, révèle des éléments autrefois inconnus du public sur une époque cruciale de la construction du *seitai*.

5) Enfin, de manière centrale mais discrète, le témoignage d'Akiko Noguchi (2006) ouvre une brèche dans cette construction, espace par lequel l'œil peut interroger sous un angle nouveau l'histoire du *seitai*.

Ma rencontre en octobre 2014 avec l'historienne Agathe Chenaux-Répond en Suisse a été déterminante. Akiko-san et elle étaient amies intimes – comme deux sœurs, « l'une d'Orient, l'autre d'Occident ». Le témoignage d'Agathe m'a permis de compléter le très bref portait que je fais d'Akiko Noguchi, mais une biographie complète serait nécessaire pour comprendre ce que lui doit le *seitai*. Ses traits se dessinent à la fois en creux et comme une enluminure sur l'histoire du *seitai* et de son fondateur.

{67} Ce site comprend une galerie de photos figurant Noguchi à différents âges, son cadre de vie et de pratique, et son épouse Akiko : noguchi-haruchika.com/talks_top.html

Haruchika Noguchi

Haruchika[68] Noguchi est né le second de neuf enfants dans le quartier Ueno du nord-est de Tokyo, le 1ᵉʳ septembre 1911. Tout jeune, il a contracté la diphtérie et perdu temporairement l'usage de la parole. De deux à neuf ans, il a vécu auprès de son oncle acupuncteur et spécialiste d'herboristerie chinoise. Il s'est mis à lire « de l'aube au crépuscule » tout ce qui était à sa disposition.

Ueno était un quartier difficile de Tokyo. Noguchi était un enfant réfléchi. [...] Il fut vite fasciné par les traités de médecine chinoise et se rendit compte très tôt de sa capacité de transmettre son ki pour soigner.

Fromm (2005)

C'est pendant son enfance que Noguchi a étudié le magnétisme (le mesmérisme) et l'hypnose, en s'y exerçant à partir de livres sur ces sujets.

Dès l'âge de huit ou neuf ans, j'ai été intéressé par l'hypnotisme et j'ai beaucoup lu à ce sujet. Pour redonner des forces à une personne faible, il me semblait qu'il n'y avait pas de meilleur moyen que de stimuler le pouvoir de l'esprit. On pourrait dire que j'avais la croyance inébranlable qu'il n'y avait pas de plus grand pouvoir que celui de l'esprit. J'étais totalement en accord avec le concept mesmérien du magnétisme animal et j'attendais l'opportunité de le tester. Quand j'étais en cours préparatoire à l'école primaire, l'enfant assis à côté de moi avait mal aux dents. Je l'ai soulagé en mettant ma main à l'endroit de la douleur. Dès lors, j'ai été convaincu que le ki humain a un pouvoir de guérison. J'ai su que dans ma vie j'aurais à donner forme à ce concept en transmettant aux autres ma façon de voir. À onze ans, j'avais une devise : « Si l'on a quelque chose en tête, cette chose arrive ». Je constatais qu'il valait mieux qu'une personne reçoive inconsciemment une suggestion, plutôt que de lui suggérer quelque chose ouvertement, et cela m'intriguait.

Noguchi Haruchika (n.d.-a)

{68} *Le prénom donné à sa naissance est Kinjiro (« Fils puîné doré »). Noguchi le changea plus tard en Haruchika : Haru (*晴 : *ensoleillé, lumineux, semblable au printemps), et chika (*哉*), qui est une terminaison classique de prénom masculin.* (Fromm, communication personnelle)

En septembre 1923, à l'âge de 12 ans, Noguchi a vécu le grand tremblement de terre de Kanto (qui affecta aussi Tokyo). Cette expérience a été pour lui déterminante.

La Honbu :

> *Il vit les gens souffrir dans les ruines brûlées, et instinctivement, il alla vers chacun d'eux pour les toucher. La plupart de ceux qu'il avait touchés allèrent mieux, et c'est ainsi qu'il prit conscience de sa vocation de guérisseur.*

Mallory Fromm (2005) :

> *La dévastation de Tokyo était si importante qu'il paraissait impossible de séparer les morts des vivants. Les corps étaient amenés à Hibiya Park près du Ginza (sorte de boulevard des Champs Elysées, au cœur de Tokyo) et placés partout où il y avait un endroit libre parterre. Noguchi alla au parc, passa de personne en personne, envoyant son qi avec ses doigts à l'intérieur de leurs oreilles. Les personnes qui montrèrent une réaction (comme un clignement de paupières ou un tressautement musculaire) étaient amenées dans des cliniques improvisées. Celles qui ne montraient aucune réponse étaient considérés comme décédées. Noguchi, alors âgé de treize ans, devint, sinon célèbre, du moins bien connu dans le centre ville de Tokyo.*

La Honbu :

> *Noguchi étudia par lui-même tout ce qui concerne la santé et les techniques de guérison anciennes et modernes, orientales comme occidentales. À 16 ans, il ouvrit un dojo dans le quartier d'Irya et établit la Shizen Kenkō Hojikai (Natural Health Maintenance Society), une « association pour soigner le corps » qui promut le yuki et le katsugen undō. Ensuite, à 17 ans, il publia « Préceptes d'une vie pleine », un texte basé sur le concept : « Une*

vie saine est celle qui s'adapte à la Nature et la suit ». De cette façon, il promut activement son principe de « Vivre une Vie Pleine d'énergie ».

Mallory Fromm (communication personnelle) :

Noguchi avait une bonne connaissance des koan du zen Rinzai, qu'il appréciait particulièrement. Pour certains koan, il a écrit en chinois classique des commentaires poétiques, charmants et qui parfois jouent avec l'absurdité. Les écrits de Noguchi sont remplis d'idéogrammes compliqués et de termes savants. Je doute que quiconque de moins de quarante ans aujourd'hui puisse les lire sans un dictionnaire à portée de main. De la même façon qu'un Européen cultivé était censé connaître le latin et le grec, un lettré japonais se devait d'être familier avec le chinois classique. C'était certainement le cas de Noguchi. Il avait de nombreux amis médecins et professeurs d'université. Il semble qu'il ait beaucoup appris d'eux au sujet de la médecine moderne et la science.

En 1934, à 23 ans, Noguchi est devenu le conseiller de la Nippon Chiryoshi Kai (Association des praticiens médicaux du Japon). En février 1940, de nombreux membres dont Noguchi ont quitté l'association pour rejoindre la nouvellement formée Dainippon Rengo Chiryoshikai (Association des praticiens médicaux de la coalition du Plus Grand Japon). Noguchi, co-fondateur, en fut aussi le directeur.

Nous verrons plus loin, grâce à Yoshida Naoki (2014), quels illustres personnages ont pris part à la Dainippon Rengo Chiryoshikai, et en quoi elle a été fondamentale dans l'élaboration du *Noguchi seitai*.

Pendant la seconde Guerre mondiale, Noguchi n'a pas été mobilisé en raison de sa taille inférieure au minimum requis. Aussi a-t-il pu poursuivre sa pratique.

La Honbu :

Deux ans plus tard [en 1942], Noguchi établit le Seitai Sōhō Official Committee Meeting (整体操法制定委員会 Seitai Sōhō Seitei Iinkai), comité pour institutionnaliser la technique du seitai sōhō, donner une base solide à sa philosophie de guérison et systématiser les différentes techniques.

Noguchi développa alors ses propres concepts thérapeutiques et planifia une systématisation des différentes thérapies contemporaines, qu'il rassembla sous le nom de Seitai Sōhō[69] (méthode Seitai).

Mallory Fromm (communication personnelle) :

En 1946, Noguchi fut invité à donner des conférences sur le seitai et le seitai sōhō à la Préfecture de Yamaguchi. Il rassembla ses notes et en publia le manuscrit sous le nom "A seitai sōhō reader" le 25 avril 1947. Il y est mentionné l'établissement de la Seitai Sōhō Kai sur les fondations de la Tokyo Holistic Practitioners Association.

La Honbu :

En 1947, il établit la Seitai Sōhō Kai, institution pour former les instructeurs en Seitai Sōhō. À la fin des années quarante, il finalisa les bases de sa « théorie des taiheki » qui marqua la conclusion de son étude sur les caractéristiques de la personnalité individuelle, telles qu'elles se manifestent à travers la posture et le mouvement.

Mallory Fromm (2005) :

Après la guerre, le Japon était en ruines. Tokyo avait été bombardée plusieurs fois et le nombre de victimes et destructions était supérieur à celui d'Hiroshima. Les équipements et approvisionnements médicaux étaient presque réduits à néant et la plupart des docteurs se virent impuissants à soigner les gens par manque de médicaments et facilités auxquels ils étaient habitués. C'est sûrement à ce moment que l'approche médicale de Noguchi, basée sur le qi, devint populaire. Ceci non seulement chez les gens modestes, mais aussi parmi la classe supérieure, éduquée. De nombreux docteurs et éducateurs rejoignirent l'association de Noguchi pour se rendre utiles dans le processus de réparation d'après-guerre. Après le procès à Tokyo des crimes de guerre, Noguchi approcha les autorités américaines d'occupation pour offrir aux criminels de guerre de

... DU SEITAI

{69} *Selon la chronologie établie par la Seitai Kyōkai, Noguchi utilisa pour la première fois le terme sōhō (操法, technique de manipulation) en 1943, peu après qu'il ait constitué le Seitai Sōhō Official Committee Meeting. Le rassemblement avait pour but de définir les principes des thérapies et de systématiser les différents arts de guérison. (Fromm, communication personnelle)*

« classe 3 » ("class C" pour les Américains[70]) une chance d'éviter la prison en faisant un travail expiatoire de service public. Ils pouvaient rejoindre son association et pratiquer bénévolement le seitai parmi les populations pauvres. La vue de ces anciens généraux et amiraux pratiquant de la médecine à main nue dans les quartiers en ruines donna à l'association à la fois un poids et une aura aux yeux du public.

La Honbu :

En 1956, Noguchi officialisa la Seitai Kyōkai. L'Association Seitai fut reconnue par le Ministère de l'éducation comme une organisation pour l'éducation physique basée sur les concepts de Noguchi. En plus de donner des séances individuelles, il mena des formations de seitai à travers le pays pour promouvoir le katsugen undō, le yuki et les autres concepts seitai.

Mallory Fromm (2005) :

Le style de médecine de Noguchi fut accepté de manière inconditionnelle dans le Tokyo d'avant-guerre [par la population intéressée par cette approche]. C'était rapide, efficace et bon marché. On pouvait le faire à la maison, et les gens apprenaient, pour une somme modique, comment donner un traitement seitai basique à autrui. Par ailleurs, Noguchi avait du charisme en plus de son talent pour soigner, ce qui attira des centaines de personnes à ses conférences et ateliers. Lorsqu'il forma la Seitai Kyōkai (Association Seitai), elle devint une sorte d'alternative à la HMO (Health Maintenance Organization). Le phénomène reste très fort aujourd'hui encore. À son domicile et dans son dojo, Noguchi commença à recruter des hommes et des femmes prometteurs pour les former comme praticiens.

La Honbu :

Sa vue originale de l'unité du corps et de l'esprit l'a conduit au concept des taiheki (tendances corporelles) et à l'étude du subconscient. Il développa ses concepts dans d'autres domaines comme le parentage et l'éducation, en lien avec ces deux thèmes. Il laissa derrière lui de nombreux livres et

{70} "Class C" crimes were reserved for those in "the planning, ordering, authorization, or failure to prevent such transgressions at higher levels in the command structure."
en.wikipedia.org/wiki/International_Military_Tribunal_for_the_Far_East

écrits. […] Il eut quatre fils de sa femme Akiko[71]. Il décéda en juin 1976 à sa maison de Komae, à Tokyo, entouré de sa famille. Il avait soixante-quatre ans.

Mallory Fromm (2005 et communication personnelle) :

Noguchi avait la ferme conviction que la qualité de la vie est plus importante que sa durée. Il disait souvent que « celui qui vit avec joie et vigueur jouit d'un sommeil tranquille. » Le concernant, c'était vrai au quotidien comme dans la perspective d'une mort sans regrets. Il fuma et but sans compter et il est mort jeune. […]

Akiko Noguchi lui a survécu 28 ans. Elle a été présidente de la Seitai Kyōkai à partir de 1976 jusqu'à son décès en 2004. Aujourd'hui encore, le Conseil d'administration fait penser au Who's Who et compte parmi ses directeurs l'ex-Premier Ministre Hosokawa.

TROIS ANNÉES NON RÉPERTORIÉES

La biographie relatée plus haut laisse un blanc sur trois années de l'existence de Noguchi. Que lui est-il arrivé entre 1923 et 1926, de sa douzième à sa quinzième année, après le tremblement de terre de Kanto et avant la fondation de son premier dojo ?

Dans ses mémoires, Akiko Noguchi évoque cette période comme un jardin secret que Noguchi ne partageait pas, même avec elle.

Il y a un blanc dans la vie de Sensei. Cette période se situe de l'âge de douze à seize ans.

Quand j'envisageais d'écrire sa biographie, je n'avais pas peur de commettre des impairs. Après tout, Sensei n'a pas vraiment besoin d'une biographie. Tous ses écrits témoignent de sa démarche spirituelle et émotionnelle. Ils sont la voix de son âme.

Je me suis surtout intéressée à la période de l'origine de sa pensée, celle qu'il appelait « Le Grand Éveil ». Bien que cela le fasse apparaître comme

{71} Le couple eut aussi une fille, décédée accidentellement quand elle était enfant.

quelqu'un de très précoce, je ne pouvais que concevoir cette origine dans ces années non élucidées. Quelle en était la toile de fond ?

Sensei a commencé son autobiographie par les mots : « J'ai eu une enfance ordinaire. À l'âge de douze ans, j'ai vu les champs dévastés par le feu après le tremblement de terre. C'est la première fois que j'ai fait le yuki. » C'est tout ce qu'il avait à dire à propos de son enfance.

Néanmoins, nous partions parfois en voiture, et il me confiait des fragments de souvenirs. Quand je lui demandais de me parler de cette période entre douze et seize ans, il restait muet et nous continuions la route en silence. J'avais l'impression que c'était pour lui une période douloureuse, pleine de colère et de tristesse. J'étais incapable de continuer à lui poser des questions. Maintenant je réalise que j'aurais dû insister pour qu'il m'en dise plus. Mais c'est trop tard.

Sensei m'a dit : « J'ai attrapé la diphtérie quand j'avais deux ans, et j'ai perdu la parole. Entre deux et neuf ans, j'ai vécu chez mon oncle qui était acupuncteur. Lui et sa femme n'avaient pas d'enfant, et ils m'aimaient bien. Quand j'ai atteint neuf ans, ils ont eu un enfant et j'ai été renvoyé à la maison. »

Noguchi Akiko (2006)

LE CONTEXTE DE L'ÉPOQUE

Alain Briot (1971) explique que la médecine occidentale, après quelques débuts officieux entre le 16ᵉ et 18ᵉ siècle, s'est implantée au Japon à partir de la révolution Meiji (1867-1889), débouchant sur de fructueux échanges de connaissances et de pratiques.

Cette médecine-là, devenue la médecine japonaise officielle, emportait largement l'assentiment de la population et fit disparaître quelque temps les pratiques anciennes.

Toutefois celles-ci, même minoritaires et souvent déconsidérées, reprirent de la vigueur, comme en témoigne Mallory Fromm.

La vie intellectuelle était débordante dans le Japon des années 1900 à 1940, et l'idée de « traitement naturel » redevint très populaire.

Traditionnellement, on pratiquait le shiatsu[72], l'anma, l'acupuncture/moxabustion et le reboutage.

Au début du vingtième siècle et pendant les premières vingt-cinq années, il y eut au Japon un afflux d'idées médicales [alternatives] nouvelles venant de l'Occident, avec en tout premier lieu l'ostéopathie (Still 1986 [1902]) et la chiropraxie. La thérapie naturelle : shizen ryōhō (自然療法) devint populaire, et de nombreuses écoles virent le jour, chacune avec son approche singulière. Toutes avaient en commun la pratique du soin par les mains.

De jeunes japonais étaient envoyés à l'époque en Allemagne pour étudier la médecine et, quand Noguchi est né, il y avait peu de docteurs, les médicaments coûtaient cher. C'est pourquoi la médecine populaire était si appréciée. Les thérapies par les mains et les plantes médicinales représentaient l'essence de la médecine extrême-orientale jusqu'à la fin de la guerre. Elles sont redevenues en vogue depuis vingt ans.

Au temps où Shizuto Masunaga (1925-1981) écrivit son livre sur le Zen shiatsu (en 1977), le shiatsu n'était plus guère populaire. Face à des pratiques comme le kikō (chi gong), le Noguchi seitai, la réflexologie, la chiropraxie, le reiki, le yoga etc., il faisait figure de médecine conventionnelle.

Les différentes techniques alternatives étaient appelées « minkan kenkōhō » (traitement populaire), ou « minkan kenkōhōles » (méthodes populaires de santé), regroupées sous le nom de « thérapies d'autoguérison ». Naturellement, Noguchi a construit sa pratique à partir de ce qui existait.

{72} Voir Cyril Castaing : www.shi-zen.fr/zen-shiatsu/presentation-du-zen-shiatsu/

Beaucoup de « choritsuten », points d'ajustement, correspondent aux points de shiatsu et d'acupuncture.

Fromm (communication personnelle)

Noguchi (n.d.-a) a parlé des thérapies de l'époque en ces termes :

À l'époque, il y avait bon nombre de thérapies manuelles originaires d'Amérique : l'ostéopathie, la spondylothérapie et la chiropraxie. Ensuite, il y avait les techniques japonaises : appaku ryojutsu [Pressure Therapy], *jikyōjutsu* [Self-strengthening Therapy], *seikihō* [Living Ki Method], *ōatsubidōjutsu* [The Art of Pressure by Micro-movement]. *Toutes ces disciplines de soin par les mains me captivaient de la même façon que les approches mentales comme l'hypnotisme, l'autosuggestion, la psychanalyse et le cri hypnotique (kiaijutsu). Et pourtant, à l'époque je percevais qu'elles n'avaient rien à m'apprendre parce qu'elles n'étaient que des techniques qui ne permettent pas de se rapprocher de la vie.*

Noguchi n'était pas qu'un chercheur iconoclaste et un thérapeute émérite. Il était aussi un passionné d'art, lecteur assidu (il avait lu toute l'œuvre de Balzac) et fin connaisseur de musique classique occidentale. Il possédait une des plus grandes collections de disques microsillon au Japon ; une employée de maison était même chargée de les protéger de la moisissure en les essuyant régulièrement… On dit qu'il voyait en Pablo Casals « le » maître qui le surpassa et que, s'enfuyant de sa maison au moment d'un tremblement de terre, il a emporté sous le bras les Suites de Bach pour violoncelle. Photographe amateur, il appréciait beaucoup l'œuvre d'Henri Cartier-Bresson. Mallory Fromm (2005) ajoute :

Noguchi créa un nouvel art médical, hautement estimé par les autres artistes. Le seitai et Noguchi étaient et restent très populaires parmi les potiers, peintres, écrivains, poètes et musiciens. Il était un authentique amoureux de la musique et la promouvait. Il entretenait des liens d'amitié avec les musiciens et parlait beaucoup de la relation entre le rythme, la tonalité, la texture de la musique et sa vision de la médecine.

Sa calligraphie était certainement inhabituelle, puissante et enfantine tout à la fois. […] Il adorait les cycles saisonniers, émerveillé de voir comment l'organisme humain s'adapte harmonieusement pour épouser chaque changement de saison. Il était sévère, souvent dur (il ne supportait pas les imbéciles), mais il avait un cœur chaleureux et, quand il le montrait, un sourire vraiment touchant.

L'origine du seitai

LE TERME « SEITAI »

Tsuda pensait qu'il avait été inventé par Noguchi car il n'existait pas auparavant dans la langue japonaise. C'est vrai du point de vue de l'écriture, avec une évolution du sens, mais le mot était apparemment connu depuis la Chine ancienne avec la même prononciation.

Mallory Fromm a consulté le livre de Michio Takahashi (1993), grand maître de seitaijutsu (正体術) très populaire au début des années 1920. Voici en résumé :

D'après les sources qui font autorité, le terme « seitai » vient de la médecine classique chinoise et il est connu depuis des siècles. Au début du 20ᵉ siècle, ce mot devint populaire, mais avec des idéogrammes différents.

Michio Takahashi utilisait le terme seitai. L'idéogramme pour « sei » est 正 ce qui veut dire : naturel, correct – bien que Takahashi l'utilise comme un verbe. Il parle du seitai comme étant : tadashii karada (正體), « le corps conforme » (correct/proper body). Le terme pour corps : karada (體) vient du chinois classique et suggère que Takahashi voulait inscrire son école dans une lignée.

Il y eut aussi 正体 pour écrire « seitai » avec un nouveau kanji[73] pour écrire « corps » et une approche plus moderne.

Puis 正胎, voulant dire « utérus conforme ». Ceci donna seitaijutsu écrit ainsi : 正胎術, « l'art de l'utérus conforme ».

{73} Un kanji est un idéogramme chinois, utilisé en japonais, parfois avec un sens et une prononciation à part.

On en vint à 生体, *le « corps vivant ».*

Et finalement 整体, *« mettre le corps dans le meilleur ordre possible »,
terme que Noguchi rendit public en 1943. Cette écriture du mot seitai
devint la norme, elle est connue en tant que « Noguchi seitai ».*

Une autre source abonde dans le même sens. Mallory Fromm l'a trouvée
dans une lettre d'information, malheureusement non signée : "Noguchi
Seitai in Newsletter of the Hakusan Seitai Clinic, Sept. 6, 2005". En voici
trois extraits :

*On dit que le mot seitai (*整体*) fut utilisé d'abord par Noguchi, le fondateur
du Noguchi seitai. Néanmoins, malheureusement, ce n'est pas exact.
L'ostéopathie nous est parvenue de l'Amérique, et Yamada Shinichi
apprit cette discipline. Au milieu de l'ère Taisho (1915-1920), il pratiqua
ce qu'il a appelé le "Yamada-style Seitaijutsu", en utilisant l'idéogramme*
整体 *pour seitai. Il a écrit un livre en 1921, intitulé « Conférences sur le
Seitaijutsu selon Yamada » (Lectures on Yamada-style Seitaijutsu) qui
devint populaire. Noguchi avait alors neuf ou dix ans. De plus, même
quand il s'est fait un nom, Noguchi n'utilisait pas le terme seitai, il appelait
son approche « La méthode Noguchi » (The Noguchi Method).*

[…] Il est bien connu que 整体 *était utilisé en médecine chinoise depuis
longtemps. Ce n'était pas une pratique manuelle pour le corps comme
c'est devenu aujourd'hui. Cela voulait dire mettre en harmonie toutes les
parties du corps et créer une unité physique. De nos jours, le seitai chinois
en est venu à vouloir dire pratique manuelle, ce qui est très différent de
son sens d'origine.*

*[…] Essayons de comprendre ce que Noguchi entendait par « mettre
le corps en ordre ». Je crois que ce concept est proche du sens chinois
d'origine recherchant l'harmonie. Renforcer la colonne vertébrale et
remettre les os en place, ou vérifier que les jambes d'une personne ont
bien la même longueur est une pensée sans grande originalité à propos
du seitai, mais ce n'est pas le vrai seitai. Le vrai seitai parle de devenir
soi-même, de toujours découvrir son individualité au sein même de sa
vie et de garder son corps entier et ses parties en harmonie et unifiés. Ce
que les Chinois appelaient seitai était la forme originale et naturelle des*

êtres humains, et la méthode seitai (整体法 seitaihō) devait nous guider vers ce corps naturel. Je suis sûr que Noguchi a choisi cet idéogramme pour seitai, parmi la douzaine d'autres idéogrammes, car il en a perçu la véritable profondeur.

L'histoire du *seitai* apparaît ainsi liée à la médecine chinoise, ancienne puis contemporaine, ainsi qu'à l'Occident.

LES MAÎTRES DE NOGUCHI

La « thérapie par la radiation humaine » de Maître Chiwaki Matsumoto et la « méthode du ki vivant » de Maître Tsunezo Ishii ont eu une grande influence sur moi.

Noguchi Haruchika (n.d.-a)

Pour commencer à dégager ce qui fait la particularité du *Noguchi seitai*, il nous faut revenir à la vie de Noguchi et aux enseignements qu'il a reçus.

Chiwaki Matsumoto

Dans le livre "Ki de naoru hon", Guérison par le ki (Takashi 1995), deux élèves proches de Noguchi témoignent de la pratique de leur maître et des soins dont ils ont bénéficié. On y apprend que Noguchi a suivi dans son jeune âge un entraînement intensif auprès de Chiwaki Matsumoto (1872-1942), parfois appelé Dobetsu Matsumoto[74], de la province de Ise, et Kinji Kuwata de l'île d'Hokkaido. L'apprentissage aurait-il eu lieu justement pendant cette période méconnue de la vie de Noguchi, ces trois ans qui n'apparaissent nulle part dans sa biographie ? Je rassemble ici plusieurs informations données par Mallory Fromm en communication personnelle :

Le père de Matsumoto était un prêtre shintō de haut rang, il officiait à Ise Jingu (Ise Grand Shrine). Matsumoto empruntera au shintoïsme l'animisme et le panthéisme dans sa pratique du soin. Il étudia aussi le bouddhisme, pratiqua l'ascétisme et vécut dans un monastère zen.

{74} Mallory Fromm (communication personnelle) nous avertit : *les idéogrammes pour le prénom de Matsumoto sont* 道別, *et bien qu'il soit possible de lire "Dobetsu", la vraie prononciation est "Chiwaki". Ce nom littéralement signifie « voie/chemin séparé ». Ainsi, le sens de ce nom est : « Celui qui suit son propre chemin ».*

Après avoir étudié dans une excellente université et être devenu un ardent nationaliste, il fut à une époque de sa vie un militant gauchiste et sa participation à de violentes émeutes de rue le fit condamner en 1906 à trois ans de travaux forcés. Pour faire face aux conditions épouvantables de détention et renforcer son endurance (malgré sa faible constitution physique), il mit au point de nombreuses techniques. Quand il fut libéré en 1909, il testa avec succès sa nouvelle méthode. Il lut la théorie de l'évolution de Darwin et devint convaincu que l'homme devait revenir aussi près que possible à son état naturel pour se renforcer.

Il étudia le "Okada Torajiro Method of Quiet Sitting" (une forme de méditation et de respiration profonde) et le Daireido (Great Spirit Way) de Morihei Tanaka, qui favorisait la santé par le mouvement spontané.

La compréhension du *ki* par Matsumoto était spiritualiste, au centre d'une pratique ascétique.

En se basant sur sa compréhension du ki – qu'il appelait reikai (霊界) – et de son équivalent hindou « prana », il conçut ce qu'il appela « jintai hōshanō » (人体放射能 la radiation du corps humain[75]). Sa conception du shinrei (神霊 l'esprit Divin), était celle d'un « super ki », ou « auto-ki », quelque chose qui se produit spontanément pour améliorer la santé. Dans sa thérapie étaient inclues des techniques de respiration, le reidōhō (霊動法 technique de mouvement spirituel), et le kiai (cri énergétique).

En 1919, Matsumoto forma le Spirit World Club avec Morihei Tanaka et Shunichi Ema. On les appelait « Les trois génies du monde spirituel ». En 1921, Matsumoto créa le Jintai Radium Gakkai Honbu (Human Body Radium Association Headquarters), émanation de l'organisation mise en place auparavant par Tanaka, en 1916 : The Great Spirit Way (太霊道).

Matsumoto allait de pèlerinage en pèlerinage pour des pratiques ascétiques bouddhiques. Ses deux sites favoris étaient des lieux sacrés du shintoïsme : les chutes de Ontake, à quatre heures en voiture à l'ouest de Tokyo, et de

{75} En ce qui concerne le mot « radiation » utilisé par Matsumoto pour décrire l'effet du *ki*, Mallory Fromm précise qu'on pourrait traduire par « esprit » plutôt que « radiation », mais qu'ici Matsumoto parlait vraiment de radiations par analogie avec les découvertes des Curie. La radioactivité était la découverte du siècle. Il a fallu du temps avant de se rendre compte de la dangerosité de la radioactivité artificielle. Aujourd'hui, personne n'emploierait le mot radiation pour le *ki*.

Nachi, plus loin dans le sud ouest. Il ouvrit le Reigaku Dojo (霊学道場 Dojo d'étude spirituelle) à Tokyo, et en 1928 publia son ouvrage majeur « Reigaku Koza » (Séminaire sur l'étude spirituelle). Il avait beaucoup d'élèves et d'apprentis. L'un d'entre eux était Haruchika Noguchi. Celui-ci vint avec Matsumoto à Mitake pour des pratiques ascétiques et fut probablement initié par lui au zen.

Mallory Fromm décrit ensuite ce que l'on pourrait qualifier de *vitalisme animiste* et *organiciste* de Matsumoto. Puis il fait un parallèle avec les éléments du *Noguchi seitai*.

Matsumoto développa le reijutsu (霊胎術) et le reidōhō (霊動法 technique du mouvement spirituel). Il croyait dans les esprits vivants de la nature qui pouvaient faire en sorte que le corps bouge spontanément et soit enclin à la santé. Je ne sais pas comment lui-même aurait présenté le reidōhō, mais l'idée d'un mouvement naturel qui restaure et maintient la santé est la même que celle du katsugen undō.

Matsumoto eut probablement une énorme influence sur le jeune Noguchi, comme cela peut se voir dans son livre « Reigaku Koza », en comparant ses descriptions du katsugen undō, yuki, gyōkihō et autres techniques seitai. Par exemple, page 44, Matsumoto écrit : Sesshu Yukihō (接手輸氣法) : « Placez l'une ou les deux paumes de vos mains à l'endroit où la personne a un problème, et envoyez votre radiation naturelle (ki wo okuru). Le ki est ce que j'entends par radiation. »

Si les influences des maîtres ne sont pas aisées à retracer[76], celle des pratiques inspiratrices le sont encore moins. Le *sōtai* semble pourtant avoir eu une place considérable si on le met en regard avec le *seitai* élaboré une dizaine d'années plus tard.

{76} Cette influence était réciproque. Mallory Fromm (communication personnelle) nous en donne un exemple : dans son livre "The Imperial Divine Way" publié en 1934, Matsumoto écrit au sujet de Noguchi : « *Vous êtes l'incarnation du Dieu de la Médecine, empli de Savoir et de Talent Spirituels* ». Il continue disant : « *Noguchi, à travers son œuvre, manifeste le principe de l'unité corps-esprit. S'il pense "je n'ai pas sommeil", il passe plusieurs jours sans dormir ; s'il pense "je n'ai pas faim", il jeûne plusieurs jours. Il fait cela facilement et naturellement. De fait, l'hiver dernier, il s'est dit à lui-même qu'il n'avait pas froid. Il a soigné des douzaines de patients chaque jour dans son dojo, vêtu seulement d'un kimono léger, alors qu'il faisait un froid glacial. Il ne s'est jamais assis auprès du feu par temps de neige.* »

Sōtai et *seitai* partagent une philosophie, certains concepts et invitent à la pratique d'exercices pour rendre chacun autonome avec sa santé.

⬦ Keizo Hashimoto et le sōtai

Le *sōtai* (操体) a été développé entre les années 1926 et 1941 par Keizo Hashimoto (1897-1993). Médecin de formation, il a exercé principalement à Sendai. Sur ja.wikipedia.org/wiki/操体法 on peut lire :

> *Hashimoto apprit le seitaijutsu de Michio Takahashi à Hakodate, Hokkaido, et en 1926, de Okumura Takanori, disciple de Takahashi. Hashimoto était un médecin spécialisé en neurophysiologie, il a également travaillé en orthopédie. Il étudia comment le système nerveux dans la moelle épinière affecte le mouvement, et il est probable (sans que cela puisse être prouvé) qu'il relia le système moteur extrapyramidal au mouvement spontané.*

Traduction anglaise : Fromm

Le *sōtaihō* (操体法) est une philosophie et un art de vivre se reliant à la « nature » et à l'« état naturel » (Hashimoto 2010 [1977]). L'idée centrale est celle de la capacité d'auto-régénération du corps, sans interprétation spiritualiste. La notion d'autonomie vis-à-vis de la santé, par des exercices à faire soi-même ou à deux, va de pair avec celle de se laisser guider par les sensations du corps pour savoir ce qui est bon pour soi. Comme les *taisō* de Noguchi, les exercices *sōtai* sont destinés à recentrer la dynamique musculaire vers l'axe vertébral, et font appel au "quick release" (relâchement soudain) largement employé en *seitai sōhō*.

Hashimoto est présenté sur certains sites comme ayant été inspiré par l'acupuncture et différents arts populaires, dont le sekkotsu, art du *reboutage*. Mais, toujours selon ces sites, l'influence majeure serait celle du seitaijutsu de Michio Takahashi, chez qui l'emprunt à l'ostéopathie est visible.

> *Le concept de Takahashi était celui de yugami wo tadasu (歪みを正す). Il considérait que le corps a une norme structurelle, et que toute déviation ou déformation (yugami) devait être corrigée (tadasu) pour que le corps retourne à son état initial. Vous deviez bouger le corps dans la direction de la déviation (yugami), tenir la position pendant la mise en tension, et ensuite relâcher soudainement, par une relaxation instantanée.*

Par exemple, en position debout, si tourner le buste vers la droite était incomfortable, vous deviez tourner de ce côté aussi loin que vous pouviez, tenir la tension et soudainement la relâcher par une relaxation immédiate.

Fromm (communication personnelle)

Or, tout en comprenant l'importance pour chaque individu de retrouver sa norme structurelle, Hashimoto n'aimait pas cette approche de la douleur par la douleur. Il a réalisé qu'il fallait aller du côté où le corps « appelle » et a de la facilité à bouger, plutôt que du côté où il éprouve raideur, inconfort et appréhension. La mobilisation ne dirige pas l'organisme du côté de la douleur comme le fait le seitaijutsu : elle donne voix au corps, qui indique lui-même dans quel sens le mouvement est bénéfique. Les deux approches sont antagonistes.

Pour définir sa pratique, Hashimoto a renversé les idéogrammes de *taisō* (体操) en *sōtai* (操体). Il a élaboré cette méthode de restructuration neuro-musculaire en la basant sur la notion de plaisir dans le mouvement, comme antidote aux exercices en force des *taisō* de l'époque et à l'opposé d'une correction structurelle qui veut diriger le corps. Ces pratiques correctives visent à localiser telle tension, plus ou moins raide et douloureuse, et à la manipuler pour essayer de la dénouer. Le *sōtai* prend le contrepied, d'une manière simple, minimaliste mais très efficace.

Reprenons le même cas de figure décrit pour illustrer le concept de Takahashi, celui d'une personne A qui a une tension au dos en tournant son buste d'un côté. L'exercice *sōtai* fait aller la personne sans forcer à droite et à gauche alternativement, puis plusieurs fois du côté non douloureux. Elle refait ensuite le mouvement opposé et vérifie : il est plus ample et plus facile.

Mais Hashimoto a aussi développé la pratique à deux, qui fait ressortir la complexité de son approche. Je transcris ici l'exercice de torsion décrit par Hashimoto (2010, p. 93) en insérant entre crochets mes explications.

Un partenaire B se tient debout derrière A qui est assis sur le sol, les mains croisées derrière la tête. B place ses genoux contre le dos de A et prend ses bras par l'avant. Il fait pivoter lentement le buste de A sur son axe, à gauche puis à droite pour voir lequel des deux côtés bouge avec le plus de difficulté.

B amène ensuite le buste de A du côté difficile [A n'éprouve aucune douleur puisqu'il n'a pas fait l'effort lui-même. Il ressent même une sorte de soulagement à aller en douceur et en étant soutenu dans ces zones qui lui sont inaccessibles]. *Arrivé au bout du mouvement* [indiqué par A ou perçu par B lorsqu'il est expert], *B exerce une résistance souple pendant que A tourne progressivement son buste* [dans le sens facile et agréable] *pour revenir à l'axe central. Cela se fait en synchronisation avec la respiration : inspir lent à l'aller, expir lent pendant l'effort du mouvement de recentrage. Inspir rapide pendant que le corps reste centré et tendu, rétention poumons pleins pendant trois secondes puis relâchement soudain de la tension* [de A comme de B] *pendant l'expir rapide. Répéter cinq fois. Puis vérifier par soi-même que le mouvement se fait mieux du côté préalablement douloureux.*

Cette pratique demande de la continuité, mais lorsqu'elle est faite de manière adéquate, le soulagement est souvent immédiat et durable.

C'est ainsi qu'Hashimoto a fait évoluer la technique du seitaijutsu : en étant à l'écoute des besoins indiqués directement par les sensations corporelles du patient, ou de la personne qui pratique par elle-même. Nous sommes au cœur du *Noguchi seitai*, qui accorde au corps une écoute attentive. Cette écoute ne cherche pas à contourner ses résistances ni à le manipuler à son insu en luttant contre les affections. Au contraire, aller dans le sens du corps le soulage en favorisant son travail spontané de réajustement, que manifeste l'affection.

Selon Mallory Fromm (communication personnelle), Haruchika Noguchi à son tour est considéré par ses élèves avoir développé le *sōtai*.

Noguchi l'a raffiné et a ajouté deux composantes : le katsugen undō et le taiheki. Noguchi était fier de cet accomplissement (et c'est compréhensible). Il souhaitait que l'on se souvienne de lui pour ces deux apports.

Kinji Kuwata et le katsugen undō

Partie essentielle du *seitai*, le *katsugen undō* a lui aussi une longue histoire, dont nous pouvons essayer d'identifier les prémisses.

Quand j'avais 14 ans, j'ai rencontré quelqu'un qui déclenchait le katsugen undō spontané, et j'ai mis au point une manière de l'induire consciemment.

Noguchi Haruchika (n.d.-a)

Chiwaki Matsumoto et son disciple Kinji Kuwata pratiquaient tous deux le jidōhō (自動法 technique de mouvement autonome et automatique), qui inclut le jidō undō (自動運動 mouvement spontané).

Le jidōhō est considéré être la forme originale du katsugen undō. Matsumoto aurait le premier développé son idée de « mouvement automatique » grâce aux Quakers, et celle de « mouvement spontané et convulsif » avec les Shakers[77]. Ceci amena Kuwata à développer son propre style de « mouvement libre », pour lequel il fonda une religion, pendant que Haruchika Noguchi développa le katsugen et fonda une école de médecine naturelle.

De Matsumoto, Kuwata apprit et pratiqua :

1) le seiza (正座 posture assise correcte), pour une forme de respiration profonde qui concerne le hara, à la manière du gyōki de Noguchi.
2) le jidō undō (自動運動 mouvement spontané).
3) le tewaza (手技 soigner avec ses mains).

Kuwata se référait à ces trois pratiques comme à des formes de reihō[78] (霊法 méthode spirituelle).

Fromm (communication personnelle)

Kinji Kuwata développa le jidojutsu, « Art de la spontanéité ». On dit que cette approche servit de modèle au *katsugen undō* de Noguchi[79]. D'après Mallory Fromm (communication personnelle) :

Noguchi n'étudia probablement pas avec Kuwata mais assista à ses conférences. Après la Seconde Guerre mondiale, Kuwata développa son

{77} Les Shakers sont membres d'une branche protestante issue des Quakers, née au milieu du 17e siècle en Grande Bretagne. La secte fut fondée au 18e siècle en Angleterre, influencée un temps par le prophétisme des camisards des Cévennes.

{78} D'après d.hatena.ne.jp/ma-tango/20080224

{79} Voir : Yahoo! Japan blog Dec. 22, 2013.
blogs.yahoo.co.jp/umigame2haruchika/47281069.html

... DU SEITAI

reihō en une religion appelée shinseikyo (Divine True Religion) dans la station de Yugawara. Il eut environ 15 000 convertis, la plupart d'entre eux étant des adeptes de sa méthode de santé.

Tsunezo Ishii et la méthode du ki vivant

Un autre personnage, contemporain de Matsumoto a aussi été important : Tsunezo Ishii, dont Noguchi dit qu'il l'a beaucoup influencé par sa « méthode du *ki* vivant ». Sa thérapie est considérée être reliée au *katsugen undō*[80].

Tsunezo Ishii (1875- ?) était un grand Général de l'armée japonaise. Retraité en 1923, il revint d'Amérique après avoir servi à l'ambassade japonaise. Il forma le Seiki Kenkyujo (Living Ki Research Institute). Cet institut avait pour but d'utiliser les pouvoirs de guérison du ki pour une « thérapie d'auto-renforcement du ki vivant » (生気自強療法 seiki jikyō ryōhō). Il publia trois livres au sujet de cette thérapie en 1925. Elle utilisait le système nerveux pour éveiller le mouvement spontané[81].

Il y a un certain nombre de gens qui pensent que la méthode de Noguchi pour induire le katsugen undō vient de la thérapie d'Ishii[82].

Les membres de la Dainippon Rengo Chiryoshikai

Le foisonnement de cette époque semble avoir trouvé son apex lors de la création de la Dainippon Rengo Chiryoshikai. Yoshida Naoki (2014) donne des précisions sur cet événement singulier entre tous. Ce qu'il écrit ici confirme une partie des informations fournies plus haut :

Il y a eu une époque, avant et après guerre, où existait une organisation appelée Dainippon Rengo Chiryoshikai, sous la direction de Haruchika Noguchi.

Je me souviens d'Akiko, la femme de Noguchi, me disant : « Avec le recul, il semble que ce fut le temps le plus heureux de sa vie ». En fait, c'est

{80} D'après Tsubame Seitai blog, fév. 2014.
blog.livedoor.jp/tsubameseitai/archives/36944587.html
{81} Voir : Wikipedia Japan. ja.wikipedia.org/wiki/メインページ
{82} Voir : Yahoo! Japan blog, Dec. 31, 2013.
blogs.yahoo.co.jp/umigame2haruchika/47517542.html

probablement parce que le seitai sōhō avait atteint sa maturité, de sorte que cette période a été celle où la philosophie du seitai a pris forme.

Il semble que la Dainippon Rengo Chiryoshikai ait été constituée d'individus de premier plan. Maître Noguchi n'a jamais cité de noms, mais on suppose qu'il y avait de nombreux membres.

Tous étaient heureux de partager leurs secrets et traditions. Pour chaque type de sōhō, seuls les résultats des expériences menées sur vingt personnes ou plus furent consignées. De cette manière, les membres ont rassemblé les résultats observables, et le seitai sōhō a été considéré comme méthode de traitement préférable[83].

Membres imminents :

Le célèbre Maître Gosaku Nonaka, qui pouvait guérir rapidement les maladies de peau.
Maître Uzo Nagamatsu, qui a découvert le « point de Nagamatsu », aussi appelé "detox point" (5ᵉ point de l'abdomen).
Maître Seiji Miyamawari, connu pour diagnostiquer les maladies sur les seules indications données par le coccyx au toucher.
Maître Kazumichi Shibata, un fondateur du sokushindo, spécialiste du pied et de la main.
Maître Shinichi Yamada a défendu le puraana sōhō [prāṇa sōhō][84], modèle du yukihō.

On dit qu'il y avait aussi Maître Ryotaro Kajima qui inventa 978 techniques (sōhō), des chiropracteurs et des acupuncteurs, et un homme qui se rendait à pied dans des villages de pêche de tout le Japon, à la recherche du soseihō (technique de réanimation).

... DU SEITAI

{83} Très peu de documents sont disponibles à propos de cet événement, mais on en trouve quelques-uns à la Librairie Nationale du Japon, consultables sur place (iss.ndl.go.jp). Notamment :
– Un livre en quatre parties : 『整体読本』 "Readings in seitai" publié vers 1947, contient les noms et spécialités des membres de l'association.
– Un recueil : 『触手療法講座』 "Hands-on therapy seminar" où sont rassemblés de vieux textes sur des séminaires concernant le *yuki*.

{84} Puraana *sōhō* (プラーナ操法) ; prononciation japonaise de prāṇa (« force de vie ») en sanskrit.

Maître Noguchi les appelait ses « collègues » bien qu'il fût en compétition avec eux.

Naturellement, c'est Maître Chiwaki Matsumoto (et son Reigaku Dojo) qui a exercé le plus d'influence sur Maître Noguchi. Il y avait aussi Maître Kyotsuki Matsubara qui a fondé le katsugen undō. On peut distinguer clairement la trace de Maître Michio Takahashi, le fondateur du seitaijutsu, un autre maître qui a précédé Noguchi.

Maître Noguchi a utilisé sa sensibilité pour choisir parmi les techniques que ces enseignants dévoués partageaient en toute liberté. Il les a rénovées sur la base d'effets observables, pour les appliquer ensuite à la création du seitai sōhō.

On peut dire que ceci est la véritable histoire cachée du seitai.

Traduit du japonais en anglais par Mallory Fromm

Dans cette liste, deux grands absents : Tsunezo Ishii et Keizo Hashimoto, dont nous avons parlé plus haut, étaient contemporains de Matsumoto. Avec Matsubara comme fondateur du *katsugen undō*, c'est un nouveau personnage qui apparaît dans le paysage du *seitai*, à une place déterminante. Kōgetsu (prononciation de Kyotsuki) Matsubara était en lien avec Matsumoto. Il devint célèbre à partir de 1925, époque à laquelle il a écrit "Natural Healing and Spiritual Healing" (Fromm, communication personnelle).

Mallory Fromm complète ces informations à partir d'un des premiers écrits de Haruchika Noguchi (1947), "A seitai sōhō reader" dont il existe encore quelques rares exemplaires. Voici le résumé qu'en fait Mallory :

En 1944, la Tokyo Holistic Practitioners Association changea son nom et fit de Noguchi son président. Il désigna treize membres au comité exécutif. Il y avait deux conditions pour être membre de la Société : être un praticien holistique qui soigne par les mains, désireux de partager ses connaissances avec les autres membres, et reconnaître Noguchi comme la plus haute autorité dans la Société. Les treize membres comprenaient des ostéopathes, des chiropracteurs, des spondylothérapistes et des praticiens traditionnels japonais qui avaient leur propre technique de santé. Noguchi se présentait comme un praticien de « thérapie spirituelle » (精神療法 Seishin Ryōhō).

Noguchi ne fait aucune mention des personnes qui l'ont formé. Il fait remonter son art médical à l'aube de l'humanité, lorsque les gens posaient naturellement leurs mains sur un point douloureux.

Bien qu'il fût évident que Noguchi était le « primus inter pares » (premier d'entre ses pairs), il n'avait de cesse d'affirmer que tous les membres de la Société étaient égaux. Il utilise l'analogie suivante : le yōkan, une sorte de confiserie japonaise, est faite de trois ingrédients. Quand vous la mangez, vous ne pouvez goûter chacun séparément. Ils se sont mélangés pour former une seule saveur. C'est la même chose avec la Société : chaque membre a renoncé à son ego pour se fondre en elle.

DU YUKI AU SEITAI SŌHŌ

Toutes les influences, les savoirs élaborés, partagés et confrontés ont ainsi fait émerger le *seitai,* qui se décline essentiellement en *yuki, katsugen undō* et *seitai sōhō.* Noguchi positionne ces pratiques en ces termes :

Le seitai sōhō a commencé comme extension du yuki, qui peut s'apprendre en même temps que le katsugen undō. J'ai commencé à l'utiliser pour localiser et rééquilibrer les cinq points de la tête. N'importe qui faisant du katsugen undō est en mesure de trouver ces points.

Si vous demandez : « Le seitai est-il une extension du katsugen undō ? » La réponse est « non ». Le seitai sōhō est une technique qui produit certains stimuli pour induire des changements dans le corps. Par exemple, si je donne un certain stimulus à la sixième dorsale, l'estomac s'agrandira ou se contractera. En résumé, la façon dont l'organisme est sollicité peut faire se contracter l'estomac même s'il n'en a pas besoin.

Dans ce sens, le seitai sōhō est une action consciente qui demande de savoir quand et comment réveiller quelque chose. […]

En seitai sōhō, il y a une multitude de façons pour donner un stimulus, et il revient au praticien de choisir la plus appropriée pour produire une réaction bénéfique. C'est là que réside la différence entre l'apprentissage du seitai sōhō et celui du yuki et katsugen undō.

Noguchi Haruchika (n.d.-a)

Mallory Fromm (communication personnelle) ajoute :

Autant le katsugen undō et le taiheki sont des approches « parfaites » en elles-mêmes au sein du seitai, autant le sōhō peut être développé et prolongé, comme on le constate depuis la mort de Noguchi. Par exemple, pour la pratique du yuki pendant un seitai sōhō, selon que la main utilisée est la droite ou la gauche, elle devient : positive/négative, active/passive, yang/yin. Le concept mâle/femelle a été développé par son fils Hiroyuki Noguchi. Le sōhō climatique, basé sur les saisons et la météo du jour, est aussi étudié.

Héritage

Le *Noguchi seitai* est aujourd'hui enseigné à Tokyo et dans tout le Japon par des disciples de Noguchi ainsi que certains de ses fils et petits-fils. Hiroyuki Noguchi (Dan) a fondé le Shintai Kyoiku Kenkyujo (Research Institute for Physical Education) distinct de la Seitai Kyōkai. Yuusuke Noguchi (Roy), plus jeune, avait été choisi par son père pour lui succéder à la Honbu en 1976. Il est décédé le 3 août 2014. Harutane Noguchi, le fils aîné de Hirochika Noguchi (lui-même fils aîné du fondateur), a pris la relève, aidé en cela par Hiroyuki Noguchi et son fils aîné Hirohisa Noguchi.

Les diplômes sont délivrés par la Seitai Kyōkai. Il y aurait aujourd'hui 165 « consultants » du *Noguchi seitai* habilités à exercer. Il faut ajouter à ce nombre ceux qui ne transmettent que le *katsugen undō*. Les consultants pratiquent à leur domicile et/ou dans les 140 dojos répertoriés au Japon. Aucun dojo du *Noguchi seitai* hors du Japon n'est enregistré à la Seitai Kyōkai (Fromm, communication personnelle).

D'autres écoles japonaises de *seitai* ont vu le jour à partir de la combinaison de diverses thérapies traditionnelles du Japon et des sciences médicales occidentales. Par exemple, l'Imoto seitai (diffusé au Japon, en France, en Suisse et au Québec), est un *seitai* shidō[85] au sens générique de « thérapie par les mains » et d'auto-traitement par des exercices techniques corporels (*taisō*).

Mallory Fromm est probablement le seul praticien du *Noguchi seitai* à exercer aux USA. Il a fondé SIKE ("Spinal Integration Ki Energy"). Son approche fusionne le *seitai* avec une technique occidentale appelée "physio-synthesis". À ce jour, aucun non-Japonais n'a été diplômé par la Seitai Kyōkai.

LES LIVRES DE NOGUCHI

Noguchi n'a jamais à proprement parler écrit de livres, mais plutôt rassemblé ses notes de conférences. Dès juin 1948, il a commencé à publier la transcription de ses discours en fondant le magazine Zensei (全生). Le Zensei Quartely (全生 季刊) n'eut qu'un numéro, en 1963. Il fut remplacé par le Gekkan Zensei (月刊 全生), magazine mensuel publié depuis 1964.

La plupart des articles étaient, et sont encore, des transcriptions des conférences de Noguchi. Akiko Noguchi contribua aussi en écrivant articles et haïkus. Le premier recueil de Noguchi, Seitai Nyūmon (« Introduction au Seitai »), fut publié en 1968 (Noguchi Haruchika 1968).

Fromm (communication personnelle)

Conférences publiques et exposés hebdomadaires de Noguchi au sein de son école ont été enregistrés et transcrits par ses élèves, puis publiés dans Gekkan Zensei sous l'égide d'Akiko Noguchi. Ils ne sont pas annotés ni contextualisés car ils étaient destinés aux membres de l'école.

Au fil de la revue Gekkan Zensei, les anecdotes présentées par Noguchi cherchent à illustrer le propos de façon symbolique, un peu comme des paraboles zen. Elles sont là pour frapper l'imagination plus que pour expliciter le propos. Incidemment, ces récits permettent au lecteur occidental de découvrir la part d'influence de la culture japonaise de l'époque sur le *seitai* tel que Noguchi l'a développé.

Après la mort du maître, Akiko-san a rassemblé par thèmes celles des transcriptions les plus abouties et adéquates pour une large diffusion. Traduites en anglais, elles ont été publiées en trois livres fondamentaux pour le *seitai* (Noguchi Haruchika 1984, 1986, 1991).

{85} Seitai shidō (整体指導), apprentissage *seitai*.

AKIKO NOGUCHI

Nous devons à Akiko Noguchi (1916-2004) la pérennisation du *seitai*. Poète et calligraphe, Akiko-san a veillé sur les publications et l'enseignement. Dans son enfance, elle pratiquait avec son père[86] le shigin (récitation chantée) des poètes chinois classiques. Calligraphie et art du thé lui venaient de sa grand-mère paternelle.

Très indépendante, souvent rebelle, Akiko-san n'était pas une femme soumise[87]. De cœur, elle était japonaise, mais de mentalité, ses proches la trouvaient « européenne ». Elle a beaucoup voyagé à l'étranger. Agathe Chenaux-Répond résume ainsi (communication personnelle) :

> *Akiko-san savait suivre le courant de la vie, s'accordait à l'impermanence des choses de façon tout à fait naturelle. Mais elle considérait aussi qu'il ne faut jamais abandonner trop tôt face à la confrontation, et ce jusqu'à une conclusion, une solution. Elle avait également un vif sens de l'humour.*

Son statut de princesse et ses relations avec la classe aristocratique ont fait beaucoup pour la renommée de son époux et du *seitai*. Sa vie aussi riche que tourmentée, son soutien indéfectible envers Noguchi et sa participation à l'expansion et au maintien de la Seitai Kyōkai font de l'influence d'Akiko Noguchi un atout majeur pour l'histoire du *seitai*.

UN ENTRETIEN AVEC NOGUCHI

Nous finirons par un extrait d'une discussion entre Nakagawa (artiste peintre) et Haruchika Noguchi quelques mois avant son décès. L'entretien s'est déroulé le 28 janvier 1976 à Dopitsu-tei, une élégante maison de thé

{86} Fumimaro Konoe (1891-1945) faisait partie de la famille impériale. Il a été Premier ministre du Japon à trois périodes. Sur les sites spartacus-educational.com/2WWkondo.htm et en.wikipedia.org/wiki/Fumimaro_Konoe, il apparaît comme le seul membre du gouvernement à avoir tenté d'éviter que le Japon entre en conflit en 1941. En 1946 fut créé le TMIEO (Tribunal militaire international pour l'extrême-Orient). Ayant refusé de collaborer à l'« Opération Liste noire », de manière à exonérer l'empereur Hirohito et la famille impériale de toute responsabilité criminelle, il fut soupçonné de crimes de guerre. Assigné à comparaître comme criminel de guerre de classe A, Konoe s'est suicidé le 17 décembre 1945.

{87} D'un mariage arrangé avec le Duke Tadahide Shimazu alors qu'elle avait 18 ans, sont nés deux garçons et une fille. En quittant la maison de son époux en 1946 et en divorçant pour épouser Noguchi en 1947, Akiko dut laisser derrière elle ses enfants. Noguchi divorça pour l'épouser, mais ils durent confier à son ex-femme la garde de l'aîné de leurs enfants, qui vint les rejoindre à sa majorité.

au bord de la rivière Tama. Il a été enregistré et transcrit sur le site internet de son fils aîné (Noguchi Hirochika 1976) sous le titre : "Cultivating kan (intuition), Ki Do Ma in Education."

L'article est accompagné de photos prises à cette occasion. Akiko Noguchi y figure aux côtés de son époux, tous deux assis face à Nakagawa et son assistant.

Nakagawa a demandé à Noguchi ce qui l'avait déterminé à devenir guérisseur :

- L'enfant assis à côté de moi pleurait de mal aux dents, aussi ai-je mis ma main sur l'endroit douloureux. Je le faisais pour moi quand j'avais mal, aussi je l'ai fait dans son cas et la douleur est partie. L'enfant était étonné mais je l'étais encore plus. Et ainsi, chaque fois que quelque chose de similaire arrivait, je posais ma main pour que la douleur s'arrête. Ce fut le début. Ensuite, quand le grand tremblement de terre eut lieu, je donnai le yuki à tous les blessés que je rencontrais. Tous allèrent mieux. Quand la confusion qui suivit le tremblement de terre s'arrêta, il y eut beaucoup de gens devant ma porte. Depuis, rien n'a changé. Je refais toujours la même chose.

- Réellement ? Comme c'est étrange ! Je veux dire que c'est étrange que vous soyez né à Tokyo. Un gars comme Ueshiba vient des montagnes. Dans les montagnes, vous êtes un ermite, ou un sage taoïste. Je crois que la façon de penser de quelqu'un vient du lieu où il habite. Un type comme Ueshiba ne pouvait venir de la ville.

- Eh bien, je suppose que si le tremblement de terre n'avait pas eu lieu, je n'aurais pas fait ce travail. Lors d'une destruction, beaucoup de gens demandent de l'aide. Si cela avait concerné des enfants, je n'aurais acquis aucune réputation. Mais cela fit sensation parce qu'il s'agissait d'adultes demandant de l'aide après un tremblement de terre. Ainsi, j'aurais fait la même chose à la ville ou dans les montagnes. Cela est sûr. La destruction fait que les gens cherchent de l'aide. Même à présent, quand je quitte le dojo, je pense « ruines brûlées ». Les gens sont confus et blessés. Je n'ai presque pas de temps de les rencontrer et de leur parler. C'est pour cela que je traite chacun comme une personne dans une ruine brûlée.

Références

Ageron-Marque, Claudine (2002)
L'ostéopathie au cours de la grossesse.
Les Dossiers de l'obstétrique, 309, p. 16-17.

Alexander, F. Matthias (2004)
L'usage de soi.
Bruxelles : Contredanse.
Titre original "The Use of the Self" publié en 1932.

Alexander, Gerda (1997)
Le Corps Retrouvé par l'eutonie.
Paris : Tchou.

Almassy, Eva (2013)
Le cadeau qui ne se donne pas.
Paris : Neuf.

Ameisen, Jean Claude (2014)
Sculpture du vivant. Le suicide cellulaire ou la mort créatrice.
Paris : Points.

Amicis (d'), Francesca; Höfer, Petra; Röckenhaus, Freddie (2013)
Le cerveau et ses automatismes (2) : le pouvoir de l'inconscient, reportage diffusé sur Arte le 29 août 2013.
https://dai.ly/x6mtbaq

Amzallag, Gérard Nissim (2003)
L'Homme végétal : Pour une autonomie du vivant.
Paris : Albin Michel.

Andrieu, Bernard (2007)
La neurophilosophie.
Paris : Presses Universitaires de France.

Arsenie-Zamfir, Raluca (2005)
Pourquoi le Corps sans organes est-il plein ?

Journées sur L'anti-Œdipe de Deleuze et Guattari, 2-3 décembre, Université de Poitiers. *Hildesheim : Georg Olms.*
erraphis.univ-tlse2.fr/accueil-erraphis/textes-en-ligne/journees-sur-l-anti-oedipe/pourquoi-le-corps-sans-organes-est-il-plein--263693.kjsp
consulté le 5/12/2014

Artaud, Antonin (1947)
Pour en finir avec le jugement de Dieu. Création radiophonique enregistrée dans les studios de la Radio française entre le 22 et 29 novembre.

Arumugam, M., Raes, J. et al (2011)
Enterotypes of the human gut microbiome.
Nature Advance Online Publication, 20 April.
doi:10.1038/nature09944

Bainbridge Cohen, Bonnie (2002)
Sentir, ressentir et agir. L'anatomie expérimentale du Body-Mind Centering. *Bruxelles : Contredanse.*

Bajpai, Smita (1996)
Her healing heritage.
Ahmedabad : Centre for Health Education, Training and Nutrition Awareness (CHETNA).

Balaudé, Jean-François (1994)
Épicure – Lettres, maximes, sentences.
Paris : Livre de Poche.

Barba, Eugenio; Savarese, Nicola (eds.) (2005)
A Dictionary of Theatre Anthropology : the Secret Art of the Performer.
London/New York : Routledge (première publication 1991)

Barba, Eugenio; Savarese, Nicola (2008)
L'énergie qui danse : un dictionnaire d'anthropologie théâtrale.
Paris : L'entretemps.

Bécamel, Carine (2012)
La douleur. Régulation de la nociception. Diaporama. Institut de Génomique Fonctionnelle. CNRS, INSERM et Université Monpellier I et II.
docplayer.fr/14634242-La-douleur-regulation-de-la-nociception-carine-becamel-carine-becamel-igf-cnrs-fr-04-67-14-29-83.html
consulté le 12/10/2013.

Beech, Beverley (2004)
Citation de O'Regan, M. Active Management of Labour
The Irish Way of Birth, AIMS Journal, 10, 2, Summer 1998, p. 1-8.
portail.naissance.asso.fr/docs/beverley-episio-fr.htm consulté le 24/12/2012.

Bel, Andréine (2010)
Three viewpoints on the praxis and concepts of midwifery : Indian dais, cosmopolitan obstetrics and Japanese seitai.
portail.naissance.asso.fr/docs/dais/daicomp.htm consulté le 1/10/2012

Bel, Bernard (2004)
Approche participative, approche coopérative.
www.ccrss.org/vcda-fr/docs/ParticipationCooperation.pdf
consulté le 24/12/2012

Bergson, Henri (2012)
La Pensée et le Mouvant. Essais et conférences, 1903-1923.
Éd. Marcelle Bergeron et Bertrand Gibier, collection « Les classiques des sciences sociales ».
Première édition 1907.
classiques.uqac.ca/classiques/bergson_henri/pensee_mouvant/pensee_mouvant.html consulté le 29/11/2014

Bitoun, Olivier (2010)
Critique du film « L'énigme de Kaspar Hauser » (Werner Herzog)
www.dvdclassik.com/critique/l-enigme-de-kaspar-hauser-herzog
consulté le 29/11/2014

Bloomfield, Sally F.; Stanwell-Smith, Ros; Rook, Graham A. (2012)
The Hygiene Hypothesis and its implications for home hygiene, lifestyle and public health: Summary. Home Hygiene & Health.
www.ifh-homehygiene.org/best-practice-review/hygiene-hypothesis-and-its-implications-home-hygiene-lifestyle-and-public
consulté le 17/12/2014

Boal, Augusto (1978)
Jeux pour acteurs et non-acteurs, pratique du Théâtre de l'opprimé.
Paris : La Découverte.

Boal, Augusto (2006)
The Aesthetics of the Oppressed.
London/New York : Routledge.

Bois, Danis; Berger, Eve (1990)
Une thérapie manuelle de la profondeur. Paris : Trédaniel.

Bourre, Jean-Marie (2010)
Contre-vérités et désinformations sur les aliments : l'exemple des produits laitiers.
Médecine et Nutrition 46, 3-4, p. 55-64.
doi:10.1051/mnut/201030004

Bourre, Jean-Marie (2012)
La chrono-diététique.
Paris : Odile Jacob.

Briot, Alain (1971)
Histoire de la médecine japonaise de 1868 à nos jours.
Thèse de Paris. Citée dans Revue d'histoire des sciences (1973), 26, 2, p. 179-180.
www.persee.fr/doc/rhs_0151-4105_1973_num_26_2_3333
consulté en novembre 2014

Brissonnet, Jean (2011)
Placebo es-tu-là ? Sciences et pseudo-
sciences 294.
www.pseudo-sciences.org/spip.php?
article1604 consulté le 14/12/2014

**Carpentier Jean ; Mangin-
Lazarus, Caroline eds. (1996)**
Retrouver la médecine, École dispersée
de santé européenne.
Paris : Les Empêcheurs de penser
en rond.

Certeau (de), Michel (2012)
L'invention du quotidien 1. Arts de
faire.
Paris : Gallimard
(première publication 1990)

Changeux, Jean-Pierre (2004)
L'Homme de vérité.
Paris : Odile Jacob.

Changeux, Jean-Pierre (2012)
L'Homme neuronal.
Paris : Fayard
(première publication 1983)

Chedid, Andrée (2010)
Au cœur du cœur.
Paris : Librio.

**Cherlonneix, Laurent
(2013, ed.)**
Nouvelles représentations de la vie
en biologie et philosophie du vivant :
la sculpture du vivant à l'épreuve de
l'interdisciplinarité.
Bruxelles : De Boeck.

**Collège des Enseignants de
Neurologie (2012)**
1er cycle Propédeutique neurologique :
Sémiologie analytique : mouvements
anormaux involontaires.
www.cen-neurologie.fr/premier-cycle/
semiologie-analytique/syndrome-
myogene-myopathique/syndrome-
myogene-myopathique-2
consulté le 14/10/2012

Cyrulnik, Boris (2004)
Les vilains petits canards.
Paris : Odile Jacob.

Cyrulnik, Boris (2010)
La naissance du sens.
Paris : Fayard/Pluriel (première
publication Hachette 1991)

Damasio, Antonio (2005)
Spinoza avait raison. Joie et tristesse, le
cerveau des émotions.
Paris : Odile Jacob.

Damasio, Antonio (2010)
L'Autre Moi-Même. Les nouvelles
cartes du cerveau, de la conscience et
des émotions.
Paris : Odile Jacob.

**Damasio, Antonio ; Carvalho,
Gil B. (2013)**
The nature of feelings: evolutionary
and neurobiological origins.
Nature Revues, Neuroscience, 14, 2, p.
143-52.
doi:10.1038/nrn3403

**Davis, Louise ; Welch, Gilbert
(2014)**
Current Thyroid Cancer Trends in the
United States.
JAMA Otolaryngology-Head & Neck
Surgery, 140, 4, p. 317-322.
doi:10.1001/jamaoto.2014.1

Delabos, Alain (2012)
Mincir sur mesure grâce à la chrono-
nutrition.
Paris : Albin Michel.

Delassus, Jean-Marie (1995)
Le sens de la maternité, cycle du don et
génèse du lien.
St Jean de Braye : Imprimerie Nouvelle.

Delassus, Jean-Marie (2005a)
Psychanalyse de la naissance.
Paris : STEDI.

Delassus, Jean-Marie (2005b)
Les logiciels de l'âme.
La Versanne : Encre marine.

Delassus, Jean-Marie (2005c)
Audition du 4 mai 2005 à l'assemblée
nationale.
www.assemblee-nationale.fr/12/rap-
info/i2832_t2.asp
consulté le 21/9/2013

Delassus, Jean-Marie (2006)
Don, pardon, abandon. Entretien avec
Francesca Piolot. Émission « La vie
comme elle va ».
France Culture, 2 février.
www.fabriquedesens.net/Don-pardon-
abandon-avec-Jean-Marie
consulté le 21/9/2013

Deleuze, Gilles (1983)
L'image-mouvement. Cinéma 1.
Paris : Minuit.

Deleuze, Gilles (2002)
Francis Bacon – Logique de la
sensation.
Paris : Seuil.

**Deleuze, Gilles ; Guattari, Félix
(1980)**
L'art de l'expérimentation ou comment
se faire un Corps sans Organes.
In Mille Plateaux – Capitalisme et
schizophrénie 2.
Paris : Éditions de Minuit, p. 197.
www.antioedipe.unblog.fr/2007/05/14/
lart-de-lexperimentation-ou-comment-
se-faire-un-corps-sans-organes
consulté le 24/9/2012

Després, Aurore (2000)
Travail des sensations dans la pratique
de la danse contemporaine. Logique du
geste esthétique. Thèse de Doctorat.
Université de Lille : ANRT.
www.theses.fr/1998PA081454

Dextreit, Raymond (1998)
La Méthode Harmoniste. Traité de
Médecine Naturelle.
Cergy-Pontoise : Vivre en Harmonie.

Dextreit, Raymond (2011)
L'argile qui guérit : memento de
médecine naturelle.
Cergy-Pontoise : Vivre en Harmonie
(première publication 1952)

**Didierjean-Jouveau,
Claude (2005)**
Partager le sommeil de son enfant.
Saint-Julien-en-Genevois : Jouvence.

**Durrant, Joan ; Ensom, Ron
(2012)**
Physical punishment of children :
lessons from 20 years of research.
CMAJ September 4, 184, 12.
doi:10.1503/cmaj.101314

École Itsuo Tsuda (2014)
Itsuo Tsuda, un parcours de chercheur.
Film diffusé sur Youtube.
youtu.be/n_8P08JHmgY

Ehrenberg, Alain (2000)
La fatigue d'être soi. Dépression et
société.
Paris : Odile Jacob.

Émonet, Denis (2007)
L'intelligence instinctive, réajuster
corps et esprit.
Paris : Le Souffle d'or.

Erard, Guillaume (2008)
La nécessité du questionnement en
Aikido.
www.guillaumeerard.fr/aikido/articles/
la-necessite-du-questionnement-en-
aikido consulté le 2/9/2014

Feldenkrais, Moshé (2004)
Énergie et bien-être par le mouvement.
Le classique de la méthode
Feldenkrais.
Paris : Dangles.

Freire, Paulo (2002)
Education for Critical Consciousness.
New York : Continuum
(première publication 1970)

Foucault, Michel (1984)
Polémique, politique et
problématisations : Entretien avec Paul
Rabinow.
The Foucault Reader.
New York : Pantheon Books, p. 381-390.

Fromm, Mallory (1998)
The Book of Ki: A Practical Guide to
the Healing Principles of Life Energy.
Rochester (USA):
Inner Traditions Bear and Company.

Fromm, Mallory (2003)
Qi Energy for Health and Healing.
New-York: Avery/Penguin Group.

Fromm, Mallory (2005)
Putting the body in order.
sikehealth.com/newsletters.html#order
consulté en avril 2014

**Gallese, Vittorio;
Sinigaglia, Corrado (2011)**
What is so special about embodied
simulation?
Trends in Cognitive Sciences, 15, 11,
p. 512-519.
doi:10.1016/j.tics.2011.09.003
consulté le 25/12/2013

**Gallese, Vittorio;
Ebisch, Sjoerd (2013)**
Embodied simulation and touch:
the sense of touch in social cognition.
Phenomenology & Mind, 4, p. 269-291.
www.academia.edu/4111112/
*Gallese_V._Ebisch_S._2013_Embodied_*
*simulation_and_touch_The_sense_*
of_touch_in_social_cognition._
Pnenomenology_and_Mind_4_269-291
consulté le 25/12/2013.

Guillain, France (1999)
Les bains dérivatifs.
Genève: Jouvence.

Hachette (1992)
Le dictionnaire du Français, 60 000
mots.

Hashimoto, Keizo (2010)
Sotai, Natural Exercise.
Chico, California: Georges Oshawa
Macrobiotic Fondation
(première publication 1977)

**Hautefort, Louis; Hervo,
Jessica (2011)**
Lisière, le Plus beau théâtre du monde.
Arles: l'art Dit.

Hayashi, Suesaburo (2002)
Jinsei No Imi
(The Meaning of Human Life),
Tokyo: Bungeisha.

Huxley, Aldous (2004)
L'art de voir.
Paris: Payot (première publication
1970).

Illich, Ivan (1999)
Un facteur pathogène prédominant:
l'obsession de la santé parfaite.
Le Monde Diplomatique, mars, p. 28.
www.monde-diplomatique.fr/1999/03/
ILLICH/11802 consulté le 23/4/2010

Imoto, Kuniaki (2012)
La méthode Seitai, une approche
holistique pour maintenir sa santé, à
travers des exercices d'étirements et
d'alignement du corps.
Paris: Trédaniel.

**Issartel, Lionnelle;
Issartel, Marielle (2005)**
L'ostéopathie exactement.
Paris: Robert Laffont (première
publication 1983).

**Jensen, Karin B.; Kaptchuk,
Ted J.; Kirsch, Irving; Raicek,
Jacqueline; Lindstrom, Kara
M.; Berna, Chantal; Gollub,
Randy L.; Ingvar, Martin;
Kong, Jian (2012)**
Nonconscious activation of placebo
and nocebo pain responses.
Proceedings of the National Academy of
Sciences of the USA, 109, 39, p. 15959-
15964.
doi:10.1073/pnas.1202056109

Jollien, Alexandre (2011)
Éloge de la faiblesse.
Paris: Cerf, collection Marabout.

Kaptchuk, Ted J.; Friedlander, Elizabeth; Kelley, John M.; Sanchez, Norma; Kokkotou, Efi; Singer, Joyce P.; Kowalczykowski, Magda; Miller, Franklin G.; Kirsch, Irving; Lembo, Anthony J. (2010)
Placebos without Deception: A Randomized Controlled Trial in Irritable Bowel Syndrome.
PLoS ONE 5(12): e15591.
doi:10.1371/journal.pone.0015591

Kuhne, Louis (1992)
Neonaturopathy, the New Science of Healing.
New Delhi: Kalyani Publishers.

Kuhne, Louis (2007)
La Nouvelle Science de Guérir: Sans médicaments et sans opérations.
Paris: LMV (première publication La Vie Claire 1962).

Kupiec, Jean-Jacques; Sogino, Pierre (2003)
Ni Dieu ni gène: pour une autre théorie de l'hérédité.
Paris: Seuil.

Lachant, Jacques-Alain (2013)
La marche qui soigne.
Paris: Payot.

Lalauze-Pol, Roselyne (2003)
Le crâne du nouveau-né, des contraintes fœtales et leurs enjeux neurologiques aux répercussions chez l'adulte (tomes 1 et 2).
Montpellier: Sauramps médical.

Le Bihan, Denis (2012)
Le cerveau de cristal. Ce que nous révèle la neuro-imagerie.
Paris: Odile Jacob.

Lemoine, Patrick (2011)
Le mystère du placebo.
Paris: Odile Jacob
(première publication 1996)

Lernout, Henri-Michel (1961)
Comment guérir avec les sels biochimiques.
Paris: Peyronnet et Cie.

Lévi-Strauss, Claude (2010)
La pensée sauvage.
Paris: Pocket
(première publication Plon 1962)

Lusseyran, Jacques (2012)
Le monde commence aujourd'hui.
Paris: Silène.

Mahé, Jean-Louis; Morizet, Pierre (1999)
L'expérience inoubliable. Reportage sur le syndrome post-traumatique.
Movimento Production/CNRS Images/ FR3.
catalogue.bm-lyon.fr/ark:/75584/ pf0001649192

Maman Blues (2010)
Tremblements de mères: le visage caché de la maternité.
Paris: L'instant présent.

Mandorla, Jacques; Simpère, Françoise (2001)
Le guide des guérisseurs et autres thérapeutes.
Paris: Le Félin.

Martino, Bernard (1999)
Le bébé est un combat.
Paris: J'ai lu 7181.

Martino, Bernard (2004)
Le bébé est une personne.
Paris: J'ai lu
(première publication Balland 1985)

Massion, Agnès (2002)
Une école pour apprendre à communiquer.
Mémoire pour le diplôme inter-universitaire autisme.
Universités de Bordeaux, Toulouse et Montpellier.

Masunaga, Shizuto (2010)
Shiatsu et médecine orientale.
Paris: Le Courrier du Livre.

Maurel, Olivier (2014)
La fessée : questions sur
la violence éducative.
Tressan : La Plage.

Mauss, Marcel (1950)
Esquisse d'une théorie générale de la
magie, en sociologie et anthropologie.
Paris : Presses Universitaires de France.

Mauss, Marcel (2012)
Essai sur le don. Présentation :
Florence Weber.
*Paris : Presses Universitaires de France
(première publication 1925)*

Mendelsohn, Robert S. (1979)
Confessions of a Medical Heretic.
Chicago : Contemporary Books.

Mendelsohn, Robert S. (1984)
How to Raise a Healthy Child in Spite
of Your Doctor.
New York : Ballantine Books.
Version française (1987) : Des enfants
sains… même sans médecin.
Paris : Vivez Soleil.
www.fichier-pdf.fr/2012/07/27/
mendelsohn-des-enfants-sains-meme-
sans-medecin/ consulté le 10/10/2014

**Merleau-Ponty, Maurice
(1994)**
Phénoménologie de la perception.
*Paris : Gallimard
(première publication 1945)*

**Merleau-Ponty, Maurice
(2011)**
Le visible et l'invisible.
*Paris : Gallimard
(première publication 1964)*

**Mestre, Jean-René ; Rapin,
Jean-Robert (2012)**
Time Nutrition.
*Villeneuve les Maguelone : Jdc
Logistique.*

Miller, Alice (1998)
C'est pour ton bien – Racines de la
violence dans l'éducation de l'enfant.
*Mayenne : Aubier
(première publication 1984)*

Morin, Edgar (2005)
Introduction à la pensée complexe.
*Paris : Seuil
(première publication Édition Sociale
Française 1990)*

Motrot, Marie-France (1992)
Bretagne insolite au début du siècle.
Saint-Malo : L'Ancre de Marine.

Naoki, Yoshida (2014)
整体法の成り立ち
(Origine de la méthode Seitai)
ameblo.jp/seitailabo/
entry-11894325164.html
consulté le 30/8/2014
Extrait traduit du japonais
en anglais par Mallory Fromm.

**Nathan, Tobie ; Stengers,
Isabelle (2012)**
Médecins et sorciers.
*Paris : La Découverte (première
publication Les Empêcheurs de penser
en rond 1995)*

Nesmon, Olivier (2014)
Ki ! Qu'est-ce que c'est ?
toucherlavie.com/blog/ki-quest-ce-que-
cest/ consulté le 10/12/2014

**Nicolas, Serge ; Fedi, Laurent
(2008)**
Un débat sur l'inconscient avant Freud.
Paris : L'Harmattan.

Nietzsche, Friedrich (2005)
Ainsi parlait Zarathoustra.
Trad. Henri Albert. *Ebooks
(première publication 1883)*
*www.ebooksgratuits.com/pdf/nietzsche_*
ainsi_parlait_zarathoustra.pdf consulté
le 12/9/2012.

Noguchi, Akiko (2006)
回想の野口晴哉 -朴歯の下駄-ちくま
文庫 文庫判 352頁 刊行日 2006/03/08
(Reminescences. Kaiso no Noguchi
Haruchika – Hoba no Geta)
*Tokyo : Chikumabunkan, March 8, 352
pages.* Extrait traduit du japonais
en anglais par Mallory Fromm.

Noguchi, Haruchika (1930)
Pensée sur la vie intégrale.
Traduction et commentaires
in (Tsuda 1978, p. 7-25).

Noguchi, Haruchika (1946)
Gekkan Zensei, référence manquante.
Extraits traduits du japonais en anglais
par Mallory Fromm.

Noguchi, Haruchika (1947)
整体操法読本 Seitai Sōhō Tokuhon
(A Seitai Sōhō Reader). Référence
manquante. Publié le 25 avril.

Noguchi, Haruchika (n.d.-a)
The road I walked. Revue Gekkan
Zensei des années 1960.
Tokyo: Zensei. Extraits traduits
du japonais en anglais
par Mallory Fromm.

Noguchi, Haruchika (n.d.-b)
Inner sensitivity.
Revue Gekkan Zensei des années 1960.
Tokyo: Zensei. Version anglaise,
traducteur non spécifié.

Noguchi, Haruchika (1968)
整体入門 Seitai Nyūmon
(Introduction au Seitai)
Tokyo: Touto Press
(東都書房 *Touto Shobo*)

Noguchi, Haruchika (1980)
Régulariser l'organisme.
In (Itsuo Tsuda) Le Triangle Instable.
Paris: Le Courrier du Livre, p. 137-148.

Noguchi, Haruchika (1984)
Order, Spontaneity and the Body.
Tokyo: Zensei.

Noguchi, Haruchika (1986)
Colds and their Benefits.
Tokyo: Zensei.

Noguchi, Haruchika (1991)
Scolding and Praising.
Tokyo: Zensei.

Noguchi, Hirochika (1976)
Cultivating kan (intuition), Ki Do Ma
in Education. Entretien entre
Haruchika Noguchi et l'artiste peintre
Nakagawa.
noguchi-haruchika.com/talks_top.html
consulté le 27/08/14. Extrait traduit
du japonais en anglais par Mallory
Fromm.

Noguchi, Yuusuke (1990)
Resilience and Fullness. A Katsugen
Undo meeting in New York, Asia
Society, 10 May 1990.
Tokyo: Zensei.

Noguchi, Yuusuke (2002)
Gekkan Zensei October 2002. *Tokyo:
Zensei.*

Odent, Michel (1986)
La santé primale.
Paris: Payot.

Odent, Michel (2001)
L'effet nocebo des consultations
prénatales.
*www.portail.naissance.asso.fr/docs/
nocebo.htm* consulté le 9/8/2011.

Omura, Richard S. (2013)
Katsugen – The Gentle Art of Well-
Being.
Omra Infinite.

Padoux, André (2003)
Corps et cosmos: l'image du corps du
yogin tantrique. In (V. Bouillet & G.
Tarabout, éd.) Images du corps dans le
monde hindou.
Paris: CNRS Éditions, p. 163-187.

Pateffoz, Bernard (1980)
Place de la psychologie dans
l'athlétisme – Étude des concepts
et des courants d'idées dans la revue
de l'amicale des entraîneurs français
d'athlétisme.
*Paris: Institut national du sport
et de l'éducation physique.*

Pignarre, Philippe (2012)
Comment la dépression est devenue
une épidémie.
*Paris: La Découverte
(première publication Les Empêcheurs
de penser en rond 2001)*

Poitevin, Guy (2002)
Sortir de la sujétion.
Paris: L'Harmattan.

Pracontal (de), Michel (2005)
L'imposture scientifique en dix leçons.
Paris: Le Seuil.

Prescott, James (1978)
Délinquance imputable aux
expériences de l'enfance. Audition
devant le Comité sénatorial permanent
de la santé, du bien-être et des
sciences, Sénat du Canada.
*portail.naissance.asso.fr/docs/prescott/
canadasenate-fr.htm*
consulté le 4/02/2013

Razac, Olivier (2006)
La grande santé.
Paris: Climats.

Reinberg, Alain (1994)
Les rythmes biologiques, mode
d'emploi.
Paris: Flammarion.

Reinberg, Alain (2003)
Chronobiologie médicale,
chronothérapeutique.
Paris: Flammarion.

Ricœur, Paul (2009)
Philosophie de la volonté. Tome 1: Le
Volontaire et l'involontaire.
*Paris: Points (première publication
Aubier 1950)*

**Rizzolatti Giacomo; Sinigaglia
Corrado (2011)**
Les neurones miroirs.
Paris: Odile Jacob.

Rodriguez, Julie M. (2014)
8 Things You Need to Know Before
Going Gluten-Free.
Care2 website. *www.care2.com/
causes/8-things-you-need-to-know-
before-going-gluten-free.html*
consulté le 10/10/2014

Rosa, Hartmut (2012)
Aliénation et accélération.
Paris: La Découverte.

Rosa, Hartmut (2013)
Bonnes vibrations.
Philosophie magazine, 71, p. 46-49.

Rosny (de), Éric (1997)
Les yeux de ma chèvre: sur les pas des
maîtres de la nuit en pays douala.
Paris: Plon.

Rostan (1825)
Magnétisme animal. In (Adelon,
Béclard, Biett et al.) Dictionnaire de
médecine, tome treizième, p. 421-469.
*Paris: Béchet Jeune.
books.google.fr/
books?id=ZwEUAAAAQAAJ* consulté
le 22/3/2015

Roustang, François (2009)
La fin de la plainte.
*Paris: Odile Jacob
(première publication 2000)*

Solter, Aletha (1999)
Pleurs et colères des enfants et des
bébés: une approche révolutionnaire.
St Julien-en-Genevois: Jouvence.

Sombrun, Corine (2007)
Les tribulations d'une chamane à Paris.
Paris: Albin Michel.

Spinoza, Baruch (1955)
Lettre à Schuller in Œuvres.
*Paris: Garnier-Flammarion
(première publication 1674)*

Spinoza, Baruch (1999)
L'éthique.
Paris: Le Seuil
(première publication 1677)

St-Amant, Stéphanie (2013)
Déconstruire l'accouchement:
épistémologie de la naissance, entre
expérience féminine, phénomène
biologique et praxis technomédicale.
Thèse de Doctorat en sémiologie.
Université du Québec à Montréal.
tinyurl.com/ocdgbmz consulté le
14/1/2014

Still, Andrew Taylor (1986)
The Philosophy and Mechanical
Principles of Osteopathy.
Kirksville, Mo
(première publication 1902, © 1892)

Stork, Hélène (1999)
Introduction à la psychologie
anthropologique. Petite enfance, santé
et cultures.
Paris: Armand Colin.

Sunderland, Margot (2007)
Un enfant heureux – Faites des choix
éducatifs avertis grâce aux récentes
découvertes scientifiques.
Montreuil: Pearson.

**Sutherland, William Garner
(1990)**
Teachings in the Science of
Osteopathy.
*Clarkston WA: Sutherland Cranial
Teaching Foundation.*

Takahashi, Michio (2005)
正体術 (Seitaijutsu): *Tokyo,
Taniguchishoten.*

Takashi, Tsumura (1995)
Ki de naoru hon (Guérison par le ki)
*Chikuma-bunko: Takarajima company,
Chikuma Shobo.*
naogenki.sunnyday.jp/taidan.htm
consulté le 15/07/2014

TLF (n.d.)
Trésor de la langue française.
Dictionnaire en ligne. atilf.atilf.fr

Trédaniel, Christian (2012)
Histoire du reboutement. Du
reboutement à l'étiopathie.
Paris: Trédaniel.

Tsuda, Itsuo (1970)
Se souvenir de Morihei Ueshiba.
Seasonal Zensei, Early Spring.
kokyuhou.exblog.jp/3602307
consulté le 29/8/14

Tsuda, Itsuo (1972-1979)
Correspondance personnelle
avec Andréine et Bernard Bel.
24 février 1972, 23 octobre 1972,
28 janvier 1973, 3 juillet 1974,
17 juillet 1974, 1er février 1979.
*www.ecole-itsuo-tsuda.org/lettres-
inedites* consulté le 10/10/2014

Tsuda, Itsuo (1973)
Le Non-Faire.
Paris: Le Courrier du Livre.

Tsuda, Itsuo (1975)
La Voie du Dépouillement.
Paris: Le Courrier du Livre.

Tsuda, Itsuo (1976)
La Science du Particulier.
Paris: Le Courrier du Livre.

Tsuda, Itsuo (1978)
Un.
Paris: Le Courrier du Livre.

Tsuda, Itsuo (1979)
Le Dialogue du Silence.
Paris: Le Courrier du Livre.

Tsuda, Itsuo (1980)
Le Triangle instable.
Paris: Le Courrier du Livre.

Tsuda, Itsuo (1981)
Même si je ne pense pas, je suis.
Paris: Le Courrier du Livre.

Tsuda, Itsuo (1982)
La Voie des Dieux.
Paris: Le Courrier du Livre.

Tsuda, Itsuo (1983)
Face à la Science.
Paris: Le Courrier du Livre.

Tsuda, Itsuo (2014 posthume)
Cœur de ciel pur. Édité par École Itsuo Tsuda.
Paris: Le Courrier du Livre/Trédaniel.

Uvnäs-Moberg, Kerstin; Odent, Michel (2011)
The Oxytocin Factor. Tapping the Hormone of Calm, Love, and Healing.
London: Pinter & Martin (première publication Da Capo Press 2003)

Van Der Meeren, Sophie (2003)
Lettres d'Épicure.
Rosny: Bréal.

Vatsyayan, Kapila (1968)
Classical Indian Dance. Literature and the Arts.
New Delhi: Sangeet Natak Akademi.

Veldman, Frans (2007)
Haptonomie, Science de l'affectivité.
Paris: PUF (première publication 1989)

Vercauteren, David; Müller, Thierry; Crabbé, Olivier (2011)
Micropolitiques des groupes, pour une écologie des pratiques collectives.
Paris: Les Prairies Ordinaires (première publication HB éditions 2007) micropolitiques.collectifs.net

Vincent, Louis-Claude (1975)
Bio-électronique: Évolution de 1952 à 1979. Publications essentielles (Bio-électronique).
Riom: STEC.

Voss, Ursula; Holzmann, Romain; Hobson, Allan; Paulus, Walter; Koppehele-Gossel, Judith; Klimke, Ansgar; Nitsche, Michael A. (2014)
Induction of self-awareness in dreams through frontal low current stimulation of gamma activity.
Nature Neuroscience, May 11.
doi:10.1038/nn.3719

Walusinski, Olivier (2003)
Pathologie du bâillement, suivi de Pathologie iatrogène.
Extraits du site www.baillement.com consultés le 12/10/2013

Willem, Jean-Pierre (2014)
Secrets des peuples sans cancer.
Paris: Dauphin (première publication 1994)

Winckler, Martin (2004)
Les trois médecins.
Paris: P.O.L.

Yamada, Shinichi (1921)
Yamadashiki Seitaijutsu Kogiroku.
Tokyo: Taniguchishot.

Zourabichvili, François (1996)
Deleuze, une philosophie de l'événement.
Paris: Presses Universitaires de France.

Index

accompagnement des bébés 367

accompagnement domestique 41, 49, 51, 53, 65, 90–91, 111, 139, 162, 183, 230, 251, 255, 283, 285, 324-325

accouchement 51, 84, 96, 272-273, 364, 385-389

acouphènes 90, 239, 246–249, 275–276, 319–323, 329, 379, 381

aïkido 16–18, 29, 54

algodystrophie 278, 329

alicament 147

allaitement 74, 309, 318, 372, 387, 389–391

allergie 119, 242, 371, 373

angine blanche 133

angoisses 77, 7 9, 118–120, 185, 242, 251, 255, 269, 319, 322–323

approche coopérative 207, 229

approche sensitive 281, 296, 393

argile 3, 299, 305–306, 311, 331-333, 450

aspiration du plein 287, 289, 291

aspiration du vide 249, 281, 289

Asthana (Deshratn) 6, 67

athétose 86

autiste 46

auto-accompagnement 91, 111, 158, 224, 249, 279, 300, 303, 305, 311, 324, 381

auto-apprentissage 111, 167, 178, 184, 207, 220, 224, 228, 230, 357

autonomie 15, 38, 43, 74–75, 99, 134, 162, 190, 207-208, 220, 225, 278, 300, 334-336, 361-362, 383–384, 391, 393, 416

auto-organisation 78–79

autostimulation 87

ayurvédique, ayurvéda 60, 62

Bacon (Francis) 71, 201, 365

bâillement 40, 78, 95, 266

bain 27, 80, 125, 145, 300–301, 307–308, 310, 318, 325, 329, 333

bain dérivatif 307, 318, 450

bain seitai 300, 318, 325

balancement 59, 77-79, 88, 90, 267, 308, 382

Baruk (Henri) 3

bercement 74, 140, 389, 392

Bergson (Henri) 22, 66, 68, 87-89, 161, 173, 175, 194

besoin d'immobilité (interne) 153, 248, 250

besoin sensible 50, 59, 70, 78, 114, 123, 125, 130, 159, 184, 191, 283, 297, 303, 311, 337, 372

bio-énergie 18, 98, 194

Birju Maharaj (Pt) 4

Boal (Augusto) 230-231, 465

Body Mind Centering 193

bonadie 139, 159, 319, 361, 392

bouffées de chaleur 118, 120

bricolage 166, 304, 393

bronchite 132, 271, 323

cancer 131-132, 172

capsulite 125

Centi (Leonardo) 338, 346, 349–350, 355–356

céphalée 131

chaman, chamanisme 78, 98, 182

Chambonnet (Étienne) 2, 20, 46, 54, 203, 227

Chenaux-Répond (Agathe) 6, 103, 401, 426

chinoise (médecine) 31, 60, 62, 108, 402, 411–412

chiropraxie 14, 283, 409–410

choc à la tête 79

chorée 86

colique 79, 253

colite 79

compulsion 120

conatus 28, 181, 201–202

concentration 13, 40, 45, 52–53, 107, 184, 233, 240, 292

conscience élargie 68, 173

consistance 46, 67, 71-72, 80, 90, 173, 210–212, 218, 233, 277, 316, 390

contracture 86, 130, 250, 261, 272-273, 276, 279

Corps sans organes 161, 198, 200–202

courbature 80, 242, 379

crampe 40, 77, 79-80, 90-91, 118, 131-132, 153, 211, 215, 218, 233, 242-244, 248-250, 255, 261, 265, 267, 272, 274-276, 279, 287, 290-293, 305, 307, 309, 320-324, 330, 365, 368, 374, 376-377, 381-382

créationnisme 89

cri primal 18, 98, 194

crispation 261, 272-273, 276

cristaux de l'oreille interne 79

Cyrulnik (Boris) 75, 115

dai 29–31, 134

Dainippon Rengo Chiryoshikai 107, 404, 420–421

danse 42–43, 55, 63, 84, 93, 102, 178, 189–190, 193, 201, 228–231, 236, 256–257, 304, 308, 338, 343, 346–349, 354, 356, 366, 399

danse contact 231

danse forum 5, 7, 338, 346, 451, 465

déclenchement 79, 100-101

déclencheur 120, 144, 246, 320, 400

dégagement 234, 278, 283, 292–293, 381

Delassus (Jean-Marie) 27, 35, 53, 363–364, 387, 389

Deleuze (Gilles) 71, 77, 88, 161, 198-201, 231

dépression 132, 253, 255, 279, 281, 293–297, 389

dépression du nourrisson 132

déstabilisation émotionnelle 99

détoxication 156

détoxination 156, 250

diagnostic 69–71, 111–112, 128, 131, 169, 211, 243, 295, 300, 374

diaphragme 77, 187, 197, 266, 269, 314

diarrhées 79, 120, 133, 243, 251

digestion 77, 318

discopathie 153

disease mongering 141, 294, 297

diverticules intestinaux 79

do-in 45, 302

dorsalgie 126, 250, 265, 271, 273

dyskinésie 87

dystonie 86

École de la respiration 16

eczéma 244, 253, 306, 331

effet contextuel 135

élasticité 76, 135, 158, 210–211, 250, 268–269, 274, 278, 284, 301, 315, 318, 370, 390

émotion 63-64, 140, 181, 187, 257

empathie 37, 44, 187

empoisonnement 119

énergie 18, 25–29, 31, 33–34, 67–68, 77, 98, 109, 126, 131, 183, 187, 194, 262, 270, 282, 307, 317, 403

enfoncement (impression d') 283

engourdissement 62, 79, 90, 119, 121, 133, 179, 237, 239-251, 253–257, 258, 273, 275, 277, 285, 289-293, 297, 303, 309, 322-323, 330, 368-370, 374, 376-377, 379-382

équilibrage thermique 80

équilibre avant-arrière 80

équilibre chimique 61

équilibre hydroélectrique 61

ergothérapie 91

éruption cutanée 79, 120, 276

éternuement 76, 78, 86, 95, 251

éthique 24, 26, 35, 46, 176, 204, 393
étiopathie 182
évacuation (symptôme) 60, 120,
126, 159, 239–240, 242,
253–255, 292, 318, 333, 382,
452
éveil de la danse 354
éveil des marches 197, 352-353
éveil des muscles 101, 109, 178,
201, 267, 279, 337, 339–342,
345–346, 348–350, 353
éveil des sensations 235, 338, 343,
348–349
excès de froid 37, 77, 119, 125,
132–133, 153, 242, 251, 271,
291–308, 316-317, 319, 323-
325, 329, 333
exercices préparatoires (du
mouvement régénérateur) 99
expert seitai 14
expiration concentrée 38
explication pseudo-scientifique 27
extéroception, extéroceptive 65, 221
extrapyramidal 31, 86, 89, 91, 101,
416
extra-quotidien 111, 184, 257
faculté parapsychique 18
fakir 78
fascia 69, 214, 217, 242, 285, 326,
328, 368, 378, 443, 451, 453-
455, 457–458
fasciathérapie 453, 457
fatigue 32, 37, 42, 45, 61, 75–76,
79–80, 91, 102, 114, 119–121,
125, 130-131, 133, 153,
214–215, 223, 252, 254, 266,
268, 270-271, 273, 276, 278,
291, 317-318, 322, 327-330,
347, 368, 380, 383, 387
Feldenkrais (Moshé) 16
flore intestinale 61, 381
fluide animal 25

flux 48, 52, 67–68, 70, 72, 80, 85, 91,
122, 173, 193-194, 198, 201-
203, 210-211, 214-215, 218,
250, 274, 277, 287, 335
fœtus 51, 73, 84, 92, 386
fomentation 125, 307, 316, 318, 333
forçage 102, 223, 340, 353
foulure 316, 324, 328–329, 332
fraîcheur 40, 48, 72, 135, 158, 170,
221–222, 267, 284, 291, 308,
316, 320-321, 328, 333, 341,
368-369
Freire (Paolo) 230-231, 460
Fromm (Mallory) 16-17, 21, 28-30,
107, 134, 163, 172, 182, 223,
225, 231, 256, 335, 400-408,
410-419, 422, 424-425, 433,
435-436
fusion de sensibilité 39, 100
gastro-entérite 130, 379
Gekkan Zensei 17, 19, 395, 401, 425
gestuelle du quotidien 304, 310
glissé 284
gluten 371–372, 374–375
gouttière dentaire 114
Granet (Marcel) 17
guérisseur 20, 25–27, 33, 391, 403,
427
handicap 85, 89-91, 245
hara 30, 52, 265, 314–315, 419
Hashimoto (Keizo) 126, 416–418,
422
hernie discale 153
Hippocrate, hippocratique 60, 158,
169, 307
homéorhèse 85
homéostasie 85
Honbu 15–16, 23, 399–401, 403-
406, 414, 424
hypertension artérielle 114, 131, 264
hypnose 127, 262, 402
imagination 13, 32, 125, 134, 185,
192, 211, 232–233, 297, 425
immanence 28, 53, 63, 111, 183,
201, 355–356, 359

immunologie 61

impression sensorielle d'accompagnement 289-290, 449, 451-452, 454, 457

infection 79, 133, 331–332

inflammation 79, 119, 125–127, 153, 242, 250–251, 271, 308, 318, 328, 329, 332-333

infra-technique 228–230

instinct 39, 166, 171–172, 182

intellect 54, 176–179

intention non-volontaire 181

intention volontaire 31, 44–45, 182–184

intolérance alimentaire 242, 361, 371

intuition 18, 22, 28, 85, 87-89, 129, 166, 172-175, 209, 222, 226, 232, 234, 350, 427

irrationnel 167–169

Ishii (Tsunezo) 413, 420, 422

jeûne 76, 78, 252, 390

kan 22, 173–174, 222, 232, 234, 427

kanpō 31, 70

katsugen sōhō 15–16, 52, 106–107, 110-111, 145, 203, 225, 228, 231, 255, 300, 336

katsugen undō 1, 14–17, 23, 31, 52, 87, 94–96, 99, 103–104, 107–108, 111, 163, 167, 202–203, 224, 226, 261, 300, 335–337, 403, 406, 415, 418–420, 422–424

ki do ma 104, 207, 219–220

ki joyeux 29

kinésithérapeute, kinésithérapie 14, 59, 69, 91, 283

ki no nagare 29

ki wo okuru 30

kokyū 181

koshi 52, 265

Kuwata (Kinji) 23, 413, 418–419

Laban (Rudolf von) 66

ligne en creux 281, 292–293, 295

l'involontaire 15–16, 22, 50, 52, 54, 77–78, 81, 84–85, 89–91, 94, 96–97, 101–108, 110–111, 157, 161–162, 166, 170–172, 180-181, 183, 188, 195–198, 203, 214, 227, 336, 338–339, 348–350, 357, 361, 385, 392

liquide céphalo-rachidien 68-69

lumbago 126, 130, 250, 255, 265, 271, 307, 318

macrobiotique 1

magnétiseur, magnétisme 20-21, 24-29, 31-33, 145, 214, 224, 287, 402

main active 36, 249, 288, 326, 457

main écho 249, 457

maladie chronique 80

mal de dos 40, 153, 216, 250, 285, 323

mal de tête 40, 129, 291, 325

marche portante 197

masseur, massage 39, 45, 59, 69, 76, 111

Matsubara (Kyotsuki) 422

Matsumoto (Chiwaki) 15, 23, 29, 77, 165, 413–415, 419–420, 422

Matsuura (Kayoko) 335, 400

mémoire 77, 84, 163–164, 193–194, 308, 321, 350, 376

Mesmer (Franz Anton) 25–26, 31, 99

micropolitique des groupes 207, 230

migraine 38, 40, 114, 126, 251, 316, 324–328

mise en situation 233, 235

mort programmée (de cellules) 172

motilité des organes 77, 156, 211, 269

mouvement régénérateur 1–2, 5, 14–16, 18, 42, 51, 54, 89, 94-97, 99–106, 198, 203, 224, 261, 268, 279, 300, 337-338, 340, 345, 348, 352, 378–379, 381-384

mouvement rythmique primaire 68

mouvements anormaux
    paroxystiques 86
mouvements réflexes 84
mouvements végétatifs 78, 85, 89,
    100
mushin 22, 53, 181, 184
musique 49, 74, 103, 189–190, 236,
    247, 308, 345, 362, 410
myoclonus, myoclonies 86
naturel 32, 44, 139, 227, 335, 409,
    411–416
Naudou (Jean) 4
neurone miroir 34
New Age 18, 23, 164
nocebo 135
Noguchi (Akiko) 6, 134, 394, 401,
    407, 425–427
Noguchi (Harutane) 424
Noguchi (Hirochika) 401, 424, 427
Noguchi (Hirohisa) 424
Noguchi (Hiroyuki) 400, 424
Noguchi (Yuusuke) 23, 29, 400, 424
Noguchi seitai 6, 14–16, 23, 27,
    31–32, 267, 333, 399–400,
    404, 409, 411–413, 415, 418,
    424–425
non-faire 39, 53, 67, 203–204, 224,
    228
normalisation 37, 60, 73, 240, 243,
    255, 276, 319
nouveau-né 73, 84, 209, 292, 301,
    363–364, 367, 378, 387–388
noyaux gris centraux 86
œsophagite 121, 271
oreille interne 79, 90, 119, 247–248
organismique 60
orthosympathique 85
ostéopathe, ostéopathie 42, 49, 59,
    68-69, 114, 121, 283, 302, 367,
    409-410, 412, 416, 422
ostéoporose 131
oxydation 61
parasympathique 85
Parkinson (maladie de) 90
passe magnétique 32

Pateffoz (Bernard) 338-339
pathologie dégénérative 86
pédagogie noire 75, 181
pensée complexe 225–227
pensée domestique 59, 123, 129,
    161–167, 392
pensée magique 26, 135, 167
pensée sauvage 33, 128, 161, 165,
    167, 208, 392
pensée savante 7, 128, 161, 167, 392,
    459
période primale 74
pharyngite 143
phlegmon 251–253
placebo 25, 35, 117, 133–135
plâtre physiologique 126
plénitude du ki 16, 22, 30, 38, 300
pneuma 28, 181
point de fatigue 80, 120
Poitevin (Guy) 230, 449
Pouzalgue (André) 4, 312, 315
pratique domestique 29, 52
pratiques du sensible 22, 179
prématuré (enfant) 132
pression (dans un soin) 20, 64, 101,
    240, 248, 262-263, 275, 279,
    282-283, 287-289, 292, 294,
    324, 329, 348, 367, 383
pression apaisante 293
pression ciblée 288
pression du plein 284, 286-289, 381
pression du vide 281, 284, 289, 294,
    320
pression large 291, 376
pression révélante 224, 290, 299,
    460, 464
prévention 139, 154–158, 270
problématisation 24, 231, 236
proprioception, proprioceptif 65
proto-mouvement 359
proto-regard 369–370, 392
proto-toucher 363-364, 386
psychomotricité 91
réajustement postural 55, 348
rebirth 18, 98, 194

rebond 283, 287, 290, 293–294

reboutage 2–3, 13, 20–22, 27, 42, 45, 49, 54, 111, 145, 167, 224, 334, 392, 409, 416

rebouteux 20–25, 27, 29, 32, 42–44, 49–50, 52, 54, 69, 226, 228

reiki 34, 409

repos absolu 79–80, 272

resensibilisation des besoins 113

résilience 23, 74, 115, 123, 167, 282, 296, 389

résistivité 61

résonance 35, 65, 68, 70, 297, 305, 357

respiration 13, 16, 39–41, 50–53, 77, 98, 100, 115, 156, 183-184, 195, 197-198, 233, 252, 262-264, 269, 312-315, 334, 342, 348, 367-368, 387-388, 414, 418-419

respiration hyperventilée 98

retour 286, 461-462, 466

revécu 194

rhumatisme 209

rhume 76, 80, 119–120, 129-131, 133, 142, 144, 244, 255, 321, 372, 379, 380

rituel 26–27, 34, 45, 105, 167, 185, 377, 382, 384

ronflement 89

sans connaissance, sans technique et sans but 29, 110, 161, 203

savoir domestique 167, 188, 207, 208–209, 304, 306, 310

sciatique 119, 121, 126, 255, 307

scoliose 153

Seitai Kyōkai 15–16, 405–407, 424–426

seitai sōhō 14–17, 42, 49, 52, 54, 104-105, 107-110, 134, 163, 165, 202, 225, 227, 255, 283, 300, 302, 333-334, 337, 401, 404-405, 416, 420-424

Seitai Sōhō Kai 405

Seitai Sōhō Official Committee Meeting 404-405

sels biochimiques 3, 61

semi-involontaire 78, 100, 196, 345, 350, 352

sensation externe 69, 112, 221, 354, 465

sensation interne 29, 43–44, 51, 63, 65-66, 85, 109, 123, 174, 183–184, 195, 198, 289, 393

sensation proprioceptive 70

sensation tactile 62, 64–65, 203, 214, 221, 373

sens kinesthésique 69

sexualité 73, 140

shiatsu 45, 70, 145, 409

shintō, shintoïsme 18, 23, 413–414

shite 29–30

sidération 215, 288-289, 364

simulation 101-102, 105, 134

sinusite 121, 143, 242-243, 271, 380

soin domestique 111, 167, 170, 211, 300–301, 336, 367, 392

soin seitai 106, 335

sommeil 76, 78, 86, 89, 95, 126, 156, 188, 263, 266, 271, 291-292, 308-309, 367-370, 385, 388, 407

sommeil paradoxal 86, 89, 95, 266

sommeil partagé 388

sōtai 126, 341, 415-418

spasme 86, 251, 255, 267, 275

spasmophilie 79, 89, 253

spasticité 86

Spinoza 46, 77, 161, 176, 201, 204, 219

stabilographe 109

stéréotypie 86

stress 51, 261, 272, 276, 284, 320, 324, 380–381

subluxation articulaire 143

symptôme bénin 60, 79–80, 86, 114, 119, 158

syndrome du canal carpien 126

synesthésie 74

système endocrinien 85
système limbique 74
système moteur extrapyramidal 31,
    89-90, 101, 416
système nerveux autonome 85
système nerveux somatique 86
système pyramidal 86
tachycardie 243, 251, 319, 321
taiheki 19, 105–109, 334, 337,
    405–406, 418, 424
taisō 107, 109, 261, 267, 279, 337,
    378-379, 416-417, 424
taisō involontaires 261, 267, 279,
    337
taisō spontanés 109, 267, 279, 337
Takahashi (Michio) 411, 416-417,
    422
taux de fer 150
température 65-67, 70, 72, 75-76,
    80, 90, 131, 173, 188, 210-211,
    214, 218, 233, 277, 279, 301,
    305, 307-308, 316-317, 324-
    325, 329, 331, 388
tendinite 117, 125, 130, 318, 333
tennis elbow 125
Te no Kai 230
tenshin 22, 53
tension bénigne 261, 264–265, 277,
    279
tension cérébrale 77
tension en excès de chaud 77
tension en excès de froid 77
tension persistante 261, 264
terrain 32, 59-61, 133, 156, 171, 185,
    212, 240, 243, 250, 253, 377,
    381
tétanie 79, 89, 130, 253, 267-268,
    275, 382
tibétaine (médecine) 62
tic 79, 86, 89, 251, 253, 273, 361,
    371, 375-377
TOC 253, 361, 375, 377-378
tolérance éclairée 117, 124-125
torticolis 86, 126, 130, 250, 265, 271,
    273, 307, 379, 382

toucher de la sensation interne 59,
    69–70, 167, 173, 184, 201-
    202, 209, 213, 218, 222, 241,
    305, 317, 324, 375
toucher de la totalité 364–365
toucher élargi 59, 68-69
tour de reins 21, 117, 129
toxine 79–80, 120, 126, 129, 132,
    185, 244, 251, 318, 333, 375
transe 105, 127, 200
transfert de sensibilité 13, 32, 466
transhumanisme 393
transmettre le ki 30, 39
traumatisme psychique 120
traumatismes et glace 328
trisomie 372-373
Tsuda (Itsuo) 14–19, 27, 32, 35, 38,
    41, 53–54, 95, 98–99, 104,
    157, 176-177, 181, 202–203,
    227, 275, 399, 401
Ueshiba (Morihei) 16–17, 30, 427
Vercauteren (David) 230, 235
vertiges 79, 80, 102, 118, 216-217,
    320, 323, 329
Vincent (Louis-Claude) 3. 61
visualisation 13, 38–39, 50, 163, 193,
    202, 208, 233, 262, 453
visualisation du souffle 50
vitalisme, vitaliste 16, 87-88, 167,
    199, 391, 415
vitalisme animiste 167, 415
vitalisme naturaliste 88, 391
vitalisme organiciste 16, 88
vomissements 79, 133, 243, 251
Winckler (Martin) 44
yoga, yogi 39, 42, 78, 145, 197, 252,
    409
yuki 16, 21–22, 27, 29–31, 34,
    38–40, 42, 50, 60, 62, 70, 104,
    106, 110-111, 113, 134, 163,
    181, 183, 203, 223, 226-228,
    300, 305, 327, 336, 403, 406,
    408, 415, 423-424, 427

yukidō 3, 5, 7–8, 13, 21–22, 29, 35–37, 63, 85, 94, 110-112, 167, 175, 178, 183, 198, 203-204, 220, 223, 224, 226, 228-230, 275, 283, 299, 306, 336, 338, 351, 449-452, 454, 456-458, 461, 464, 466

yukihō 415, 466

yuki suru 30

yunani 60, 62

zazen 41

zen rinzai 107

Glossaire

Accompagner : terme qui, en *Noguchi seitai*, désigne la relation du *shite* au *dai*. En *yukidō*, la relation de soin se situe entre un *accompagnant* et un *accompagné*, elle consiste à « aller avec » les sensations perçues, de manière active mais non interventionniste. Par extension, *accompagnement*.

Accompagnant (un) : désigne la personne qui *accompagne* les *besoins internes* lors d'un *soin domestique*. Par extension, l'*accompagné*.

Approche analytique : théorie psychologique élaborée par Carl Gustav Jung à partir de 1913. Cette approche du symptôme s'intéresse à la psyché individuelle et son implication dans notre vécu.

Approche coopérative versus participative : deux modes d'intervention sociale mis en perspective par Guy Poitevin (Bel 2004). Dans l'*approche coopérative*, projet et évaluation sont l'œuvre de tous et non l'initiative d'un meneur de projet auquel des participants se joignent.

Approche cognitive ou systémique : théorie psychologique qui s'appuie sur l'idée de dérèglements organiques, biologiques, notamment au niveau du fonctionnement cérébral, qu'il faudrait ou que l'on pourrait corriger avec des médicaments.

Approche sensitive : proposition de l'auteur à mettre en regard avec l'*approche cognitive* et l'*approche analytique*. Cette vision du symptôme ou d'un état se réfère aux sensations et au *senti*.

Appui : geste d'*accompagnement* exercé par la main pour répondre au *besoin sensible* de pression.

Aspiration du plein : *impression sensorielle d'accompagnement*. La main paraît « aspirer » les chaleurs ou froids, tensions, crampes, fourmillements, grésillements etc. et les acheminer à l'extérieur du corps en s'éloignant.

Aspiration du vide : même processus que pour l'*aspiration du plein*, mais en sens inverse. La main qui *accompagne* se sent comme aspirée par la partie du corps en contact avec elle.

Auto-accompagnement : *accompagnement* par ses propres mains ou par des moyens appartenant à la sphère domestique : soleil, eau, argile, plantes etc. Se distingue de l'automédicalisation et de l'automédication par la priorité donnée aux sensations pour guider le soin.

Auto-apprentissage coopératif : travail collectif d'apprentissage qui fait appel à l'autodétermination et à l'auto-évaluation (Bel 2004). Essentielle à la transmission du *yukidō*, cette démarche permet à chacun d'apprendre de tous sans avoir à imiter qui que ce soit.

Bain dérivatif : issu du bain friction de Louis Kuhne (fin du 19e siècle) et divulgué par France Guillain aujourd'hui, ce bain consiste à appliquer, pendant un temps dicté par la sensation ou selon des indications précises, de l'eau froide sur le sexe et sa région, avec par exemple un gant de toilette que l'on retrempe régulièrement.

Bain de siège : il consiste à s'asseoir dans de l'eau froide, mouvante ou immobile, avec les mêmes précautions que pour le *bain dérivatif*.

Bains seitai : partie intégrante de la culture japonaise, les bains sont guidés par les réactions du corps. En *seitai*, ils visent à réguler les températures internes, entre la droite et la gauche du corps, le haut et le bas, ou la périphérie et le centre.

Besoin d'immobilité : indication par la *sensation interne* tactile que l'organisme a été bousculé et que la main en contact doit rester immobile. Lorsque ce besoin prioritaire est comblé, les températures, consistances et mouvements sous-jacents peuvent exprimer leurs *besoins sensibles* et la main y répondre.

Besoin sensible : en *yukidō*, indication par la *sensation interne* de ce qui est bénéfique, nécessaire et suffisant à l'organisme, en termes de température, consistance et mouvement.

Bonadie : néologisme créé par l'auteur pour dépasser les termes contradictoires de « maladie bénigne ». Par extension : *bonade*, associé à un symptôme régulateur.

Bricolage : terme qui fait ici référence aux travaux de Lévi-Strauss (2010 [1962]), repris par de Certeau (2012). Le *bricolage* est inhérent à l'art de faire au quotidien. Sa créativité s'exerce avec les moyens du bord, par tâtonnements autant que par expérience.

Compression : terme utilisé en *yukidō* pour désigner à la fois une pression forte, longue et inadéquate, qui a été subie par un fascia (cutané, musculaire, tendineux, osseux...) et le geste d'accompagnement qui répond au besoin de compression adéquate.

Conatus : du latin conari, effort. Selon Spinoza (1999 [1677]), la capacité singulière de chaque être à persévérer pour conserver et augmenter sa puissance d'être.

Conscience élargie : Bergson (2012 [1907], p. 19) relie la *conscience élargie* à l'intuition et à « *la continuité du flux de la vie intérieure* ».

Corps sans organes : concept introduit par Antonin Artaud et repris par des philosophes (Deleuze et Guattari, Zourabichvili, Arsenie-Zamfir, Razac...). Le CsO désigne un rapport sensitif au corps, fait de *flux* d'intensités qui s'affranchissent des limites anatomiques.

Coussin d'air, d'huile ou d'eau : *impressions sensorielles d'accompagnement* où la main semble ne pas pouvoir s'approcher à plus de quelques millimètres ou centimètres du corps *accompagné* sans « rebondir » sur un *coussin d'air* (élastique), *d'huile* (glissant) ou *d'eau* (plus ferme).

Creux : *impression sensorielle d'accompagnement* où la main en contact semble tomber en s'enfonçant pour atteindre un fond.

Dai : 台 modèle ou plateforme à partir de laquelle travailler. Dans la relation de soin *seitai*, le *dai* est celui qui est *accompagné*.

Danse de l'immanence : concept élaboré dans nos ateliers de *danse recherche* et *danse forum* à partir de 2012-2013. L'improvisation se base alors sur l'*immanence* des sensations.

Danse forum : outil artistique de réflexion coopérative autour d'un thème social, politique, artistique ou philosophique, développé dans les ateliers du *Tilt*, à partir du medium de la danse.

Danse recherche : outil élaboré dans les ateliers du *Tilt* pour développer la recherche en danse hors des sentiers battus, avec les sensations comme base de travail.

Dégagement : la main perçoit le *dégagement* de telle ou telle *sensation interne* au fait de se sentir doucement écartée à quelques centimètres de la partie *accompagnée*.

Détoxication : élimination de substances toxiques exogènes : toxicité environnementale, empoisonnement alimentaire, métaux lourds…

Détoxination : élimination des toxines endogènes : déchets colloïdaux et cristalloïdes, acide urique, débris de cellules mortes…

Domestique : à la maison, non *savant*, non didactique, non formel. Versus : *savant*, didactique, institutionnel.

Don : terme employé par les guérisseurs (magnétiseurs et rebouteux) pour dire à la fois ce qui agit dans leur toucher et ce qui les désigne comme aptes à soigner.

Donneur, receveur : traduction française adoptée par Tsuda, des termes japonais du *Noguchi seitai* : *shite* (して) celui qui agit, et *dai* (台) celui à partir duquel on agit. Giver/receiver en anglais.

Durée : concept élaboré par Henri Bergson qui oppose la notion de durée à celle de temps, et qu'il projette dans l'espace.

Écho, miroir : images employées par l'auteur pour illustrer de quelle manière, pendant le *toucher de la sensation interne*, la main contacte et paraît réfléchir une *sensation interne* à elle et à la partie touchée, en résonance et dialogue constants.

Effet contextuel : terme proposé par Brissonnet (2011) pour ôter de l'effet *placebo* son côté magique et parfois dévalorisant. En l'absence de médicament ou d'intervention dont l'efficacité a été prouvée par des études en double-aveugle, l'amélioration des symptômes peut être due au contexte.

Émonctoire : organe, conduit, canal, orifice (principalement : foie, poumons, reins, intestins et peau) qui permet l'évacuation des déchets organiques.

Sert à éliminer les «humeurs» surabondantes ou nuisibles. Du latin mugere, moucher.

Enfoncement : la pression exercée par la main s'enfonce sans rencontrer de résistance jusqu'à un fond.

Esprit de discernement : posture mentale fondamentale en *yukidō*, permettant de critiquer sans juger, et visant à situer plutôt qu'évaluer. Cette approche permet une réflexion critique et créatrice.

Éveil de la danse : pratique élaborée par les ateliers du *Tilt* à partir de 2012. Il fait suite à l'échauffement que constitue l'*éveil des sensations* et *des muscles* et prépare à la danse.

Éveil des marches : dans le cadre des recherches du *Tilt*, pratique élaborée par l'auteur en 2009 à partir de l'*éveil des sensations* et *des muscles*.

Éveil des muscles : pratique élaborée par les ateliers du *Tilt* à partir de 2008, essentielle dans le *yukidō*. Échauffement par lequel la sensation des muscles et chaînes musculaires indique peu à peu au corps entier leur besoin en mouvement et comment y répondre spontanément. L'organisme se dynamise et se rééquilibre structurellement par ce processus.

Éveil des sensations : pratique initiée par les ateliers du *Tilt* à partir de 2005, essentielle dans le *yukidō*. Échauffement par lequel la *sensation interne* la plus prégnante est accueillie inconditionnellement, pour la laisser mouvoir le corps en se positionnant spontanément selon ses besoins, et l'émouvoir au sens littéral du terme. L'organisme se sensibilise et se rééquilibre fonctionnellement par ce processus.

Expiration concentrée : terme initialement employé (puis assez vite abandonné) par Itsuo Tsuda comme support de visualisation pour «transmettre le souffle» pendant la pratique du *yuki*.

Extéroception : terme scientifique emprunté à l'anglais. Sensibilité à des stimuli venant de l'extérieur. Sensibilité externe.

Extra-quotidien : terme faisant référence à l'anthropologie théâtrale (Barba & Savarese 2005 [1991], 2008). L'*accompagnement* implique une conscience du temps et de l'espace différente de celle du quotidien, un «retournement» sensoriel qui semble les abolir, les étirer ou les rétrécir selon la nécessité du vécu.

Fascia : membrane conjonctive qui enveloppe muscles et organes. Les *fascias* portent différents noms selon leur densité fibreuse : aponévrose pour les muscles et fibres musculaires, périoste pour les os, péricarde pour le cœur, plèvre pour les poumons, méninges pour le cortex, périnèvre pour les nerfs etc. Par extension : fasciathérapie (Bois & Berger 1990).

Flux interne : terme utilisé en *yukidō* pour désigner ce qui mobilise les températures, consistances et mouvements internes au corps. Les *flux internes* se distinguent des fluides corporels en cela qu'ils les animent et modulent. Cette notion rejoint celle des « flux d'intensité » du *Corps sans organes*.

Fomentation : du latin fomentare, appliquer un calmant (par des compresses généralement chaudes). Une *fomentation* sèche se fait au moyen d'enveloppements chauds appliqués sur l'endroit douloureux pour le soulager : serviette éponge, laine, coussin de noyaux de cerises, de graines de lin… réchauffés au soleil, sur un radiateur ou au four (après l'avoir fait chauffer puis éteint). Une *fomentation* humide utilise des compresses chaudes, comme une serviette de bain trempée dans l'eau chaude puis essorée. On réchauffe la serviette lorsque nécessaire, et on continue pendant 10 à 20 minutes en moyenne, selon la sensation du besoin.

Fraîcheur : *sensation interne* très particulière au corps en bonne santé, rappelant la température d'une brise légère, avec une souplesse où rien n'accroche et un mouvement régulier qui s'exprime en liberté. Le tout donne une impression d'équilibre qui s'ajuste facilement. C'est aussi la *sensation interne* des mains qui *accompagnent*, quand l'organisme a travaillé à sa juste mesure et qu'un certain réajustement s'est réalisé, localement ou globalement.

Fumigation : combustion lente de racines et bois médicinaux, placés sous la partie du corps en traitement, le tout abrité sous un tissu pour maintenir la chaleur autour de l'endroit concerné, à la température souhaitée.

Fusion de sensibilité : sorte d'écho sensitif entre les participants, observé par Tsuda comme par Noguchi lors de la pratique en groupe du *mouvement régénérateur*.

Gasshō gyōki : 合掌行気 faire circuler le *ki* entre les mains. Exercice du *Noguchi seitai* pour approfondir la respiration et exercer le *yuki*.
合掌 (*gasshō*) : joindre les paumes – 行 (*gyō*) : aller, faire – 気 (*ki*) l'énergie.

Glissé : geste d'*accompagnement* des *fascias*. La main contacte le *fascia* qui lui indique comment glisser dans la direction imprimée par le choc à l'origine du déplacement ou de la compression, avant de revenir à sa place initiale, plus lentement.

Hara : 腹 Les arts martiaux japonais situent ce point trois doigts plus bas que le nombril. Il correspond au centre de gravité du corps. Selon Itsuo Tsuda, le centre de gravité bouge sur une ligne allant du nombril au coccyx, selon le mouvement que l'on effectue. Il irradie dans toute la partie antérieure du ventre et fait pendant au *koshi*. Porter son attention au *hara* permet un recentrage physique, mental et émotionnel.

Homéorhèse : (homéo : semblable ; rhèse : couler, flux) tendance de l'organisme à poursuivre son développement ou s'adapter à son environnement pour parvenir à un certain état (pas nécessairement stable). Régulation constante et à long terme des flux du métabolisme en fonction des besoins physiologiques. Mécanisme complémentaire de l'*homéostasie*.

Homéostasie : (homéo : semblable ; stasie : situation) régulation constante et à court terme. *Tendance de l'organisme à maintenir ou ramener les différentes constantes physiologiques (température, débit sanguin, tension artérielle, etc.) à des degrés qui ne s'écartent pas de la normale* (source : TLF n.d.). Mécanisme complémentaire de l'*homéorhèse*.

Immanence : concept utilisé ici dans un sens épicurien et spinozien, désignant ce qui émerge comme étant la « perfection » à partir de laquelle on peut agir pour améliorer son sort et produire une œuvre. Par contraste, la *transcendance* ne se satisfait pas de ce qui est, elle place la réalité dans un « arrière monde » supérieur au monde d'ici-bas, et que l'on cherche à atteindre.

Impression sensorielle d'accompagnement : expression employée par l'auteur pour signifier qu'une fois contactée par le *toucher de la sensation interne*, la perception chemine selon les fluctuations et déformations du *Corps sans organes* qui la font ressembler à une aberration sensorielle : impression que la main gonfle, devient immense, se dissout, tombe etc.

Infratechnique : néologisme créé dans les ateliers du *Tilt*. De *infra* : au-dessous, plus bas. Désigne un ensemble d'éléments techniques sous-jacents à une pratique *immanente*, qui passent inaperçus au prime abord.

Intéroception : terme scientifique emprunté à l'anglais. Sensation de la condition physique du corps en général et des viscères en particulier. Appelé aussi *sensibilité interne*.

Involontaire (l') : dans cet ouvrage, *l'involontaire* comprend tous les processus de régulation interne permettant *l'homéorhèse* et *l'homéostasie*.

Jeûne spontané : il commence quand la personne n'a pas faim alors que d'habitude elle a faim. Il s'arrête quand elle a faim, après quelques heures ou quelques jours. Les différentes sensations indiquent les besoins de boire, d'activité physique, de repos et comment faire la reprise alimentaire. Par contraste, le jeûne thérapeutique, précédé d'un diagnostic médical, se déroule selon un protocole établi par le médecin.

Kan : 勘 intuition sensitive. Élément essentiel du *Noguchi seitai*, en particulier du *seitai sōhō* et du *katsugen sōhō*. L'intuition, pendant un soin *yukidō*, s'éveille grâce aux *sensations internes* et se vérifie tout au long de *l'accompagnement*.

Karada no nami : 体の波 les cycles du corps observés en *seitai sōhō*.
体 (*karada*) corps – の (*no*) de – 波 (*nami*) vagues. Littéralement : les vagues du corps. On discerne les vagues hautes : 高潮 (*kouchou*) et les vagues basses 低潮 (*teichou*).
Le cycle peut ainsi être en *phase haute* ou en *phase basse*.
Élément technique complexe à plusieurs niveaux. Il prend en compte l'heure et la date de naissance, le *taiheki* (après l'âge de trois ans) et l'influence du cycle des saisons sur l'organisme.

Katsugen undō : 活元運動 *mouvement régénérateur*.
活 (*katsu*) vivre, régénérer – 元 (*gen*) source, origine – 運 (*un*) porter, transporter – 動 (*dō*) mouvement.
Littéralement : le mouvement qui régénère la vie à sa source. Le *katsugen undō* se manifeste par l'extériorisation des mouvements involontaires et *semi-involontaires* nécessaires à l'organisme pour se rééquilibrer.

Katsugen sōhō : 活元操法 la méthode (de soin) du *katsugen*. Élément essentiel du *yukidō*, le *katsugen sōhō* consiste à accompagner activement par les mains les compétences d'auto-régénération de l'organisme pour qu'elles prennent toute leur envergure et aident à la guérison.

Ki : 気 énergie vitale, « respiration », intuition, prémonition. Orthographié Qi ou Chi en transcription du chinois. terme intraduisible qui désigne aussi bien l'énergie vitale (au sens de vitalité) que la respiration, l'intuition, la prémonition. Orthographié Qi en transcription romane du chinois. Son équivalent dans notre culture serait probablement *conatus* et *spiritus* pour le latin, pneuma pour le grec.

Ki do ma : 機度間 ce qui permet à l'action de s'accomplir au moment propice, avec une intensité adéquate et une distance ajustée. Notion commune aux arts japonais et au *seitai*, reprise en *yukidō*.
機 (*ki*) : moment, 度 (*do*) : intensité, 間 (*ma*) : distance.

Ki no nagare : 気の流れ le flux du *ki*. Expression d'origine chinoise adoptée par les Japonais en aïkido et reprise par Itsuo Tsuda.

Kokyû : 呼吸 respiration, souffle, élan vital.
呼 (*ko*) inspiration, 吸 (*kyū*) expiration.

Koshi : 腰 centre de force du mouvement, relié aux hanches, aux lombaires et au sacrum. Il fait pendant au *hara*.

Ligne en creux : *impression sensorielle d'accompagnement*, où le bord externe de la main en contact semble tomber en s'enfonçant pour atteindre un fond linéaire, droit ou incurvé.

Main active/main assistante: Haruchika Noguchi parlait de *main active* et de *main passive* pour décrire leur rôle respectif pendant un soin de *seitai sōhō*. Le *yukidō* emploie les termes *main active* et *main assistante* pendant l'*accompagnement*, ajoutant la notion de synergie à celle de complémentarité des mains.

Mise en situation : dans le cadre de nos ateliers de recherche et d'*auto-apprentissage coopératif*, stratégie élaborée collectivement pour expérimenter sous des angles différents un phénomène, par rapport à une question que l'on se pose.

Mouvement interne : troisième des trois paramètres (température, consistance et mouvement) de la *sensation interne*.

Mouvement régénérateur : terme utilisé par Itsuo Tsuda pour traduire *katsugen undō*, pratique de *l'involontaire* qui permet un *réajustement postural* et spontané de l'organisme. Pratique fondamentale dans le *yukidō*.

Mushin : 無心 vide d'intention. Innocent, sans ego.
無 (*mu*) le vide – 心 (*shin, kokoro*) le cœur, le centre, l'esprit. Littéralement : le vide d'intention dans le cœur-esprit. Notion fondamentale en *seitai* et dans les arts japonais en général, reprise en *yukidō*.

Nocebo : ce terme a été inventé par Walter Kennedy en regard de celui de placebo. Substance inerte qui crée des effets indésirables chez le patient à qui elle est administrée.

Noguchi seitai : le *seitai* tel qu'il a été élaboré par son fondateur, Haruchika Noguchi.

Non-faire : différent du « rien faire » mais proche du « laisser faire », le *non-faire* dans les arts orientaux a une connotation positive qui envisage l'action sous son aspect *immanent*.

Normalité : selon le *yukidō*, la *normalité* d'un terrain, d'une sensation ou d'un comportement est une estimation circonstanciée et subjective qui fait dire à la personne qu'elle se sent (ou perçoit autrui) dans la « normalité ». Le *soin domestique* tel que développé par l'auteur envisage la *normalité* du terrain organique d'une personne selon trois paramètres : température, consistance et mouvement internes. Par extension : *normalisation, anormalité*.

Organismique : (adjectif) *qui considère l'organisme dans sa totalité, sans faire de séparation entre le psychique et le biologique, entre la conscience et le corps* (source : TLF n.d.). L'auteur emploie les mots « organique » ou « organisme » pour représenter l'unité corps-esprit.

Palming : méthode de relaxation des yeux recommandée par William Bates (Huxley 2004 [1970]).

Pensée complexe : selon Edgar Morin (2005), là où la *pensée simplifiée* cherche à résoudre les problèmes en simplifiant ses données, la *pensée complexe* déconstruit le compliqué, l'ambigu ou l'inexplicable, en restituant aux données toutes leurs facettes.

Pensée magique : terme employé dans cet ouvrage en tant qu'élément de la *pensée sauvage*.

Pensée sauvage, pensée savante, pensée domestique : pour Lévi-Strauss (2010 [1962]), la *pensée sauvage* est présente en tout homme tant qu'elle n'a pas été cultivée et domestiquée à des « *fins de rendement* ». Lévi-Strauss puis Nathan (2012) la confrontent à la *pensée savante*, scientifique. Dans cet ouvrage, ces deux pensées sont mises en regard avec ce que l'on pourrait appeler une *pensée domestique*, qui constitue le cœur du *yukidō*. Celle-ci développe un savoir au quotidien toujours renouvelé, directement mis à l'épreuve du réel et qui doit se réinventer à chaque instant pour s'adapter aux conditions et circonstances.

Phase haute/phase basse : fait référence au *karada no nami*, les cycles du corps observés en *seitai sōhō*.

Placebo : substance inerte présentée au patient comme pouvant améliorer un symptôme. Par extension : effet *placebo*, et plus largement *effet contextuel*.

Plâtre musculaire : expression imagée de l'auteur pour désigner une contracture des muscles (lumbago, torticolis etc.) qui immobilise un temps une partie du corps, empêchant par la douleur les mouvements qui lui seraient néfastes. Accentuée par les attitudes ou mouvements inappropriés, la douleur cesse en position antalgique. Le processus perdure le temps nécessaire au corps pour se détendre et rétablir.

Point de fatigue : désigne en *seitai* un endroit du dos, souvent près de la colonne vertébrale, qui devient tendu, engourdi et plus ou moins douloureux, de manière récurrente, sous l'effet de la fatigue accumulée, physique, mentale ou émotionnelle.

Pressions du plein : pendant l'*accompagnement*, la main perçoit les *besoins* de pression et rencontre le plein. *Appui, glissé, enfoncement* sont suivis du : *rebond, retour* du *glissé, remontée*, selon que la main rebondit, revient en place ou remonte à l'indication du *besoin sensible*.

Pressions du vide : pendant l'*accompagnement*, la main perçoit les *besoins* de pression et rencontre le vide. *Aspiration du vide*, *creux* et *ligne en creux* se comblent lorsque la main est ramenée en surface par une poussée douce qui vient du fond contacté.

Pressions révélantes ou apaisantes : la pression exercée pendant l'accompagnement révèle ou apaise les sensations internes rencontrées exprimant un besoin de pression.

Pressions larges ou ciblées : elles sont exercées par la main entière ou seulement une partie, voire le bout des doigts.

Problématisation : *problématiser* un fait ou un événement, c'est en faire émerger des questionnements qui lui restituent sa complexité et permettent une ouverture. Terme employé par Paulo Freire comme outil de conscientisation, puis par Foucault, Deleuze et Guattari comme moyen d'analyse de la complexité du réel.

Proprioception : du latin proprius : qui appartient à, et capere : recueillir (Vulgaris médical). Recueillir ce qui appartient à soi, ou à l'autre. Perception interne.
Perception qu'a l'homme de son propre corps, par les sensations kinesthésiques et posturales en relation avec la situation du corps par rapport à l'intensité de l'attraction terrestre. « Les données de la proprioception sont sensorielles et proviennent des trois sources suivantes : tactile (…), kinesthésiques [sic] (…), labyrinthique. L'accumulation des données de la proprioception fournit à l'être humain son schéma corporel » (Lar. encyclop. Suppl. 1968). (TLF n.d.)

Proprioceptif : en rapport avec la sensibilité du système nerveux : informations provenant des muscles, des articulations et des os.
La sensibilité proprioceptive complète les sensibilités intéroceptive (qui concerne surtout les viscères), extéroceptive (qui concerne la peau) et celle des organes des sens. Elle permet d'avoir conscience de la position et des mouvements de chaque segment du corps (position d'un doigt par rapport aux autres, par exemple) et donne au système nerveux, de façon inconsciente, les informations nécessaires à l'ajustement des contractions musculaires pour les mouvements et le maintien des postures et de l'équilibre.
www.larousse.fr/encyclopedie/medical/proprioceptif/15559

Proto – : premier. Delassus (2005a ; 2005b) appelait *proto-regard* le premier regard (dans le temps et/ou en intensité et profondeur) que le nouveau-né porte à sa mère ou à la personne près de lui. Par extension, l'auteur emploie les termes : *proto-toucher, proto-sens.*

Réajustement postural : effet de rééquilibrage de la posture, recherché par la technique du *seitai sōhō*, induit par *l'involontaire* pendant le *katsugen undō* et *katsugen sōhō.*

Rebond : *retour* de l'*appui* à la suite d'une pression exercée par la main qui accompagne.

Reboutage : *remettre (un membre démis), réduire (une fracture, une luxation, une foulure) en utilisant des moyens empiriques* (TLF n.d.). Remettre bout à bout ce qui a été démis. Le *reboutage* n'est pas limité aux articulations mais s'adresse à tout ce qui concerne la structure organique, pour favoriser son fonctionnement.

Resensibilisation : terme utilisé en *seitai* puis repris en *yukidō*. Regain ponctuel de sensations, pas forcément agréable mais souvent nécessaire à l'organisme. La resensibilisation lui permet de percevoir l'*anormalité* de son état et mettre en place des stratégies de normalisation. Ce regain va de pair avec la capacité retrouvée de l'organisme à percevoir ses *sensations internes* et les *besoins sensibles* qu'elles expriment.

Ressenti (le) : perception qui donne une appréciation et une interprétation du *senti* : agréable ou désagréable, bon ou mauvais, exacerbant ou lénifiant, structurant ou déstructurant…

Résonance : selon Hartmut Rosa (2013), les *axes de résonance* (terme employé par le physicien et théoricien de l'art Richard Taylor) permettent un lien sensoriel entre soi et le monde, dans un sens opposé à celui de l'aliénation. Le *toucher de la sensation interne* semble permettre à la main, comme à l'organisme *accompagné*, d'entrer mutuellement en *résonance.*

Respiration concentrée : terme initialement employé - puis assez vite abandonné - par Itsuo Tsuda comme support de visualisation pour la pratique du *yuki.*

Retour : retour d'un *appui*, d'un *glissé*, d'un *enfoncement* que la main perçoit et *accompagne* (autant qu'à l'aller).

Sauvage : terme employé ici dans son sens anthropologique, regroupant un acquis spontané et un savoir empirique qui se dit dicté par les lois de la nature et du monde invisible.

Savant : se dit d'une théorie, pratique ou technique enseignées de manière didactique, difficiles d'accès, réservée aux érudits.

Savoir domestique : savoir et savoir-faire non didactiques, élaborés par l'expérience et de façon empirique. Il se transmet par imprégnation plus qu'il ne s'enseigne. Les sensations étant à la fois subjectives et objectivables, individuelles et reconnaissables d'une personne à l'autre, permettent l'élaboration (seul ou à plusieurs) d'un *savoir domestique*. L'auteur situe ce dernier entre le *savoir sauvage* et le *savoir savant*.

Seitai : 整体 le corps accordé, réajusté.
整 (*sei*) organiser, régler, arranger – 体 (*tai*) le corps.
Itsuo Tsuda disait aussi que dans *seitai* on entend :
勢 (*seit*) posture – 合 (*ai*) harmonie : l'harmonie de la posture.
Le *seitai* est à la fois un art de vivre, une philosophie et un art du soin qui vise l'autonomie, la liberté et la créativité. Par extension : (se) « seitaïser ».

Seitai domestique : terme initié par l'auteur pour qualifier le *katsugen sōhō*, cette partie du *seitai* accessible à tout un chacun et en lien avec *l'involontaire* et les *sensations internes*. Le *seitai domestique* puise son savoir dans l'« intelligence » de l'organisme.

Seitai sōhō : 整体操法 la méthode, technique *savante* du *seitai*.
整 (*sei*) organiser, régler, arranger – 体 (*tai*) le corps – 操 (*sō*) manipulation – 法 (*hō*) technique.

Seiza : deux écritures : 正座 en méditation zen et 静座 en situation de repos. Selon la tradition japonaise, position assise au sol, jambes jointes et pliées, les fesses reposant sur les talons. C'est l'art de s'asseoir en un mouvement souple, simple, « naturel » et sans à-coup, puis de se relever avec la même aisance. Le mouvement met en évidence la force du *hara* et la souplesse du *koshi*. La position favorise la tranquillité du *ki* ainsi que la « disponibilité vigilante » de celui qui s'assied ainsi.

Semi-involontaire : terme utilisé en *seitai* et repris en *yukidō* pour désigner les mouvements qui se déclenchent involontairement mais que l'on peut selon les cas faciliter, solliciter, arrêter, ou modifier à volonté (bâillement, éternuement, sommeil paradoxal, tremblements… et *mouvement régénérateur*). Ils sont à discerner des réflexes et des mouvements végétatifs sur lesquels la volonté n'a pas d'emprise. La science médicale utilise le terme de « semi-volontaire ».

Sensation externe : sensation transmise par les organes sensoriels périphériques et se rapportant à des objets extérieurs. https://www.cnrtl.fr/definition/sensation

Sensation interne : sensation que le sujet rapporte à son corps, à une partie de son organisme. https://www.cnrtl.fr/definition/sensation

Sensibilité interne : elle s'exerce à travers l'*intéroception* et la *proprioception*, et correspond à la *somesthésie*.

Sensibilité proprioceptive : la sensibilité proprioceptive est rendue possible par l'existence de récepteurs microscopiques, les propriocepteurs situés dans les muscles (fuseaux neuromusculaires) et leurs tendons (organes tendineux de Golgi), dans les ligaments des articulations, dans la peau de la paume des mains et de la plante des pieds (corpuscules profonds de Paccioni). Ces récepteurs sont sensibles à l'étirement ou à la pression. Des fibres nerveuses en partent, qui cheminent dans les nerfs et parviennent à la moelle épinière, où elles forment deux sortes de faisceaux de substance blanche : cordons postérieurs se terminant dans le cortex cérébral (lobes pariétaux) pour la voie consciente, faisceaux spinocérébelleux se terminant dans le cervelet pour la voie inconsciente. www.larousse.fr/encyclopedie/medical/proprioceptif/15559

Senti versus *ressenti* : dans cet ouvrage, *le senti* correspond à la perception des cinq sens, mais aussi à celle du sens vestibulaire de l'oreille interne (pour le positionnement dans l'espace), des nocicepteurs (pour la douleur), des thermorécepteurs (pour la température) et de son propre niveau de tension musculaire, ou de son tonus (pour le mouvement). *Le senti* résulte de l'*extéroception* (cutanée), de la *proprioception* (interne au corps) et de l'*intéroception* (qui concerne plus particulièrement les viscères et vaisseaux). Le *ressenti*, lui, donne une appréciation et une *interprétation* du *senti* : agréable ou désagréable, bon ou mauvais, exacerbant ou lénifiant, structurant ou déstructurant…

Shite : して celui qui agit. Dans la relation de soin *seitai*, il désigne celui qui accompagne.

Soin domestique : notion en rapport avec le *savoir domestique*, prendre soin de soi ou d'autrui (comme) à la maison, à partir d'un savoir empirique, expérimental et non didactique, basé sur les sensations.

Somesthésie : Le système somesthésique ou système sensoriel somatique, du grec « *sôma* », corps et « *aïsthêsis* », sensibilité, regroupe les mécanismes nerveux chargés de recueillir les sensations somatiques (les sensations du corps). C'est le sens qui nous renseigne sur l'état de notre corps sur notre environnement, par l'intermédiaire de notre corps. La somesthésie fait partie intégrante des différentes modalités sensorielles de perception au même titre que les sens spécifiques de l'ouïe, la vision, le goût, l'odorat, l'équilibre. https://sites.google.com/site/aphysionado/home/fonctionssn/somesthesie

Sommeil partagé : le bébé ou le petit enfant dort avec ses parents dans la même chambre ou dans un même grand lit. Le terme anglais 'co-sleeping' est fréquemment employé.

Sōtai : 操体 manipulation du corps. Pratique de soin (pour autrui ou pour soi) fondée par Hashimoto Keizo (1897-1993).
操 (*sō*) manipulation, 体 (*tai*) corps. La construction du mot est inverse de *taisō*, suggérant une approche du mouvement qui va dans le sens agréable indiqué par le corps, au contraire d'une technique qui cherche à dépasser les limites douloureuses.

Sōtaihō : 操体法 art de vivre et philosophie utilisant les principes du *sōtai*.

Spontané (le) : terme employé en *yukidō* pour désigner une action ou attitude à l'interface entre le volontaire et *l'involontaire*.

Synesthésie : du grec syn, avec (union), et aesthesis, sensation. Phénomène neurologique plutôt rare, où plusieurs sens sont associés. Il permet par exemple de voir en couleurs des graphèmes (lettres ou notes de musique)

ou des sons, timbres ou tonalités musicales. Le processus est involontaire et automatique, spatialisé, consistant et générique, mémorable. Il est émotionnellement chargé.

Taiheki : 体癖 Polarisation de l'énergie vitale (Tsuda 1981, p. 95-130). Concept élaboré par Haruchika Noguchi pour répertorier les tendances posturales.
体 (*tai*) le corps – 癖 (*heki*) habitude.

Taisō : 体操 exercices corporels. Terme générique utilisé par différentes disciplines japonaises.
体 (*tai*) le corps – 操 (*sō*) utiliser, opérer, manipuler.
Dans cet ouvrage, l'auteur distingue trois sortes de *taisō*. Les *taisō techniques* sont enseignés et reproduits pendant une pratique de *seitai sōhō*. Les *taisō involontaires* s'élaborent d'eux-mêmes en répondant aux *besoins sensibles* de l'organisme, pendant une pratique de *katsugen undō* (*mouvement régénérateur*). Enfin les *taisō spontanés* se manifestent pendant l'*éveil des sensations*.

Tenshin : 天心 cœur du ciel pur, non-agir.
天 (*ten*) ciel, paradis, Dieu – 心 (*shin, kokoro*) cœur, centre, esprit.
Littéralement : centre du ciel. Terme utilisé en aïkido avec la notion d'esprit calme, et repris en *seitai* puis en *yukidō*. Selon Itsuo Tsuda : « *État d'esprit de non-faire comparable à un ciel sans nuages* ».

Terrain : pour la médecine, ensemble des facteurs génétiques, physiologiques, tissulaires ou humoraux qui, chez un individu, favorisent la survenue d'une maladie ou en conditionnent le pronostic.
https://www.larousse.fr/dictionnaires/francais/terrain/7743
Pour le *seitai* et selon Tsuda, ensemble des aspects psychiques et physiques de la personne qui répond à une excitation donnée.
Pour le *yukidō*, ensemble des données fournies par les températures, consistances et mouvements internes, reflétant ponctuellement le travail de l'organisme pour maintenir sur le long terme son *homéostasie*.

Théâtre forum : technique de théâtre interactif mise au point par Augusto Boal pendant les années 1960 dans les favelas de São Paulo, puis en France pour le *Théâtre de l'opprimé*. Le *théâtre forum* est aujourd'hui pratiqué dans le monde entier : www.theatreoftheoppressed.org. La *danse forum* s'en est librement inspirée.

Tilt (le) : association ayant pour objet la recherche, l'improvisation et la création artistique. www.leti.lt

TOC : Troubles obsessionnels compulsifs.

Toucher de la sensation externe : expression de l'auteur qui désigne le contact entre deux *sensations externes*, celle de la main avec celle de la partie touchée.

Toucher de la sensation interne : expression de l'auteur qui désigne le contact entre deux *sensations internes*, celle de la main avec celle de la partie *accompagnée*.

Toucher de la totalité : terme proposé par l'auteur en écho avec le « regard de la totalité » tel qu'en parle Delassus (2005a ; 2005b) pour qualifier le *proto-regard* à la naissance du bébé. Le *toucher de la totalité* qualifie le *proto-toucher* : il est *immanent*, neuf et unique à chaque instant, en adéquation spontanée avec ce qui est touché et l'environnement.

Toucher élargi : expression de l'auteur en référence à la *conscience élargie* de Bergson, et qui permet, pour le praticien à main nue de contacter les sensations externes et internes.

Transfert de sensibilité : phénomène qui, selon Noguchi et Tsuda, prendrait place grâce à la *fusion de sensibilité*. Il serait responsable d'un « retour » plus ou moins nocif entre *receveur* et *donneur* lorsque certaines conditions ne sont pas respectées pendant une séance de *seitai sōhō* ou de *mouvement régénérateur*. Les magnétiseurs décrivent un phénomène similaire. Le *yukidō* préfère parler de transfert d'informations.

Vitalisme : *Doctrine philosophique qui pose l'existence d'un principe vital distinct à la fois de l'âme et de l'organisme, et qui fait dépendre de lui toutes les actions organiques.*
(Larousse, www.larousse.fr/dictionnaires/francais/vitalisme/82239)
Doctrine selon laquelle les phénomènes de la vie sont irréductibles aux phénomènes physico-chimiques et manifestent une force vitale irréductible aux forces de la matière inerte. (TLF n.d.)

Yuki : 愉気 la plénitude du *ki*.
愉 (*yu*) la joie – 気 (*ki*)

Yukihō : 愉気法 la pratique du *yuki*, au centre du *seitai domestique*.

Yukidō : 愉気道 la voie du *ki* joyeux.